イラスト 小児の生活援助

病院・家庭におけるケアの徹底図解

子どもにかかわるすべての人に

[編] 木口　チヨ　元埼玉県立小児医療センター
　　　小林八代枝　埼玉医科大学短期大学看護学科教授

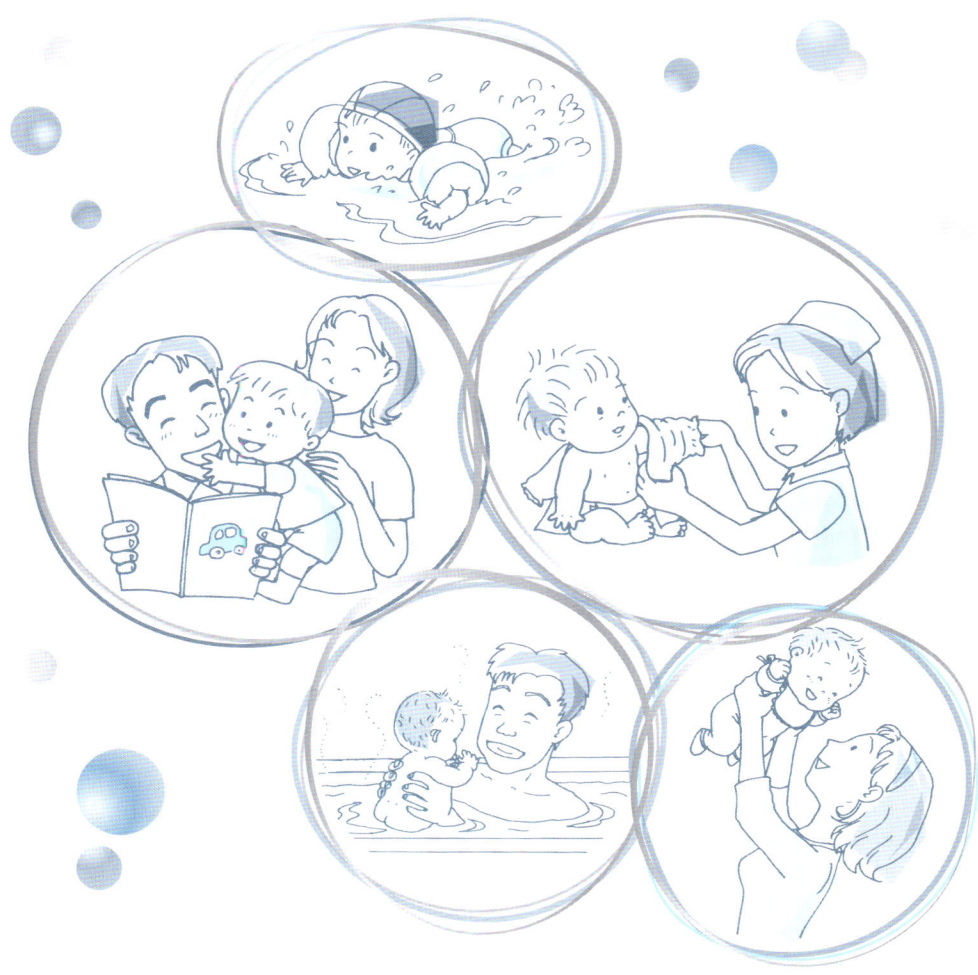

東京　文光堂　本郷

●**編集**

木口　チヨ	元埼玉県立小児医療センター婦長
小林八代枝	埼玉医科大学短期大学看護学科教授

●**執筆**（執筆順）

星　　直子	帝京平成大学・帝京大学看護研究所教授
小林八代枝	埼玉医科大学短期大学看護学科教授
霜田　敏子	埼玉医科大学短期大学看護学科講師
田代　弘子	埼玉県立小児医療センター婦長
木口　チヨ	元埼玉県立小児医療センター婦長

推薦のことば

　昔は自分もこどもであったのに，いざ大人になった時に大人はこどものことがわからなくなっています．これは避けられない事実です．このような大人達が家庭における子育て，学校での教育，病院や診療所での小児の看護などを担っています．しかし，誰もが失敗をしながらもこども達の心と体が健全に成長・発達することを願いながら，こども達のために頑張っています．

　こども達の健全な成長・発達を促すために必要な日常生活上の援助のしかたや，健康なこどもはもちろんのこと，病気を持ったこどもが日常生活あるいは入院生活を高いQOLを保ちながら自分達の将来に夢と希望を持って生活していく上で必要な知識と技術を示す適切なガイドブックは，これまで我が国で発行されたことはありませんでした．

　今回文光堂から木ロチヨ，小林八代枝両氏の編集により「イラスト小児の生活援助―病院・家庭におけるケアの徹底図解―」が刊行されました．本書は副題にもあるように「子どもにかかわるすべてのひとに」向けて書かれた書で，編集者と執筆者の方々はこれまで子育ての経験を持ち，小児看護の教育や小児看護の経験豊かな方達ばかりです．

　本書の最大の特色は，1）こどもの健康と高いQOLとがこどもに与えられた崇高な権利であること，2）インフォームドコンセントの意味と重要性，3）成長発達するこどもの各ステージに応じて必要な栄養，睡眠，排泄，衣服，清潔，住居環境，健康増進，安全，遊びなどに関する具体的な援助のしかた，4）最近著しく増加している虐待されたこどもと虐待する親への援助のしかた，5）入院環境にあるこどもと家族への生活援助と看護のありかた，特にこどもの苦痛を速やかに取リ除くための知識と技術，6）在宅医療にあるこどもと家族への援助のしかた，7）小児看護の質の向上と看護婦の役割，等について具体的に極めてわかりやすく記述されていることです．多くの箇所でイラストが用いられていることも読者の理解を容易にしており，大変に効果的です．また，本書のどの章にも共通しているのは，著者の方々が何よりもこどもに対する深い愛情を持って執筆されていることです．高度に変化し，ある意味で大変厳しい現在の環境のなかで生活を余儀なくされる日本のこども達にとって，本書に記述されている生活上の援助の具体例は，どれもがこども達と家族にとって本当に必要とされる項目です．社会とともに医学・医療も急速な変化を遂げつつある現在，本書のような時代の要請に応えたユニークな本が書かれたことは，こども達のために働いているすべての方々に大変にありがたいことと思われます．

　本書はこどもをとりまく日常のいろいろな場面で多くの有益な情報を必ず与えてくれるものと信じます．こども達のために日夜努力されているすべての方々に本書を推薦いたします．

平成13年12月

東京大学大学院医学系研究科小児医学教授　五十嵐　隆

まえがき

　20世紀後半は，子どもを取り巻く環境が急激に変化しました．子ども人口の減少，核家族の増加，家庭や学校・地域社会などの変化が起こり，また子どもの権利条約の批准と発効をはじめ，児童福祉法，母子保健法，予防接種法，児童虐待防止法などの法律が社会の変化に合わせて改正されました．そして21世紀を迎えました．21世紀はさらに環境の変化が著しくなっています．

　本書はこの激動の社会環境の中で子どもの健全な成長・発達を促す最も基本となる日常生活について，子どもにかかわるすべての人々が，子どもの最善の利益を基盤としつつ，適切な援助を行えるようにとの願いをこめて企画したものです．健康な子どもだけでなく，病気の子どもの入院から在宅における日常生活にかかる諸問題についても，援助を可能にする知識・技術が獲得できる書です．

　子育て経験，子どもの看護教育，小児臨床での看護実践など，それぞれ豊富な経験をもつ著者が知恵を出し合い，子どもの理解とその成長・発達へのかかわり方について幅広く多角的にとらえた，知恵袋の本に仕上げました．

　子どもの看護にかかわる看護師，そして子どもにかかわる仕事をされておられる保育士・教師，これから看護や保育について学ばれる方，子育て中のお母さん，お父さんなど皆さんにご覧いただければ真の子どもが理解でき，日常生活の援助を可能にすると考えております．

　本書は8章から構成されています．第1章では子どもの権利と健康な日常について，人権保障としての健康と生活，子どもの権利，インフォームド・コンセントと権利保障の点から述べました．第2章では子どもの日常生活援助に必要な要素として子どもの成長・発達の基礎的知識についてまとめてあります．第3章は子どもの日常生活における援助として子どもの基本的生活習慣自立へのかかわり方について，第4章は虐待が疑われる時の子どもとその家族への援助について扱っています．第5章では初めての入院のための援助として，健康を害し苦痛を背負っての入院が子どもにどんな影響を与えるか，入院という環境の変化の中での日常生活援助と看護のあり方について考えます．高度化する小児医療において，看護のニードは複雑・多様化してきています．しかし子どもの看護で何よりも優先しなければならないことは，子どもにとっての苦痛（身体的・精神的）を迅速に取りのぞくことです．第6章は入院・症状に対するケアについて，この苦痛を取りのぞく看護の実践を可能にする知識技術について解説しました．第7章は在宅療養に対する支援として子どもが家庭で生活することの重要性，かつ家庭で生活するについての諸問題の対応について，第8章は子どものこれからの看護について，子どもの権利を尊重した看護の質の向上と小児看護師の役割についてまとめました．

　さらに全体を通じてなるべく多くをイラスト化して読者の視覚に訴えたいと考え，作成しました．前著の「イラスト小児対症ケア」の姉妹版として，子どもにかかわられる方々に少しでもお役に立つ本になればと願っております．

　本書の制作にあたっては，企画以来長い年月がかかったにもかかわらず，文光堂企画部長　浅井照夫氏，企画部　鈴木祥子氏のあたたかいご支援をいただきました．希望のイラストもでき，本書を発行できますことを心から感謝申し上げます．

平成13年12月　　　　　　　　　　　　　　　　　　　　　　　　　　木口チヨ・小林八代枝

目　次

第1章　子どもの権利と健康な日常 ……………………………（星　直子）1

1．人権保障としての健康と生活 …………………………………………3
2．子どもの権利 ……………………………………………………………5
3．インフォームド・コンセントと権利保障 ……………………………8

第2章　子どもの日常生活援助に必要な要素 …………………（小林八代枝）11

1．子どもの成長・発達 …………………………………………………13
　① 子どもの特徴 ………………………………………………………13
　② 成長・発達の一般的原理 …………………………………………16
　③ 成長・発達に影響する因子 ………………………………………16
　④ 形態的成長 …………………………………………………………17
　⑤ 機能的発達 …………………………………………………………17
　⑥ 心理・社会的発達 …………………………………………………19
　⑦ 性の発達 ……………………………………………………………25
2．環　境 …………………………………………………………………26
　① 子どもにとっての環境の意義 ……………………………………26
　② 子どもが育つ環境 …………………………………………………26
　③ 子どもが育てられる環境 …………………………………………27
3．コミュニケーション …………………………………………………29
　① コミュニケーションの定義 ………………………………………29
　② 子どもにとってのコミュニケーションの意義 …………………29
4．栄　養 …………………………………………………………………32
　① 子どもにとっての栄養の意義 ……………………………………32
　② 子どもの栄養の特徴 ………………………………………………32
　③ 子どもの栄養所要量 ………………………………………………32
　④ 子どもの栄養に関する現状と問題点 ……………………………35
5．遊　び …………………………………………………………………37
　① 子どもにとっての遊びとは ………………………………………37
　② 心身の発育にとっての遊びの意義 ………………………………37
　③ 発達の特徴と遊び …………………………………………………40
　④ 遊びの分類と発達 …………………………………………………41
6．安　全 …………………………………………………………………42
　① 子どもの安全を守ることの意義 …………………………………42
　② 事故 …………………………………………………………………42

3　感染 …………………………………………………………………47
7．社会環境の変化と子育て支援 …………………………………………52
　　1　母子を取り巻く社会環境の変化と子育て支援の意義 ……………52
　　2　わが国の子育て支援の施策 …………………………………………52
　　3　子育て支援の具体的取り組み ………………………………………54
　　4　子育てと就労の両立支援 ……………………………………………55

第3章　子どもの日常生活における援助 ………………………(霜田敏子)　58

1．栄養・食事 ………………………………………………………………60
　　1　食事の自立過程 ………………………………………………………60
　　2　援助のポイント ………………………………………………………62
2．睡　眠 ……………………………………………………………………70
　　1　子どもの発達と睡眠 …………………………………………………70
　　2　援助のポイント ………………………………………………………71
3．排　泄 ……………………………………………………………………75
　　1　排泄の自立過程 ………………………………………………………75
　　2　援助のポイント ………………………………………………………76
4．衣　服 ……………………………………………………………………85
　　1　着脱行動の自立過程 …………………………………………………85
　　2　援助のポイント ………………………………………………………85
5．清　潔 ……………………………………………………………………90
　　1　清潔行動の自立過程 …………………………………………………90
　　2　援助のポイント ………………………………………………………90
6．住居環境 …………………………………………………………………94
　　1　居室の衛生 ……………………………………………………………94
　　2　危険防止 ………………………………………………………………95
7．健康の増進 ………………………………………………………………96
　　1　乳児期 …………………………………………………………………96
　　2　幼児期～学童期 ………………………………………………………98
8．安　全 ……………………………………………………………………100
　　1　事故 ……………………………………………………………………100
　　2　災害 ……………………………………………………………………111
　　3　誘拐・暴行・性被害 …………………………………………………112
9．遊　び ……………………………………………………………………114
　　1　いろいろな遊び ………………………………………………………114
　　2　おもちゃの片づけ ……………………………………………………118

第4章　虐待が疑われる時の子どもとその家族への援助 ……………………（田代弘子）121

- 1．子どもの虐待 ………………………………………………………………………123
  - 1 虐待の定義 ……………………………………………………………………123
  - 2 虐待の種類 ……………………………………………………………………123
- 2．虐待に気づくために ………………………………………………………………127
  - 1 虐待の認識 ……………………………………………………………………127
  - 2 地域で虐待を認識するためのポイント ……………………………………128
  - 3 保育園，学校などで虐待を認識するためのポイント ……………………129
  - 4 健診で虐待を認識するためのポイント ……………………………………130
  - 5 医療機関で虐待を認識するためのポイント ………………………………132
- 3．虐待を疑ったら ……………………………………………………………………134
  - 1 虐待の証明は不要 ……………………………………………………………134
  - 2 まず，子どもの安全を守る行動を起こす …………………………………134
  - 3 １人で抱え込まない …………………………………………………………134
  - 4 あきらめない・機会をつかむ ………………………………………………134
  - 5 情報収集と記録 ………………………………………………………………135
- 4．発見から援助まで …………………………………………………………………136
  - 1 子どもの安全の保障 …………………………………………………………137
  - 2 子どもへの安心の提供 ………………………………………………………137
  - 3 ネットワーク …………………………………………………………………138
  - 4 親のストレスの軽減 …………………………………………………………139
  - 5 援助者をサポートする ………………………………………………………139

第5章　初めての入院のための援助 ……………………………………………（星　直子）141

- 1．入院環境に適応するための援助 …………………………………………………143
  - 1 初めての入院体験 ……………………………………………………………143
  - 2 入院生活の理解度 ……………………………………………………………144
  - 3 適応への援助 …………………………………………………………………146
  - 4 入院時の情報収集のポイント ………………………………………………147
- 2．治療・処置・検査に対する援助 …………………………………………………151
  - 1 入院に伴ってよく行われる検査・処置 ……………………………………151
  - 2 検査・処置の説明 ……………………………………………………………151
  - 3 検査・処置の安全・安楽 ……………………………………………………152
  - 4 検査・処置に対する原則的援助 ……………………………………………152
- 3．疾病をもつ子どもの日常生活の変化に対する援助 ……………………………155
  - 1 病院における日常生活行動への援助 ………………………………………155
  - 2 よい援助をするために ………………………………………………………155

③　日常生活の援助に関する一般的注意事項 …………………………………156
　　　④　入院児の状況 ……………………………………………………………………156
　　　⑤　病棟のきまり ……………………………………………………………………158
　４．家族への援助 …………………………………………………………………………163
　　　①　家族がもちやすい不安 ……………………………………………………………163
　　　②　家族への援助 ……………………………………………………………………164
　５．ファミリー・ハウス …………………………………………………………………167
　　　①　歴史 ………………………………………………………………………………167
　　　②　日本での活動 ……………………………………………………………………168
　　　③　主な活動内容 ……………………………………………………………………168
　６．セルフヘルプグループ ………………………………………………………………171
　　　①　「取り込み」タイプ ……………………………………………………………171
　　　②　「側面的援助」タイプ …………………………………………………………171
　　　③　「自律的」なタイプ ……………………………………………………………171

第6章　入院・症状に対するケア　179

　１．栄養（食事）が通常に摂取できない場合 ……………………………（木口チヨ）181
　　　①　嚥下困難 …………………………………………………………………………181
　　　②　経管栄養法 ………………………………………………………………………186
　　　③　中心静脈栄養 ……………………………………………………………………188
　　　④　口唇口蓋裂のある子どもの哺乳 ………………………………………………193
　　　⑤　食欲不振 …………………………………………………………………………194
　２．排　泄 …………………………………………………………………………………196
　　　①　排尿障害 …………………………………………………………………………196
　　　②　排便障害 …………………………………………………………………………203
　　　③　異常便・尿の観察 ………………………………………………………………210
　３．清　潔 …………………………………………………………………………………214
　　　①　入浴 ………………………………………………………………………………214
　　　②　全身清拭 …………………………………………………………………………215
　　　③　洗髪 ………………………………………………………………………………216
　　　④　歯みがき，口腔のケア …………………………………………………………217
　４．衣　服 …………………………………………………………………………………218
　　　①　点滴衣 ……………………………………………………………………………218
　　　②　検査衣 ……………………………………………………………………………219
　　　③　抑制衣 ……………………………………………………………………………219
　５．睡　眠 …………………………………………………………………………………224
　　　①　不眠 ………………………………………………………………………………224
　　　②　長期入院児の就眠の習慣 ………………………………………………………225

6．遊 び ……………………………………………………（霜田敏子） 226
　1　自由に遊べる安全な環境 …………………………………………… 226
　2　生活のあらゆる機会をとらえて子どもとともに楽しむ …………… 227
　3　特殊な状態にある子どもの遊び ……………………………………… 228
　4　季節の行事 ……………………………………………………………… 229

7．学 習 ……………………………………………………（田代弘子） 230
　1　院内学級・訪問学習 …………………………………………………… 230
　2　教育システムが受けられない場合 …………………………………… 231

8．病室の環境 ………………………………………………（小林八代枝） 232
　1　一般の病室内の環境 …………………………………………………… 232
　2　隔離を必要とする小児の環境 ………………………………………… 234
　3　プレイルームの環境 …………………………………………………… 234
　4　人的環境 ………………………………………………………………… 234

9．安 全 ……………………………………………………（木口チヨ） 235
　1　院内で起きやすい事故 ………………………………………………… 235
　2　事故防止対策 …………………………………………………………… 239
　3　事故発生時の対応 ……………………………………………………… 240
　4　院内感染 ………………………………………………………………… 241

10．症状の緩和 …………………………………………………………… 245
　1　機嫌 ……………………………………………………………………… 245
　2　泣き・啼泣 ……………………………………………………………… 245
　3　安楽 ……………………………………………………………………… 247
　4　かゆい（搔痒感） ……………………………………………………… 248
　5　発熱 ……………………………………………………………………… 249
　6　痛み（頭痛・腹痛・その他） ………………………………………… 252
　7　だるい（浮腫・倦怠感） ……………………………………………… 255
　8　気持ち悪い（悪心・嘔吐） …………………………………………… 259
　9　息苦しい（呼吸不全） ………………………………………………… 261

11．救急蘇生法（心肺蘇生法） ………………………………………… 264
　1　救急ケアの基本 ………………………………………………………… 264
　2　心肺蘇生のABC ………………………………………………………… 264
　3　人工呼吸 ………………………………………………………………… 266
　4　心臓マッサージ ………………………………………………………… 269
　5　気管内挿管 ……………………………………………………………… 271
　6　気管内吸引 ……………………………………………………………… 273
　7　レスピレーターの装着 ………………………………………………… 274

第7章　在宅療養に対する支援 ……………………………………（田代弘子）　275

- 1．在宅療養に向けて ……………………………………………………………277
- 2．在宅療養と入院治療との違い ………………………………………………280
- 3．入院中の日常生活支援から在宅療養に向けてのアセスメント ……………282
  - 1　子どもの条件 ……………………………………………………………282
  - 2　家族の在宅療養を支える力 ……………………………………………282
  - 3　医療者側の在宅療養を支援する体制 …………………………………284
- 4．入院中の計画と実施 …………………………………………………………285
  - 1　在宅療養の動機づけ ……………………………………………………285
  - 2　在宅療養に必要な知識・技術の範囲の決定 …………………………285
  - 3　学習計画の立案 …………………………………………………………285
  - 4　学習計画（知識教育と技能訓練）の実施 ……………………………286
  - 5　退院後の日常生活に適応する支援 ……………………………………287
  - 6　退院前に行う在宅療養のシュミレーション …………………………290
  - 7　地域での在宅療養を支援する方法の検討 ……………………………290
  - 8　医療器材の供給体制 ……………………………………………………292
  - 9　緊急時対応の確認 ………………………………………………………292
- 5．退院後の計画と実施 …………………………………………………………294
  - 1　退院1週間以内の訪問看護または電話訪問 …………………………294
  - 2　子どもの状態安定のための支援 ………………………………………294
  - 3　子どもの成長発達に伴う自己管理のための支援 ……………………294
  - 4　在宅療養のモニターと評価 ……………………………………………295
- 6．社会資源の活用 ………………………………………………………………297

第8章　クオリティ・オブ・ライフの向上をめざして－小児看護師の役割
…………………（田代弘子・小林八代枝）　301

- 1．子どもを取り巻く環境の急激な変化 ………………………………………303
- 2．子どもの最善の利益を考えて ………………………………………………306
- 3．日常生活を支援する看護 ……………………………………………………310
  - 1　その子にあった日常生活に整える ……………………………………310
  - 2　遊びの要素を取り入れる ………………………………………………311
  - 3　子どもの気持ちや意思をくみ取る ……………………………………312
  - 4　子どもに十分な説明をし，できれば納得してもらう ………………312
  - 5　家族を支援する …………………………………………………………312
  - 6　他職種やボランティアと連携する ……………………………………313
  - 7　楽しみの空間と時間を提供する ………………………………………316
  - 8　退院後の生活に向けて援助する ………………………………………317

4．小児専門看護師の導入について ……………………………………………318
5．最後に ……………………………………………………………………………319

資　料	……………………………………………………………………………321

1．小児看護領域で特に留意すべき子どもの権利と必要な看護行為 ………………322
2．児童の権利に関する条約 ……………………………………………………324

索　引	……………………………………………………………………………338

第1章

子どもの権利と健康な日常

第1章のチェックポイント

- 1　人権保障としての健康と生活
- 2　子どもの権利
- 3　インフォームド・コンセントと権利保障

1　人権保障としての健康と生活

　保健・医療に携わる私たちは，通常「人間の健康」にかかわる専門職であると考えられています．そこで，まず「健康とは何か」から話を進めてみましょう．

　「健康とは何か」については，すでに多くの考え方が出されていますが，ここでは，一般によく知られている，1946年，世界46か国によって採択された「世界保健機関憲章」（WHO憲章）における定義を考えてみることにしましょう．これによれば，「健康とは，身体的・精神的および社会的に完全な状態であって，単に病気や虚弱でないだけではない．到達しうる最高基準の健康を享受することは，人種や宗教，政治的信条，経済的又は社会的条件の差なくすべての人々の有する基本的権利の一つである．」と定義されています．1998年には，スピリチュアル spiritual を新しく健康の定義に盛り込むことが提案されています．

　この定義で注目したいことは以下の点です．

①健康を単に「疾病や虚弱でないこと」という意味ではなく，また「身体的に良好な状態」のみの意味ではなく，「身体的・精神的および社会的に良好な状態」という意味としてとらえ，きわめて広い視点からの健康観に立っている．

②「到達しうるかぎり最高度の健康水準を享有することは，すべての人間の基本的権利のひとつ」であるとした．

　つまり，私たち医療にあるものは，「人権－すべての人間に認められている基本的権利」のひと

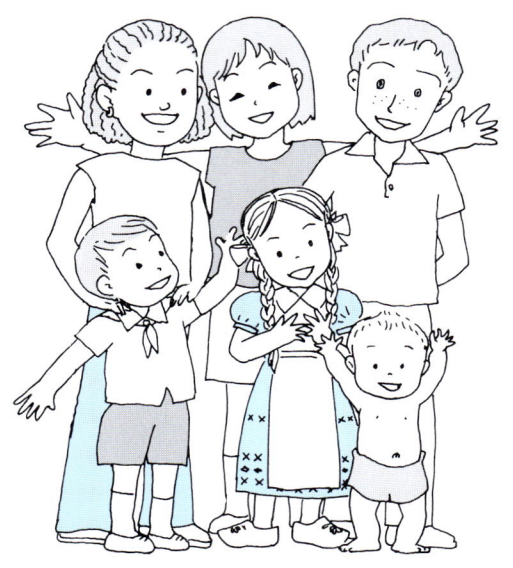

すべての子どもは，

* 安全で，安心できる環境の中で，子どもらしく，未来に向かって生きること，成長・発達をすることが保障されています．

* 人間(ヒト)として尊重され，成長・発達にふさわしい遊びや学習をすること，自分の意見を表明し，選択することが保障されています．

つである，「健康権」を保障する活動を中心にして担っているということがいえます．では基本的人権とは何をいうのでしょうか．

　基本的人権は，人間なら誰でも生まれながらにもっていて，何者にも侵されない権利です．現在では世界の多くの国家が，国民にその権利を保障するのはあたり前のことになっています．私たちの国でも憲法がこれを保障しています．基本的人権は，一般に大きく以下のように分けられます．

　①**平等権**：平等権とは法のもとの平等の保障です．例えば，男女の本質的平等，参政権の平等などがあります．

　②**自由権**：自由権とは人間として精神の自由，身体の自由，経済の自由を保障するものです．例えば，思想・信条の自由，表現の自由，学問の自由，奴隷的拘束からの自由，住居の不可侵，財産権，職業選択の自由などがあります．

　③**社会権**：社会権とは私たちが最もよく目にする，健康で文化的な生活の保障です．例えば，健康に暮らす，教育の機会均等，労働者の労働条件の確保・団結権などの権利保障があります．

　これらは歴史からみれば，近代の市民社会の思想として誕生し，フランス革命，アメリカの独立宣言などを経て，1948年，国連において「世界人権宣言」として，各国が達成すべき基準として定められました．私たちの職業は，「人間の健康にかかわる専門職」と前でも述べていますが，こうした「基本的権利をもった人間」の，「権利保障」という観点を大切にして考えていかねばならないことはいうまでもないことでしょう．

　では次に生活とは何かを考えてみましょう．一般に生活とは，「生きて活動すること，生きていく日常の営み」と考えられています．これもさまざまな考え方がある言葉のひとつですが，看護科学学会の「学術用語集」によれば「生活とは，人間の生存そのものであり，各個人の主体的営みである．この営みには，生命維持に直結する呼吸・循環・体温や，生活リズムをつくりだす運動・休息・食・排泄・清潔・衣，社会的活動としての遊びや学習を含む労働，性差に応じた活動や環境が内包されている．生活の状態は心身の健康状態に影響を及ぼすので，看護職者は対象の生活を総合的にとらえ，よい健康状態を維持できるよう看護する．」と看護の機能も含めて述べられています．

　また人間の生活の特徴は，社会生活の中で営まれているということです．人間は一人では生活していません．生まれるのと同時に，ある家族・地域・社会などの集団に所属し，その中で生活し，その集団のメンバーとして育てられ（これを社会化といいます），各集団から期待される役割を果たしながら生活しています．以上のようなことは，現代にあっては当然のことと考えられていますが，こうした考えが当然であるようになった歴史は，いまだきわめて浅いのです．近代に起こった人間の権利思想も，いろいろな学問や科学も，はじめは「人間」として扱うのは，「労働に従事し，社会的役割を果たしているもの」でした．つまり社会の主要なメンバーとして取り上げてきたのは，「大人の男子」でした．このような中にあって，現代では「社会的弱者」とよばれている，子ども，女性，高齢者，障害者は，基本的人権という点から，一人前ではないものとして，差別的扱いを受けてきました．このような社会的弱者の権利が，認められるようになったのは，19世紀末から今日に至ってからです．

2　子どもの権利

　前でも述べましたように，子どもたちが人間としてあたり前の「人権」が認められた歴史はごく浅いわけですが，ここでその歴史を簡単にふり返ってみましょう．

　「子ども」という言葉から，われわれは未熟なるもの・小さいものを簡単に連想できます．このように子どもたちは，その時代ごとの，理想とされる成人男子像に比べて，いまだ未熟なるものとして存在していました．ある時は労働者として，ある時は兵士として，「一人前」になることが期待され，それ以前あるいは障害や病気をもったものは，役に立たないものと考えられ，無視されたり，不当に扱われたのでした．

　子どもの権利が認められるまでの歴史を以下に大きく区切って述べてみました．

子ども期の発見（18世紀半ば〜）

　この時代はじめてジャン・ジャック・ルソーの「エミール」（1762年），ペスタロッチの「ゲートルート児童教育法」（1801年），チャールズ・ディケンズの「オリバー・ツイスト」（1837〜1838年）などの著作が発表されました．これらによって，人間が「大人」として生活している以前には，「子どもの期間」が存在すること，この期間は大人とは異なった特徴があることが初めて述べられました．また，子どもも人間としてその存在が尊重されるべきであること，子どもを取り巻く社会の影響を強く受けるので，育っていく環境を整えることが大切であること，などについても述べられていましたが，社会一般へとこの考えが広まるまでには，これからさらにまだかなりの時間を要しました．

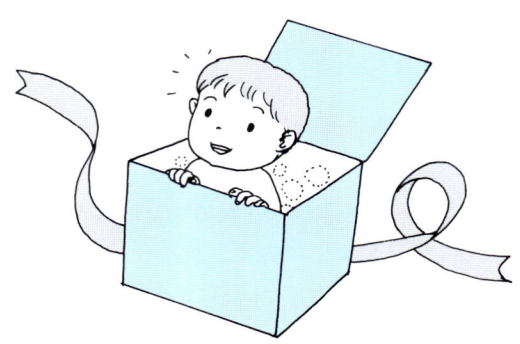

子どもの保護

　これらの思想を受けて，子どもは保護されるべきものという考えが広まりはじめました．子どもの保護のはしりとして有名な法律としては，イギリスの救貧法があります．1833年イギリスの新救貧法は，当時低賃金，長時間労働，劣悪な条件下で働いていた子どもたちの，労働条件の緩和についての規制を設定し，保護しようとしました．けれども，この救貧法による救貧院に，幼い孤児たちが，浮浪者・犯罪者・アルコール中毒患者らとともに収容されたのは，19世紀後半にまで及んでいました．

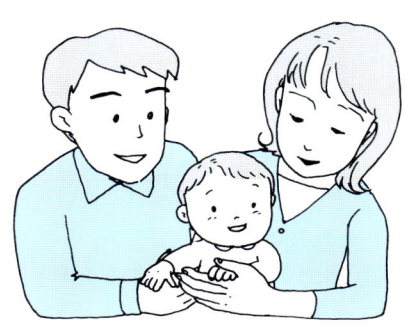

第一次界大戦惨禍の反省

　20世紀の特徴の一つとして世界戦争があげられますが，世界戦争は多くの孤児を生んだばかりではなく，身体的にも，精神的にも子どもたち自身を傷つけました．1924年，第一次世界大戦が，子どもたちに及ぼした惨禍の反省に立って，国際連盟は「人類が子どもに対して最善のものを与える義務を負う」という精神のもとで「ジェネバ宣言」を採択しました．以下はその内容です．
　　①児童の心身の発達保障
　　②要扶助児童への援護
　　③危難に際しての救済の最優先
　　④生活保障と搾取からの保護
　　⑤人類同胞への奉仕を目標とする児童育成の原則
　けれども「ジェネバ宣言」が採択されたのもつかの間，再び第二次世界大戦が引き起こされ，この精神は生かされることがなかったのでした．

「子どもの権利宣言」採択

　第二次世界大戦が終了後，生かされていなかった「ジェネバ宣言」の精神は国際連合に引き継がれ，1959年「子どもの権利宣言」として採択されることになったのでした．
　当事すでに1948年，同じく国連によって採択されていた「世界人権宣言」が世界的規模で大人一般の基本的人権を認めようとしていました．これを子どもに適用していく場合，子どもは身体的にも精神的にも発達過程にあるものとして，特別な保護と世話を必要とすることから，その特徴をふまえた固有の権利を特記する必要があると考えられ，子どもの人権尊重の認識に立ち，これが「子どもの権利宣言」となったのでした．この宣言から20年後にあたる1979年には，この宣言の実施状況を確認する年として，国際子ども年が設定されました．この年を機会に，単に子どもの権利を保護するという立場だけでなく，権利を行使する主人公として子どもを見直すことを目指し，子どもの権利に関する条約の検討がなされるようになりました．こうして子どもの権利宣言から30周年の1989年「子どもの権利に関する条約」（Convention on the Rights of the Child，以下「子どもの権利条約」と略す）として採択され1990年から発効をみたのでした．けれども日本が国として「子どもの権利条約」を批准したのは，さらに5年後の1994年3月でした．この背景には，日本の国内法や各学校の校則などが権利条約と相容れないなど，法整備の上でも，意識の上でも

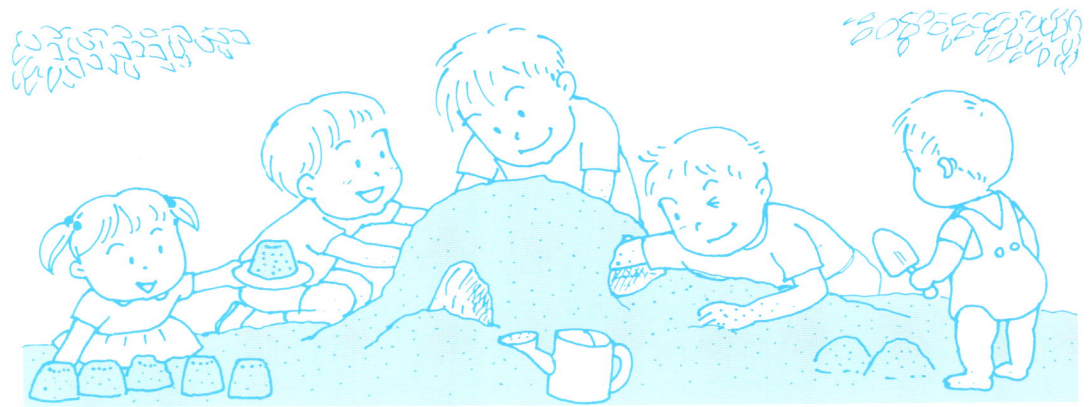

第1条　何歳まで"子ども"なの？
　この「子どもの権利条約」にある"子ども"っていうのは，18歳より年が下の人のこと．だけど住んでいるところの法律で，18歳より年が下でも"大人"になっちゃった人は，その中には入んない．よくぼくは"ぼくら"とか，"ぼくら子ども"とか言うけど，それも同じ意味だ．

第3条　子どもにいちばんの幸せを，ね．
　法律をつくるとき，法律に合わせて何かするとき，何が"いい"か，"わるい"か決めるとき，そのほかいろいろあるけど，ぼくら子どもについて大人が何かするときは，ぼくら子どもにいちばんいいように，ということをまず考えてほしい．

第42条　さて，知らせるか．
　国はこの「子どもの権利条約」を，大人だけじゃなく，子どもみーんなに，ちゃんと広く知らせてほしい．

(小口尚子，福岡鮎美：子どもによる子どものための「子どもの権利条約」小学館，1995より)

「子どもの権利」という視点の立ち遅れがまだ存在していたことがその理由といわれていました．現在の日本では，貧困から生じる問題は少なくなっているとはいえ，少年犯罪の過激化，自殺，虐待される子ども，不登校やいじめ，など子どもに関する問題はあとを絶ちません．大気汚染や食品の安全性等，豊かさの中にあって，子どもの権利が保障されているとはいえない状況が，ますます進み，深刻化しているのも事実であると思います．
　巻末資料は，子どもの権利条約の日本語訳です．この他にも多くの関連書物が出版されていますので，参考にしてください．大人が子どもの権利条約について理解し，権利保障について実践していくだけでなく，子どもたち自身にもその意味を伝え，子どもたち自らが権利について理解し，意見を表明できることが大切です．

3 インフォームド・コンセントと権利保障

インフォームド・コンセントとは

　近年インフォームド・コンセントという言葉が社会一般にも広まってきています．
　「インフォームド（informed）」とは患者が医療の情報の説明を受けることで，それを行うのは医師をはじめとした医療に携わる私たち医療従事者です．「コンセント（consent）」とは，同意・承諾の意味がありますが，もともとラテン語の"con"と"sentire"からの合成語で，ともに感じることを意味しています．ですから医療者の説明，患者の同意といった一方通行ではなく，患者と医療者の共同の意志決定のプロセスであると考えられ，中島は以下の要素が不可欠であると述べています．[1]

インフォームド・コンセント成立に必要な条件

① 医療情報の提供

　医療情報の提供では，患者が治療法を選択・同意するために必要な情報がすべて含まれていなければなりません．患者に理解できるようにいかに説明するのか，何をどの程度説明するかが大切になります．

② 患者の理解・判断力

　患者の理解・判断力は，医療行為についての説明を理解し，意志決定できる能力です．この能力について，だれがいつどのように評価した能力なのか，能力がないと判断された患者にはだれが代理人になるのかなど，問題が多いとされるところです．

③ 患者の自発性

　患者がいかなる制約も受けずに意志決定することを保障することですが，外的な強制的雰囲気だけでなく，患者の内的な思い込みや偏見も除かれなくてはなりません．
　個人が自分の選択で，自分の望む医療を受けるということになります．つまり，病気の診断がつく前でさえ，どのような病気を疑っているか，どんな検査をすれば診断がつくのか，治療があるのか，それによってかかる期間，費用，身体的苦痛やリスクなど，説明を受けることができます．またこの場合は診断をつけてもらわなくてよいという選択肢も含まれています．現在の多くの説明が「～を疑って，××の検査をします．○月○日，来てください」です．これでは不十分であることはいうまでもありません．一般論を述べてきましたが，子どもについてのインフォームド・コンセントは，検討されはじめているとはいえ，子どもはわからないであろう，という大人の一方的な判断によって，大人のそれに比べさらに遅れています．また子ども自身よりは，ほとんどがその保護者が対象に考えられています．けれども子どもはすでに学童期の半ばには，大人なみの理解力をもつことは明らかにされています．幼児期ですら，説明の方法によっては，自分が病気である，治療をしなければならないことなどが理解できることが明らかになっています．子どもの権利条約では，子どもの意見表明権が認められています．子どもが自分の病気や治療に関して，わからないこと，納得がいかないことをそのまま表明し，説明を求めることは当然のことといえます．われわれも日常の臨床場面では，説明が納得できれば大人よりきちんと治療上の規制が守れたり，病気と戦うこ

とができる子どもたちに出会うことはよくあることです．また昨今の情報化社会では，子どもといえども日常生活で多くの情報に触れ，また情報を得る方法も心得ています．このような中にあって，子どもについてのインフォームド・コンセントも子どものレベルにしたがって，真剣に検討されなければならないと思っています．

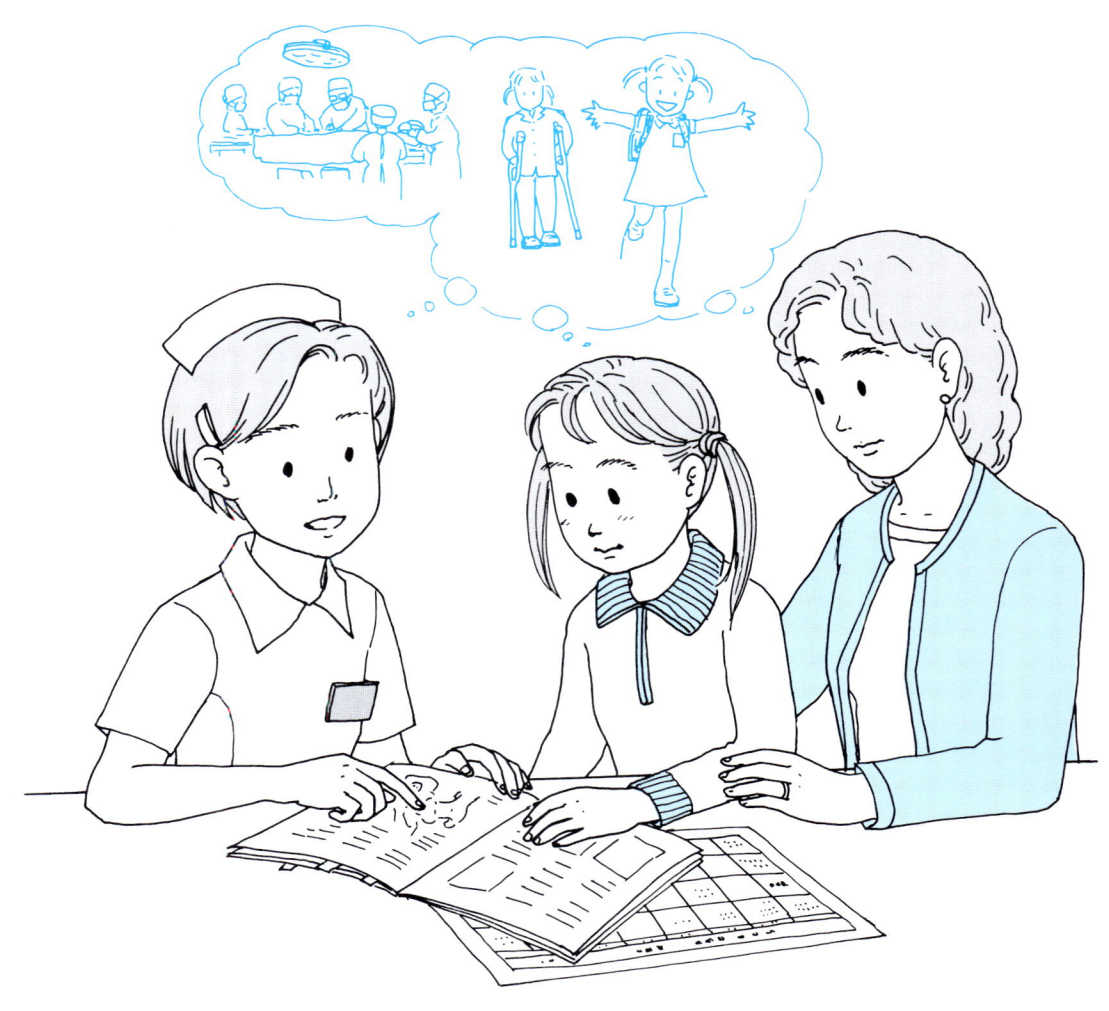

子どものインフォームド・コンセントについては，その保護者さえ考えていないことがあります．例えば入院する前に，何も話してこない家族もいます．聞き分けられる年令になっていれば，その子なりに入院ということは理解できます．入院してきた時の様子で，話されていない，納得していないと思えるときがあります．そんな時はもう一度家族に時間を作ってあげ，よく説明していただくようにしています．説明され，それなりに納得できた子どもたちは，面会が終わり家族が帰る時は泣きますが，看護師にあやされたり，遊んでもらったりして，10分もしないうちに泣き止むものです．またある病院では手術目的の入院前に，家族が子どもに手術について説明できるようにパンフレットを送っているそうです．子どもに説明が必要だとわかっていても，家族も手術が初めての体験であれば子どもに説明できません．このような時パンフレットによって説明ができるため，この病院では3歳以上のほぼ全員が説明を受け，納得して入院してきますし，その結果子どもも辛い手術に立ち向かうことができているとのことでした．

　また家族だけではなく他の医療職にも，子どもの理解度や気持ちを伝え，子どもが納得いくよう説明をしてもらえるよう配慮したり，必要があれば説明について補足することも，看護師の大切な役割の一つです．

　結論的にいえば，一人の人間としての子どもに向かい合うという基本的な態度がそのまま，子どものインフォームド・コンセントにつながっていくものと思います．そして子どもだけではなく，子どもを取り巻くすべての人々が，子どもを理解していく手助けをすることにより，より子どもにふさわしいインフォームド・コンセントになっていくものと考えています．それゆえ，子どもに関するインフォームド・コンセントについては，子どもとその周囲の人々について検討される必要があり，効果的な方法については，さらなる検討が必要になってきます．

引用・参考文献

1) 中島一憲：インフォームド・コンセントとは，インフォームド・コンセント，中島一憲編．現代のエスプリ339，至文堂，1995，p.9-14．
2) 永井憲一，寺脇隆夫編：解説　子どもの権利条約，日本評論社，1990．
3) 大田堯：国連子どもの権利条約を読む，岩波ブックレット No.156，岩波書店，1995．
4) 小口尚子，福岡鮎美：子どもによる子どものための「子どもの権利条約」，小学館，1995．
5) 三上昭彦，林量，小笠原彩子編：子どもの権利条約　実践ハンドブック，労働旬報社，1995．
6) 喜多明監，人伊藤書佳，小林広樹，三嶋信行：子ども発　知りたい国連子どもの権利条約，ジャパンマシニスト社，1990．
7) 小笠毅監：こどもの権利　小学生向，日本評論社，1995．
8) 小笠毅監：子どもの権利　中・高校生向，日本評論社，1995．
9) 堀尾輝久：子どもの発達・子どもの権利，童心社，1990．
10) 小沢牧子：子どもの権利・親の権利，紀伊國屋書店，1996．
11) 北本正章：子ども観の社会史，新曜社，1993．
12) モリー・ハリスン，藤森和子訳：こどもの歴史，法政大学出版局，1996．
13) 杉原泰雄：人権の歴史，岩波書店，1992．

第2章

子どもの日常生活援助に必要な要素

第 2 章のチェックポイント

- 1 子どもの成長・発達
  - 1 子どもの特徴
    - 〈各期の特徴〉
    - (1) 新生児期（neonatal period）
    - (2) 乳児期（infancy）
    - (3) 幼児期（early childhood）
    - (4) 学童期（school period）
    - (5) 思春期（puberty）
  - 2 成長・発達の一般的原理
  - 3 成長・発達に影響する因子
  - 4 形態的成長
  - 5 機能的発達
  - 6 心理・社会的発達
  - 7 性の発達
- 2 環境
  - 1 子どもにとっての環境の意義
    - (1) 内的環境とは
    - (2) 外的環境とは
  - 2 子どもが育つ環境
  - 3 子どもが育てられる環境
    - (1) 家庭環境
    - (2) 学校での環境
    - (3) 社会環境
- 3 コミュニケーション
  - 1 コミュニケーションの定義
  - 2 子どもにとってのコミュニケーションの意義
    - (1) 心の発達
    - (2) 言葉の発達
    - (3) 認知の発達
- 4 栄養
  - 1 子どもにとっての栄養の意義
  - 2 子どもの栄養の特徴
  - 3 子どもの栄養所要量
  - 4 子どもの栄養に関する現状と問題点
    - (1) 現状
    - (2) 栄養に関する問題点
- 5 遊び
  - 1 子どもにとっての遊びとは
  - 2 心身の発達にとっての遊びの意義
    - (1) 感覚機能の発達と遊び
    - (2) 運動機能の発達と遊び
    - (3) 知的発達と遊び
    - (4) 情緒の欲求と遊び
    - (5) 社会性や道徳性と遊び
    - (6) 文化の継承と遊び
  - 3 発達の特徴と遊び
  - 4 遊びの分類と発達
- 6 安全
  - 1 子どもの安全を守ることの意義
  - 2 事故
    - (1) 子どもの年齢と起こりやすい事故原因の特徴
    - (2) 子どもの事故原因の背景
    - (3) 事故の予防と安全教育
  - 3 感染
    - (1) 子どもと感染症
    - (2) 感染経路
    - (3) 感染予防の対策
- 7 社会環境の変化と子育て支援
  - 1 母子を取り巻く社会環境の変化と子育て支援の意義
  - 2 わが国の子育て支援の施策
  - 3 子育て支援の具体的取り組み
  - 4 子育てと就労の両立支援

1 子どもの成長・発達

　子どもは，常に成長・発達を続けています．ここで成長とは，重さや長さのように計測により客観的に目にみえるものをいいます．また発達とは，身体の機能（働き）や運動，臓器の機能，精神運動機能などの明確に計測できないものをいいます．そして発育とは，成長・発達を含めた広い概念として用います．

1 子どもの特徴

❑子どもの時期は，人間の一生の中の出発点にあり，その成長・発達は前の発達を基盤とし，その上に積み重なって生じるものです．
❑子どもの成長・発達は，人間の一生をみた時，将来の健康状態の基盤となるため，この時期の成長・発達は，とくに重要となります．
❑子どもの時期は，小さければ小さいほど親または主たる養育者に依存しなければならず，自分の意思を十分に表現できない時期でもあることから，まわりの人々の影響を受けざるをえません．
❑子どもの成長・発達は，年齢差，個人差が著しいものです．
　よって子どもが健全な成長・発達を維持・促進させることができるためには，その子どもに応じた適切で愛情に満ちた環境を整え，子どもが自ら働きだす力を発揮し，無限の可能性を見出せるようにすることが大切です．

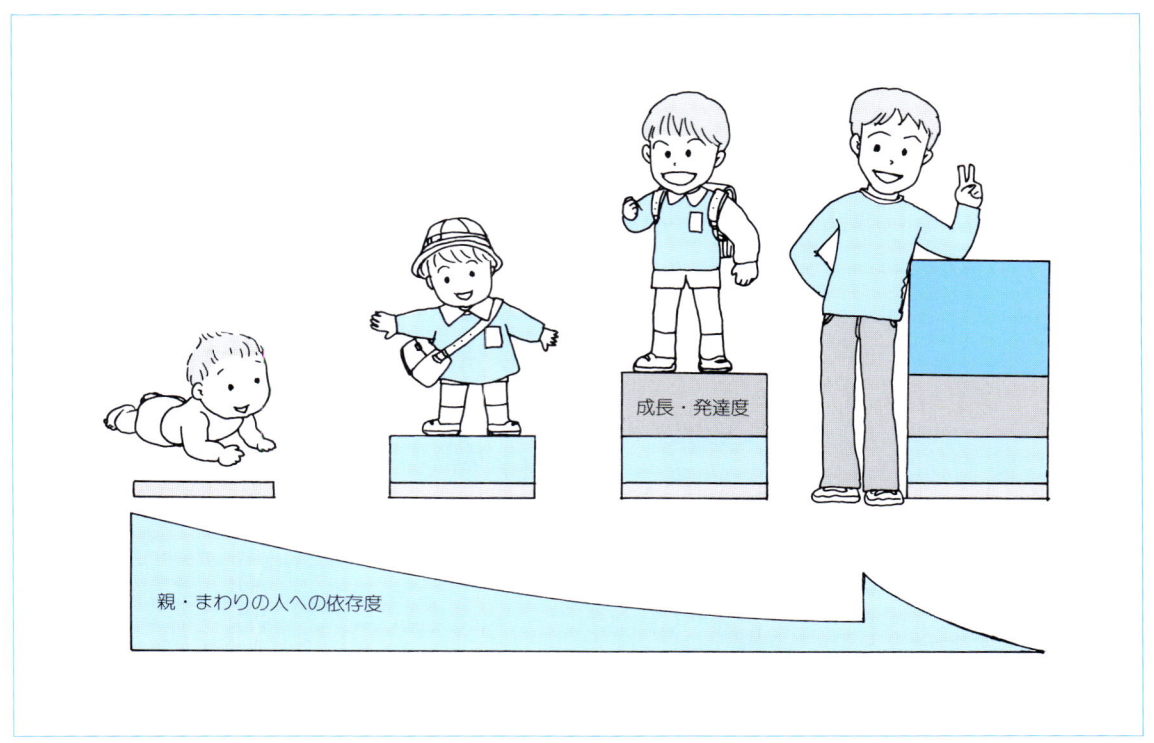

〈各期の特徴〉
(1) 新生児期 (neonatal period)
　新生児期とは，一般には生後4週間（生後28日）未満をいいます．ことに最初の1週間は，早期新生児期といわれます．
- 母体内の環境から母体外の環境に適応していく移行期で，多くの変化がみられる時期です．
- 未熟・未発達ですが，自ら能動的に外界の環境に働きかけて発達する能力をもっています．

(2) 乳児期 (infancy)
　乳児期とは，一般的には生後1年までの時期をいいます．
- 身体の形態面の成長と運動機能の発達がとくに著しい時期です．
- この時期に母親との関係を基盤として，子どもは自分とそのまわりの世界を信頼する感覚が発達しはじめます．乳児期がこの基本的信頼感の習得にとって，決定的な段階です．
- 感情や知識，言葉の準備の時期です．
- 歯も生えはじめ，消化機能の発達と子ども自身のニードから，乳汁から半固形物そして固形物と食事の形が変わる離乳期でもあります．
- つまり乳児期は，人間の特徴である直立歩行，道具の操作やコミュニケーションなどが可能になります．いわゆる「ひと」として，より新たな行動を習得しはじめる時期であることが乳児の決定的特徴であるといえます．

(3) 幼児期 (early childhood)
　幼児期とは，一般的には満1歳以降から6歳ごろまでの時期であり，小学校へ就学するまでの時期をいいます．
- 身体の成長は乳児期について著しく，運動機能面の発達はとくに著しい時期です．
- 幼児前期は，主に家庭で養育される3歳までで，乳児期に続き自己中心的であり親に依存的ですが，身体面の独立性は一段と大きくなり，基本的な生活習慣を身につけはじめる自立の時期です．
- 3歳前後は第1反抗期で「自分が，自分が」とできないことでもしたがり，自己主張や自我意識の芽生えがみられます．
- 幼児期後期の反抗期が過ぎるころから，してよいことと悪いことが理解でき，自制心も次第にできてきます．

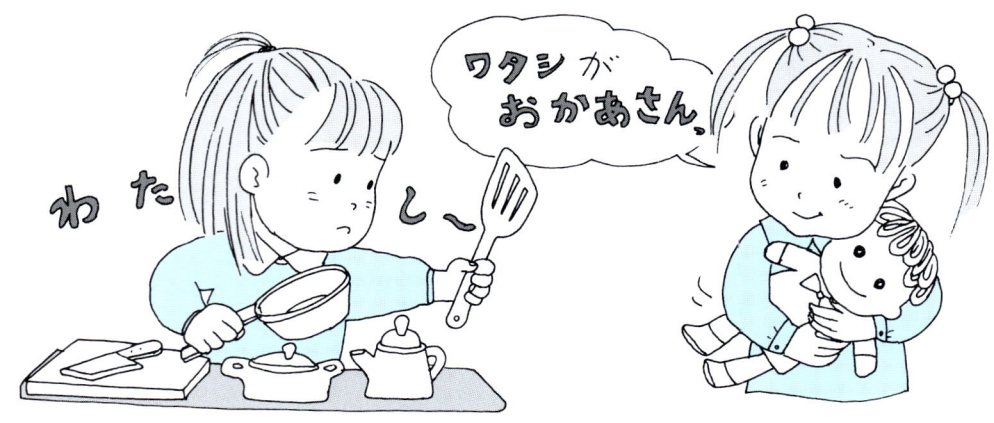

- ❏ この時期は，遊びが中心の生活で，友だちとごっこ遊びを好んでします．ごっこ遊びの中で身近な人の模倣をしながら，社会の中での役割を学んでいきます．主たる活動の形態は遊びであり，遊びの中でよりよく力量や個性を発揮し，遊びを通してより多く学びます．この意味で遊びは，幼児期の主導的活動なのです．
- ❏ 脳神経の発達もほぼ完成し，言葉の発達とともに身のまわりのものに対する知的な好奇心が旺盛になり，質問も多くなり学習能力も向上してきます．
- ❏ 大切なことは，子どもが身近な大人，とりわけ親との同一化が子どもが社会的な人間になっていく，基本的な心理過程となります．

(4) 学童期（school period）

学童期とは，一般的には6～12歳までの小学生の時代をいいます．

- ❏ 身体の成長は，比較的ゆるやかで臓器の機能も免疫機能も成熟し，脳神経の発達は完了し，運動による身体的反応も安定してくるため，体調を崩すことが少なくなります．
- ❏ 運動機能は，走る，跳ぶ，バランスをとる，投げる，受けとるなどの運動が上手にできるようになります．
- ❏ 精神機能の発達は，物事に真剣に取り組むことができ，それに対して家族や友達から認められることを喜び，達成感をもつことができます．
- ❏ 同年代の子どもたちとグループで過ごすことが多くなり，グループ内の秘密を守りメンバーとの連帯感を強くします．このことからこの時代を徒党（ギャングエイジ）時代とよんでいます．
- ❏ 同性の親をお手本とし，男の子は父親と一緒にいながら，女の子は母親の手伝いをしながら，その行動から性役割を学び性への関心が高まっていきます．
- ❏ 目にみえないものでも考えを組み立てることができるようになり，抽象的な思考ができます．
- ❏ 次第に自己中心性が少なくなり，相手の立場から物事を考えることができるようになります．
- ❏ 学校生活を通して，情緒・知的・社会的思考が促されます．高学年のころから思春期の兆候がみえはじめます．

(5) 思春期（puberty）

思春期とは，一般的には12～15歳ごろまでをいいます．

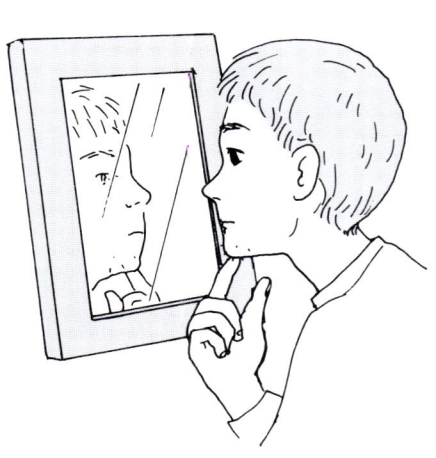
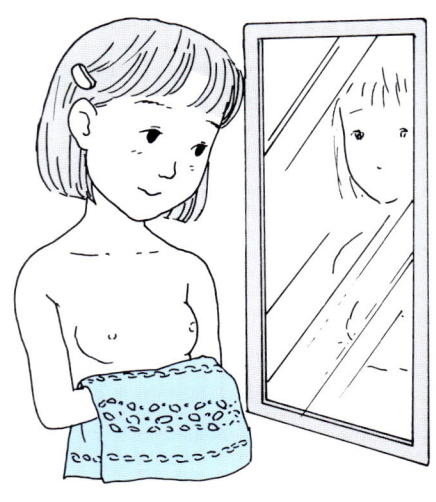

- ❏小児から成人への移行期であり第二次性徴が出現し，身体的・精神的にも大きく変化し，特有の成長・発達がみられ，性別の特徴も明らかになってきます．
- ❏情動性の高まりが起こる不安定な時期であり，未解決の内的葛藤が生じやすくなります．
- ❏性ホルモンの働きにより女子では乳房の増大，体毛の出現，初潮を迎えて女性らしくなり，男子は変声，体毛の出現，性欲の亢進がみられて男性らしくなり，男女の性役割意識を自覚します．
- ❏自我同一性（アイデンティティ）を確立することが発達課題です．

2　成長・発達の一般的原理

- ❏成長・発達は，大部分秩序正しく一定の順序で進みます．その順序には以下のような基本的な方向があります．
    - ・頭部から身体の下部への方向（頭-尾方向）→具体的には，首がすわり，お座りができ，一人立ちから一人歩きへという乳児期の運動機能の発達の順序は，この例です．
    - ・身体の中心部から末梢部へという方向（近-遠方向）→具体的には，肩・腕の粗大な筋運動から手指の細かい合目的運動へという順序は，この例です．
- ❏成長・発達は，連続的ではあるが，常になめらかで漸進的ではありません．
    - ・身長の伸びの急激な時期とゆるやかな時期があります．
    - ・精神機能についても，発達の各段階に応じて，それぞれの特徴があります．
- ❏全体から特殊へ．これは，身体・心理・社会的機能の発達が単純なものから複雑なものへと進むことを意味しています．
    - ・子ども時代の運動機能が立つ，歩くなどの単純な動作の獲得から，走る，片足で跳ぶなどの複雑な動作の獲得へと移行します．
    - ・心理的にも3か月ころまでは，快感と不快感，興奮が中心的であったものが，徐々に怒り，恐れ，嫌悪，愛情，得意などの複雑な感情を感じたり，表出できるようになります．
    - ・社会的な側面でも，乳児は最初，すべての他者に対して反応しますが，徐々に母親と母親以外の人を認識します．
- ❏ある器官やある機能の成長・発達には，決定的な重要な時期があり，その時期に正常な発達が妨げられると，永久的な欠陥や機能障害を起こすことがあります．例えば，妊娠中の母親が風疹にかかると，子どもに奇形が生じることがあります．

3　成長・発達に影響する因子

個々の子どもの成長・発達に影響する因子は数多くありますが，大きく分けると遺伝的因子と環境的因子に分類することができます．

- ❏**遺伝的因子**：子どもの成長・発達が親から受け継いだ遺伝子によって支配されることは明らかです．親と子ども，兄弟姉妹はよく似ているし，さらに，一卵性の双生児は遺伝子が同一なので，成長・発達のいろいろな側面において，ほとんど同じであることが多く認められています．
- ❏**環境的因子**：受精卵が発育する胎内の環境に関する因子には，母体の栄養状態，感染やその他の疾患，健康状態の良否から受ける影響などがあります．また出生の状況が影響を与える場合もあります．出生後の環境的因子としては，栄養，疾病や障害，周囲の人的な面を含む育児環境などがあります．また，都市や農村などのように地域による差や，民族や人種の差などは，遺伝的因子と環境的因子の両方が，ともに影響しているものです．

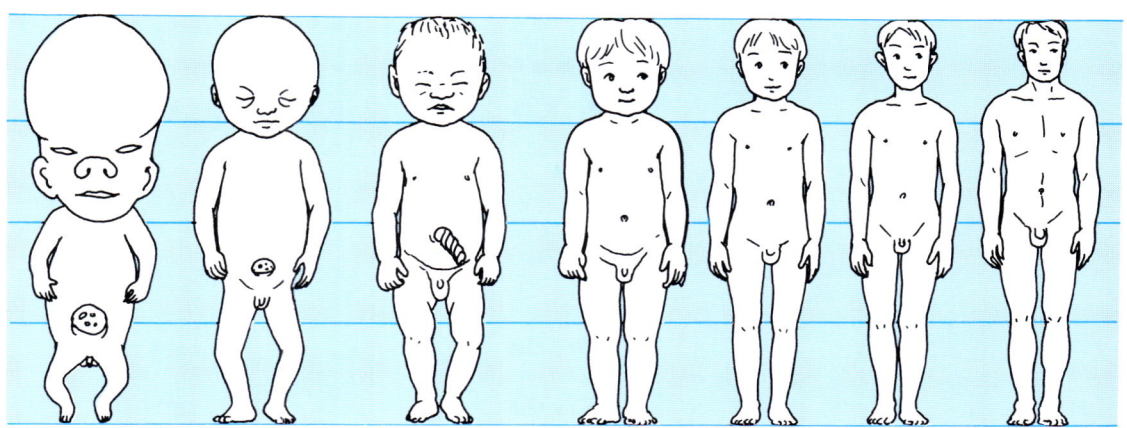

図 2-1 身体各部のつりあい

4　形態的成長

乳児期の身体の成長はとくに著しいものです.

- 体重は出生時約 3 kg ですが,生後 3～4 か月で約 2 倍,1 年で約 3 倍となります. 2 年半で約 4 倍,4 年半で約 5 倍になります.
- 身長は出生時約 50 cm ですが,1 年で約 1.5 倍,4 年半ごろ約 2 倍になります. 学童期前半は比較的安定していますが,後半になると急速に増大します. 1 年間の身長増加量が最も多いのは,男子では 12～13 歳,女子では 10～11 歳です. したがって 10～12 歳では女子のほうが男子より身長が大きいといえます.
- 出生時,頭囲は約 33 cm,胸囲は約 32 cm で,頭囲のほうが胸囲より大きく,その後次第に頭囲より胸囲のほうが大きくなっていきます.
- 身体各部のつりあいは,新生児では身長と頭長(頭頂から顎の下まで)との割合が,約 4:1 ですが,年齢とともに図 2-1 のように変化します.
- 歯の発育では,乳歯の形成は妊娠のごく初期にはじまり,石灰化は妊娠中期からはじまっています. つまり乳歯は,胎児のうちに形成も石灰化もできあがっているのです. 乳歯の生えはじまりは,生後 6～7 か月ころからで図 2-2a の順序で 1 年で 8 本,約 2 年半で 20 本が生えそろいます. 生歯の時期や順序は,かなり個人差があります. 永久歯の形成開始と石灰化開始の時期は,図 2-2b のとおりです.

5　機能的発達

- 生理的機能の発達は,呼吸運動の型では乳児の胸郭の形態から胸式呼吸ができないので,横隔膜の運動による腹式呼吸を行います.
- 血液系では,骨髄は乳児期にはすべて赤色髄で活動的です. 胸骨,肋骨,椎骨は 6 歳ごろまではすべて赤色髄です.

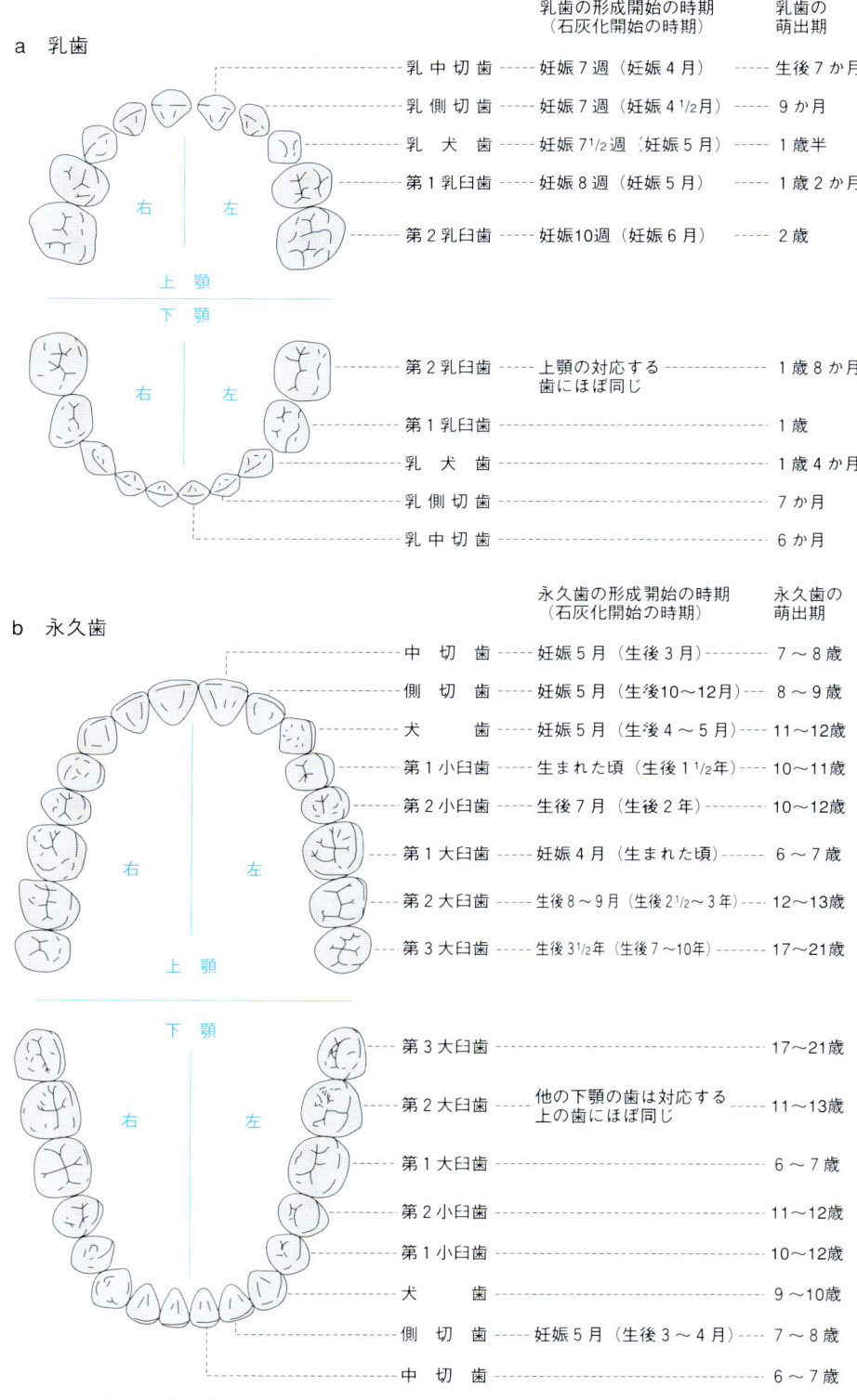

図 2-2 乳歯と永久歯（木下正一ほか編：乳幼児健康相談の実際，医学書院，1974 より）

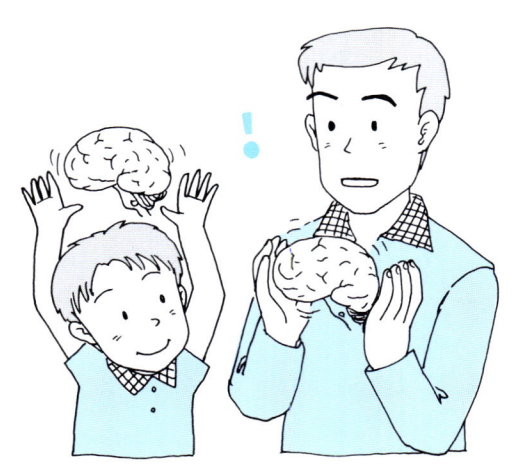
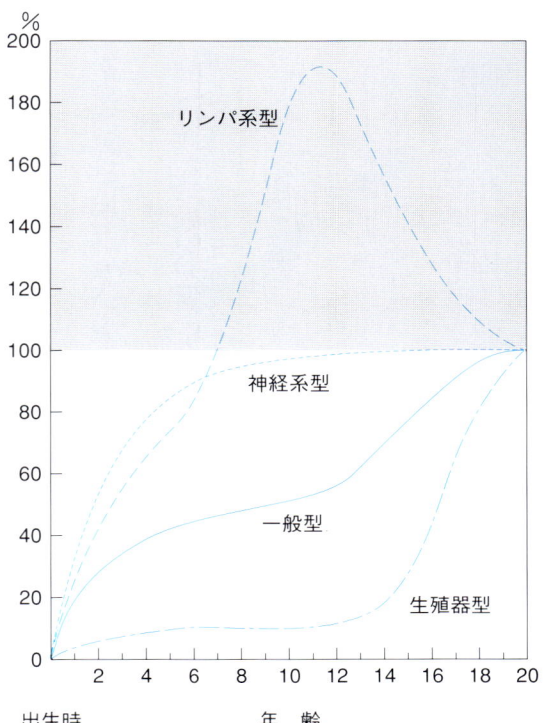

体組織の発育の4型．図には，20歳（成熟時）の発育を100として，各年齢の値をその100分比で示してある．(Scammon, in Harris : The Measurement of Man, University of Minnesota Press, 1930)
一 般 型：全身の外形計測値（頭径を除く），呼吸器，消化器，腎，心大動脈，脾，筋全体，骨全体，血液量
神 経 系 型：脳，脊髄，視覚器，頭径
生 殖 器 型：睾丸，卵巣，副睾丸，子宮，前立腺など
リンパ系型：胸腺，リンパ節，間質性リンパ組織

図 2-3　Scammon の発育型 (上田礼子：生涯人間発達学，三輪書店，1996，P.61 より)

- 消化器系では，乳汁を吸うことから食物を嚙みつぶして飲み込むことができるようになり，しだいに消化酵素の分泌も増加してくるようになります．また自ら乳汁以外の食物を欲しがるようになるため，離乳食が食べられるようになり，生後1年で離乳が完了します．
- 腎臓・排泄系では，乳児は，1日に細胞外液量の約50％の水分をとり，排泄しているため，水分出納のバランスが崩れると，腎臓の機能が未熟なことと相まって，脱水に陥りやすくなります．
- 体組織の発育の速度は，Scammon によると，図2-3のように一般型，神経系型，リンパ系型，生殖器系に区分しており，臓器の種類によって一様ではありません．
- 運動機能の発達は，粗大運動（図2-4 ①）では生後3～4か月で首がすわり，6～7か月で寝返りやひとり座りができ，9～10か月でつかまり立ちができるようになります．やがてひとり歩きが可能となります．微細運動（図2-4 ②）では生後3か月で「握る」，7～8か月で手のひらで「握る」，11～12か月で「指でつまむ」ことができるようになります．

6　心理・社会的発達

- 感覚の発達は，比較的早く完成する機能です．五感のうちで味覚，嗅覚，皮膚感覚は新生児期からひと通り機能するようになります．視覚と聴覚も乳児期の前半には一応完成します．
- 視覚は，生後1か月で物をみつめることができ，2～3か月で動く物を追うようになり，6か月にはすべての方向に物を追えるようになります．また生後3か月ごろから人の顔が認識できるようになり，7～8か月ごろになると母親と他人の区別ができ，人見知りをするようになります．
- 聴覚は，生後1か月ごろでは声をかけると泣きやんだり，2～3か月で音のする方向に顔を向け，3～4か月で母親の声を聞き分けるようになる．9～10か月ではテレビなどの音楽に合わせて身体

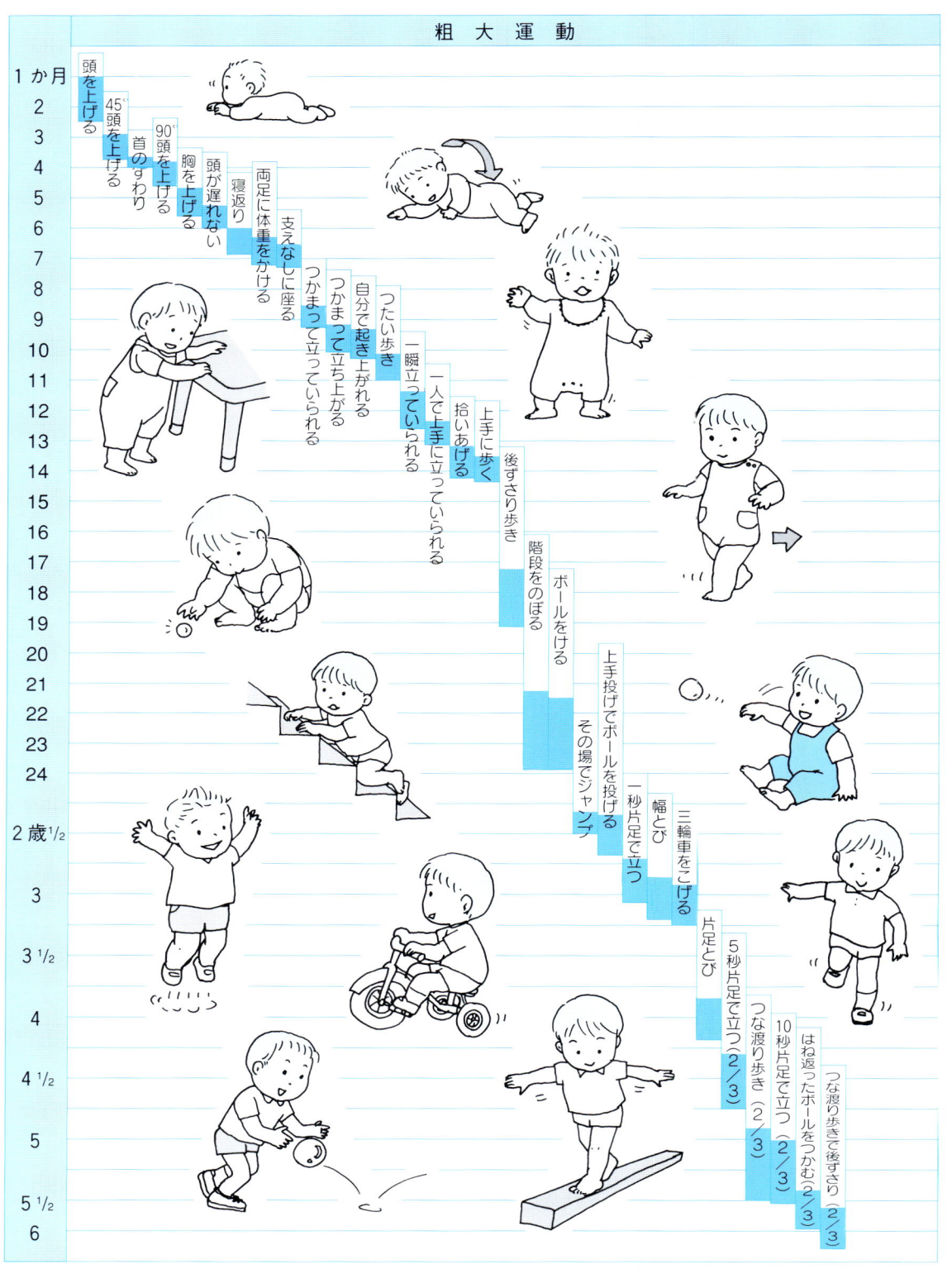

図2-4① 運動機能の発達（木口チヨ他：イラスト小児対症ケア，文光堂，1990，p.67より一部改変）

微細運動―適応

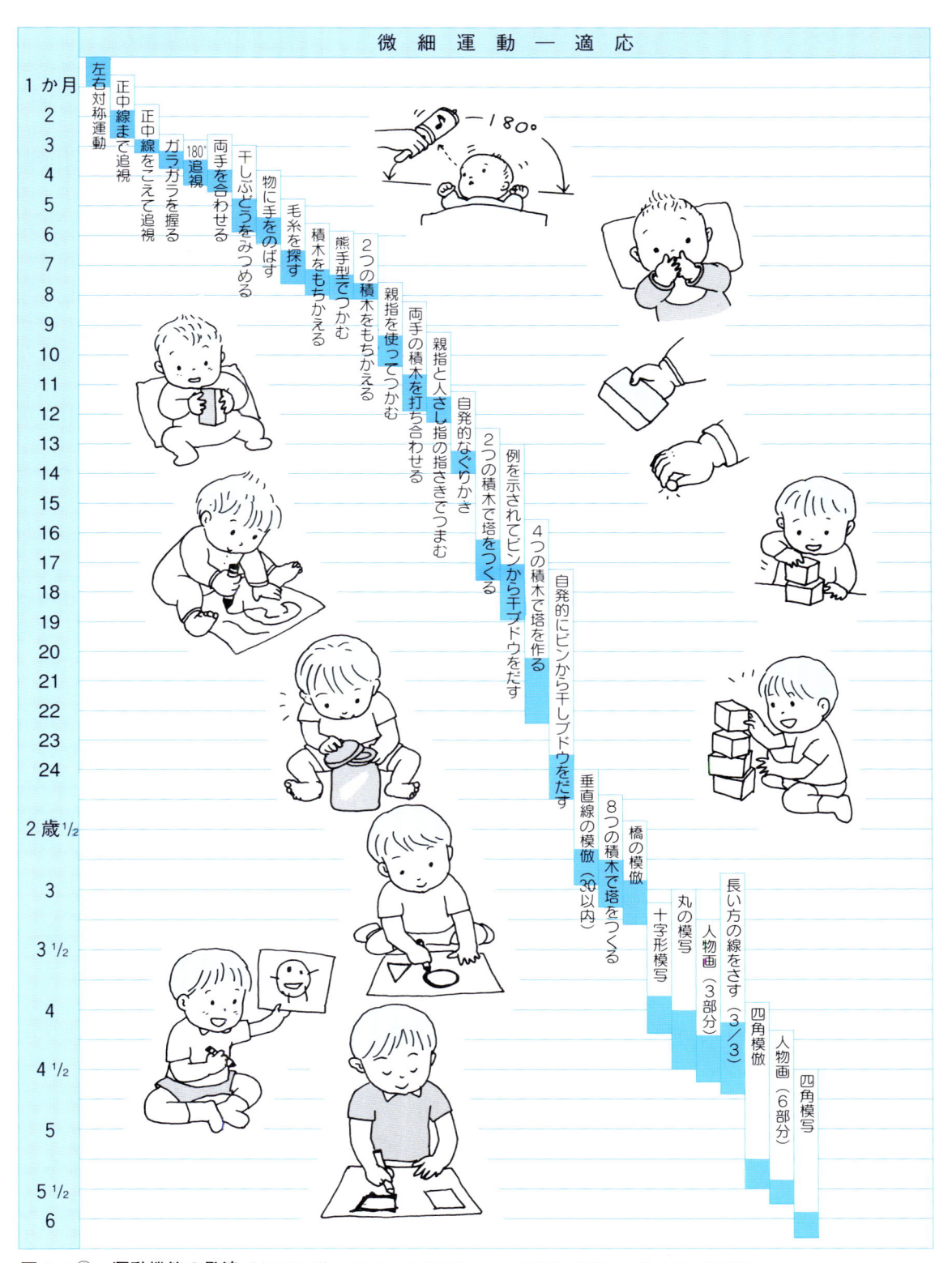

月齢	項目
1か月	左右対称運動
2	正中線まで追視
3	正中線をこえて追視
4	ガラガラを握る／180°追視
5	両手を合わせる
6	干しぶどうをみつめる／物に手をのばす
7	毛糸を探す
8	積木をもちかえる／熊手型でつかむ
9	2つの積木をつかむ
10	親指をつかってもちかえる
11	両手の積木を打ち合わせる／親指と人さし指の指さきでつまむ
12	自発的なぐりかき
13	2つの積木で塔をつくる
14-15	例を示されてビンから干しブドウを出す
16-17	4つの積木で塔をつくる
18	自発的にビンから干しブドウをだす
21-22	垂直線の模倣（30°以内）
23-24	8つの積木で塔をつくる
2歳½	橋の模倣
3	丸の模写／十字形模写
3½	人物画（3部分）／長い方の線をさす（3/3）
4	四角模倣
4½-5	人物画（6部分）
5½-6	四角模写

図 2-4 ② 運動機能の発達（木口チヨ他：イラスト小児対症ケア，文光堂，1990, p.69 より一部改変）

でリズムをとり，喜ぶようになります．
☐ 認知の発達は，子どものころからの環境との関わり合いをとおして次第に分化し，より体制化された認知構造へと発達していくと考えられています．ピアジェ（Piaget, J.）は，人間の認知の発達（図2-5）は成人期ごろまでには完成するとし，大きく4段階に分類しました．
- 第1段階：感覚運動期（誕生から2歳ごろまで）で，この時期の子どもは感覚と運動により周囲の世界を認知するとし，さらに6つの下位段階に分類しています．
- 第2段階：前操作的思考期（2～7歳ごろまで）で，第1段階の感覚運動的な認知から脱却し，事物や事象をイメージしたり言語の使用が獲得されてきます．この時期の言葉が指す概念は，まだ十分に抽象化や一般化されていないで，思考を操作する前の準備の時期であるといえます．
- 第3段階：具体的操作期（7～11歳ごろまで）で，この時期になると具体的な事実についての物事を体系立てて考えることができるようになります．
- 第4段階：形式的操作期（11歳～成人まで）で，具体的現実的でないことでも，抽象的一般的な形で，論理的思考ができるようになります．

☐ 言語の発達は，乳児期では言語の下準備の時期であり，1年の終わりごろになると，初めて片言があらわれます．言語の発達については，「3．コミュニケーション（32頁）」を参照してください．

☐ 情緒的発達は，Bridges（図2-6）によると新生児期には漠然とした興奮があるにすぎませんが，生後3か月ごろに快と不快の情緒の系統に分化してきます．不快が快の系統に比べて少し早く分化し，2歳ごろまでに著しい分化をとげ，さらに分化して5歳ごろまでに大人のような情緒の形態がひと通りできあがるとしています．情緒は，生後数か月から8か月くらいまでの間に，人間として，また言葉が十分に発達していない乳児にとって，社会的コミュニケーションをはかるうえで重要なものが出そろいます．

☐ 社会的側面の発達として，ここでは対人関係における子どもの社会的行動の発達について述べます．母子関係について，従来は母親からの乳児への働きかけが重視されてきました．これに対してボウルビィ（Bowlby, J）は，乳児には生まれつき親との関係を形成するのに必要な行動が本能的に備わっていて，乳児からの能動的働きかけと大人との相互交渉によって，乳児の欲求が満たされると考えました．この乳児に備わっている本能的な行動には，顔をじっとみつめる，声のするほうに向くなどの「定位行動」とともに，母親をそばに引き寄せる効果のある「信号行動」（泣く，微笑む，喃語をいう）と，自分が母親へ接近する「接近行動」（あとを追う，しがみつくなど）があります．これらの乳児の行動に，母親がタイミングよく応じることが，子どもが親との間に愛着（attachment）の形成に重要であるとし，愛着の発達は4段階を経過するとしています．
- 第1段階（生後3か月ころまで）：この段階はまだ特定の人をほとんど識別していないので，誰に対してもみつめたり，微笑んだりする．
- 第2段階（3か月ころから6か月ころまで）：いつも接している人，とくに母親に対してよく笑ったり，抱かれて泣きやんだりする．
- 第3段階（6～7か月ころから2，3歳ころまで）：人に対する識別能力がより形成され，とくに母親に対して明らかに愛着が成立している．見知らぬ人を警戒したり恐れたりする．
- 第4段階（2歳～3歳以後）：子どもも母親の諸条件に合わせて，ある程度自分の行動を調整できるようになる．

このように母と子どもの間に安定した愛着が形成されると，子どもは母親に対して信頼感をもつことができるようになります．この信頼感はその後の人間関係の他者への信頼感の基礎となるため

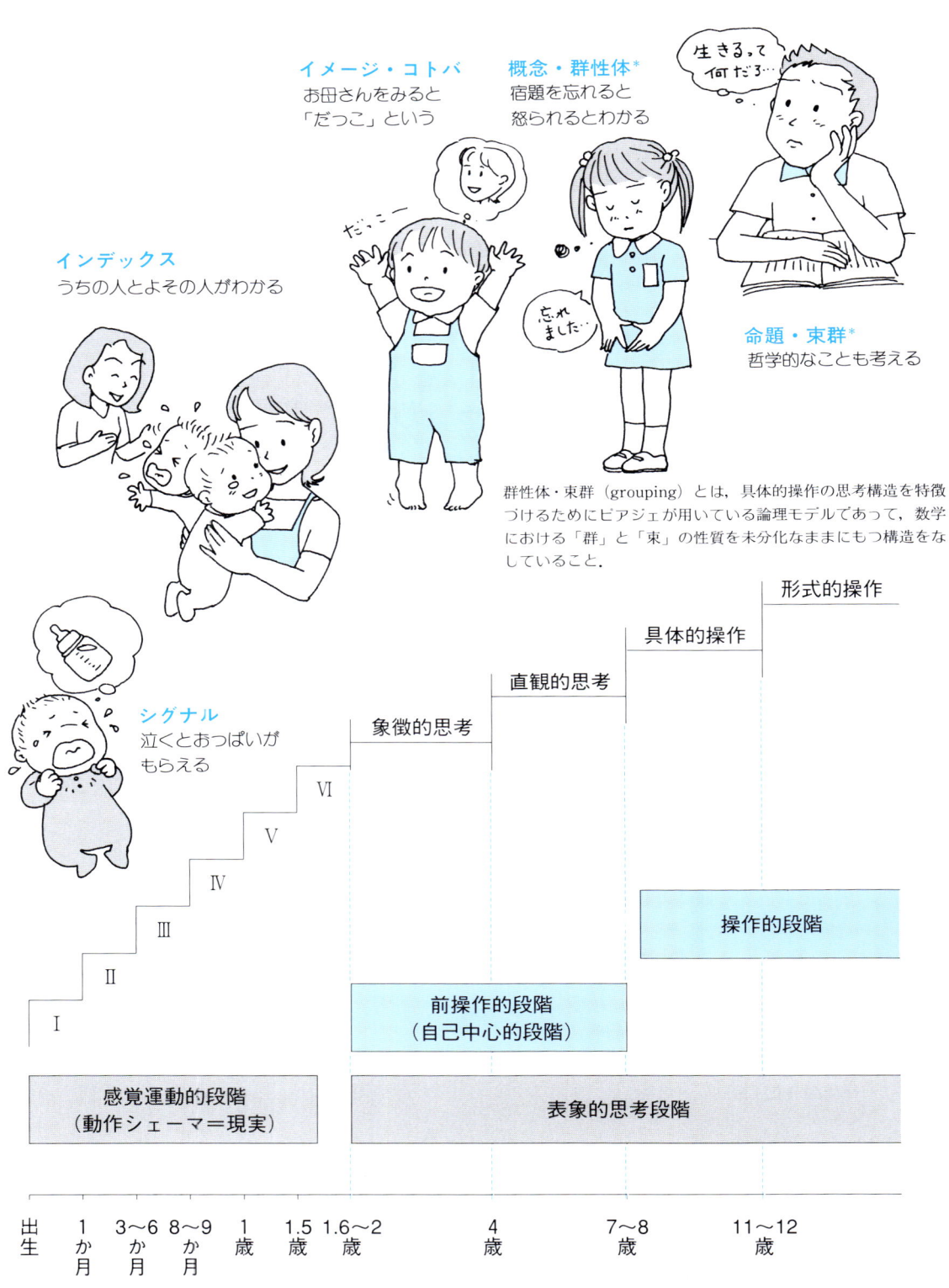

イメージ・コトバ
お母さんをみると「だっこ」という

概念・群性体*
宿題を忘れると怒られるとわかる

生きるって何だろ…

インデックス
うちの人とよその人がわかる

命題・束群*
哲学的なことも考える

群性体・束群（grouping）とは，具体的操作の思考構造を特徴づけるためにピアジェが用いている論理モデルであって，数学における「群」と「束」の性質を未分化なままにもつ構造をなしていること．

シグナル
泣くとおっぱいがもらえる

形式的操作

具体的操作

直観的思考

象徴的思考

操作的段階

前操作的段階
（自己中心的段階）

感覚運動的段階
（動作シェーマ＝現実）

表象的思考段階

| 出生 | 1か月 | 3〜6か月 | 8〜9か月 | 1歳 | 1.5歳 | 1.6〜2歳 | 4歳 | 7〜8歳 | 11〜12歳 |

図 2-5　認知の発達（Piaget. J）（村井潤一編：別冊発達 4．発達の理論をきずく，ミネルヴァ書房，1986，p.140 より改変）

23

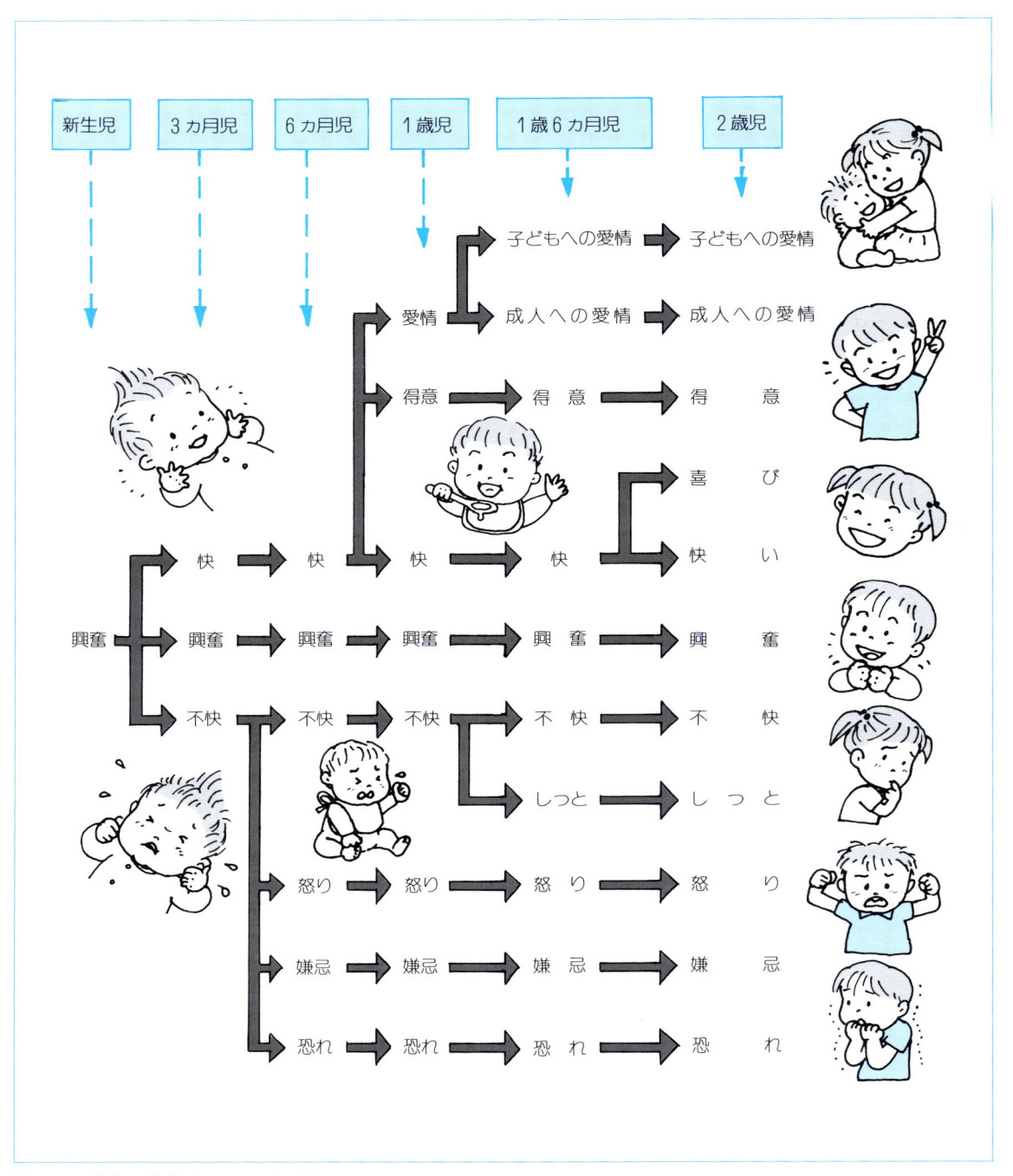

図 2-6 情緒の分化 (Bridges を改変)

重要なことです．またエリクソン (Erikson, E. H.) は，人間が直面する心理-社会的危機には発達的で必然的な危機と突発的で状況的な危機があるとしています．そして人間の生涯を 8 段階に区分しました（図 2-7）．その各段階には，固有の課題があり，その特徴はポジティブな面とネガティブな面との対立があり，あるいは葛藤を重視することです．その課題の達成は，第 1 段階から順番に積み重ねていくことが，次の健全な発達につながるという考え方です．

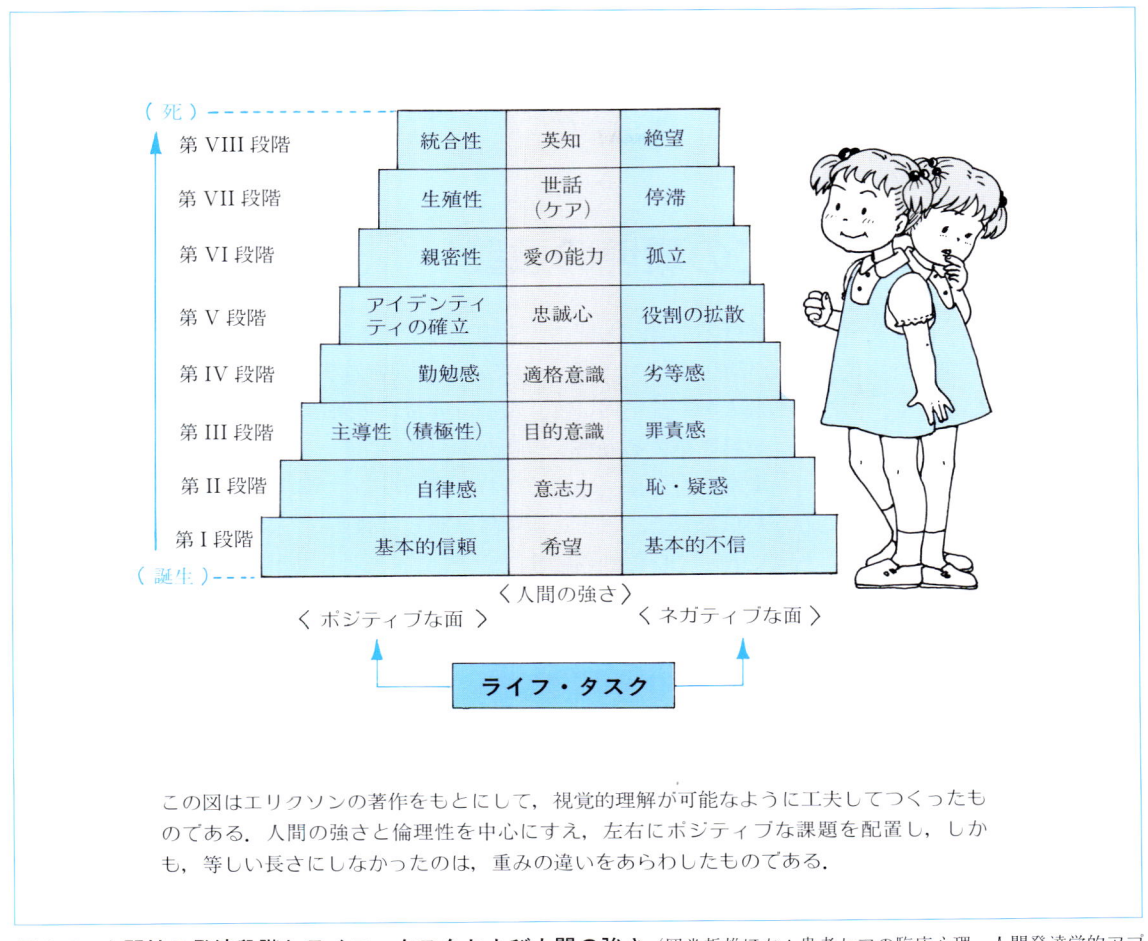

図 2-7 人間性の発達段階とライフ・タスクおよび人間の強さ（岡堂哲雄ほか：患者ケアの臨床心理，人間発達学的アプローチ，医学書院，1978 より）

7 性の発達

人間にとって性は，生物学的な側面（sex）と性的アイデンティティや性的役割を含む概念としての性（sexuality）の両者が重要な要素となっています．ここでの性とは，両者のことについてをいいます．

■胎児期～乳児期：生まれながらにして，男女の性が決定している．

■幼児期：生物学的には性機能の発達は，まだみられないが，外性器の違いや洋服の色や形，遊びや行動を通して，親や他人との関係から，自分が男の子か女の子か，性的アイデンティティを確立する．自分や他人の身体に好奇心をもちはじめ，性器遊びやマスターベーションをはじめる．

■学童期：生物学的には女子の発育の速い子では，第二次性徴があらわれ乳頭や陰毛の発育，初潮などが認められる．異性を意識しはじめる．個人差が著しい．

■思春期：解剖学的にも生理学的にも変化が著しく，第二次性徴があらわれる．精神的には子どもから大人への転換期であり，情緒的な葛藤が激しい中，その人らしさを形成していく時期である．性欲，異性への関心が高まる．性の発達は，複雑多様で個人差が大きい．

2　環境

1　子どもにとっての環境の意義

　子どもは常に成長・発達を続けており，人間の一生のうちで最も著しい発育を遂げる時期です．この成長・発達は内的・外的環境要因との相互作用により，大きな影響を受けるため，健全な成長・発達にとって，またその個人の一生において，環境は非常に重要なものです．
❏子どもを取り巻く大人は，環境を整える義務と責任があります．
❏そして子どもは，よりよい環境で育つ権利，育てられる権利をもっています．それは子どもがよりよい環境と主体的にかかわりながら，さまざまな体験をし学習をしていくことによって，初めて豊かな人間性をもった人に育っていくからです．
　このことについて大人は子どもを信頼し，見守っていくことが大切なのです．

(1)　内的環境とは
❏子どもは一人の人格をもった統一体です．個体と環境との相互作用の中で将来に向けて無限の可能性に自らの働き出す（育つ）力を発揮させ，やる気一杯で生き生きと，その溢れ出る気力を身体面，精神面に統合させて成長・発達していく力をもっている子ども自身のことで，以下の「子どもが育つ環境」のことを指します．

(2)　外的環境とは
❏子どもを取り巻くすべての環境のことで，以下の子どもが育てられる環境，つまり場を中心に家庭環境，学校での環境，社会環境のことを指します．子どもは育つものですが，同時に環境により育てられるものです．"子どもが育つ"は子ども自身の要因であり，"育てられる"は養育環境がより関係しているといえます．

2　子どもが育つ環境

　子どもは生まれながらに大きな潜在能力（competence）をもっています．この潜在能力は，生活していくのに必要な知識や技術を獲得してくために子ども自身が積極的に環境へ働きかけることにより，それに対する環境側からの応答する側面を発見し，環境と相互交渉を継続していく能力のことです．
❏子どもは，この能力を発揮して，自己についての知識や他者についての知識の獲得をしていきます．その基盤として養育者との相互交渉が行われていくのです．
❏養育者を核とする社会的環境との間にさまざまな関係を形成していき，そうした社会関係の深まりによって，ますます自己意識を発達させていきます．子ども自らが育つ環境を整えることは重要です．
❏子どもらしく育つための重要な課題として，子どもを十分遊ばせることです．遊びは子どもの特質であり，遊びなくしては子どもは育ちません．同年代の子どもや異なった年代の子どもとも自

由に遊べる環境をつくり，子どもが安定した状態で，子ども自身がもって生まれた能力を最大限に発揮できるような環境を整えます．
❏つまりまわりの大人は，子ども自身の働きかけに適切に応じ，その子どもの働きかけを広げられるようにすることが重要であるといえます．

③ 子どもが育てられる環境

子どもは育つと同時に育てられるものであるので，養育環境の影響を受けやすいといえます．
❏子どもの養育環境として家庭，学校，社会があげられます．この3者が互いに関係し合っています．養育とは，生まれてきた子どもを保護して育てること，自立を促すという意味があります．すなわち，子どもが自立して社会生活ができるように育てることです．生活をするための知識や技術を習得するだけでなく，社会生活に必要な人間関係が円滑に行えるように育てることです．
❏人間は必ず誰かに援助を受け，また自分も誰かを援助して互いに生きています．人間として温かい心をもった子どもとして育てることが大切なのです．

(1) 家庭環境

家族とは，同じ住居で生活をともにする夫婦・親子・兄弟などの近親者で構成された集団であり，その集団メンバーが生活する場を家庭といいます．子どもは，生まれた時から家族の一員として家庭での生活をはじめます．家庭は，子どもが人間として育っていくために最も基本的な場であり，最も身近な環境なのです．
❏家族や家庭生活は愛情によって結ばれた，最も人間的なぬくもりの場であり，またプライバシーそのものなのです．個人々々の人間性や可能性を最大限に創造的に実現するために，家族や家族の人間関係が効果的に機能することが望ましいでしょう．
❏家族の機能としては，
・子どもを生み育て，社会人としての基本的なルールやモラルを身につけさせる機能
・愛情を育む場としての機能
があります．
❏子どもにとって家庭外の生活は，人的にも物的にも緊張の連続ですが，家庭に戻れば憩いの場，安住の場であり，緊張から開放され心身の疲労を回復させる場となります．そして人間らしい生活を取り戻す場でもあるのです．
このように家族や家庭は，子どもにとって重要な環境なのです．

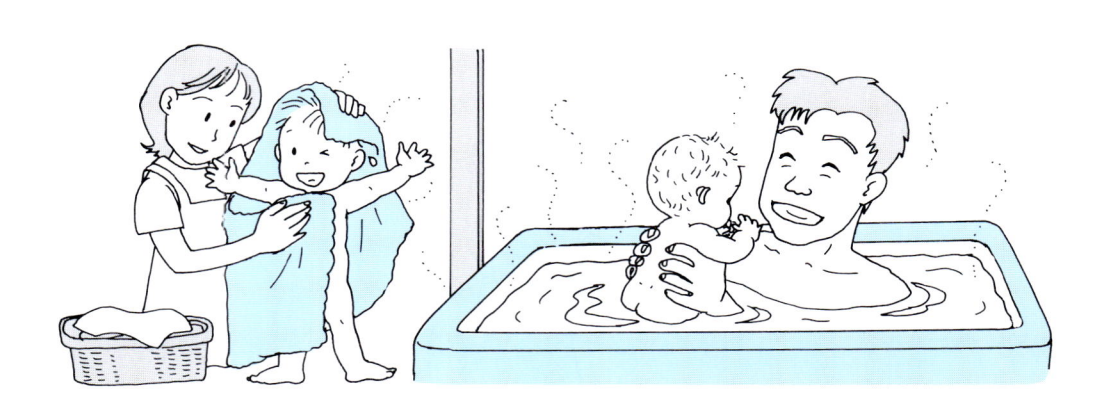

(2) 学校での環境

　学校は，子どもが個性と能力に応じて学習をする場であり，学校の環境は学習効果が上がるように整っていることが重要です．しかし，最近の高学歴，情報化は拍車をかけ，学校での教育は，知育に偏りを増してきています．学業成績のみが優先し，小学校に入る前から勉強させられ一流の学歴がよい人生を送る条件であるかのようになっています．

❑子どもの生活は，自由に遊ぶ時間がほとんどないに等しいほど，学校の管理下におかれています．子どもの心が蝕まれ，危険信号を発信し助けを求めているのです．

❑もっと子どもらしく，のびのびと自由に，子どものもてる能力を発揮でき，自分で考え，自分で判断し，主体的に行動できる力を培い，子ども自ら生きる力を獲得できるように学校の環境を整えることが，まわりの大人の義務なのです．

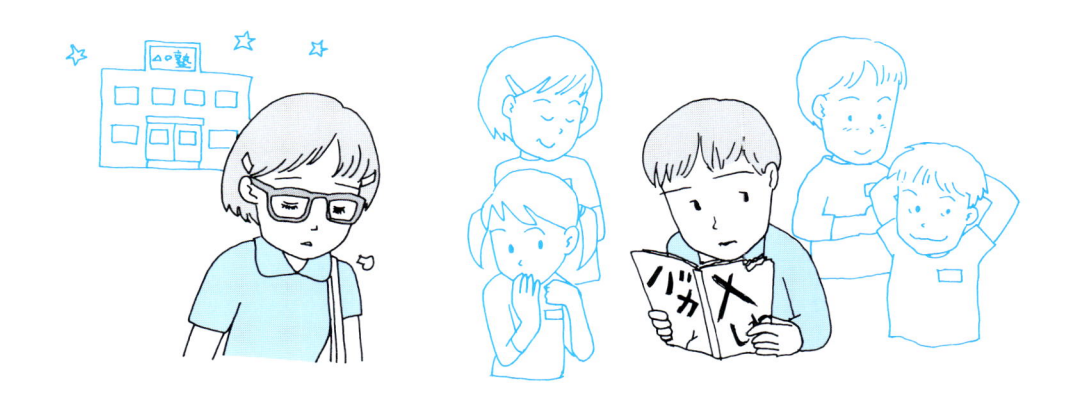

(3) 社会環境

　毎日の新聞やテレビをみていると，また電車の中でも，子どもたちの模範となるような大人が少なくなってきています．子どもが育つ養育環境として社会そのものはどうあればよいのでしょうか．

❑現代のわが国の社会状況の中で，子どもたちを子どもらしく育てるには何をどうすべきか，みんなで社会の子どもとして，子どもの最善の利益を中心に考えて社会全体の目を子どもに向けていくことが重要です．

❑子どもらしく育つための重要な課題として，学習に偏りすぎず，ゆとりある社会環境を整え，子どもに接する一人ひとりの大人が，社会の子どもとして，現実の生活をありのままにとらえ，その中で社会のルールや善悪の判断ができるように導いていくことが重要です．

❑子どもの養育環境は，家庭，学校，社会が互いに関連し，連携して，子どもをどう育てるか，社会は子どもに対して何をなすべきかを真剣に考え，実行していくことが大切なのです．

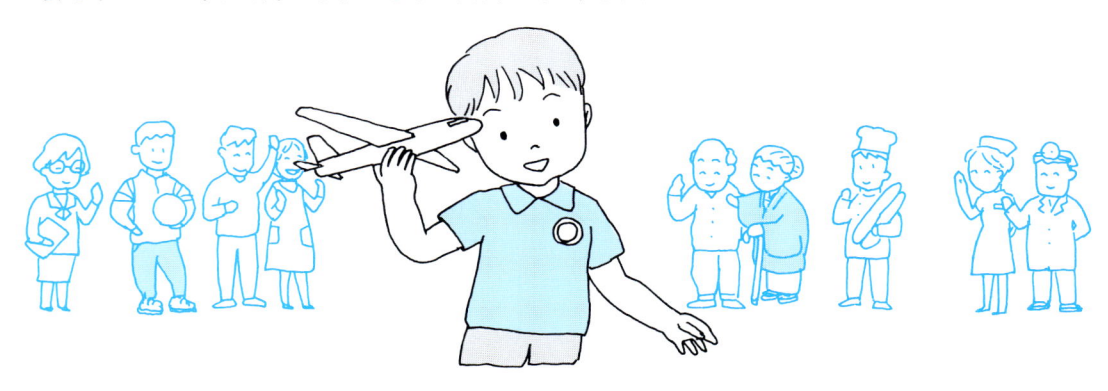

3　コミュニケーション

1　コミュニケーションの定義

❑人間が動物としてのヒトではなく人間としての機能・特質を備え，またそれぞれの個体がその人らしさをもつ個体となっていくために，コミュニケーションは重要な手段となります．
❑コミュニケーションとは子どもが成長発達する上での子どもを取り巻く人々との，つまり子どもと母親，父親，兄弟姉妹，また友達，先生などと，互いに心と心が触れ合うこと，また出会うことを意味しています．

2　子どもにとってのコミュニケーションの意義

　子どもは生まれた時から人とのコミュニケーションを通して，双方が互いに働きかける相互作用によって，以下の能力を発達させるという意義があります．

(1)　心の発達

❑生後1か月未満の子どもは，視覚，聴覚，嗅覚，味覚などがある程度発達していて，大人の表情を模倣できる能力が備わっているといわれています．
❑情緒は生後数か月～8か月ごろまでの間に人間にある基本的な恐怖，苦痛，嫌悪，驚き，興奮，興味，喜び，怒り，悲しみなどの情緒的表現をする能力を乳児はもっており，他人の顔の表情や発声などに応じて適切に対応することができます．
　・例えば，赤ちゃんがお母さんの顔を見たとたんに甘えて泣いたとします．この赤ちゃんの泣く行動は，お母さんに抱っこしてほしいという信号（シグナル行動）を送っています．
　・お母さんは赤ちゃんの泣き声を聞いて，すぐにさっと手を出し赤ちゃんを抱き上げる反応（レスポンス行動）をします．こうしたシグナル行動とレスポンス行動とのやりとりによって，心の絆ができていくのです．

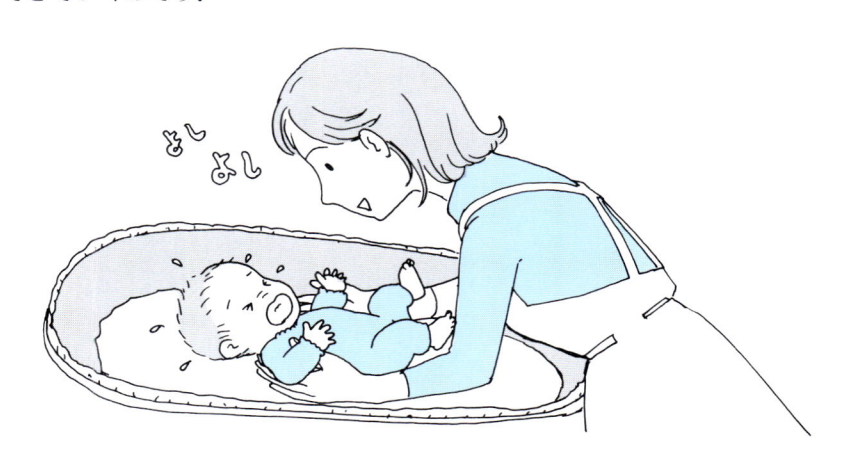

❏人間関係の中で母と子の関係は，人生で最初のものであり，母子関係の基盤である「心の絆」は，母親のわが子に対する母性的な感情，愛情，子どもを可愛いと思う心，育てようとする意欲と，子どもの母親に対する愛着（アタッチメント）からなっています．
❏母と子の間に自然に行われる人間的な行動ややりとりによって，母親は母性愛を，子は愛着を育てることを母子相互作用といっています．これによってさまざまな人間関係の中で社会生活をしていきますが，その人間関係の基盤となるのが心の絆であり，これによって基本的信頼感が培われ，人間として生きていくためになくてはならない重要なものであるといえます．
❏コミュニケーションは，言葉が十分に発達していない乳幼児にとって，大人以上に重要な役割を果たしています．

(2) 言葉の発達

言葉の発達は，コミュニケーションと関連して乳幼児にとって非常に重要な意義をもっていることはいうまでもありません．
❏言葉の発達には，人とのコミュニケーションを通して音を聞き，それを理解することが必要です．
❏上田[1]は，最初の1年は音を聞き分ける"聴く準備の時期"であり，子どもは自分が話せなくても他の人が言う言葉の意味を理解できると述べています．
❏生後12〜18か月は"話す準備"の時期であり，これは"聴く準備"に続くものです．もし"聴く準備"が遅れると"話す準備"も遅れることになります．このことは，まだ他の人に自分から話すことが十分にできない乳幼児期は，とくに人間の言葉の発達にとってきわめて重要な時期であるといえます．
❏言葉の発達には0歳からの準備が重要です．この間には，乳児が音を聞き，親や身近な大人との相互作用−対話−が重要な役割を果たしています．
❏言葉は，乳幼児が成長していく上で認知的・情緒・社会・身体の各領域と密接な関係をもっており，それぞれの作用の影響し合う中で，心身の調和を保ったり，基本的な生活習慣を身につけたり，社会的な道徳やルールを身につけていきます．
❏言葉の発達は，乳幼児の発達そのものであり生活そのものであるといえます．
❏言葉の発達は個人差が大きいものの，一般的に図2-8のとおりとなります．

(3) 認知の発達

子どもは生命を授かってから，母親を中心とした大人とのコミュニケーションを通して，認知が発達していきます．認知の発達については，「1．子どもの成長・発達の②，⑥」を参照のこと（16，22頁）．

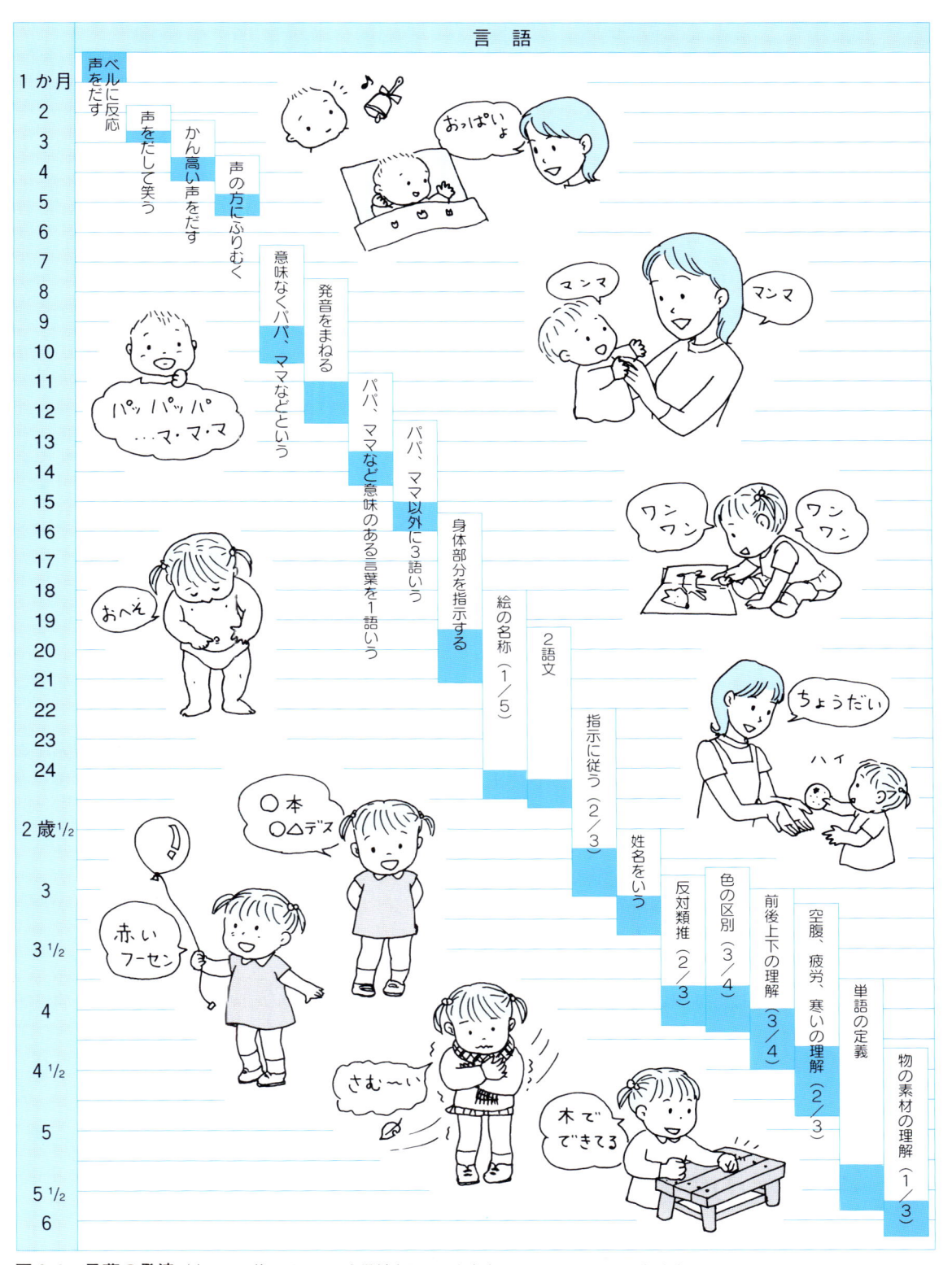

図 2-8 言葉の発達（木口チヨ他：イラスト小児対症ケア，文光堂，1990，p.68 より一部改変）

4 栄養

1 子どもにとっての栄養の意義

　子どもは，乳児期，学童期，思春期を経て大人になっていきます．この著しい変化の中で，その時の発達段階に応じて適切な栄養を与えることは，健康の基盤となる健全な成長・発達とそれを維持するために必要不可欠なことです．

　成長・発達の途上にある子どもの食生活は，社会的，文化的側面からも大きな影響を受けやすいものです．最近の社会的，文化的側面からの影響として，母親の就労率が高くなってきたこと，小子化や核家族の進行，高学歴志向の増強などから，家族団欒の場であるはずの食卓への影響も大きいと考えられます．これらは子どもの身体的側面のみならず，心理・社会的側面にまで与える影響が大きいのです．

　したがって，子どもの栄養に対する大人の考えやかかわりは，その子の成長・発達にとって重要な意義があります．

2 子どもの栄養の特徴

- 子どもの時期は，成長・発達の著しい時期です．毎日の生活をしていくために必要なエネルギーに加えて，常に成長・発達を続けていくためのエネルギーが必要です．
- 成長・発達の最も著しい乳幼児や伸び盛りの青少年期には，子どもの時期に合わせた栄養素，とくにエネルギー，蛋白質（とくに動物性蛋白質），ビタミン，カルシウム，鉄などの量と質を多く必要とします（右表）．
- 子どもの食物の形態は，大人と異なります．乳児は乳汁から離乳食へと変化します．離乳食は，4～5か月ごろからとろみの食物をとりはじめ，12か月ごろ軟食にまで到達します．
- 成人と同じような食物を与えてよい時期は5～6歳ごろです．それまでは，調理や食品の選択に注意します．とくに動物性蛋白質源，カルシウム源，有色野菜などを多くします．これらの食品をバランスよく取り入れた調理を心がけることが大切です．
- 味付けは一般にうす味とし，塩分に気をつけながら調理します．また食物の形は，食べやすく工夫をしたり，適当に硬いものを加えて噛むことに慣れさせていきます．
- 幼児期は，よい食習慣を身につける時期でもあります．また自我が発達する時期でもあるため，食物に対して好き嫌いの感情も明瞭になります．日常の生活の中で，楽しい雰囲気をつくり，食事の大切さや行儀作法を自然に身につけられるようにします．

3 子どもの栄養所要量

　栄養所要量とは，国民が健康な生活を営むために摂取するに望ましいエネルギーおよび栄養素について，毎日どれだけ摂取すればよいかを数値で示したものです．国民の健康づくりのために，5年ごとに改定されていて，現在は，第6次改定（平成12～16年度間使用）されたものを用いてい

表 2-1 日本人の栄養所要量（第6次改定：使用期間　平成12年4月～16年3月）

① 年齢区分別　体位基準値

年齢(歳)	身長(cm) 男	身長(cm) 女	体重(kg) 男	体重(kg) 女
0～(月)	61.7		6.4	
6～(月)	70.7		8.5	
1～2	83.6		11.5	
3～5	102.3		16.4	
6～8	121.9	120.8	24.6	23.9
9～11	139.0	138.4	34.6	33.8
12～14	158.3	153.4	47.9	45.3
15～17	169.3	157.8	59.8	51.4
18～29	171.3	158.1	64.7	51.2
30～49	169.1	156.0	67.0	54.2
50～69	163.9	151.4	62.5	53.8
70以上	159.4	145.6	56.7	48.7

② 生活活動強度別　エネルギー所要量（kcal/日）

年齢(歳)	Ⅰ(低い) 男	Ⅰ(低い) 女	Ⅱ(やや低い) 男	Ⅱ(やや低い) 女	Ⅲ(適度) 男	Ⅲ(適度) 女	Ⅳ(高い) 男	Ⅳ(高い) 女
0～(月)	110～120kcal/kg							
6～(月)	100kcal/kg							
1～2	—	—	1 050	1 050	1 200	1 200	—	—
3～5	—	—	1 350	1 300	1 550	1 500	—	—
6～8	—	—	1 650	1 500	1 900	1 700	—	—
9～11	—	—	1 950	1 750	2 250	2 050	—	—
12～14	—	—	2 200	2 000	2 550	2 300	—	—
15～17	2 100	1 700	2 400	1 950	2 750	2 200	3 050	2 500
18～29	2 000	1 550	2 300	1 800	2 650	2 050	2 950	2 300
30～49	1 950	1 500	2 250	1 750	2 550	2 000	2 850	2 200
50～69	1 750	1 450	2 000	1 650	2 300	1 900	2 550	2 100
70以上	1 600	1 300	1 850	1 500	2 050	1 700	—	—
妊婦	+350kcal							
授乳婦	+600kcal							

1) 生活活動強度の判定については，参考表「生活活動強度の区分（目安）」を参照されたい．
2) 生活活動強度が「Ⅰ（低い）」または「Ⅱ（やや低い）」に該当する者は，日常生活活動の内容を変えるかまたは運動を付加することによって，生活活動強度「Ⅲ（適度）」に相当するエネルギー量を消費することが望ましい．
3) 食物繊維の摂取量は成人で20～25g（10g/1,000kcal）とすることが望ましい．
4) 糖質の摂取量は総エネルギー比の少なくとも50％以上であることが望ましい．

参考表：生活活動強度の区分（目安）

生活活動強度と指数(基礎代謝量の倍数)	日常生活活動の例 生活動作	時間	日常生活の内容
Ⅰ (低い) 1.3	安静 立つ 歩く 速歩 筋運動	12 11 1 0 0	散歩，買物など比較的ゆっくりした1時間程度の歩行のほか大部分は座位での読書，勉強，談話，また座位や横になってのテレビ，音楽鑑賞などをしている場合．
Ⅱ (やや低い) 1.5	安静 立つ 歩く 速歩 筋運動	10 9 5 0 0	通勤，仕事などで2時間程度の歩行や乗車接客，家事等立位での業務が比較的多いほか大部分は座位での事務，談話などをしている場合．
Ⅲ (適度) 1.7	安静 立つ 歩く 速歩 筋運動	9 8 6 1 0	生活活動強度Ⅱ（やや低い）の者が1日1時間程度は速歩やサイクリングなど比較的強い身体活動を行っている場合や，大部分は立位での作業であるが1時間程度は農作業，漁業などの比較的強い作業に従事している場合．
Ⅳ (高い) 1.9	安静 立つ 歩く 速歩 筋運動	9 8 5 1 1	1日のうち1時間程度は激しいトレーニングや木材の運搬，農繁期の農耕作業などのような強い作業に従事している場合．

注）生活活動強度Ⅱ（やや低い）は，現在国民の大部分が該当するものである．生活活動強度Ⅲ（適度）は，国民が健康人として望ましいエネルギー消費をして，活発な生活行動をしている場合であり，国民の望ましい目標とするものである．

③ 脂質所要量

年齢(歳)	脂肪エネルギー比率(％)
0～(月)	45
6～(月)	30～40
1～17	25～30
18～69	20～25
70以上	20～25
妊婦，授乳婦	20～30

1) 飽和脂肪酸（S），一価不飽和脂肪酸（M），多価不飽和脂肪酸（P）の望ましい摂取割合はおおむね3：4：3を目安とする．
2) n-6系多価不飽和脂肪酸とn-3系多価不飽和脂肪酸の比は，健康人では4：1程度を目安とする．

④ たんぱく質所要量

年齢(歳)	男	女
0～(月)	2.6/kg	
6～(月)	2.7/kg	
1～2	35	
3～5	45	
6～8	60	55
9～11	75	65
12～14	85	70
15～17	80	65
18～29	70	55
30～49	70	55
50～69	65	55
70以上	65	55
妊婦	+10g	
授乳婦	+20g	

⑤ ビタミン摂取基準

年齢(歳)	ビタミンA 所要量 男	ビタミンA 所要量 女	ビタミンA 許容上限摂取量	ビタミンD 所要量	ビタミンD 許容上限摂取量
0～(月)	300μgRE＊(1 000IU)		1 200μgRE(4 000IU)	10μg(400IU)	25μg(1 000IU)
6～(月)	300μgRE (1 000IU)		1 200μgRE(4 000IU)	10μg(400IU)	25μg(1 000IU)
1～2	300μgRE (1 000IU)		1 200μgRE(4 000IU)	10μg(400IU)	50μg(2 000IU)
3～5	300μgRE (1 000IU)		1 200μgRE(4 000IU)	10μg(400IU)	50μg(2 000IU)
6～8	350μgRE(1 200IU)	350μgRE(1 200IU)	1 200μgRE(4 000IU)	2.5μg(100IU)	50μg(2 000IU)
9～11	450μgRE(1 500IU)	450μgRE(1 500IU)	1 200μgRE(4 000IU)	2.5μg(100IU)	50μg(2 000IU)
12～14	600μgRE(2 000IU)	540μgRE(1 800IU)	1 500μgRE(5 000IU)	2.5μg(100IU)	50μg(2 000IU)
15～17	600μgRE(2 000IU)	540μgRE(1 800IU)	1 500μgRE(5 000IU)	2.5μg(100IU)	50μg(2 000IU)
18～29	600μgRE(2 000IU)	540μgRE(1 800IU)	1 500μgRE(5 000IU)	2.5μg(100IU)	50μg(2 000IU)
30～49	600μgRE(2 000IU)	540μgRE(1 800IU)	1 500μgRE(5 000IU)	2.5μg(100IU)	50μg(2 000IU)
50～69	600μgRE(2 000IU)	540μgRE(1 800IU)	1 500μgRE(5 000IU)	2.5μg(100IU)	50μg(2 000IU)
70以上	600μgRE(2 000IU)	540μgRE(1 800IU)	1 500μgRE(5 000IU)	2.5μg(100IU)	50μg(2 000IU)
妊婦	＋60μgRE (200IU)		1,500μgRE(5,000IU)	＋5μg(200IU)	50μg(2 000IU)
授乳婦	＋300μgRE(1,000IU)		1,500μgRE(5,000IU)	＋5μg(200IU)	50μg(2 000IU)

＊RE：レチノール当量

年齢(歳)	ビタミンE 所要量(mgα-TE＊) 男	ビタミンE 所要量(mgα-TE＊) 女	ビタミンE 許容上限摂取量(mgα-TE＊)	ビタミンB₆ 所要量(mg) 男	ビタミンB₆ 所要量(mg) 女	ビタミンB₆ 許容上限摂取量(mg)	葉酸 所要量(μg)	葉酸 許容上限摂取量(μg)
0～(月)	3		200	0.1		―	40	―
6～(月)	3		200	0.1		―	50	―
1～2	5		300	0.5		30	70	300
3～5	6		400	0.6		40	80	400
6～8	6	6	400	0.8	0.7	50	110	500
9～11	8	8	500	1.1	0.8	70	140	600
12～14	10	8	600	1.4	1.1	90	180	800
15～17	10	8	600	1.6	1.2	90	200	900
18～29	10	8	600	1.6	1.2	100	200	1 000
30～64	10	8	600	1.6	1.2	100	200	1 000
50～69	10	8	600	1.6	1.2	100	200	1 000
70以上	10	8	600	1.6	1.2	100	200	1 000
妊婦	＋2		600	＋0.5		100	＋200	1 000
授乳婦	＋3		600	＋0.6		100	＋80	1 000

＊α-TE：α-トコフェロール当量

年齢(歳)	ビタミンB₁₂ 所要量(μg)	ビタミンB₁₂ 許容上限摂取量	ビオチン 所要量(μg)	ビオチン 許容上限摂取量	ビタミンK 所要量(μg) 男	ビタミンK 所要量(μg) 女	ビタミンK 許容上限摂取量(μg)
0～(月)	0.2	―	5	―	5		5 000
6～(月)	0.2	―	6	―	10		5 000
1～2	0.8	―	8	―	15		10 000
3～5	0.9	―	10	―	20		14 000
6～8	1.3	―	14	―	25	25	17 000
9～11	1.6	―	18	―	35	35	22 000
12～14	2.1	―	22	―	50	50	27 000
15～17	2.3	―	26	―	60	55	28 000
18～29	2.4	―	30	―	65	55	30 000
30～49	2.4	―	30	―	65	55	30 000
50～69	2.4	―	30	―	65	55	30 000
70以上	2.4	―	30	―	55	50	30 000
妊婦	＋0.2	―	＋0	―	＋0		30 000
授乳婦	＋0.2	―	＋5	―	＋0		30 000

ます．

　栄養所要量を表2-1よりみると，エネルギーおよび蛋白質所要量は，乳児期では年齢別に体重1kgあたりで示されています．いずれも年齢の低いほど多くの所要量が要求されます．これは成長と活動に消費されるためであり，年齢とともに次第に減少していきます．しかし10〜15歳では，成長のための蛋白質がやや多く要求される時期があります．

　小児期には，良質の動物性蛋白質をとることが重要です．無機質は，体液の成分として，また身体の成長のために重要です．成人と比較すると，小児期において無機質の所要量が体重の割合には多くなっています．とくに小児は発育ざかりであり，成長に大きく影響するためカルシウムと鉄の補給に注意を要します．ビタミンのうち小児に重要であり，食事で不足しやすいのは，ビタミンD，C，Aです．ビタミンB_1，B_2は，小児に重要ですが，普通の食事で必要量はほぼ含まれています．

4　子どもの栄養に関する現状と問題点

(1) 現状

　前述のとおり，成長・発達の途上にある子どもの栄養に関する問題は，単に栄養所要量に関することだけではなく，社会的・文化的側面からの影響も大きいのです．

- 母親の職場への進出は，家庭における母親の種々の負担が増大し，その結果，子どもたちの食生活に食品の量や質の偏りがでてきます．これは母親の料理をつくる心の貧しさと時間の短縮から，家庭の食事でも，経済的に豊かであったり，子どもの数が少ないために，子どもの食べたいものを子どものいいなりに与える傾向があります．
- 子どもは小遣いで，いつでも，どこでも，いくらでも好きなものを食べられる傾向にあります．
- 食事中のコミュニケーションの不足などを引き起こしている現状にも起因しています．
- 小子化による遊び相手の不足から戸外での遊びの減少により，運動不足による食欲の低下，塾通いがもたらす不規則な食行動などから，食卓が本来の楽しい状況から遠のいていく傾向にあります．

　このような現状から子どもたちの身体的・心理的・社会的側面から，問題点を述べます．

(2) 栄養に関する問題点

- **欠食**：昼食と夕食に比べて朝食を食べない子どもが多くなっています．これは「学校から帰り，すぐに塾や習いごとに出かけるために間食をする→家へ帰り夕食を遅く食べる（または夜食を食べる）→夜，就寝時間が遅れる→朝起きられない→食べる時間がなく朝食を抜く（食欲低下）→学校での生活力の低下→間食をする」の悪循環が原因と考えられます．
- **偏食**（食物の好き嫌い）：偏食は，一時期誰にでもあり，成長・発達するにしたがい，好きでも嫌いでもない食品が増える傾向にあり，多くの場合，栄養上問題になるような偏食ではありません．しかし渡部[2]によると，
  - 小学生から高校生まで，およそ40％の子どもたちは，「よく残す嫌いな食品がある」と回答しています．
  - 嫌いな料理があるかとの質問に，「まったくない」は20％にも達していません．嗜好の発達は，発達過程でどのような食の体験をしたかが関係しています．つまり，家庭の食習慣や親の養育態度，子どもの性格特性，子どもの食に関する嫌な体験などが原因となっています．

　これらが子どもの心の発達に影響を及ぼすこともあるため，慎重に考える必要があります．

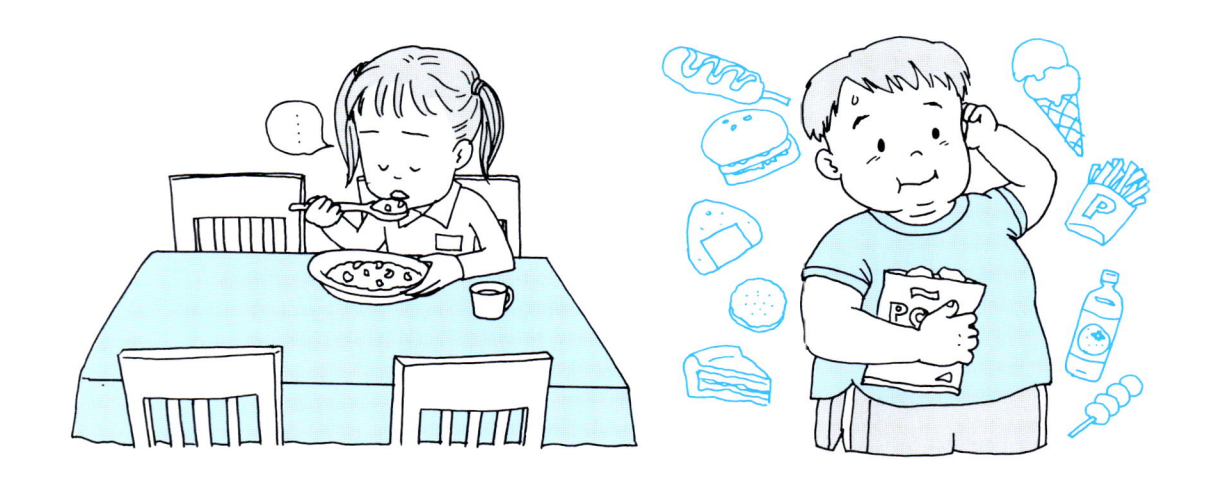

❏ **孤食**（一人での食事）：ひとりだけ，または子どもだけで食事をしている子どもが増えています．日本総合愛育研究所の調査によると，
- 1週間のうち家族がそろって朝食を食べる回数は，「まったくない」が小学生では13.5%であり，中学生では18.3%と増加する傾向にあります．3回以下しか家族そろって朝食を食べない子どもたちは，約半数となっています．
- 夕食では，家族そろって食べる割合は，「まったくない」は小学生で0.8%，中学生で6.5%，3回以下しか家族そろって夕食を食べていない子どもが約30%となっています．

食卓を囲んでの食事は，家族団欒の楽しい場であるはずのものです．このように社会的・文化的側面からの影響が大きく及んでいるのです．

❏ **子どもの成人病**（生活習慣病）：成人病は，本来大人の病気ですが，最近子どもたちに成人病が増えているということが問題になっています．つまり子どもの糖尿病や胃潰瘍，動脈硬化などの成人病そのものと，血中コレステロールの高い子ども，高血圧の子ども，肥満児などのいわば成人病予備軍が子どもに増えているのです．これらの原因として食生活の洋風化，過食，過保護に加えて，運動不足やストレスの多さなどが考えられます．
- 成人病の予防としては，栄養のバランスをよくすることです．食品数を1日30品以上，週に100品目以上にするのがよいとされています．そして，食塩を少なくすることなどが重要となります．
- 小児期から成人病の危険因子をスクリーニングし，その結果，必要に応じて医療を受けるよう指導することと，予防を目的とした健康教育を行います．具体的には今後の生活習慣の改善に向けて，保護者（とくに母親）と子どもに対して，乳幼児の健康診査や学校での健康教育，そして子どもをもつ家族を支援する社会的体制を整え，地域や職場で健康教育を強化していくなどが重要となります．

以上，栄養に関する問題は，社会的・文化的側面からの影響が大きいといえます．子どもに接する大人が常に心して子どもにかかわることにより，未然に防ぐことができるのです．家族との食卓を囲んだ温かい団欒の場が，食事を楽しく美しくさせ，子どもが安心していられることが，好奇心や意欲，自主性などの心の発達に不可欠な栄養素になり，これらの問題を解決する糸口になるのです．

5 遊び

1 子どもにとっての遊びとは

　子どもの生活は，眠っている時以外がすべて遊びであり，生活そのものが遊びです．子どもにとって遊びは，「たくましい心身の成長・発達にとって欠くことのできない要素」[3]であり，「生命の源泉から噴きでる衝動である」[4]といわれています．遊びを通して認知，学習し心身が発達します．
❏一般に遊びは，遊ぶこと自体が目的であり，まじめな，自発的で主体的な，おもしろく楽しい満足を伴う活動です．そして社会性も，仕事の遂行能力や意志も養われます．遊びは全人格の成熟にかかわる主体的，能動的な心の働きであり，遊び自体が自己実現的な活動になっています．
❏遊びは子どもの心身の健康を守り，健全な人格を育成するのに重要な活動です．とくに子どもにとっての遊びは，なくてはならない重要な意義をもつものです．
　以下に，子どもの心身の発達に重要な，遊びの意義について述べます．

2 心身の発達にとっての遊びの意義

(1) 感覚機能の発達と遊び

　感覚機能は，精神・運動機能の発達の中で，最もはやく完成される機能です．視覚・聴覚も乳児期の前半のうちに一応機能が完成し，精神的道具として役立つようになります．
❏視覚は，生後1か月で物をじっとみつめることが十分にできるようになり，生後2～3か月ごろから色に対して注意が向けられます．明るいはっきりした色が好まれるようです．生後4か月になると，動くものを追ってどの方向へも眼を自由に動かす働きがはっきりできるようになります．
❏聴覚は，生後1か月たつとガラガラを鳴らすと機嫌をなおしたり，声をかけると泣きやみます．生後2か月ごろには，ガラガラを鳴らすとその方向を向き，生後5か月になれば，もっと広い範囲で音の方向を判断できるようになります．

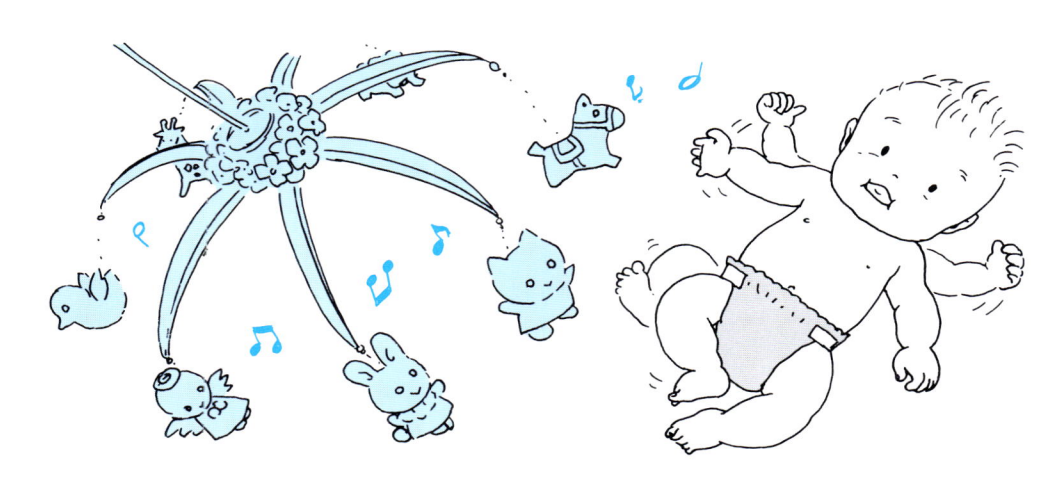

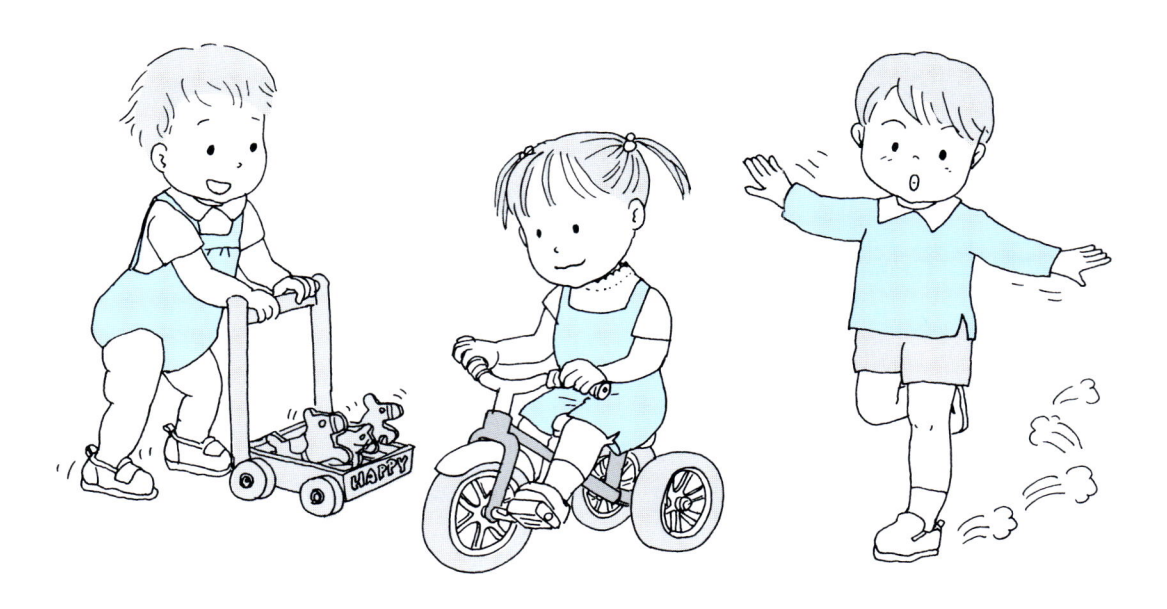

❏視覚と触覚では，生後5～6か月で視覚と手の運動の相互の結びつきがうまくいくようになります．この時期に目の前で回るおもちゃやガラガラの音を聞くことに強い興味を示します．このような遊びを感覚遊びといい，見たり，聞いたり，触れたりして視覚や聴覚，触覚などの感覚を働かせることが，子どもの心に喜びを生むのです．感覚遊びは，だいたい幼児期のうちは続きます．
　このように子どもの感覚機能の発達にとって，遊びの意義は大きいといえます．

⑵　運動機能の発達と遊び
　乳幼児期の運動機能の発達は，乳児の初期には反射運動と手足をでたらめに動かす運動などがみられます．
❏生後3か月ごろから手足を動かすことが活発になり，4か月には首が完全にすわり，5か月で寝返りを打ち，7か月で背をのばして「お座リ」ができ，9か月で「つかまり立ち」をし，10か月で「はいはい」をし，12か月で「一人立ち」をし，普通1歳3か月ごろまでに一人で歩けるようになります．
❏これらの段階で子どもは，身体の筋肉のコントロールができるようになると，手や腕を意図的に動かし物をつかみ，投げ，さらに歩けるようになると，車のついているおもちゃを押したり引いたりするようになります．
❏3歳ごろには三輪車に乗る，片足立ちをするなど，手足や身体の筋肉を盛んに使って楽しむようになり，年齢とともに運動遊びの内容は変わっていきます．この事実は子どもの認知機能の発達が感覚-運動的段階にあることと符号しています．
❏子どもは，発達してきた自己の感覚や運動の働きを大いに使い，身の回りの環境に直接触れて探索するという行動を続けます．この生活に基づいた実際の遊びは，運動機能や知的機能のその後の発達とかかわりながら，年齢とともに展開していきます．これが子どもの心身の発達にかなった自然の姿であるといえます．

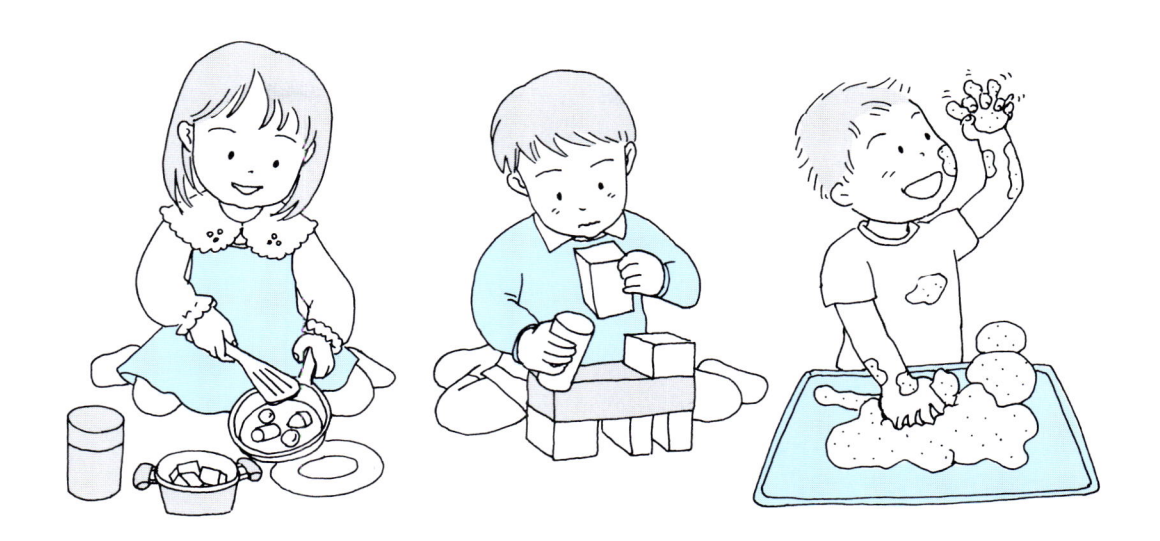

(3) 知的発達と遊び
　　前述の乳幼児期の運動機能の発達は，手足をでたらめに動かす運動から，一人歩きが可能になるまでの全身運動の目覚ましい発達の段階にしたがって行動範囲が広がります．このことは，子どもにとって未知のものにぶつかる可能性を多く含んでいます．未知の世界に対する好奇心や探索する心は，知的発達の動機づけになり，その繰り返しはさらなる知的発達を育てていきます．
❏2～7歳ごろにかけては，大人の模倣をしたり，想像したりして，盛んに「ごっこ」遊びをします．この遊びは，表象による同化で，身近な日常生活の行動を模倣し，繰り返しを現実にあてはめて喜ぶのです．また，ごっこ遊びは現実の制限を越え，自発的で想像的に，あるいは創造的に発展し，自己の願望や欲求を実現させていきます．
❏2歳ごろから，いろいろと組み立ててつくり出すことを楽しむ積み木や粘土などを用いた構成遊びをしますが，初期には無計画のものが計画的になっていきます．
❏精神的に成長し，空想と現実の区別が可能になってくると，ごっこ遊びは構成遊びに変わってきます．
❏学齢期には構成遊びが盛んになります．子どもはあらかじめたてた計画に沿い，筋道をたて，時には計画を修正し変更しつつ，自己の構想を具体化していきます．
　　したがって，構成遊びには，子どもの思考の働きがよく映し出されてきます．身近なものを材料に用い，工夫してものをつくり出す遊びに誘うことも大切です．

(4) 情緒の欲求と遊び
❏子どもは子どもなりの自己の感じ方や考え方をしています．子どもは成長の途上で未熟な存在ですが，子どもなりに欲求を満たそうとしています．それを大人から妨げられ情緒的な緊張を体験せざるをえなくなります．
❏子どもの人格が，健全な成長を遂げていくためには，このような緊張が長く続いてはいけません．子どもは，うっ積した精神エネルギーを遊びを通してありのままに表現し，社会的に認められる仕方で解消します．
　　このように遊びの自発的な自己表現性は，子どもの精神生活において重要な働きをしています．

(5) 社会性や道徳性と遊び

　　子どもの社会的な関係は，はじめ母親を中心とした大人との接触です．
- 次第に成長して人との接触を求めるようになり，7～8か月になると人見知りをするようになり，いつも見ている人と，見慣れない人を区別するようになります．
- 1歳をすぎて言語と歩行がはじまり，生活範囲が拡大するころになると，周囲の大人は子どもを社会の行動規範や生活様式にしたがわせようとしてしつけをはじめ，大人の命令や禁止を教えようとします．
- 2～4歳までの間に子どもの心に「自分」という意識がめばえてきて「反抗期」が現れます．これは意志の力の発達から考えて大切なことです．このころに積極的に友人を欲しがるようになり，子ども同士で遊ぶようになります．
- この友人との遊びを通して，友人との関係のあり方，協力や競争，葛藤を解消する方法や自己を制御すること，社会のルールを学び，道徳性などを身につけるためにも，遊びの果たす役割は大きいといえます．

　以上のように，子どもの心身の発達にとって遊びは重要な意義があります．最初に子どもの生活そのものが遊びであると述べましたが，子どもは遊びを通して多くの体験から，自我を発達させ人間形成のために不可欠な活動なのです．

(6) 文化の継承と遊び
- 人間は，日々の営みの中で文化を作って生活しています．
- 長い年月を経て，生まれてきたものの一つに，行事や遊びがあります．
- 日々の生活の中で，様々な民族の文化や伝統を行事などを通して，受け継いできたのです．
- 行事や遊びを通して，子どもとともにその意義を考えながら，文化を伝えていきましょう．

3　発達の特徴と遊び

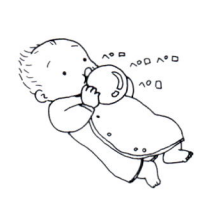

乳児前期

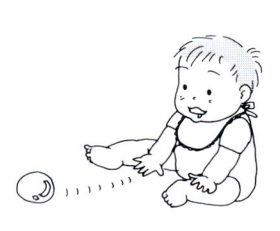

乳児後期

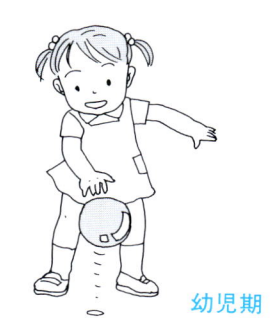

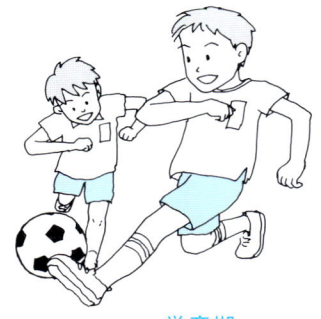

幼児期

学童期

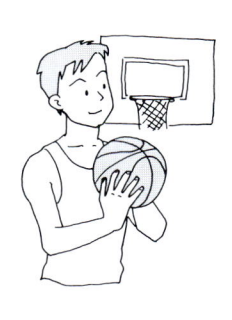

思春期以後

ボールを使った遊びでも発達段階が違ってくると，子どもの遊び方も違ってきます．

4 遊びの分類と発達

遊びの分類は，子どもの発達に即したものですが，さまざまな考えがあります．

❏ **ビューラー**（Bühler, C.H. 1893〜1974）：ビューラーは，遊びを子どもの全面発達の一つの段階と考えて，子どもの体験形式から，①機能的遊び（手足の運動を楽しんだり音を聞いたりする機能の発達に沿って，その存在を確かめたり探索したりする），②虚構遊び（人形遊びなどのごっこ遊び），③獲得の遊び（童話を聞き絵本をみて理解する），④制作の遊び（積み木，粘土などで物をつくる，など）に分類した．

❏ **パーテン**（Parten, M, D. 1933）：パーテンは，社会的行動の発達の観点から①とりとめもない行動，②一人遊び，③傍観者的遊び，④平行遊び，⑤連合遊び，⑥協同遊び，などに分類した．

❏ **ピアジェ**（Piaget, J.）（1896〜1980）：ピアジェは，知的発達段階によって遊びを，①実践的遊び：出生時から2歳にかけてみられるもので，ただ機能的快楽を求める運動としてあらわれる，②象徴的遊び：2歳から7歳にかけてみられ，表象による同化によって，ある具体的なものに対するのと同じ行動を，それとは異なった別のものに対して行う，③規則的遊び：7歳から11歳にかけてみられ，社会的でルールをもった遊びの3段階に分類した．

❏ **山下俊郎**（1903〜1982）：山下俊郎は，遊びの内容から①感覚遊び，②運動遊び③模倣遊び，④想像遊び，受容遊び，⑤構成遊びに分けている．

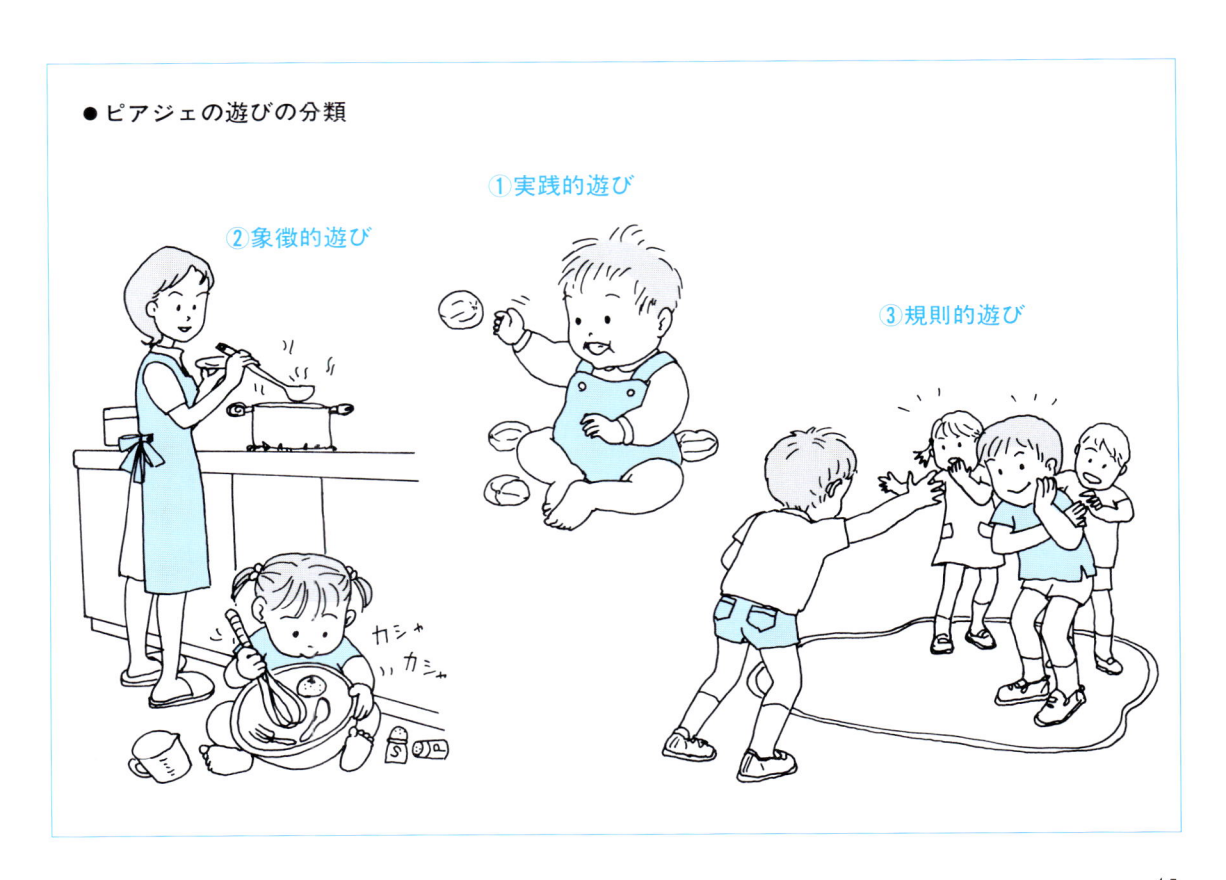

● ピアジェの遊びの分類

①実践的遊び
②象徴的遊び
③規則的遊び

6 安全

1 子どもの安全を守ることの意義

　子どもは，絶え間なく成長・発達を続けています．これは，すべての面において未熟から成熟の方向に向かっていることを意味しています．
- たとえ健康であろうと不健康であろうと発育途上にあることから，子どもは，身体的・精神的にも，知的にも危険を認識できません．
- 感染に対して抵抗力が弱いために，自ら身を守ることができないなどの特徴があります．そのために子どもの発達段階に応じた援助が必要です．
- 保護者をはじめ周りの大人は，子どもの安全を守る意義を理解し，病気や事故から子どもが身を守れるよう援助する責任と義務があります．そして子どもは，安全を守られる権利があります．
　子どもの安全を守るにあたり，事故と感染の側面から述べます．

2 事故

(1) 子どもの年齢と起こりやすい事故原因の特徴

　子どもの事故原因は，発達段階により特徴があります．子どもに起きやすい事故原因をよく理解し，的確な対応をして，事故を予防することが大切です．以下に，子どもの事故原因を考えるにあたり死亡事故と危うくも死亡に至らなかった事故に分けて述べます．

- **死亡事故の原因**（表2-2）：死亡事故の原因を不慮の事故から種類別にみると，交通事故が最も多く，次いで窒息，転倒・転落，溺死および溺水となっています．また，年齢別にみると，
  - 乳児では，窒息が最も多く次いで溺死および溺水の順となります．具体的には，窒息は柔らかい敷き布団やマット類でのうつぶせ寝によるもので，溺死や溺水は，入浴時の事故が多くなっています．
  - 1～4歳では，交通事故と溺死および溺水が並んでいます．具体的には，交通事故は大人と一緒に歩行している時の事故で，溺死・溺水は家庭内での洗濯機や浴槽また近隣の池などによるもので，大人が目を離したすきの事故です．
  - 5～14歳では，交通事故が最も多く，次いで溺死および溺水です．具体的には，交通事故は，広い道路への飛び出しによるものが一番多く，次いで車の直前，直後の横断，路上遊び，一人歩きなどの順となっています．溺死・溺水は子ども同士の河川での遊びや海での遊泳中によるものです．
  - 15～24歳では，交通事故が最も多く7割以上占めています．
- **死亡に至らない事故**：子どもの事故は，生傷が絶えないといわれるほど非常に多く，実態を把握することは困難です．日本小児保健協会が行った幼児健康度調査によると，
  - 医療を要する事故の経験（表2-3）は，屋内，屋外ともに年齢を増すごとに増加しています．
  - 1歳では屋内の事故が多いが，年齢とともに行動範囲も広くなり，とくに5～6歳では屋外の事故が増加しています．

- 傷害の種類（表 2-4）では，全体としてとくに多いのは切傷・刺傷で，年齢とともに遊びや行動が活発になるにつれ増加しています．
- 次いで熱傷で，1.6歳以降5〜6歳まで同様に多くなります．

表 2-2　不慮の事故の年齢階級別にみた死亡数・死亡率（人口10万対）と種類別構成割合

平成11年（'99）

	総数[1]	0歳[2]	1〜4	5〜14	15〜24
総　　　　　　数	40,079	215	351	490	2,593
死　　亡　　率	32.0	18.3	7.4	3.9	15.9
総死亡数に占める割合(%)	4.1	0.5	22.5	29.5	37.2
死　亡　数					
交　通　事　故	13,111	16	111	242	2,051
転　倒・転　落	6,318	13	40	31	122
溺死及び溺水	5,943	19	101	114	184
窒　　　　　息	7,919	144	50	43	50
煙，火及び火炎	1,463	6	28	29	41
中　　　　　毒	707	—	2	2	55
そ　　の　　他	4,618	17	19	29	90
構　成　割　合　(%)					
総　　　　　　数	100.0	100.0	100.0	100.0	100.0
交　通　事　故	32.7	7.4	31.6	49.4	79.1
転　倒・転　落	15.8	6.0	11.4	6.3	4.7
溺死及び溺水	14.8	8.8	28.8	23.3	7.1
窒　　　　　息	19.8	67.0	14.2	8.8	1.9
煙，火及び火炎	3.7	2.8	8.0	5.9	1.6
中　　　　　毒	1.8	—	0.6	0.4	2.1
そ　　の　　他	11.5	7.9	5.4	5.9	3.5

注 1）総数には年齢不詳を含む．　2）0歳の死亡率は出生10万対である．
資料　厚生労働省「人口動態統計」

表 2-3　医療を要する事故の経験（幼児健康度調査）

（各年齢対象に対する%）

	1歳	1.6歳	2歳	3歳	4歳	5〜6歳	計
屋内	10.2	15.5	20.3	24.6	22.6	26.5	19.1
屋外	2.8	6.0	10.9	16.0	16.9	23.4	11.9

（高野陽：子どもの事故と事故予防，小児保健シリーズ No.39, 日本小児保健協会，1992, p.156-173による）

表 2-4　傷害の種類(幼児健康度調査)

(対象における発生の割合%)

		1歳	1.6歳	2歳	3歳	4歳	5〜6歳	計
切傷・刺傷	屋内	2.8	5.2	7.1	10.8	9.2	12.7	7.6
	屋外	1.0	3.0	6.0	8.5	9.9	13.7	6.6
骨　　折	屋内	0.8	0.2	1.0	1.4	1.9	2.0	1.0
	屋外	0.2	0.1	0.3	0.4	1.3	2.9	0.9
打　　撲	屋内	1.3	2.0	2.6	2.8	1.8	2.4	2.1
	屋外	0.9	1.3	1.4	2.2	2.5	3.8	2.0
熱　　傷	屋内	3.8	6.2	7.0	6.8	6.2	8.0	6.2
	屋外	0.2	0.6	0.9	0.7	1.0	0.8	0.6
溺　　水	屋内	0.1	—	—	0.1	—	—	0.0
	屋外	—	—	—	—	—	—	—
交通事故	屋外	0.2	—	0.4	0.6	0.4	1.3	0.5

(高野陽：子どもの事故と事故予防, 小児保健シリーズ No.39, 日本小児保健協会, 1992, p.156 -173による)

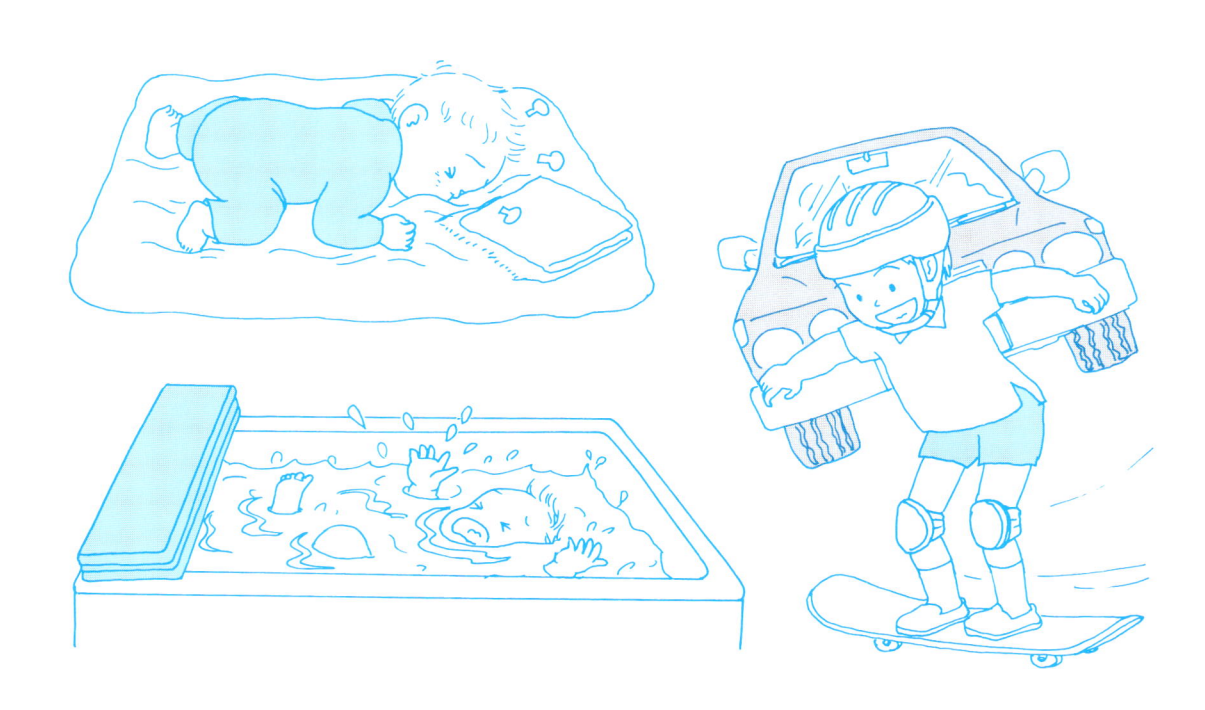

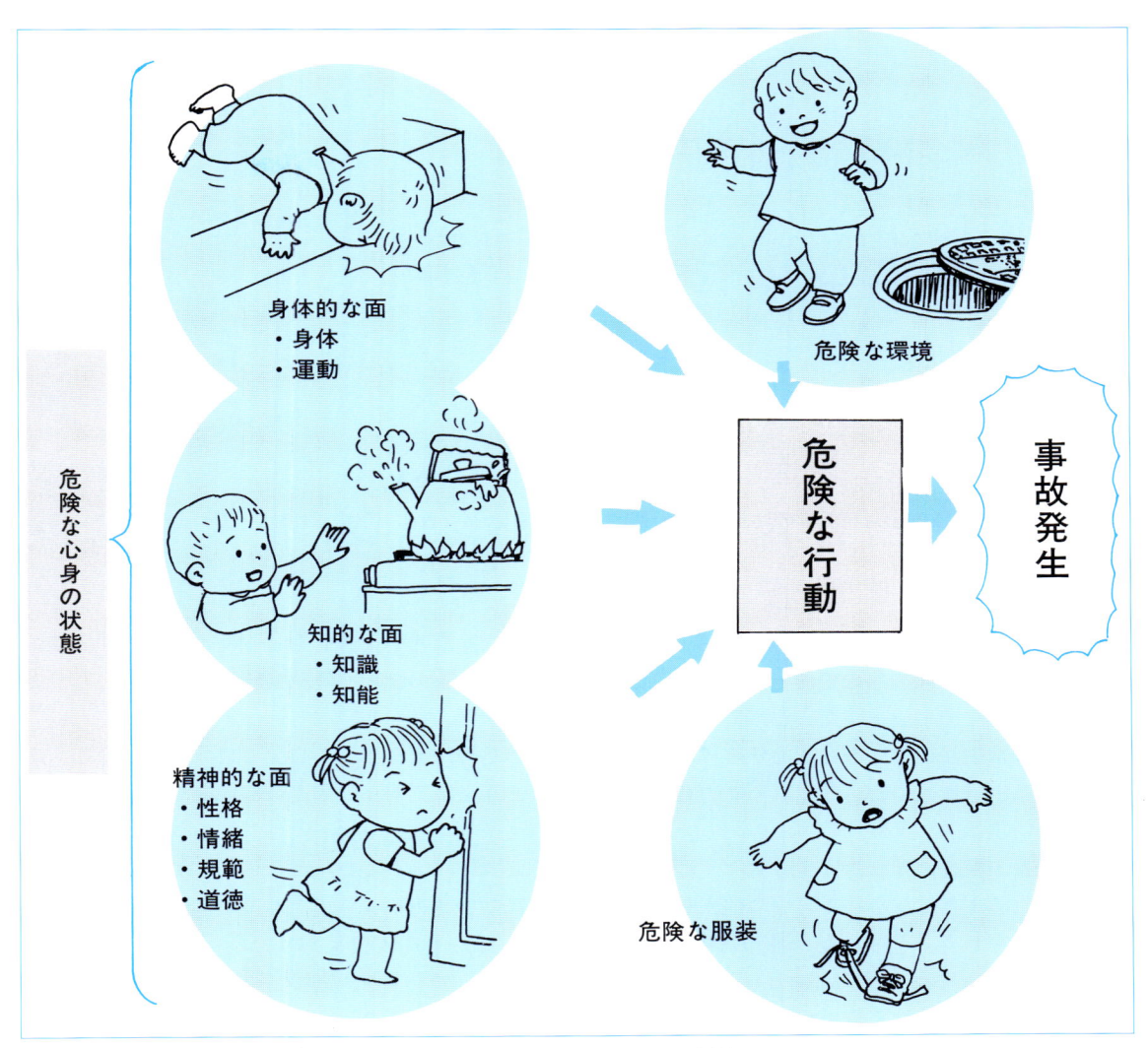

図 2-9　事故発生のメカニズム（斉藤鼓能：小児保健研究 36：2，1977 を改変）

(2) 子どもの事故原因の背景

❏子どもの事故原因の背景は，子どもの生活環境と子ども側にある危険が潜んでいる条件の両方から考える必要があります．

❏斎藤は事故発生のメカニズム（図 2-9）について「危険な環境と子ども自身の危険な心身の状態および危険な服装の条件が重なり合うことにより事故が発生します．このうちの潜在する危険を一つでも断っていれば事故にならなかった」と述べています．つまり，環境，子どもの心身の状態，行動，服装のあらゆる面から，事故原因を考えておく必要があるのです．

(3) 事故の予防と安全教育

子どもの事故の問題は，健全な成長・発達を促すために重大な問題です．また，子どもの事故は，思わぬところからも発生します．事故を予防するためには，子どもの年齢が小さければ小さいほど，まず子どもの周囲から危険な環境条件を取り除くことが大切です．

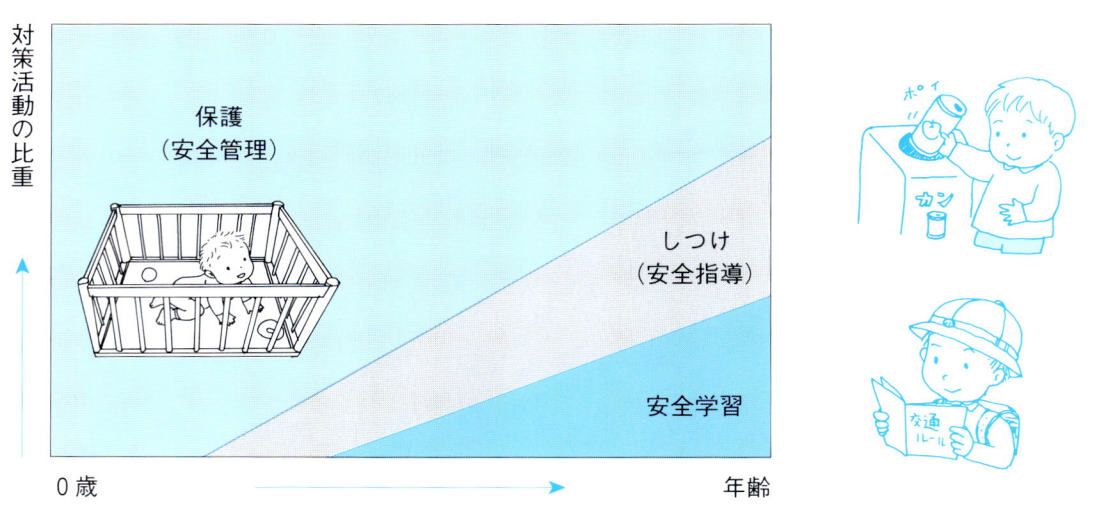

図 2-10　年齢による安全対策活動の比重の推移（現代子ども大百科，安全教育，1984，p.196 より改変）

- ❏ **環境調整**：まず日常生活の中で，子どもの周囲から危険な物や条件を取り除くことが大切です．
  - ・家庭内外の物品の整理・整頓に気をつけ，さらに危険物の管理や建物の修理などに努めることで多くの事故を防ぐことができます．
  - ・日常生活の中に潜在する危険は取り除ききれないため，どうしても自分で自分の身を守る，あるいは他人の安全を守れる能力を身につけることが必須です．このような能力を安全能力といいます．
- ❏ **成長・発達に即した安全教育**：年齢が大きくなるにつれ，いつでも，どこにいても安全な生活を送れるように，そして自分や他人を事故やその被害から守れるようにするために，安全に対する教育をして安全能力を身につけることが大切です．子どもの安全に対する能力を高めるためには，
  - ・まず第1に，現実の生活体験の中で成長・発達に応じて（図2-10），直接教えていくことで自然と身につけることができます．例えば，身に危険がない範囲で，何度か熱いストーブに手を近づけて，熱さを体験させることなどです．
  - ・第2に，テレビや新聞などで他人の事故を，積極的に見聞きさせることです．そして，安全について一緒に考えること．
  - ・第3に，成長・発達に即して運動やスポーツで体力をつけ，運動神経を磨きとっさの時にすばやく身をこなし，事故を免れるようにする能力を鍛えます．また体力をつけることは，抵抗力をつけ感染から身を守ることにもつながります．
  - ・第4に，身のまわりにある潜在する危険，つまり前述の環境，子どもの心身の状態，行動，服装などのあらゆる面に早く気づき，小さなことでもすばやく危険を取り除くことができるような能力，具体的には電車や歩道の真ん中にゴロゴロところがっている飲み物の空缶などに気づいて，すぐに捨てることができるなどの能力を身につけることが重要です．
  - ・子どもは，知らず知らずのうちに大人の行動や考え方などをモデルとして，学んでいることが多いものです．よって大人自身が生活の中でのルールを守り正しく行動する責任があります．

このことにより大人は，子どもの安全教育は大人自身にかかっていることを認識することが重要です．

3 感染

(1) 子どもと感染症

子どもの病気には，伝染性のものが多く，子ども同士が互いに感染源になることが多いものです．

- 子どもは，感染を受けたり予防接種をすることにより，その病原体に対する抵抗力が身体の中にできます．この新しく身体の中にできた抵抗力を獲得免疫とよびますが，乳児期の初期までは，まだ獲得免疫がなく胎盤を通して母親から子どもに伝えられる免疫グロブリン IgG（先天免疫）が感染予防の役割を努めます．
- IgG は，生後 3～6 か月頃まで続き次第に消失していくため，このころから子どもが感染を受けやすくなります．この感染によって自ら抗体を産生することができるのは，乳児期後半からです（図 2-11）．以上のように子どもは抵抗力が弱く，感染を受けやすいことがわかります．

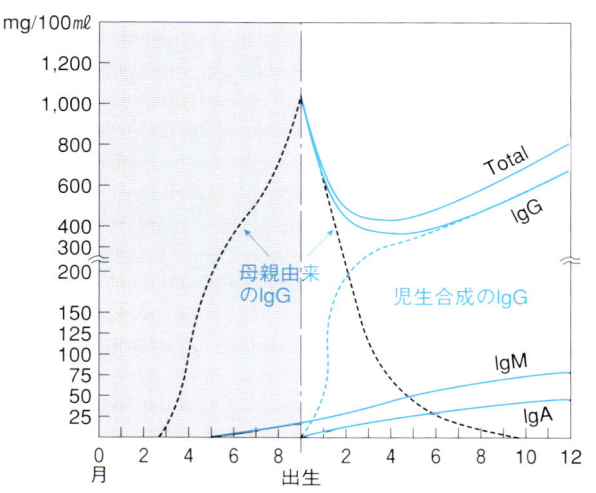

図 2-11 胎児ならびに乳幼児期における血中免疫グロブリン値の変化（Stiehm, E. R. 1973 より）

- 子どもの感染症は，予防接種や抗生物質の開発，栄養状態や生活環境の改善などにより，昔に比べると明らかに減少し，また予防しやすくなっています．しかし現在でも，新しい感染症やしばらくとだえていた伝染病の出現，海外からもち込まれる感染症など，油断はできません．また最近では，清潔志向による抗菌・殺菌された生活用品の多用，外ではあまり遊ばないことによって，子どもたちの本来自然に獲得されるべき免疫力がつかないことも問題になっています．

(2) 感染経路

病原体が生体に侵入するまでの感染経路には次のようなものがあります．
- 気道感染（飛沫感染）：風邪やインフルエンザなど
- 経口感染：赤痢，腸炎などの消化器系の感染症の大部分，A 型肝炎，ポリオなど
- 接触感染：性病，狂犬病，傷口からのブドウ球菌や連鎖球菌の感染・結核・膿痂疹・水いぼなど
- 媒介動物による感染：コガタアカイエカによる日本脳炎・シラミによる発疹チフスなど

(3) 感染予防の対策

子どもを感染から守るためには，感染源と感染経路からの遮断，子ども自身の体力の強化について対策をたてる必要があります．

- **感染源と感染経路の遮断**：まず感染症の危険性のある子どもがいた場合は，必要時隔離し，排泄物・汚物の消毒，感染源となっている昆虫や動物への処置などをして，感染源を取り除きます．そして，その感染症の感染経路，例えば風邪症候群やインフルエンザなどの多くのウイルス感染症は，飛沫感染，空気伝播が多いなどの知識をもち，ただちに対処できることが重要です．

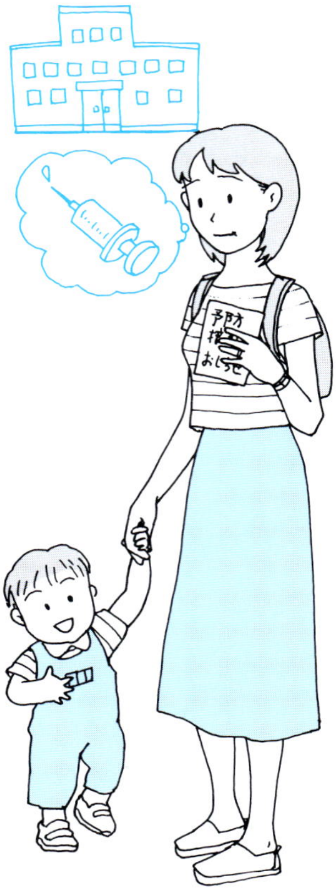

①予防接種法の理念

（改正前）
疫病の蔓延から社会を守るという社会防衛的側面を強要

➡➡

（現行）
社会防衛とともに、個人の健康を守るという側面も強要

②国民への接種の義務づけの緩和

（改正前）
義務規定
「接種を受けなければならない」

➡➡

（現行）
努力規定
「接種を受けるよう努めなければならない」

③予防接種対象疾病の見直し

（改正前）
痘そう、ジフテリア、百日せき、ポリオ、麻しん、風しん、コレラ、インフルエンザ、日本脳炎、ワイル病、（BCG）

➡➡

（現行）
ジフテリア、百日せき、ポリオ、麻しん、風しん、日本脳炎、破傷風、（BCG）

図2-12　予防接種制度改正（平成6年改正）の方向性（資料：厚生省エイズ結核感染症課「予防接種制度の見直しについて」）

- ❏**子ども自身の体力の強化**：前述のとおり，子どもは感染症になりやすいため，病原体の受皿となる人間，すなわち子ども自身の自衛的体力の強化が必要です．それには，まず日常生活習慣を身につけることが重要です．
  - ・手洗いやうがい，歯磨き，薄着と皮膚の鍛練，バランスのとれた食事，睡眠と休養を十分にとるなどの日常生活習慣を身につけることが重要です．
  - ・予防接種によって子ども自身の免疫を獲得し，感染症を予防します．

1994年に改訂された予防接種法は，基本理念として社会における疾病の蔓延を防止するという社会防衛の側面よりも，各個人の疾病を予防するために予防接種を行い，個人の健康の保持・増進をはかることを重視するという考え方に変化してきています．このことから予防接種を受けることは，対象者の義務としててではなく，予防接種を受けるように努めなければならないという努力義務規定に変更されました．つまり，接種に際して個人の意志を反映できる制度へと配慮されました．そして予防接種の対象疾病の見直しがされました．予防接種制度改正の方向性と予防接種の概要は，図2-12，表2-5の通りです．

表 2-5　現在の予防接種

1. 定期接種法（予防接種法, 1995年4月1日以降）

対象疾病(ワクチン)		接種						備考
		対象年齢	標準的な接種年齢[1)]	回数	間隔	接種量	方法	
ジフテリア 百日ぜき 破傷風	沈降精製 DPTワクチン[2)]	1期初回　生後3~90月	生後3~12月	3回	3~8週	各 0.5ml	皮下[3)]	・第1期接種間隔があいた場合はすべてのやりなおしはせず, 規定回数を接種する.
		1期追加　生後3~90月 1期初回接種(3回)終了後6か月以上の間隔をおく	1期初回接種(3回)後12~18月	1回		0.5ml		
		2期　11~12歳 (DTトキソイド)	小学校6年	1回		0.1ml		
	DTトキソイド	1期初回　生後3~90月	生後3~12月	2回(沈降) 3回(液状)	4~6週(沈降) 3~8週(液状)	各 0.5ml	皮下	・DTトキソイドは百日ぜきに罹患したことが明確な者およびジフテリア・破傷風の第2期に使用する.
		1期追加 1期初回終了後, 6か月以上の間隔をおく	1期初回接種後12~18月	1回		0.5ml		
		2期　11~12歳	小学校6年	1回		0.1ml		
ポリオ		生後3~90月	生後3~18月	2回	6週以上	各 0.05ml	経口	・下痢がある場合は延期する. ・服用直後に吐き出した場合は再服用させる. ・通常, 春と秋に2回行う.
麻疹		生後12~90月	生後12~24月	1回		0.5ml	皮下	・麻疹の予防接種は, 標準的な接種年齢のうち, できるだけ早期に行う. ・流行時には生後12か月未満の者に対しても任意接種として行うことができる. この場合定期接種を標準的な接種年齢の間に行う[4)]. ・γグロブリン注射を受けた者は3か月(大量療法[5)]の場合6か月)後に行う.
風疹		生後12~90月 12~15歳[7)]	・生後12~36月 ・小学校1年[6)] ・中学生[7)]	1回 1回		0.5ml 0.5ml	皮下 皮下	幼児について行う風疹の予防接種は麻疹接種後に行うことを原則とする. ・中学生の男女とも対象になる. ・小学生については以前に風疹の予防接種を受けたことがある場合は接種を行わない.
日本脳炎		1期初回　生後6~90月	3歳	2回	1~4週	0.5ml (3歳以上)	皮下	
		1期追加　生後6~90月 1期終了後おおむね1年をおく	4歳	1回				
		2期　9~12歳	小学4年	1回		0.25ml (3歳未満)		
		3期　14~15歳	中学2年	1回				

2. 臨時接種（予防接種法, 1995年4月1日以後）

厚生大臣が認める疾病の蔓延予防上, 緊急の必要があるとみとめられる場合, 都道府県知事が, 接種対象者, 接種期間を指定して接種を行う. なお, 現在臨時接種の対象として想定されている疾病はない.

表 2-5 現在の予防接種(続き)

3. 結核予防法

種類	対象年齢	回数	間隔	接種量	方法	備考
BCG	4歳未満のツ反陰性者 小学校1年のツ反陰性者 小学校2年のツ反陰性者 中学校1年のツ反陰性者 中学2年生のツ反陰性者	各1回	ツ反判定後2週間以内	規定のスポイトで滴下	経皮[8]	・小学校2年,中学校2年は,それぞれ小学校1年,中学校1年でツ反陰性の者のみ対象となる.

4. 任意の予防接種

種類	対象年齢	回数	間隔	接種量	方法	備考
インフルエンザ	全年齢 とくに保育所・幼稚園・小学校・中学校の児童生徒,高齢者	2回	1〜4週(3〜4週が望ましい)	1歳未満 0.1ml 1〜5歳 0.2ml 6〜12歳 0.3ml 13歳以上 0.5ml	皮下	
流行性耳下腺炎(おたふくかぜ)	1歳以上の未罹患者	1回		0.5ml	皮下	・副反応は少ないが,時に接種2〜3週間後に一過性の耳下腺腫脹や発熱がみられることもある.また,まれに髄膜炎の報告もある.
水痘[9]	1歳以上の未罹患者	1回		0.5ml	皮下	・ときに水痘に罹患し,軽く発疹が出ることがある.
B型肝炎	①母子垂直感染防止[10] HB$_s$抗原陽性の母親から生まれたHB$_s$抗原陰性の乳児	3回	通常生後2,3,5か月	各0.25ml	皮下	・①では出生直後(できるだけ早く,遅くとも48時間以内)生後2か月にHB免疫グロブリンを通常1ml筋注[11],②では出生直後のみHB免疫グロブリンを同量筋注する. ・ワクチン3回接種後にHB$_s$抗原,抗体検査をするのが望ましい. ・必要に応じ追加接種を行う.
	②HB$_s$抗体陽性キャリアの母親から生まれたHB$_s$抗原陰性の乳児	3回	通常生後2,3,5か月	各0.25ml	皮下	
	③ハイリスク者 医療従事者,腎透析を受けている者など	3回	1か月間隔で2回,その後5〜6か月後に1回	各0.5ml (10歳未満の小児は0.25ml)	皮下	

1) 標準的な接種年齢とは,「予防接種実施要領」(厚生省保健医療局長通知)の規定による.
2) ジフテリア・百日ぜき・破傷風の予防接種の第1期は,原則として,沈降精製百日ぜきジフテリア破傷風混合ワクチンを使用する.
3) DPT混合ワクチンの接種部位は上腕伸側で,かつ同一接種部位に反復して接種することはできるだけ避け,左右の腕を交代で接種する(ワクチンはアルミニウム塩に吸着されているので注射局所のアルミニウム塩の吸収が遅く,硬結が1〜2か月も残存することがある).
4) 生後12か月未満の者が任意接種を受けた場合,母親からの移行免疫の影響で予防接種による免疫が付与されない可能性を考えて定期接種を行う.
5) γグロブリンの大量療法とは,川崎病の治療などに使う200mg/kg以上を指す.
6) 風疹の予防接種は,1995(平成7)年度には,小学校1年・2年で生後90月以下の者について,1996〜1999年度には小学校1年で生後90月以下の者について行う.
7) 中学生について行う風疹の予防接種は,1995(平成7)年4月1日から2003年9月30日までの間実施する.
8) 接種部位は,上腕外側伸展側で三角筋下部を選ぶ.
9) 接種対象は主として悪性腫瘍やネフローゼなどの免疫不全状態で,水痘が重症化するおそれがあるものが中心である.また,希望により健康児にも接種を行う.
10) B型肝炎母子感染防止事業による.
11) 新生児に対する筋注の部位は,大腿前外側(上前腸骨棘と膝蓋骨を結ぶ線の中点付近で,これより内側[脛側]にはかたよらない)に行う.

(日本小児科連絡協議会予防接種専門委員会,監修:厚生省保健医療局エイズ結核感染症課による)

【海外渡航時の予防接種の原則】
　親の都合で，無防備のまま小さい子どもを海外に連れ出すことは危険です．日本にやってきた人，あるいは海外から帰国した人に対しても下記のことはあてはまります．
◆短期間の旅行程度なら，慌てていくつもの予防接種は行わない．
◆出発前に時間的余裕をもって，かかりつけの医師などに相談する．
◆旅行（渡航）寸前の予防接種は避ける．
　生ワクチン：2〜3週間以内，不活化ワクチン：4日以内．また，万が一の副作用やある程度予測される反応（麻疹接種後の発熱・発疹など）が旅行中や居住地に到着したばかりの不安定な状況では好ましくない．
◆EPIワクチン（expanded programme on immunization）を最優先とする．これはWHOが中心となって世界的規模ですすめているもので，麻疹・ポリオ・DPT・BCGを優先的に行うもの．
◆現地で必要とされるワクチンは必要である．
◆長期滞在であれば，渡航後は現地の接種スタイルに合わせる．

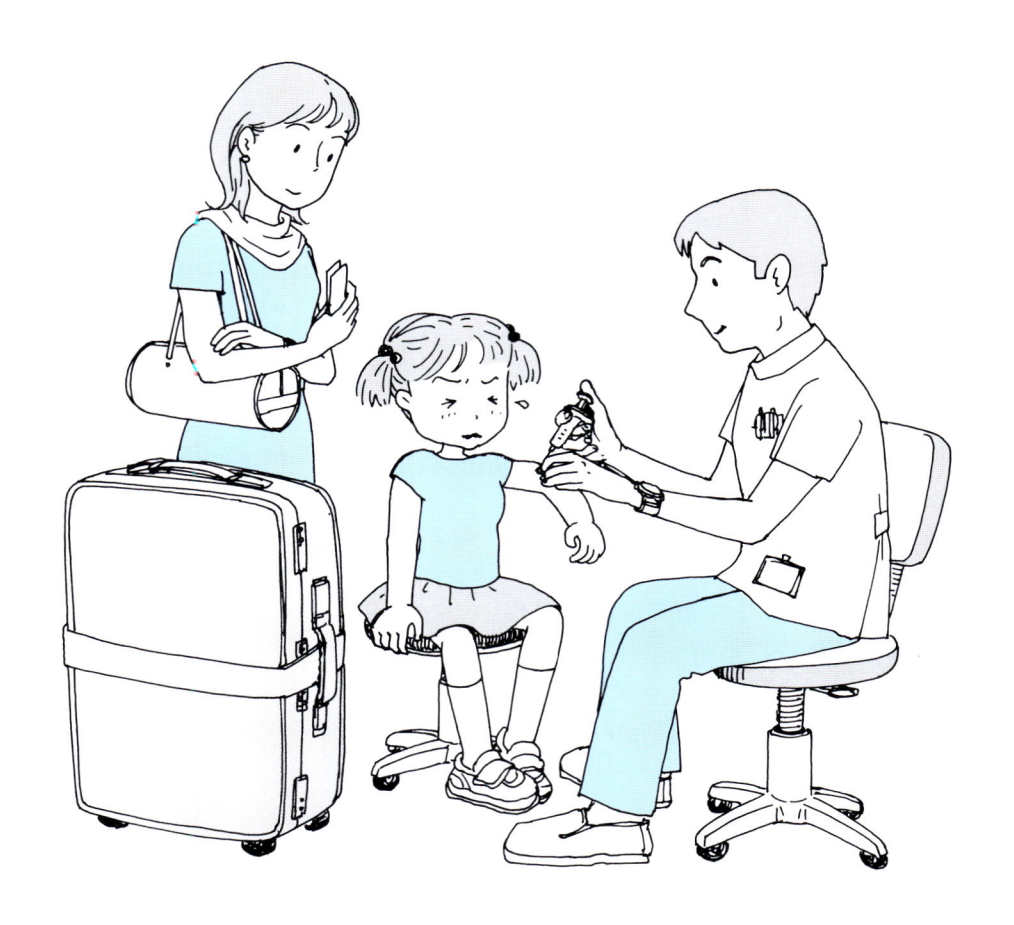

7 社会環境の変化と子育て支援

1 母子を取り巻く社会環境の変化と子育て支援の意義

わが国の母子を取り巻く社会環境は，著しい変化があります．それは少子化であり，ここ数年の出生数や女性が一生の間に生む子どもの数を示す合計特殊出生率の低下は顕著です．

- ❏ 少子化の原因としては，まず，男女ともに晩婚化による未婚率が増大していることがあげられます．
- ❏ 夫婦のもつ子ども数を示す合計結婚出生率も，低下傾向にあります．
- ❏ 少子化の背景として，女性の高学歴化が進み，自己実現意欲の高まりなどから女性の社会への進出を増大させ，子育てと仕事の両立の難しさと育児の心理的，肉体的負担が大きくなってきたということがあげられます．
- ❏ 一方，生活水準の向上とともに都市化・核家族化が進み，地域住民の連帯感（つながり）が希薄となり，とくに都会での核家族化による家庭での子育てでは，育児不安を起こす大きな原因となっています．
- ❏ 情報化は，妊娠・出産・育児に関する情報も多く，テレビの番組や育児雑誌，育児書などからの，あふれんばかりの情報の中で，何をどうすればよいのかさえ見極められず不安を抱えているのが現状です．
- ❏ 「これからの家庭と子育てに関する懇談会」の報告書は，児童と家庭を取り巻く状況の変化は「縮小化と少子化」であり，「家庭・地域における児童養育機能の低下」であるとして，概ね図2-13のようになると図示しています．

このように母子を取り巻く社会環境の変化は，子どもの非行やいじめ・不登校など，子どもの虐待や子殺しなどの悲劇も起こっているのが現状であり，大きな社会の問題を引き起こしています．こうした問題に対応した育児支援が急務なのです．

2 わが国の子育て支援の施策

- ❏ わが国の子育て支援の施策としては，前述の図2-13の状況に対応し，次代を担う子どもが健やかに生まれ育つための環境づくりをすべく図2-14の子育て支援対策の概念図に沿って，平成7年度（1995）に「エンゼルプラン」を発表しました．その位置づけと基本的視点と施策は，図2-15, 16の通りです．
- ❏ エンゼルプランの具体化の一環として，緊急保育対策など5か年事業を実現するにあたって，市町村などの各地方公共団体が保育サービスのニードの調査を行い，現状を把握して計画を進めています．各地域で計画し事業を達成させるというもので，一般に地方版エンゼルプランといわれているものです．

図 2-13 児童・家庭に関する諸状況の整理

A 社会・経済状況の変化
- 所得水準の向上
- 都市化
- 産業構造の変化
- 高学歴化

↓

B 家庭の形の変化
- 核家族化・少子化
- 女性の社会進出
- 世帯人員の減少

C 地域コミュニティの変化
- 地域コミュニティの疎遠化
- 子どもの遊び場、自然の減少

↓

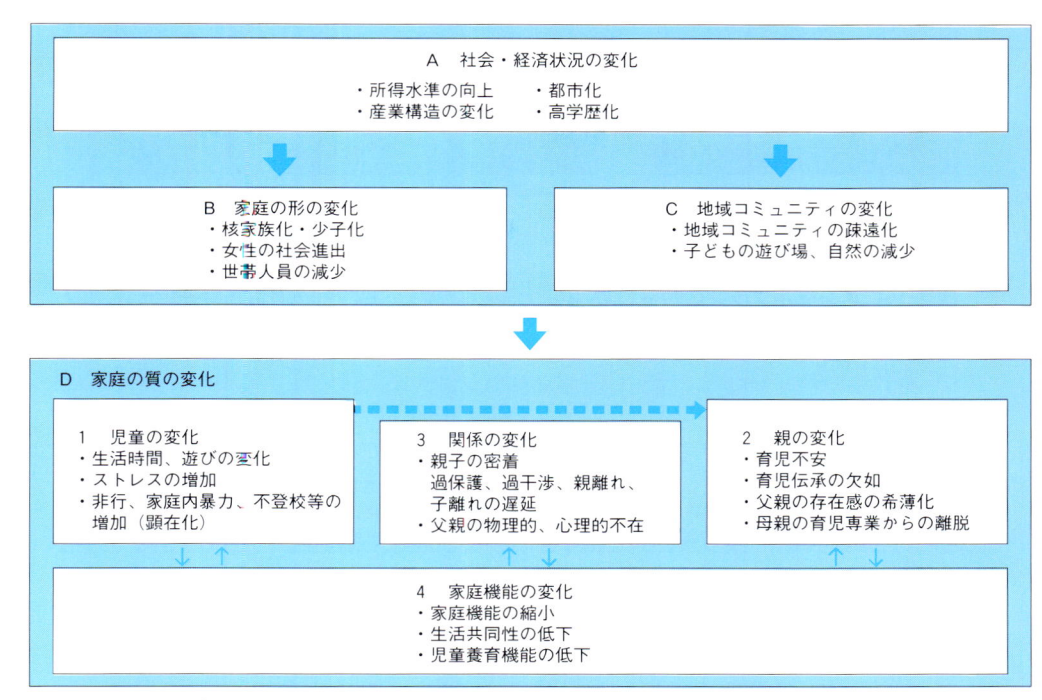

D 家庭の質の変化

1　児童の変化
- 生活時間、遊びの変化
- ストレスの増加
- 非行、家庭内暴力、不登校等の増加（顕在化）

3　関係の変化
- 親子の密着
　過保護、過干渉、親離れ、子離れの遅延
- 父親の物理的、心理的不在

2　親の変化
- 育児不安
- 育児伝承の欠如
- 父親の存在感の希薄化
- 母親の育児専業からの離脱

4　家庭機能の変化
- 家庭機能の縮小
- 生活共同性の低下
- 児童養育機能の低下

図 2-13　児童・家庭に関する諸状況の整理（国民の福祉の動向 41：12，厚生統計協会，1994，p.110 より）

図 2-14 子育て支援対策の概念図

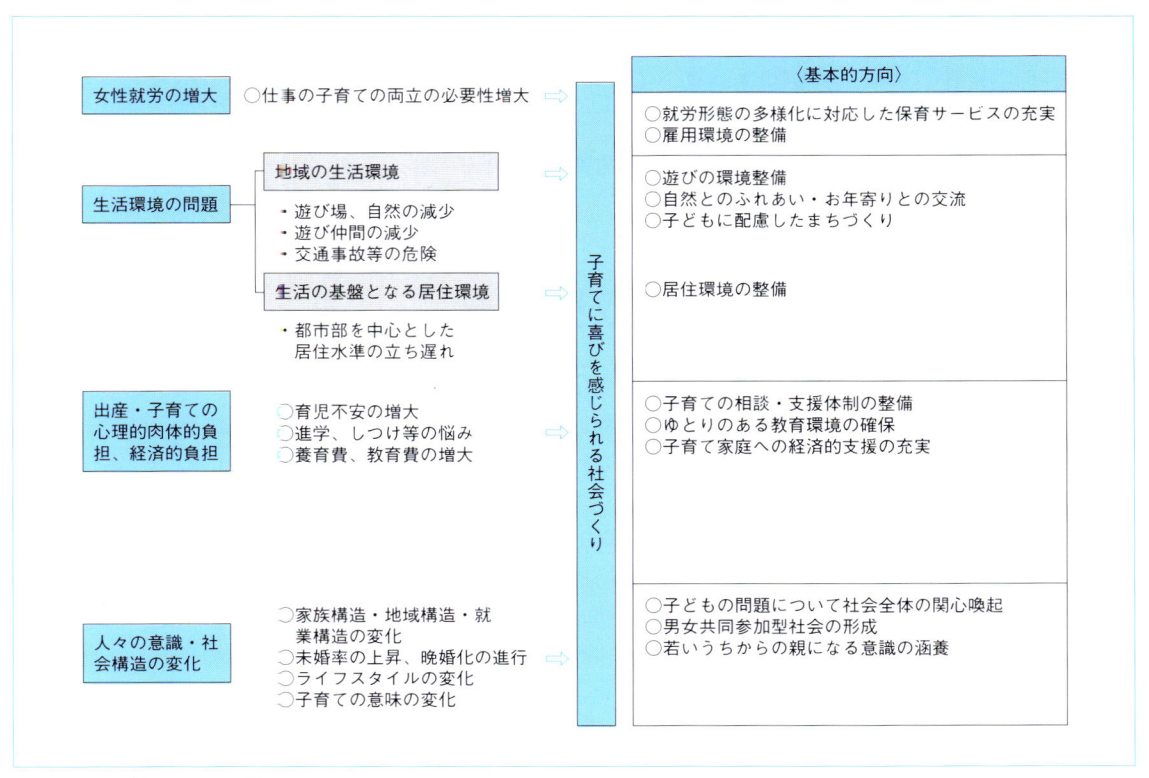

女性就労の増大
- 仕事の子育ての両立の必要性増大
　⇒ ○就労形態の多様化に対応した保育サービスの充実
　　○雇用環境の整備

生活環境の問題
- 地域の生活環境
  - 遊び場、自然の減少
  - 遊び仲間の減少
  - 交通事故等の危険
　⇒ ○遊びの環境整備
　　○自然とのふれあい・お年寄りとの交流
　　○子どもに配慮したまちづくり
- 生活の基盤となる居住環境
  - 都市部を中心とした居住水準の立ち遅れ
　⇒ ○居住環境の整備

出産・子育ての心理的肉体的負担、経済的負担
- ○育児不安の増大
- ○進学、しつけ等の悩み
- ○養育費、教育費の増大
　⇒ ○子育ての相談・支援体制の整備
　　○ゆとりのある教育環境の確保
　　○子育て家庭への経済的支援の充実

人々の意識・社会構造の変化
- ○家族構造・地域構造・就業構造の変化
- ○未婚率の上昇、晩婚化の進行
- ○ライフスタイルの変化
- ○子育ての意味の変化
　⇒ ○子どもの問題について社会全体の関心喚起
　　○男女共同参加型社会の形成
　　○若いうちからの親になる意識の涵養

〈基本的方向〉　子育てに喜びを感じられる社会づくり

図 2-14　子育て支援対策の概念図（国民の福祉の動向 41：12，厚生統計協会，1994，p.119 より）

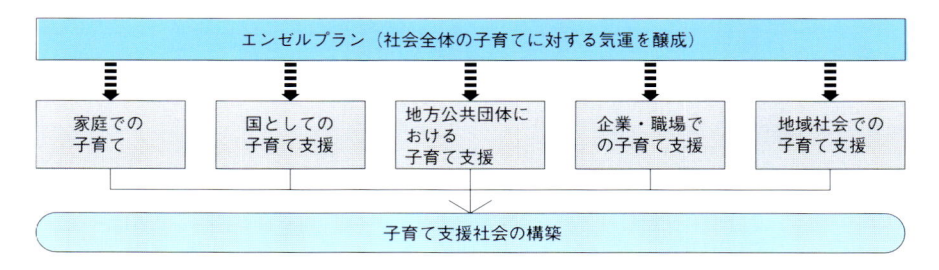

図 2-15　エンゼルプランの位置づけ　(国民の福祉の動向 45：12, 厚生統計協会, 1998, p.117 より)

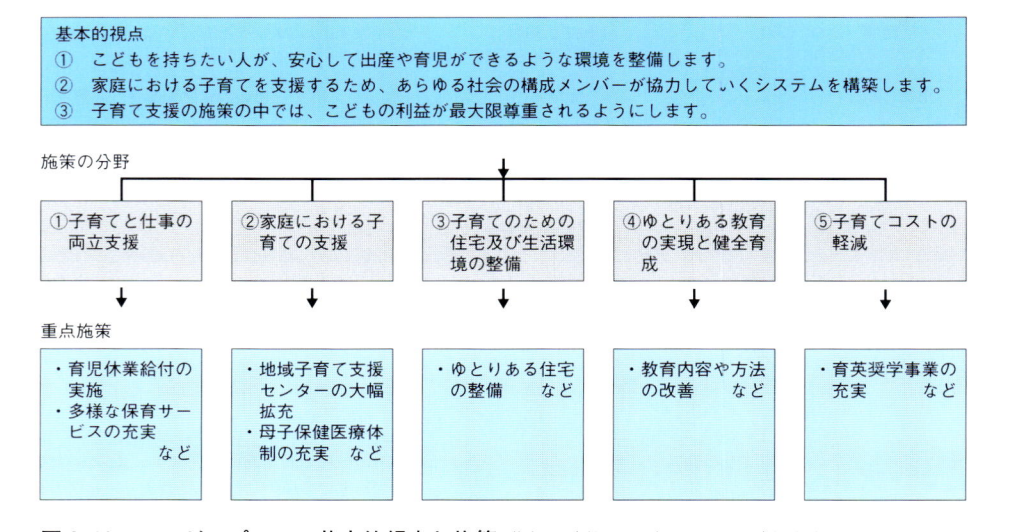

図 2-16　エンゼルプランの基本的視点と施策　(国民の福祉の動向 45：12, 厚生統計協会, 1998, p.117 より)

3　子育て支援の具体的取り組み

　前述のように母子を取り巻く社会環境の変化が引き起こす問題がクローズ・アップされるようになってから，市町村などの各地方公共団体や近隣の母親同士のグループ，地域のサークル，そして民間企業の育児支援事業などで育児の支援を行いつつあります．その具体例をいくつか示します．

(1)　地方版エンゼルプランと子ども総合対策-某市の場合-

　❏プランを作成するにあたり，日ごろ子どもに関する仕事を第一線でしている保育士，指導員，保健師，児童館職員などの現場での目と問題意識を大切にして計画しています．また「仕事」からの住民の子育ての要求をとらえ，それをどのように解決するのか自らの仕事の見直し，自己変革を含めて考えています．例えば，保育所における子育て支援を20年近く実施しているが，年々参加者が増加し，実施回数を増やしてほしいという要望が強くなったため，地域の子育て支援を専任として担う保育士を配置する方策をつくり，具体的には各保育所の保育士の配置を見直し，地域担当保育士を確保し，問題解決したケースがあります．

❏住民が子育てにおいて何が必要かを具体的に明らかにし，改善策をたて実施しています．例えば，病気あけ保育については保育関係者とのヒアリングでニードが高かったため，長期的には全公立保育所で病気あけ保育室を設置するが，当面市内を 4 ブロックに分け，各ブロックで 1 か所，病院・診療所と連携した病気あけ保育を設置しました．
❏子どもの権利条約の中で「子どもに影響を与えるすべての事柄について自己の見解を表明する権利」を保障しています．このことを政策に生かすために学童保育の子どもたちの身のまわりの環境を調査し，その結果の一端として，児童館の施設や公園の整備，子ども会のあり方について子どもの意見を政策に生かすことができました．

⑵ グループによる子育て支援-民間の場合-

❏親しい母親同士の仲間が中心となり，できた子育てグループが注目されています．これは母親同士が気軽に集まって雑談しながら情報交換していてできてきたものが多いです．これらの場は，母親同士，子ども同士が気軽に自由に触れあえる場であり，母親同士の交流を通していろいろな情報を得る場にもなります．そして互いに身近な相談相手になったり育児に対する問題が深刻化するのを防ぐ場にもなります．さらに母親のストレスを解消し，育児に自信をつけ喜びを与える場にもなります．これらのことがひいては子どもに，そして家族の安定と喜びを与えることにつながっていくのです．
❏現代の育児不安の多くは，個別の専門的に指導を必要とするものではなく，互いの育児を語り合い，自分の育児がこれでよいのだと確認できることで，安心し解消されるものも多いのです．このように母親の身近な場所に，リラックスして互いの育児などを語り合える場を確保し，地域の社会資源も有効に活用できるようなかかわりができることにより公的なバックアップが得られ，会の発展につながっていったというケースもあります．

以上のように，公私ともに育児支援のニードに応じつつ育児支援が実行に移されてきているのが現状であり，次第に子育てに関する問題が解消されていく状況にあります．

4 子育てと就労の両立支援

最近の女性労働をめぐる状況の変化は，女子差別撤廃条約の批准や男女雇用機会均等法が全職種に拡大され所得保障が導入されるなどによって，女性のライフサイクルにおいても就労と育児の両立を選択する女性が年々増加の傾向にあります．女性が安心して働くことができるためには，まず，就労と育児を両立するための環境をつくることが必須の課題となります．

そこで，保育所に子どもを預けて仕事と育児を両立したいという人のニードにあわせて通常保育に加えて，各地で延長保育，24 時間型保育，短時間保育，そして，病児保育，児童保育など，種々の取り組みが行なわれています．以下にその幾つかをあげてみます．

❏延長保育：

延長保育は，通常の保育時間（朝 7 時半〜午後 6 時半）に間に合わない父母が閉園時間より 1〜2 時間位延長できるようにしている場合をいいます．

A 市の場合は，通常の保育時間では不十分な場合，保育ステーションを開設しています．具体的には通常の保育時間（朝 7 時半〜午後 6 時半）に間に合わない父母が朝，保育ステーション（朝 6 時半〜夜 9 時）に子どもを預け子どもたちは，ここからバスで保育園に向かい，午後 6 時過ぎにバスで再び保育ステーションに戻り，父母の迎えを待つことになるというものです．

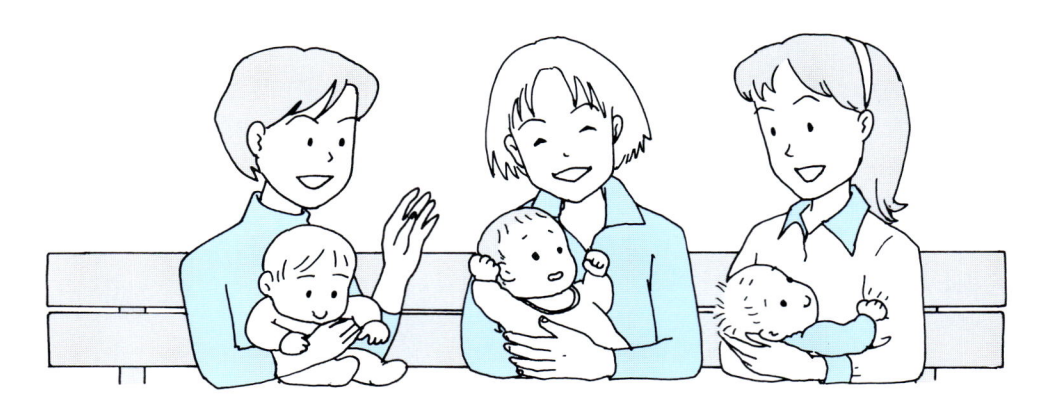

❏24時間型保育：―Ｂ市の場合―

　Ｂ市では，子どもをもつ親にアンケート調査を実施し，その結果24時間型保育を始めました．
　24時間型保育は，午後6時から翌日午前8時半までとしています．その目的は，夜間にも保育に欠ける児童（概ね1歳～就学前の児童）を対象として，深夜に勤務する人の子育てと仕事の両立を支援するため，昼間の保育に引き続き翌朝までの保育を行うとしています．この場合は，一人親家庭の場合がほとんどで，親の勤務を想定して週何回かにするかを決めているということです．

❏短時間保育：―Ｃ市の場合―

　短時間保育の利用時間は，月～土曜日（祝祭日を除く）午前8時から午後5時までとしています．利用の理由は，保護者の通院，兄弟の授業参観や遠足の付き添い，就労の準備や求職活動などです．
　短時間保育を利用した親が育児相談にくるケースもあり，ほんの少しでも子育て支援になっていると感じているということです．

❏病児保育：

　病児保育とは，保育白書2000によりますと乳幼児の病気の回復期は，とくに十分な保育と看護を必要とするために，看護師と保育士が協力して病児に対し十分な身体的，心理的ケアを行うものです．全国レベルの実情では病児保育利用児の年齢は，1歳児が最も多く4歳未満が70％を占めています．また，一つの病気での利用日数は，1日が最も多く，1～3日の利用が85％で，利用の際の病名は，感冒や感冒様症候群で，その回復期がほとんどであるということです．そして，実際に利用した人からの意見は肯定的で，病児保育は，保護者の仕事優先のためでなく，子どもの健康管理にとって重要な意義をもっているとしています．

❏児童保育：

　児童保育は，保育白書2000によりますと放課後の児童対策として共働き・母子・父子家庭の小学生の放課後（春・夏・冬休み等の学校休業中は一日）の生活を継続的に保障し，そのことを通して親の働く権利と家族の生活を守るという役割をもっていて1998年4月から法制化されました．法制化を前後として急速に増加していますが，まだまだ足りず課題が多い現状にあります．

❏ファミリーサポートセンター：

　ファミリーサポートセンターとは，育児と就労の両立支援の一環として，育児援助を行いたい者と援助を受けたい者が会員となり相互の援助活動を行うというものです．これを市町村などが設置した場合，国・都道府県が補助を出すというものですが，まだ全国に数か所で設置されているに過ぎません．

文　献

1) 上田礼子：生涯人間発達学，三輪書店，1996．
2) 渡部由美：小学校児童の食物の嗜好と学校給食との関連性について，栄養学雑誌47：31-40，1989．
3) 馬場一雄編：系統看護学講座小児看護［1］，医学書院，1996．
4) 馬場一雄他編：系統看護学講座小児看護［2］，医学書院，1996．
5) 小沢道子他編：標準看護学講座小児看護学29，金原出版，1996．
6) 馬場一雄監修：改訂小児生理学，へるす出版，1994．
7) 岡堂哲雄監修：小児ケアのための発達臨床心理，へるす出版，1994．
8) 鴨下重彦監修：イラスト小児対症ケア，文光堂，1997．
9) 黒田実郎監修：乳幼児発達事典，岩崎学術出版社，1990．
10) 村井潤一編：別冊発達4．発達の理論をきずく，ミネルヴァ書房，1986，p.140．
11) 武谷雄二編集：助産学講座4．乳幼児の成長発達・新生児の管理，医学書院，1996．
12) 舟島なをみ：看護のための人間発達学，医学書院，1995．
13) 上田礼子：生涯人間発達学，三輪書店，1996．
14) 内山喜久男監修：児童臨床心理学事典，岩崎学術出版社，1991．
15) 船川幡夫他編：乳幼児保健，医学書院，1985．
16) 上武正二他編：児童心理学事典，共同出版，1979．
17) 木下正一他編：乳幼児健康相談の実際，医学書院，1974，p.313-318．
18) 岡堂哲男他：患者ケアの臨床心理；人間発達学的アプローチ，医学書院1978，p.7-12．
19) 厚生統計協会：厚生の指標　国民の福祉の動向，41：12，1994．
20) 清水凡生：子どもの心が育つ環境，小児保健研究 Vol.56，NO.5，1997．
21) 森亘編著：看護の人間科学，文光堂，1982．
22) 岡本夏木他監修：発達心理学辞典，ミネルヴァ書房，1995．
23) 南部春生：子どもの発育発達と親子関係，小児看護17：11，1994．
24) 庄司順一他：アタッチメントの形成と発達，小児看護17：11，1994．
25) 厚生統計協会：厚生の指標，国民の福祉の動向　44：9，1997．
26) 高倉巌：小児保健シリーズNo.31 子供の食生活と栄養，日本小児保健協会　1987．
27) 日本総合愛育研究所：子どもの食生活の実態，日本子ども資料年鑑第4巻，KTC中央出版，1994．
28) 渡部由美：小学校児童の食物嗜好と学校給食との関連性について，栄養学雑誌47：31-40，1989．
29) 井上肇他：児童福祉学，医歯薬出版，1985，p 146-153．
30) 上出弘之他編：子どもと遊び，福村出版，1980．
31) 小林芳郎：遊びをとおして知る子どもの心，小児看護16：9，1993．
32) 依田新監修：新・教育心理学事典，金子書房，1977．
33) 高野陽：小児保健シリーズNO.39　子どもの事故と事故予防，日本小児保健協会，1992，p.156-173．
34) 松尾宣武他：小児科臨床 VOL.48，日本小児医事出版社，1995．
35) 全国保育団体連絡会・保育研究所編：保育白書，草土文化，1997．
36) 日本子どもを守る会編：子ども白書，草土文化，1997．
37) 三上昭彦他編：子どもの権利条約　実践ハンドブック，労働旬報社，1995．
38) 永井憲一他編：解説子どもの権利条約，日本評論社，1995．
39) 全国保育団体連絡会・保育研究編 保育白書2000年版，草土文化，2000．
40) 星　直子他：こどもの入院病棟での四季の行事と遊び，文光堂，1998．
41) 厚生統計協会：厚生の指標　国民の福祉の動向，45：12，1998．
42) 厚生統計協会：厚生の指標　国民の福祉の動向，46：12，1999．
43) 厚生統計協会：厚生の指標　国民の衛生の動向，45：9，1998．
44) 厚生統計協会：厚生の指標　国民の福祉の動向，46：10，1999．
45) 厚生統計協会：厚生の指標　国民の福祉の動向，47：9，2000．

第3章のチェックポイント

- **1** 栄養・食事
  - **1** 食事の自立過程
  - **2** 援助のポイント
    - (1) 乳児の栄養・食事
    - (2) 幼児の栄養・食事
    - (3) 学童・思春期の栄養・食事
- **2** 睡眠
  - **1** 子どもの発達と睡眠
  - **2** 援助のポイント
    - (1) 寝かせ方
    - (2) 寝具
- **3** 排泄
  - **1** 排泄の自立過程
  - **2** 援助のポイント
    - (1) 尿と便の観察
    - (2) おむつ
    - (3) 排泄のしつけ
    - (4) 排泄にかかわる問題
- **4** 衣服
  - **1** 着脱行動の自立過程
  - **2** 援助のポイント
    - (1) 衣服の選び方・用い方
    - (2) 更衣のテクニック
- **5** 清潔
  - **1** 清潔行動の自立過程
  - **2** 援助のポイント
    - (1) 乳児
    - (2) 幼児
- **6** 住居環境
  - **1** 居室の衛生
  - **2** 危険防止
- **7** 健康の増進
  - **1** 乳児期
    - (1) 外気浴
    - (2) 赤ちゃん体操
    - (3) 皮膚の鍛練
    - (4) ベビースイミング
  - **2** 幼児期〜学童期
    - (1) 皮膚の鍛練
    - (2) 幼児と運動
- **8** 安全
  - **1** 事故
    - (1) 乳幼児に起きやすい場所別事故
    - (2) 事故防止のポイント
    - (3) 安全チェックリスト
    - (4) 応急手当
    - (5) 救急箱
  - **2** 災害
    - (1) 火災
    - (2) 地震
  - **3** 誘拐・暴行・性被害
- **9** 遊び
  - **1** いろいろな遊び
    - (1) 「ひと」や「もの」との交流
    - (2) つくる・描く・つくった物で遊ぶ
    - (3) 歌・音・お話・絵本を楽しむ
    - (4) 遊具で遊ぶ
    - (5) ごっこ遊び
    - (6) 自然の遊び
    - (7) 言葉遊び
    - (8) 季節の行事
  - **2** おもちゃの片づけ
    - (1) 収納の工夫
    - (2) 子どもの気持ちの尊重
    - (3) 片づけ方

第3章

子どもの日常生活における援助

1 栄養・食事

1 食事の自立過程（図3-1）

(木口チヨ他：イラスト小児対症ケア，文光堂，1990，p.48-49より一部改変)

月齢	区分	授乳と離乳食	自立への過程	清　潔
1カ月		・授乳 8回	・母乳の児にも哺乳びんで白湯を与える（母乳をやめる時の準備）	・母乳 清潔な乳汁吸収用パッドを使用する 授乳時には清潔なタオルを温湯でしぼり乳房を拭く．（または清浄綿で）・哺乳びん，乳首は毎回消毒する 授乳後，口もとを拭く．寝かせてから溢乳や吐乳のため耳，頭が汚れていたら拭く
2カ月				
3カ月		・授乳6〜7回 夜間の授乳いらない（個人差がある）	・果汁など乳以外の味に慣れさせる	
4カ月	準備期	・授乳5回（4時間毎）乳以外の流動食を与え始める	・スプーンで与えスプーンに慣れさせる	・食事後口のまわりをきれいに拭く
5カ月	離乳初期	・授乳5回 離乳食1回（授乳の前に）半流動食	・半流動食をスプーンで与えると飲み込めるようになる ・スプーンをもって遊んだりなめたりする	
6カ月			・哺乳びんを手で支えて飲む ・テーブルつきいすで食事ができる	・食事後の歯ブラシ使用開始
7カ月	離乳中期	・授乳5回 離乳食2回（授乳の前に）半固形食	・ビスケットを手にもたせるとなめたりかんだり自分で食べられる	・哺乳びんは毎回きれいに洗う 食器と同様に考える
8カ月			・スプーンをもって食べようとする．茶わんの中をかきまわす．外に出す． もぐもぐしてから飲みこめるようになる．食物に興味をもつ	・食事前，手洗い，または手拭き．食事後も顔や手をきれいに拭く．食事時には大きめのエプロンをする
9カ月	離乳後期	・離乳食3回 授乳2回（離乳食のあとに乳少量）		
10カ月			・食品をかめるようになってくる	
11カ月	完了期	・母乳をやめる	・スプーンをもって自分で食べたがる 固いもの以外は成人に近いものが食べられる．（12ケ月前後で離乳完了）	
12カ月				

子どもにとって，食事は生命維持や成長発達のためだけでなく，生活を彩る楽しみの一つとして重要です．

マナー	備考	ベビー食器	区分	月齢
・15分くらいで飲み終える 規則正しい授乳（時間を厳重に守るということではない）	・母乳の児は，哺乳びん，乳首をどうしても嫌がる場合がある．この場合は無理に使わなくてもスプーンを使ったり，離乳が進んでからはトレーニングカップを使用すればよい		準備期	1カ月
				2カ月
				3カ月
	・離乳食は授乳前に児も保育者もゆっくりできる時に与える			4カ月
				5カ月
「いただきます」「ごちそうさま」と保育者が言う．食事のときはそうするものと習慣づけることになる	・歯の萌出時期には歯がため用おもちゃ，パンの耳，するめ，たくあんなどをもたせる（大きさに注意）．・スプーンはもちやすいものを，食器は安定のよい適度の重みのあるものを使う．		離乳初期	6カ月
				7カ月
			離乳中期	8カ月
	・哺乳びんは投げることを考慮してこわれにくいものを使う			9カ月
・食事時間は遊び食べがだらだら続かないように30〜40分以内にする	・離乳食が主となる自分で食べたいのに思うようにいかないでかんしゃくを起こす時は，手を添えたり合間に別のスプーンで食べさせたりする．		離乳後期	10カ月
	・母乳は9〜10ヶ月ごろまでがやめやすいが状況によっては（病気，育児方針など）まだ完全にやめなくてもよいであろう．		完了期	11カ月
				12カ月

2 援助のポイント

(1) 乳児の栄養・食事

乳児の栄養としては，母乳栄養と人工栄養および混合栄養があります．

母乳栄養

□**母乳の特徴**：
①長所：
- 感染抑制作用がある（免疫グロブリン A）．
- 生後 5 か月までは健康に育つ栄養素を含んでいる．母乳中の蛋白質は粒子が小さく胃酸で固まりにくいため，胃腸での消化・吸収が良好，無機質・蛋白質が少なく腎臓に負担をかけない．母乳は無菌的であり，腸内の乳酸菌などを増殖させ常在細菌叢を早期に確立する．
- いつでも適切な温度・新鮮・清潔．手間がかからず経済的．
- 母と子の肌と肌の触れ合い効果がある．

②短所：
- 生理的黄疸が長引くことがある．
- ウイルス疾患の垂直感染が起こり得る．
- 酒・煙草・特定の薬は母乳中に出る．
- 乳児ビタミン K 欠乏性出血症を起こす可能性（予防としてビタミン K_2 剤の投与が行われている）．

□分娩後 3～4 日の間に分泌される初乳は，免疫体の含量が多いので必ず飲ませましょう．

□母乳の成分には個人差があります．同じ母親の母乳でも，量・時刻・飲食物の影響を受けます．

□**母乳分泌のために大切なこと**：
- 妊娠後半からの乳房マッサージを行う．
- 母乳を吸わせることが分泌を促進させる．
- 母親の偏りのない十分な栄養摂取．
- 適宜の休養・適当な運動．
- 精神的安定．

□**授乳の方法**：
① 授乳前に手を洗い，乳頭と乳房を煮沸綿か清浄綿で拭く．
② 母子ともに疲れない楽な姿勢（座る・腰かける）をとる．
③ 乳頭・乳輪まで口に含ませる．
④ 乳房を 2 本の指ではさみ，乳児の鼻をふさがないようにする．
⑤ 1 回の授乳時間は母乳分泌良好ならば 15～20 分（最初の 5 分間に全量の 50～60％吸う）．
⑥ 片方の乳腺が空になったらもう一方に移る．次回は，あとから与えた側から飲ませる．
⑦ たくさん余った時や授乳できない時は，搾乳して乳腺を空にする．
⑧ 授乳後は必ず排気（げっぷ）をさせる（図 3-2）．

□授乳量は，授乳の前後に体重を測定（服は着たままでよい）して求めます（哺乳量測定といいます）．

□授乳間隔は無理に規則的にすることはなく，欲しがる時に与えます．分泌量が増えると，自然に授乳間隔は規則的になります．

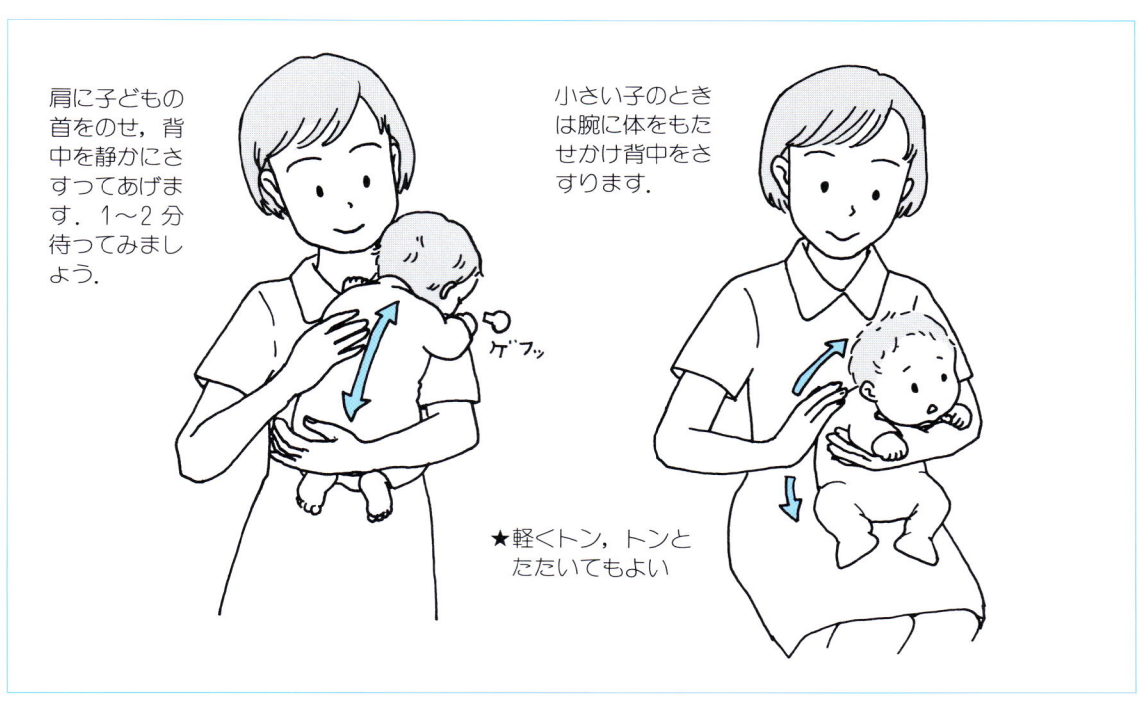

図 3-2　排気のさせ方

❏母乳不足の見分け方：
- いつまでも母乳を吸って，乳房を離さない．
- 機嫌が悪い．よく眠らない．
- 便が 2〜3 日出なくなる．
- 体重の増え方が悪い．

人工栄養

❏人工栄養にする理由：
- 母乳分泌不足・授乳困難・授乳禁止の場合
- 母親の就業

❏ミルク（＝調整粉乳）の種類：
- 育児用調整粉乳：できるだけ母乳に近づくよう主要成分が改良され，ビタミン・鉄などが加えられ，消化吸収がよくなっている．国産品 4 種類・外資系製品 1 種類が市販されている．使用期間は 0〜6 か月とされている．
- 未熟児用調整粉乳：未熟児用に母乳に近い成分に改良されている．
- 離乳期幼児期調整粉乳（フォローアップミルク）：離乳後期から幼児期にかけての「離乳期食品の液状の部分として使用するための食品」．「牛乳代替品」として使用してもよいが，必ず用いるものではない．離乳を計画的に行うほうが大切．6 か月児用と 9 か月児用の 2 種類がある．
- 治療乳：調整粉乳ではなく，一般食品，一部は医薬品である．牛乳アレルギー治療のための大豆蛋白質製品，乳糖不耐症治療乳や先天代謝異常治療乳などがある．

❏調乳手順：
授乳のたびに 1 回分を調乳します．病院や乳児院では 1 日分を調乳して保管することがありますが，これは便宜上の方法です（図 3-3）．

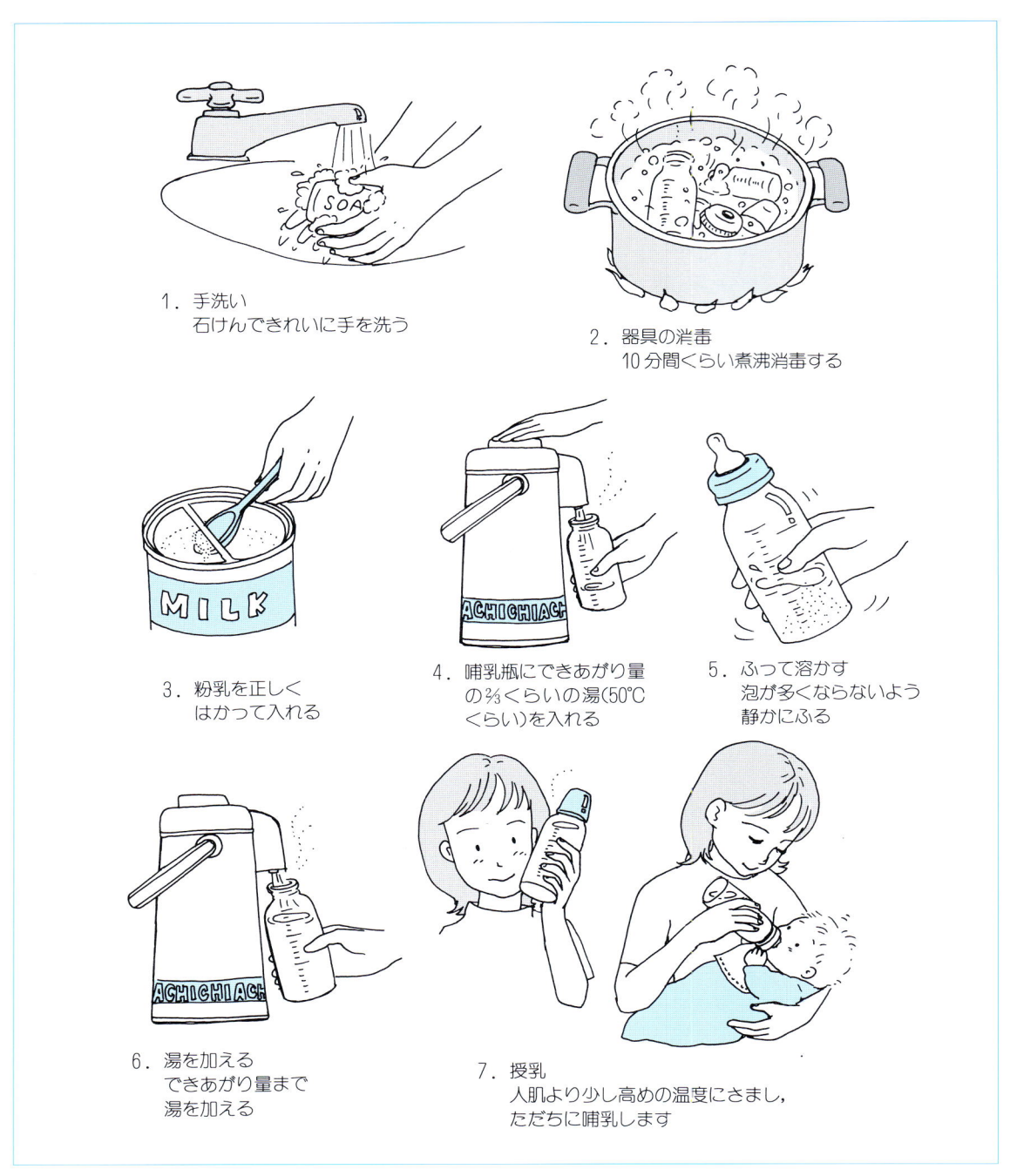

1．手洗い
石けんできれいに手を洗う
SOAP
2．器具の消毒
10 分間くらい煮沸消毒する
MILK
3．粉乳を正しく
はかって入れる
ACHICHIACH
4．哺乳瓶にできあがり量
の⅔くらいの湯(50℃
くらい)を入れる
5．ふって溶かす
泡が多くならないよう
静かにふる
ACHICHIACH
6．湯を加える
できあがり量まで
湯を加える
7．授乳
人肌より少し高めの温度にさまし，
ただちに哺乳します

図 3-3　調乳手順

❏授乳間隔は，母乳と同様に自律授乳にします．しかし，回数と間隔はだいたい決めておき，量を好きなだけ飲ませるとよいでしょう．回数は個人差がありますが，目安としては，生後 0 か月で 6～8 回/日，1～2 か月で 6 回/日，3～5 か月では 5 回/日です．

❏**ミルク嫌い**：混合栄養の場合や，母乳不足のためミルクを加えようとした場合に，ミルク嫌いが起こることがあります．生後 3 か月前後になると，母乳とミルクの違いや乳房と哺乳瓶の乳首の違いがわかるようになるためです．あせってミルクを飲ませると，ますますミルク嫌いを助長し

てしまいます．対策としては，無理にミルクを飲ませないで様子をみます．体重の増加が小さくなっても，元気があって機嫌がよければ大丈夫です．ただし，果汁や野菜スープなどで水分補給をします．

混合栄養

☐母乳不足や，母親の就業によって昼間母乳を与えられない場合は混合栄養となります．
☐母乳不足の時は，授乳後にミルクを飲ませるか，母乳とミルクを交互に飲ませます．
☐就業中の母親は，勤務前と帰宅後には母乳を吸わせましょう．

離乳食

☐離乳の必要性：
- 母乳は5か月を過ぎると量が減り，質的にも発育に必要な栄養素を補なえない．育児用粉乳も同じ．
- 消化機能が発達し，咀嚼の発達を促すためにも固形食を与える必要がある．
- 幼児期の食習慣に移行しやすくする．

☐離乳の準備：3か月ごろから，果汁や野菜スープをスプーンで与えて慣らします．

☐離乳開始の目安：
- 口の中に離乳食を入れても，押し出さずに飲み込める（およそ生後4～5か月）．
- 乳汁以外の食品に対する興味・関心が出てきた．
- "体重が7kgになった"は，目安ではない．
- 乳児の受け入れ態勢が整っていないうちに，無理に早く開始しない．食物を拒否し，その後の離乳食の進行を妨げることがある．

☐離乳の進め方：
- 1回食：食物や食べることに慣れる時期．半流動食を1日1回スプーン1杯から開始し，毎日スプーン2杯，3杯…と少しずつ増やす．でんぷん質（つぶし粥・パン粥）が主体．アレルギーや下痢がなければ，卵黄の堅ゆでや野菜のうらごしを与える．
- 2回食：舌でつぶせる堅さとし，粒のあるものにも慣れさせる．魚・鶏肉・牛肉・レバーなどを与える．午前・午後に1回ずつにして，離乳食のあとに母乳や人工乳を飲むだけ与える．
- 3回食：離乳開始後4か月くらいには，1日3回とする．歯ぐきでつぶせる堅さ．栄養バランスに注意して，大人の食品に手を加えれば与えられる．母乳を中止し，牛乳や調整粉乳に替えていく．

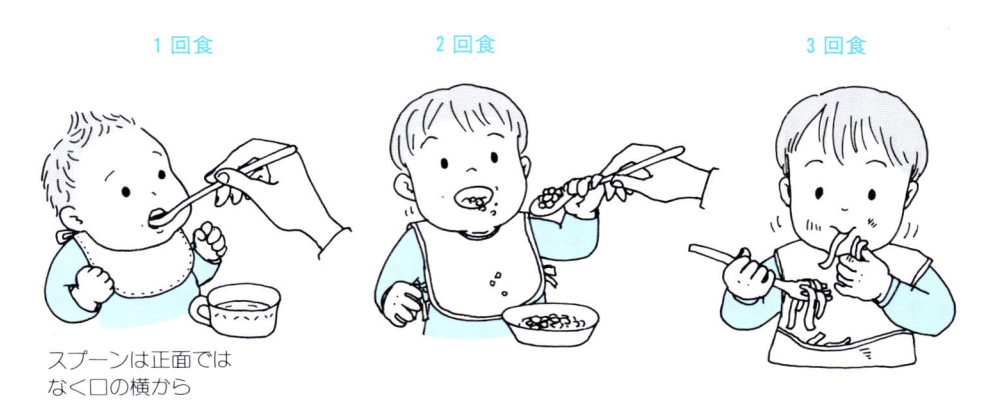

1回食　　　　　　　2回食　　　　　　　3回食

スプーンは正面ではなく口の横から

❑ **離乳の完了**：形がある食物をかみつぶすことができ，栄養源の大部分が乳汁以外の食物から摂取されるようになった時です．通常満1歳ごろまでに完了しますが，個人差があることを忘れないでください．

❑ **離乳食実施上の注意点**：
・消化をよくするのとアレルギー予防のため，熱を十分に通す．
・調理のかたちは，すりつぶし，すりほぐし，きざみへと進める．
・薄味で塩味・甘味とも強くしない．香辛料は使わない．
・食器やスプーンは清潔にしておく．
・離乳食製品（ベビーフード）を適宜利用してもよい．
・抵抗・拒否する時は，強制しない．
・周囲が汚れてもよいように配慮して，自由に食べさせる．

❑ **ベビーフード**：わが国では生後4～5か月ごろより，離乳食として用いられます．乾燥食品（粉末状・粒状・フレーク状），冷凍乾燥（フリーズドライ），レトルト食品，瓶詰などがあります（缶詰は1987年製造中止）．原料の選別や製造工程の衛生管理に注意が払われ，人工甘味料・着色料・合成保存料・香料は使われていません．その他の食品添加物・科学物質・重金属・残留農薬も規制されています．

(2) 幼児の栄養・食事

幼児食

❑ **栄養所要量**（表2-1）：栄養所要量の算定には，多くの人を考えて，安全率が加えてあります．個人差があるので，目安として考えましょう．幼児期も乳児期に引き続き，成長のための栄養が必要です．エネルギー配分は，蛋白質10～15％，脂肪25～30％，糖質50～65％です．

❑ **食事回数**：幼児期は1日3回の食事では1日の必要量を摂取できないので，中間に2回おやつを加えるか，1日4回食とします．各食事のカロリー配分は，朝食30％・昼食30％・夕食25％・間食（おやつ）15％を目安とします．

❑ **食品**：顎や歯の発達のためにも，インスタント食品やレトルト食品だけでなく，できるだけ原材料に近い食品，すなわち硬く，粗く，繊維質が多いものを選びましょう．

❑ **おやつ**：おやつは栄養補給としての役割だけではなく，子どもに楽しみを与えるものです．以下の点に注意して与えましょう．
・1日に1～2回の目安で，時間を決める（ダラダラ食いの防止）．
・量を与えすぎない（次の食事に支障がないように）．
・栄養のバランスをよくする（季節の果物・乳製品などの蛋白質）．
・甘い物をとりすぎない．
・市販のおやつもほどほどに．手作りの味も経験させる．
・噛みごたえのあるものを与える．
・食後は，水を飲ませて口の中をきれいにさせる（虫歯予防）．

食事習慣のしつけ

　幼児期は自我意識や社会性の発達とともに，望ましい食事行動を学ぶ時期です．食事前後の挨拶や手洗い，安全においしく食べるための箸やフォークの使い方，マナーなどを適時教えましょう．
　また，食べる意欲と楽しさを育てるために，次の点を参考にしましょう（×は習慣にしてはいけない事象，〇は習慣にすべき事象を示す）．

❏**空腹の体験をさせましょう：**
× テレビを見ながらスナック菓子を食べる，ダラダラ食べ続ける．
〇 食べる時はけじめをつける．

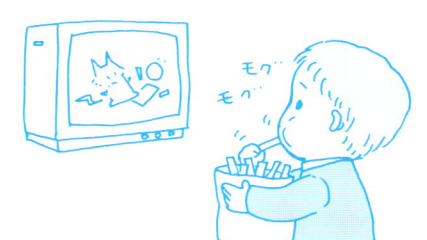

❏**食べ物に変化と刺激をつけましょう：**
× インスタント食品やファーストフードは，いつでもどこでも同じ味・同じ材料ばかり．
〇 季節の食材を使う．同じ食材でも調理方法を変える．

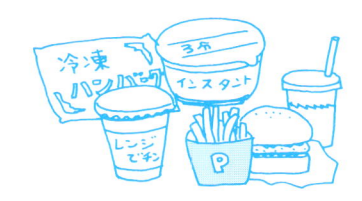

❏**栄養の洪水に注意しましょう：**
× 高カロリーの加工食品（インスタント麺・スナック菓子など）の与えすぎ．
× 水代わりに牛乳やスポーツ飲料を与える．
〇 水分補給には，湯ざましや麦茶を用意しておく．

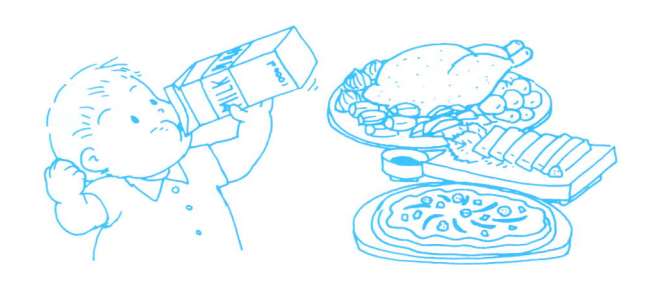

❏**「食べなさい」という強制はやめましょう：**
〇 親（大人）がおいしく食べる姿を見せるのが大切．
〇 食べないからと親（大人）がイライラしない．

❏**楽しく思いきり遊ばせましょう：**
× 家の中でゲームをしたり，テレビを見るだけ
〇 遊びに集中できる子は，おなかがすくまで遊ぶ．
〇 外に出て，土，砂，水，草花，虫…と思いきり遊ぶ．体を動かす．

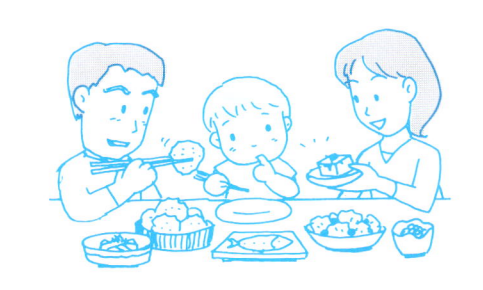

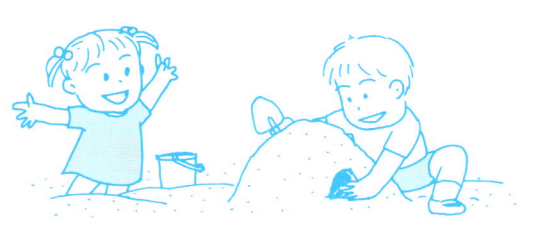

幼児期の偏食

❏ あまり問題でない偏食：
　・嫌いの程度が軽く調理方法を変えれば食べられる．
　・栄養上日常用いる必要のない食品が嫌い．
　・栄養上価値がある食品が嫌いでも，他の代替しうる食品を食べられる．
　☞ 好き嫌いがあっても，健康に育っていれば大丈夫です．

❏ 栄養的弊害のある偏食：
　・日常的に重要な栄養源（卵・肉・魚など）すべてを拒否する．
　・極端にある食品が好きでほかの物を食べない．
　・食わず嫌いも一つの偏食．

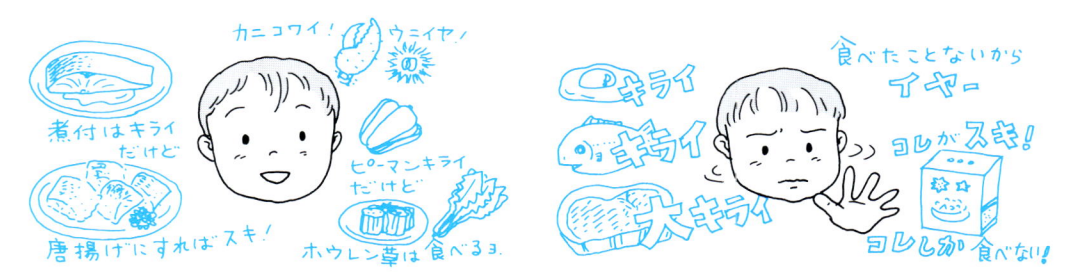

あまり問題ではない偏食　　　　　　弊害のある偏食

❏ 対応：子どもの偏食は，親の主観や家庭の食生活の影響を受けます．親が豊富な食材の中から，子どもに好きに選択させることが，偏食につながることもあります．幼児期は，理性が未発達で情緒が不安定なため，一度いやな思いをしたり親がまずいといったり，栄養があるからと強制されると，食べなくなります．幼児期の偏食は，親はあせらず気長にかまえて，まず親自身の食生活や子育てに対する姿勢を見直してみましょう．

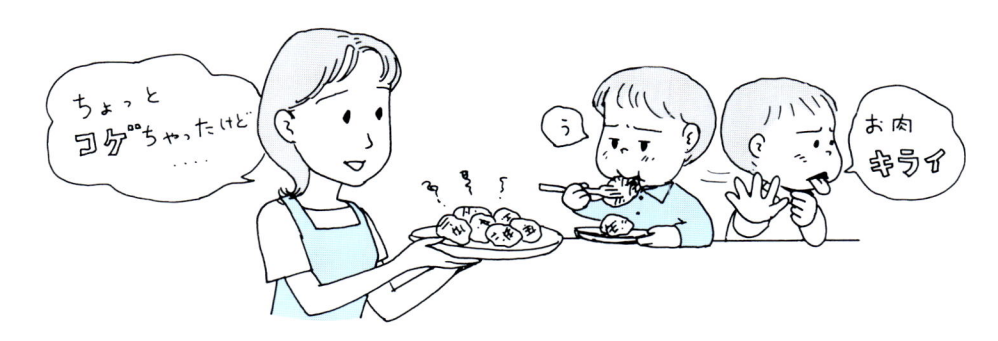

食欲不振

❏ 食欲は，空腹や飢え，食べた時の満足感の体験の積み重ねで，発達していくものです．すべてが豊かで便利な現代社会では，「食事の強制」と「空腹のチャンスが少ない」ために，食欲発達が阻害されやすくなっています．

❏ 少しくらい食欲がなくとも，健康に生活できていれば，無理強いは禁物です．たくさん食べさせる，いつでもすぐに食べさせるのではなく，子どもに食べる楽しさを体験させる，無理せず子どもの自律にまかせて，食べたいだけ食べるという方針でかかわりましょう．

(3) 学童・思春期の栄養・食事

　学童以降は，食事や間食の質・量・回数など，「自分の食事は自分で管理する力」を身につける時期です．しかし，現代のコマーシャル情報の氾濫や食のコンビニエンス化は，子どもの食生活に多大な影響を及ぼしています．過剰栄養，塩分のとりすぎ，運動不足などによる生活習慣病の若年化や，女子のダイエット志向による小食・偏食が問題となっています．

❏ 1日の食事配分は，朝食25％・昼食30％・間食10％・夕食25％・夜食10％がよいとされています．

❏ 食品・食材の選び方は，生活習慣病予防のために，次の点に配慮しましょう：
・和食・洋食・中華をバランスよく食べる．
・食品数は1日30品以上を目標に．
・低食塩・砂糖をとりすぎない．
・カルシウム・食物繊維を十分に．
・6つの基礎食品群からバランスよくとる．
・固い物も与える．
・季節の食材をとり入れる．
・間食はけじめをつけて位置づける．
・空腹で食卓に向かわせる．
・食卓は楽しい雰囲気に．

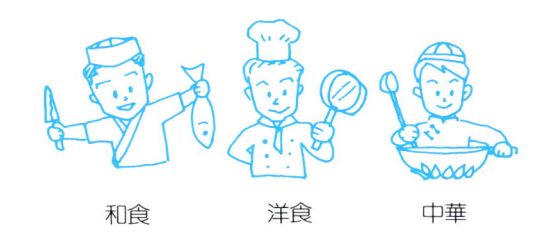

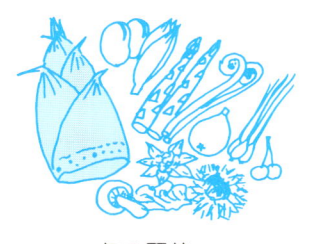

和食　　洋食　　中華

旬の野菜……

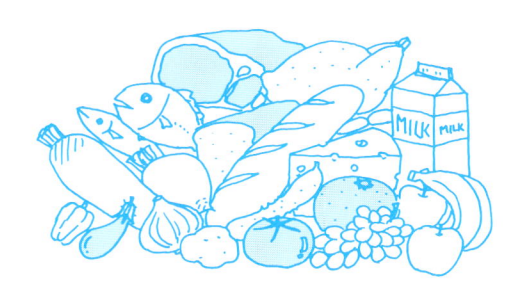

1日30品目以上……

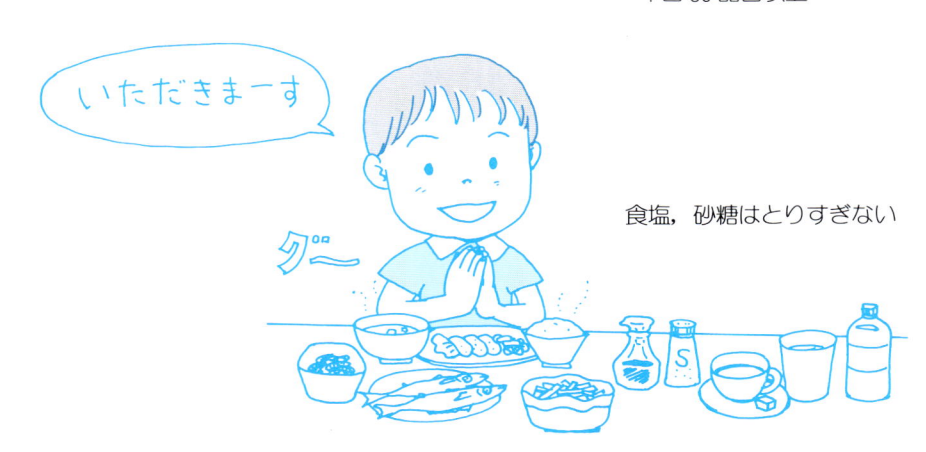

いただきまーす

食塩，砂糖はとりすぎない

❏ **学校給食**：現在では，食べることを通して教師と児童・生徒，児童・生徒間の人間関係を深める，正しい食生活を指導する，食事の準備・あと片付けを自主的に行うことの喜びを身につけるということが期待されています．

2 睡眠

　子どもには，生活の活力と成長発達のために，質量ともに十分な睡眠が必要です．とくに夜は，何の心配も不安もなく布団に入り，満たされた気持ちで1日を終わることができるようにしたいものです．

1 子どもの発達と睡眠

- 生後2週間くらい：授乳時間以外は，ほとんど眠っている．昼夜の別なく2～3時間おきに目が覚め，また眠る．
- 生後1～3か月：夜眠っている時間が少しずつ長くなり，昼間目を覚ましている時間が多くなる．乳を飲んだあとも，しばらく目を覚ましているようになる．
- 生後4～5か月：午前午後各2回，短時間眠るほかは，夜眠っている時間が長くなる．

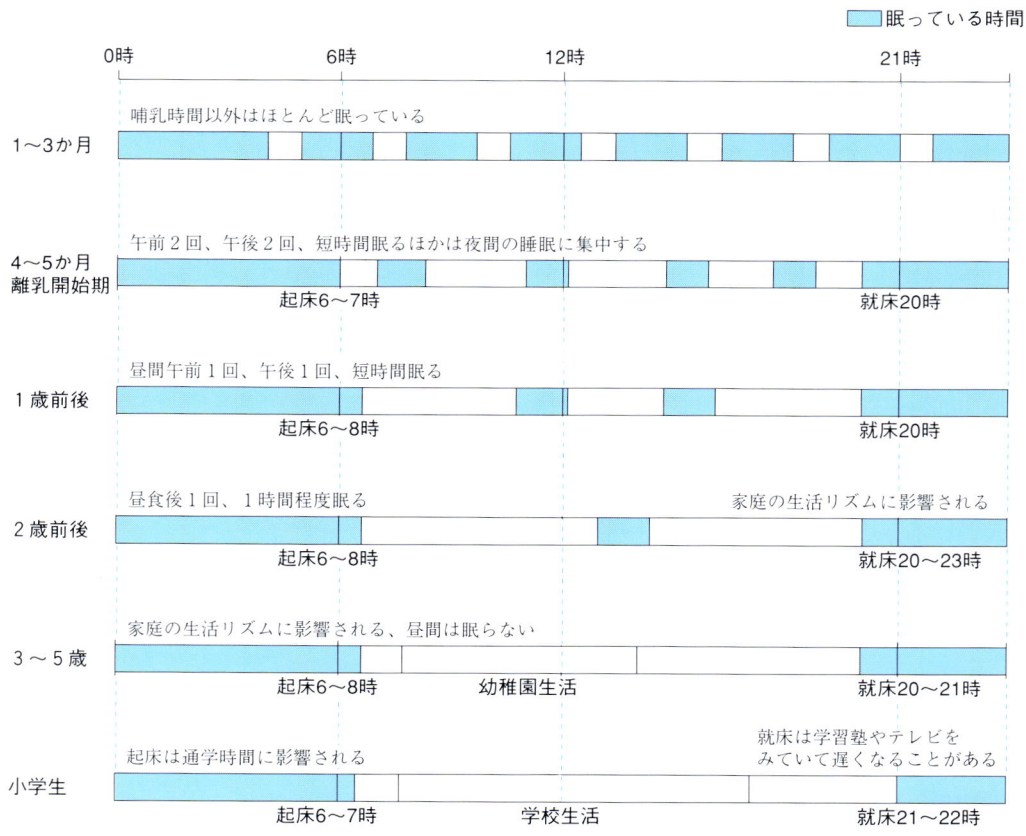

図3-4　子どもの発達と睡眠時間の変化（西元勝子，上野美代子他：入院児の遊びと看護，医学書院，1993，p. 4より）

- ❑ 1歳前後：昼寝は1〜2回で，あとは夜間の睡眠に集中する．
- ❑ 2歳前後：昼寝1〜2時間，夜は10〜12時間ほど眠る．このころになると，寂しかったり，一人でいるのが怖かったり，夢に怯えたり，昼間の興奮が続いていたりすると，寝つきが悪かったり，目を覚ましたりする．
- ❑ 3〜5歳：昼寝は次第にしなくなる．家庭の生活リズムに影響される．
- ❑ 小学生以上：起床は通学時間に影響される．就寝時間は学習塾やテレビの視聴に影響される．

　子どもの睡眠は，生活環境やその子自身のくせなどによる個人差が大きいものです．睡眠時間は，子どもが機嫌がよく，健康が維持されていれば適当と考えてよいでしょう．

2　援助のポイント

(1) 寝かせ方

乳児

❑ 一人寝：
- ・乳児は一人で布団に寝かせましょう．一人で寝かせれば，母親もゆったり眠れ，添い寝による窒息死も避けられます．

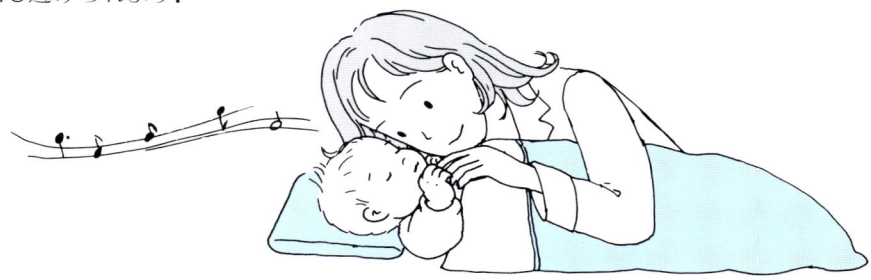

- ・眠る前に，子守歌を歌ったり，軽く体をさすったり，手を握ったり，話しかけたりするのもよいでしょう．
- ・乳児は，家の中の普通の物音や話し声であれば眠れます．周囲の人が，わざわざ静かに歩いたり，声をひそめたりする必要はありません．

❑ あおむけ寝かうつぶせ寝か：
- ・乳児は，あおむけ寝でもうつぶせ寝でもかまいません．日本では，昔からあおむけ寝が一般的でした．いろいろな議論や流行はありますが，とくにどちらかの寝かせ方が優れているという根拠はないようです．しかし，最近はうつぶせ寝とSIDS（乳幼児突然死症候群）との関連も指摘され，一般的に家庭ではうつぶせ寝にしない方が望ましいでしょう．あおむけにしても寝

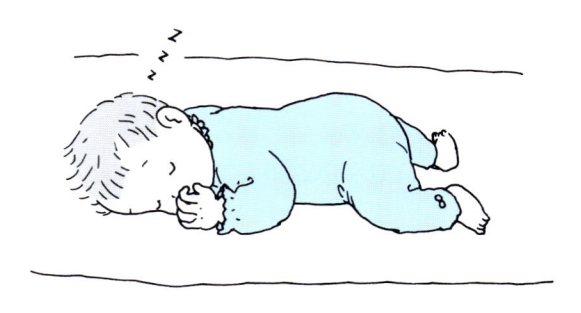

返りでうつぶせになることもあります．窒息を防ぐために，固い布団を用い，ベッドの中に枕や物を置かないように注意します．
  - ミルクを吐きやすい乳児は，顔を横にして寝かせるほうがよいでしょう．

□夜泣き：
  - 睡眠には，レム睡眠（浅い眠り）とノンレム睡眠（深い眠り）の2つの相があります．乳児は，大人と比べてレム睡眠の回数が多いうえ，大人はレム睡眠のときに体動が起こっても目が覚めませんが，乳児はこのときに目が覚めてしまうのです．

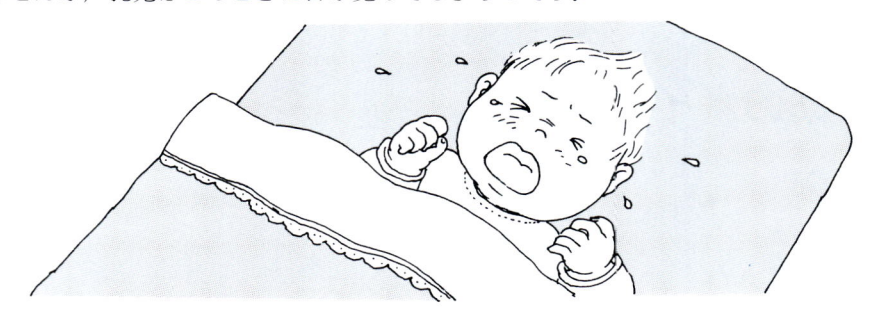

  - 昼夜の区別のできない生後3か月前までは，夜泣きの時間も不規則です．4か月を過ぎると，レム睡眠とノンレム睡眠のリズムにより，決まった時間に夜泣きをするようになります．夜泣きは，7～9か月ころに最も多くなります．
  - 夜泣きの原因：
    - ◆乳児自身の問題（空腹・おむつの汚れ・寝具の重さ・衣服のしめつけなど）
    - ◆環境の条件（暑苦しい・騒がしい・明るすぎるなど）
    - ◆寝る前の興奮（父親が帰宅後に遊ばせすぎたなど）
    - ◆生活時間のずれ
    - ◆昼間戸外に出る機会がない．昼間十分に遊んでいないなど
  - 夜泣きの予防：昼間戸外に散歩に連れて出る，遊び相手となるなど刺激を与えます．
    - ◆ぬるめの湯にゆっくり入れる（寝る直前の入浴は寝入りが悪くなる）．
    - ◆衣類・寝具の調節
    - ◆室温は暖めすぎず寒すぎず，電灯も暗くする．
    - ◆夜泣きをしたら，ちょっと声をかける，布団の上からトントン軽くたたくなど．

幼児

□睡眠習慣のしつけ：
  - 1～2歳のうちは，寝る時間がきたら，親が寝床まで連れていきましょう．無理やり連れていくのではなく，寝床の周囲を楽しい雰囲気にして，機嫌よく寝床に入れるようにします．だんだん一人で行くようにさせます．寝る前に，必ず排泄を済ませて，「おやすみなさい」という挨拶を教えましょう．
  - 2～3歳ごろまでは，情緒も不安定で依存心も強いので，何かに頼らないと不安です．たいていの幼児は，肌ざわりのよいタオルや縫いぐるみ，お気に入りの人形をもって，寝床に入るのが好きです．おだやか

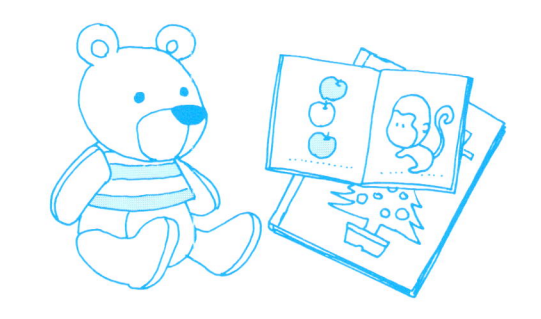

な気持ちで眠りにつけるよう，親がそばについてお話をしたり，本を読んであげるのもよいでしょう．
- 子どもは，家族の生活時間に影響を受けます．寝つきが悪い，夜泣きをする場合は，父親の帰宅時間が遅い，家族の生活が夜型などの原因が考えられます．家族全体の生活パターンを見直し，変える努力をしましょう．

(2) 寝具

❏敷き布団：
- ベッドの場合は，マットレスの上にマットレスパッド（汗や尿を吸いとるため，吸湿性のよい木綿を入れてキルティングした1～2cmの厚さのもの），畳に敷き布団の場合は，薄いものを2枚重ねます．
- その上にシーツ（平織りの木綿）をしわなくピンと張った状態で覆い，バスタオル（ミルクを吐いたとき始末しやすい）を敷きます．パッドや敷き布団がナイロン性のものだったり，防水性のあるもので覆われていると，あせもや湿疹の原因になります．

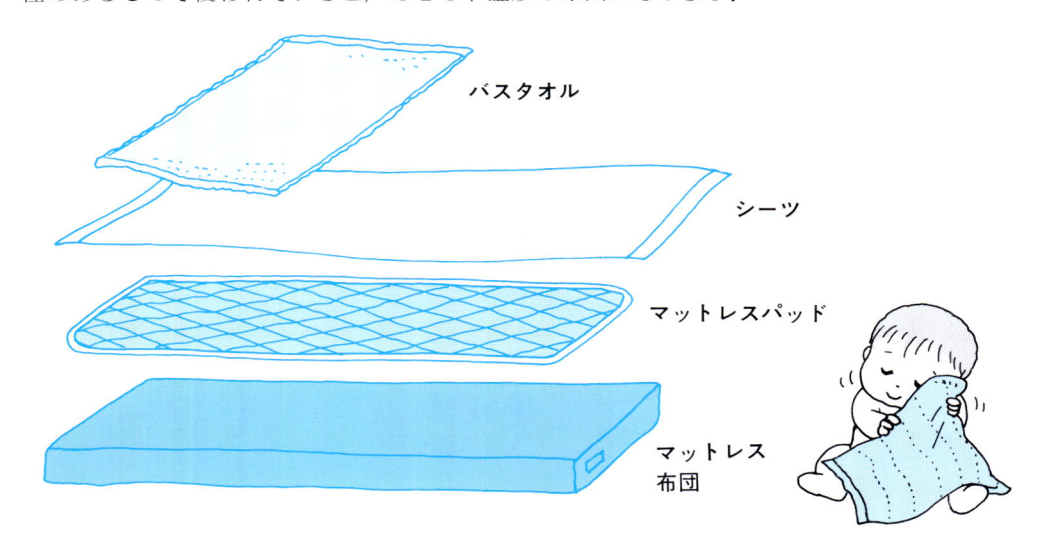

- マットレスや敷き布団は，あまり柔かすぎず，適当な弾力があり，でこぼこのないものが適しています．ふわふわしていたり，でこぼこしていると，うつぶせの時に顔が沈んだり，寝返りができなかったりします．

❏かけ布団：
- 夏は，タオルケットか綿ネル1枚，冬はタオルケット・毛布・薄いかけ布団が適当です．どの季節も，軽く薄い物を何枚か用意して，気温によって調節します．
- 冬期に保温の必要なときは，湯たんぽがよく，電気毛布や電気アンカは，体の水分を必要以上に奪うので使いません．使う場合は，寝る前に寝具を暖めるだけにして，子どもを寝かせる時にはずします．

❏枕：乳児では枕は必要ありません．ただし，乳児は頭によく汗をかくので，タオルを2つか3つ折りにしたものなどを頭の下に敷き，汗をかいたら取り替えるようにします．

❏ベッド：乳児を柵つきのベッド（ベビーベッド）に寝かせる時の注意は，次のとおりです．
- 親がそばを離れる時は，必ず柵をします．鍵（ロック）つきのものは確実にとめます．寝返り，お座り，つかまり立ちができるようになったら特に注意します．

柵には横段がないこと

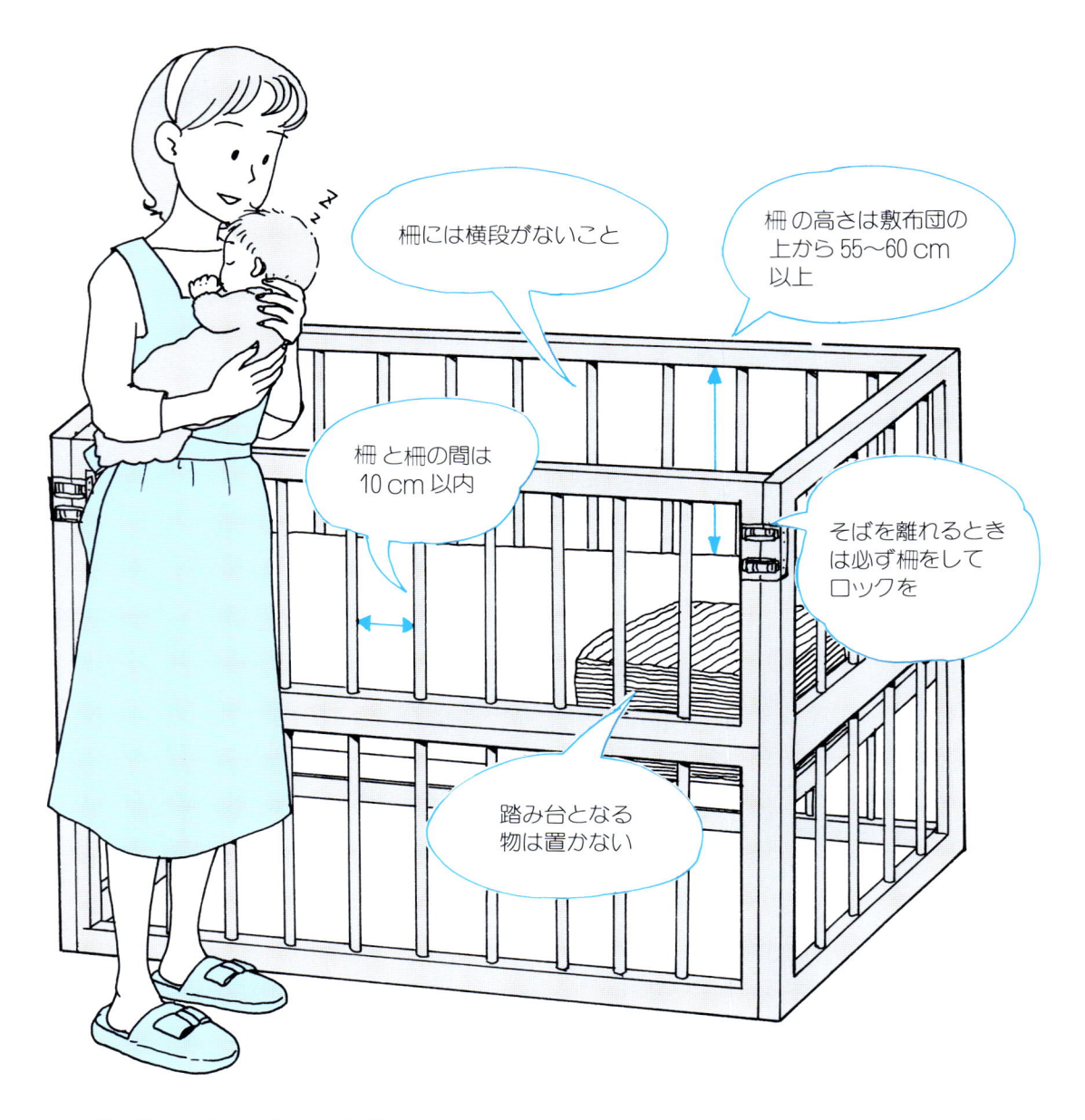

柵の高さは敷布団の上から55〜60cm以上

柵と柵の間は10cm以内

そばを離れるときは必ず柵をしてロックを

踏み台となる物は置かない

- 柵の間にはさまったり，体だけ抜け出て頭がひっかかったりすることのないよう，柵と柵の間は，10cm以内でなければいけません．
- 柵の高さは，敷き布団の上から55〜60cm以上ないと転落する危険があります．柵に横段があると，足をかけて登り落ちる可能性があります．
- ベッド内に，踏み台となる大きな遊具や分厚い寝具があれば，そこから転落することもあります．

❑眠る前に心配や不安なことがあったり，興奮していたりすれば，よく眠れないのは大人でも子どもでも同じです．過度に神経質にならず，子どもが安心しておだやかな気持ちで眠りにつけるように家族がかかわり，部屋・寝具・寝衣などの快適な環境づくりも心がけましょう．

3 排泄

子どもにとって排泄の自立は，社会の中で1人の人間として生活していく上での，第一歩です．世の中の流行や大人の都合ではなく，それぞれの成長発達に合わせて，援助をしていきましょう．

1 排泄の自立過程（図3-5）

年齢	小　　便	大　　便	おむつ	おまる	トイレ
1歳	・おむつはまめに取りかえる ・8〜9か月ごろからおまるでさせる	・排便時、きばっているのに気がついたら、そのあとすぐおむつ交換する ・8〜9か月頃からおまるでさせる	■		
2歳	・排尿後に知らせる ・尿意を知らせる 　昼間は漏らさなくなってくる	・排便後に知らせる ・便意を知らせる	■	■	■
4歳	・ついていけば便所でできる ・昼のおむつがいらなくなる ・トイレットペーパーを使わせる	・ついていけば便所でできる		■	■
5歳	・1人で便所でできるようになる ・おねしょをしなくなる	・パンツを取ってやれば便所でできる			■
	・遊びに夢中になっても、おもらしをしなくなる	・1人で便所でできる　トイレットペーパーを使える			■

（木口チヨ他：イラスト小児対症ケア，文光堂，1990，p.59より一部改変）

2 援助のポイント

(1) 尿と便の観察

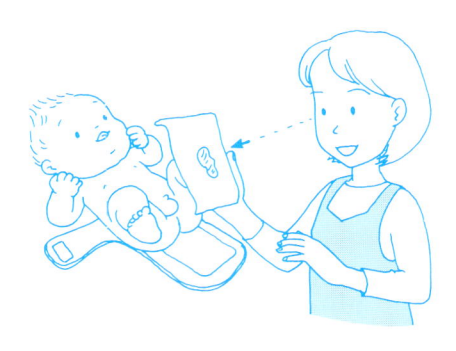

☐ 尿の出方や便の状態の変化は，健康のバロメーターの1つです．
　・尿のチェックポイント：
　　回数，量，色と臭い
　・便のチェックポイント：
　　形，色，臭い，頻度

普段の便をよく見ておく

☐ 尿量や便の状態がいつもと違う時は，機嫌・食欲・発熱の有無など全身の健康状態も観察しましょう．

☐ 普通の尿と異常な尿：
　・乳児期は尿をたくさん排出するため，色は水のように薄く，おむつにもほとんど色はつかないか，わずかに黄色がかっている程度です．2歳を過ぎると，大人と同じようにかなり黄色くなります．便器にした尿が，しばらくすると白く濁るのは，尿中の塩分が冷えて結晶化したもので，心配はありません．
　・排尿時から白く濁ったり，ピンク・赤色・赤茶色の尿は，腎臓や尿路系の病気のおそれがあります．

☐ 常便と異常便：
　・胎便：生まれて24時間以内にする最初の便．光沢を帯びた黒褐色で，粘りけが強く海苔の佃煮のように見えます．
　・母乳栄養児の便：軟らかく形にならず，おむつに広がってつくのが特徴．水っぽくて，鮮やかな黄褐色，黄金色をしています．甘ずっぱい独特の酸臭があります．緑色便は，空気に触れて胆汁色素が酸化したもので異常ではありません．
　・人工栄養児の便：母乳栄養児の便に比べて，水分が少なくやや固めです．色は，黄白色，黄褐色，茶色，灰色，粘土色とさまざまです．これは，粉ミルクに添加されている脂肪や糖質などの質や量がメーカーにより違うからです．臭いは，甘ずっぱい臭いはなく，軽い便臭程度．
　・白いツブツブ（顆粒）：母乳や粉ミルク，食物の中の脂肪が分解されずに残ると，小腸内のアルカリと混ざり，ツブツブ（顆粒）になります．異常なものではありません．
　・粘液が混じる：色が透明ならば心配ありません．大腸の中で便を通りやすくする潤滑油の働きをする粘液が，便について出たものです．濁っていて白っぽいと膿（腸内の細菌と戦った白血球の死骸）の可能性がありますが，膿はほとんど下痢便に混じって排泄されます．正常な有形便に膿がついてくることはありません．
　・便を病院に持参するときは，一部を箱などに入れたりせず，透明な袋に入れておむつごともっていきます．

病院へいく時は，便はおむつごともっていく

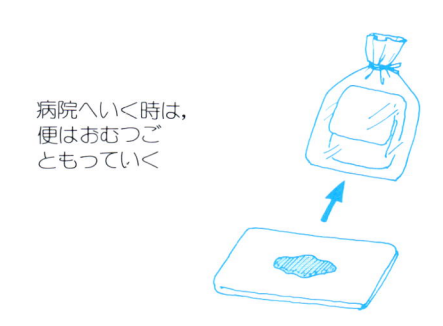

(2) おむつ

❏布おむつ

　尿や便の異常を見るために，白いものにします．布おむつの主流は，輪型．素材は，吸水性の高い，柔らかな綿がよく，平織りの"さらし"と，あや織りで凸凹のある"ドビー織リ"があります．"さらし"は薄いので少々もれやすいですが毎日洗っても丈夫で長もち，乾きもよいのです．"ドビー織リ"は厚地ですが肌触リが柔らかく吸水性にも優れています．

　輪型の他に，パッド形にできあがっている成形おむつもあります．たたむ手間が省け，コンパクトで携帯にも便利です．ただ，厚手のため乾きにくく，輪型に比べて高価です．

❏おむつカバー

　おむつカバーは，おむつを固定させるものです．素材は，吸水性・通気性がよく肌触リのよいウールが最も適しています．綿は，ウールに比べて通気性がよいので，暑い夏に適しています．尿の量が多い時には，乾きやすく漏れにくいポリエステル素材を使うとよいでしょう．

　サイズは，大きすぎると尿が漏れやすく，小さすぎると乳児の脚が動かしにくいので，月齢に応じて選びます．形は，はじめは前開きでよいですが，運動が活発になったらパンツ型のカバーにします．

❏紙おむつ：

　現在のものは，紙以外の素材（高分子吸収材やポリエステルやポリプロピレンなどの不織布）が使われているため，正しくは"使い捨ておむつ"が妥当です．そのため使用後の処理は，燃えるゴミとして捨てられない場合が多いです．外出や旅行に便利で，夜間用いると乳児が安眠できます．

① 股関節脱臼予防のため，おしりを手に乗せてもち上げ，おむつを入れる．

② 太ももをしっかり出す
おなかを圧迫しないよう，おへそを出す

③ おむつは，カバーからはみ出さないようにする

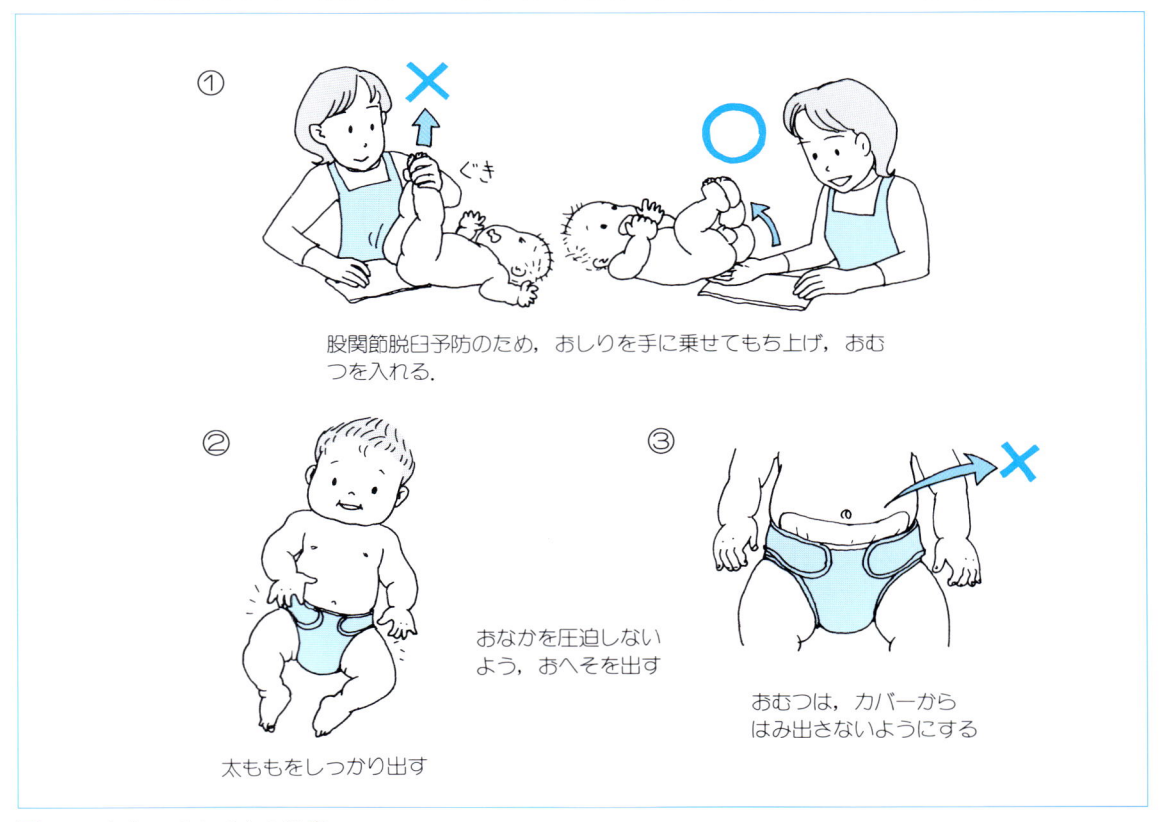

図 3-6　おむつのあて方の注意

おむつタイプとパンツタイプがあります．構造的には，粘着テープつき，立体裁断，ギャザーつきのものが使いやすいです．尿回数の多い新生児には，おむつカバーを併用するパッドタイプのほうが経済的です．吸収力，通気性などの他に，サイズが体型に合っていることも大切です．同じサイズでもメーカーによって多少違いますから，その子に合った物をいろいろ試して選びましょう．

☐ **おむつのあて方**（図3-6）：布おむつでも使い捨ておむつでも，以下のことに注意しましょう．
- おむつを殿部の下に差し込むときに，足をもってもち上げずに，必ず手に乗せてもち上げる（股関節脱臼の予防のため）．
- 太ももは出しておく（股関節脱臼の予防）．
- 腹部を圧迫しないように，おへそを出しておく（乳児は腹式呼吸のため）．
- おむつカバーからはみ出さない．

☐ **おむつ交換時のおしりの拭き方**（図3-7）：
- 薄くて軟らかいガーゼや布をお湯に浸して，よく絞って拭く．（市販のおしり拭き用の脱脂綿がありますので使用すると便利です）
- 女児は必ず前から後ろ（上から下）に拭く．
- 排便時は，おむつの汚れていない部分でさっと拭きとり，固く絞ったガーゼか布で拭く．皮膚の割れ目，しわの部分もよく見て丁寧に拭く．
- お手拭き用の濡れティッシュは使用しない．
- きれいに拭き終えたら，少しそのままにして，湿ったおしりが乾いたら，新しいおむつをあてる．

① おしっこだけの時は，ガーゼや軟らかい布を湯に浸してよく絞って拭く．

② うんちの時は，おむつの汚れていない部分で拭きとる

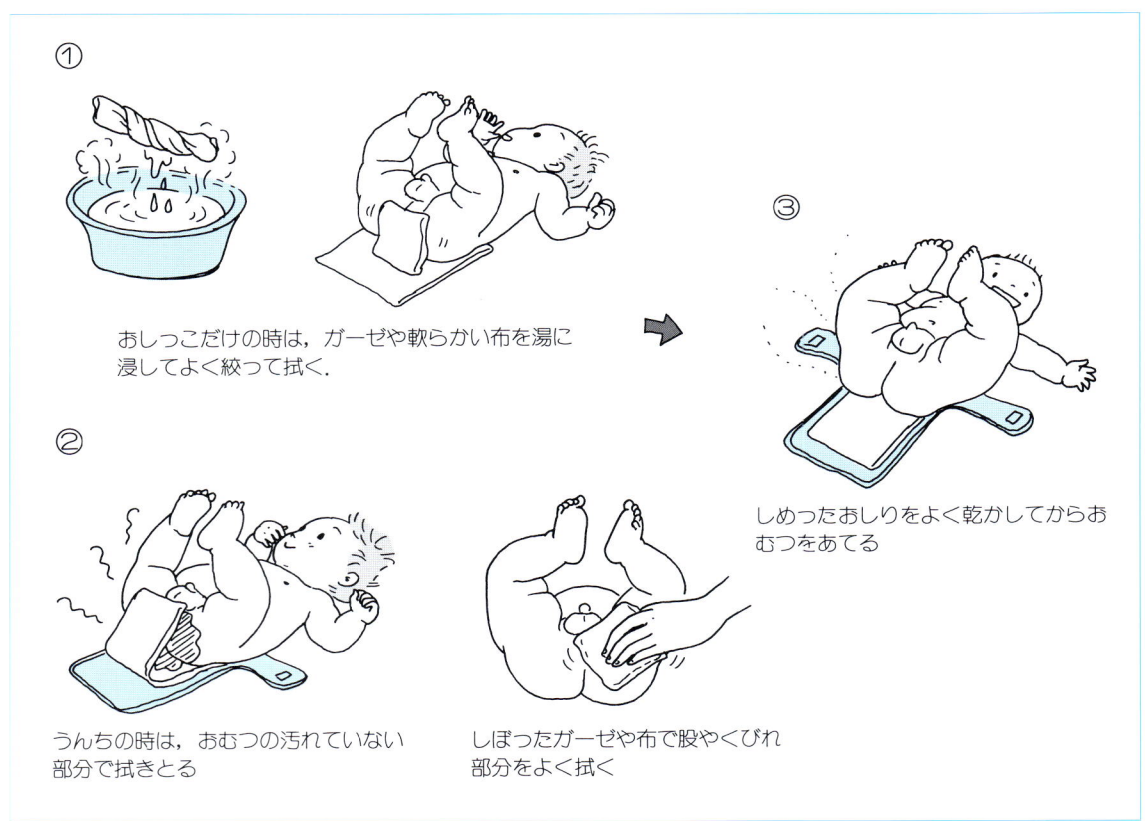

しぼったガーゼや布で股やくびれ部分をよく拭く

③ しめったおしりをよく乾かしてからおむつをあてる

図3-7 おむつ交換時のおしりの拭き方

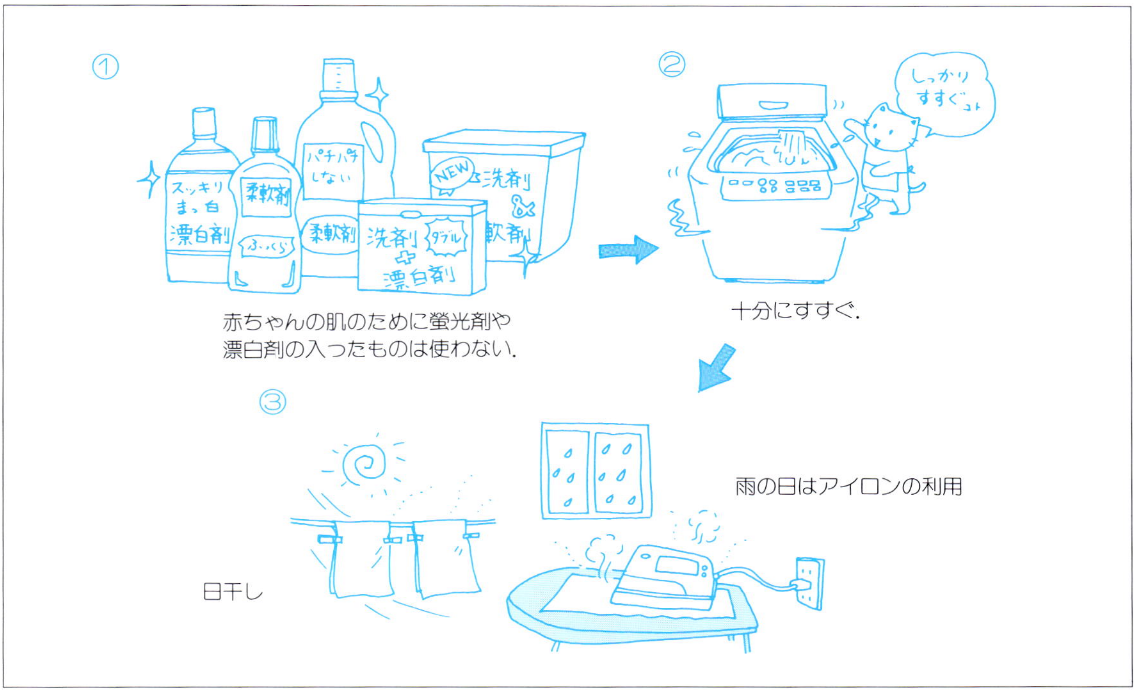

図 3-8　布おむつの処理

❏ **おむつ交換の時期**：
- 原則的にはミルク・食事の前に，さっぱり清潔にします．
- ミルク，食事の1時間後くらいが目安です．統計的には食後30分〜1時間の間が多いようです．
- 随時，排尿があったと思われる時，おむつを触って確認します．

❏ **おむつの始末**：
- 布おむつ（図3-8）：

　汚れたおむつは，ふたつきバケツに入れて水に浸しておきます．便は水につける前に，ブラシやへらなどでとり除き，部分洗いをして水に浸します．便はトイレに捨てる．浸したおむつの洗濯は，蛍光剤や柔軟剤入りのものや，漂白効果の高いものは，成分がおむつに残るとかぶれを起こすことがあるので避けるようにします．おむつ専用の消毒液兼洗剤を利用するのはかまいません．水洗い（すすぎ）をしっかり行い，殺菌効果を考えて日光で十分に乾かし，乾きが悪い時は，アイロンをかけるようにします．

- 使い捨ておむつ（図3-9）：

　基本的には，便はトイレで始末し，中の汚れがはみ出ないように，臭いがもれないように，小さくたたみます．自治体の処理規則に沿って，可燃ゴミあるいはそうでないゴミとしてきちんと処理します．デパートや病院のトイレ，公園や観光地のごみ箱などにそのまま捨てるのはマナー違反です．もちろん，水洗トイレにそのまま捨てるのは厳禁．くみ取り式トイレでも，バキュームに詰まったりするので捨てないことです．

❏ **おむつかぶれ**：おむつかぶれは，尿中の尿素の分解によって生じるアンモニア皮膚炎です．以下に，予防および治療のポイントを示します．
- おむつ交換を省かない，適時行う（紙おむつの場合でも）．

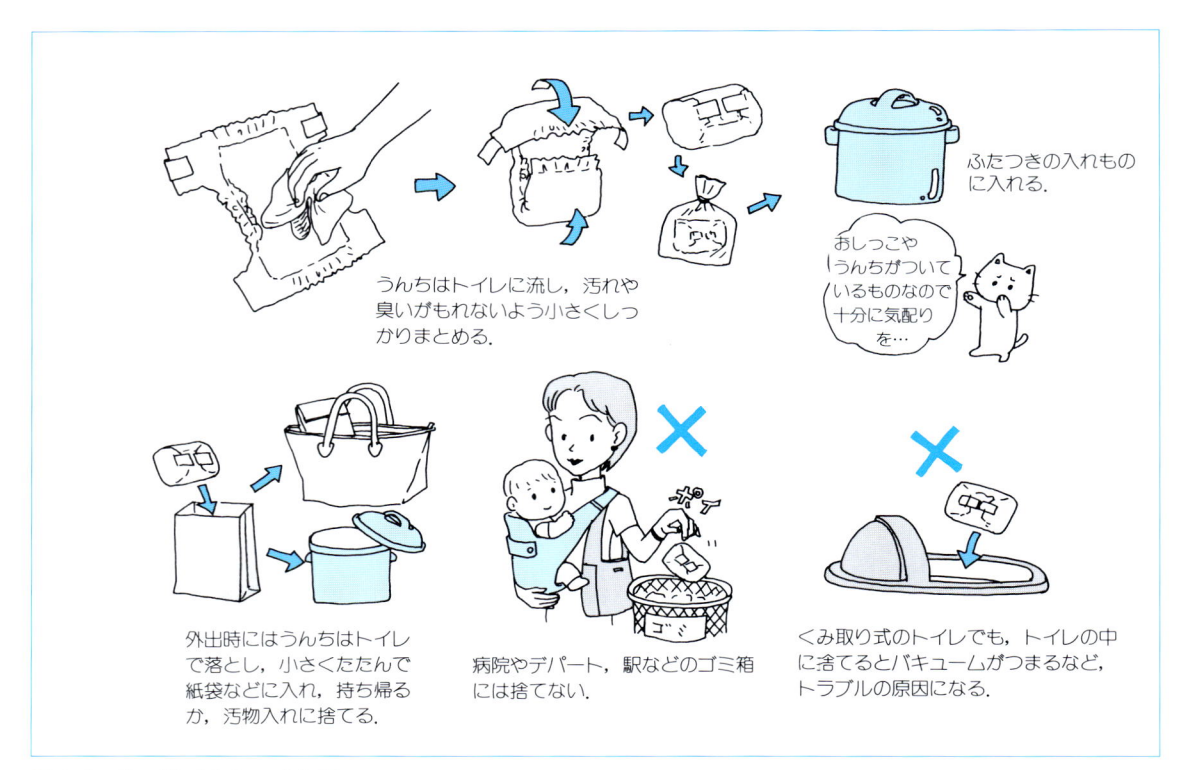

図 3-9　使い捨ておむつの処理

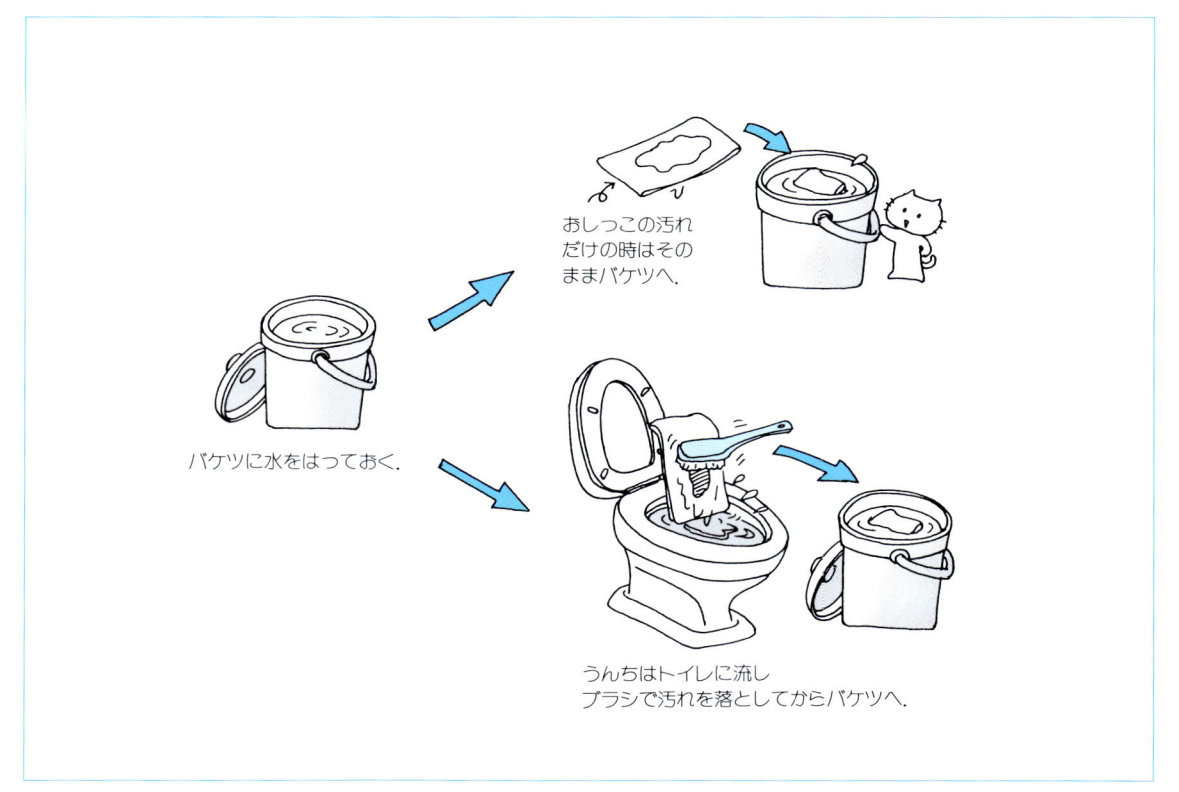

図 3-10　おむつの下洗い

- 交換の都度，微温湯で清拭し，よく乾燥させてから新しいおむつをあてる．
- 布おむつは消毒・洗濯・乾燥を十分に行う．
- おむつカバーは通気性のよいものにする．
- かぶれができた時は，お湯を洗面器に入れ，殿部の部分浴やシャワーで洗い流してよく乾燥させる．

(3) 排泄のしつけ

　排泄習慣のしつけは，おむつを早くはずすことが目的ではありません．大事なことは，子どもが「おしっこをしたい」と感じとり，自分でトイレに行っておしっこをすることが，最終目標です．

　しつけは，時期がきたら急に始めるのではなく，新生児期からの適切なおむつ交換で，おしりの気持ちよさを体験させることから始まります．そして，次第に尿や便を我慢できるようになるので，成長発達をみて個人差を考慮しながら，徐々に進めます．

☐排尿行動のしつけ：大切なのは，子ども自身にしつけを始める準備が整っていることです．
- しつけを始めるための条件：
  - ◆排尿の間隔が2〜3時間おきになったか（膀胱が尿をためられるようになった証拠）
  - ◆じょうずに歩けるようになったか（尿意を感じて自発的にトイレに行ける）
  - ◆大人の言うことが理解できるか（言葉を自分でしゃべれなくても，おしっこという言葉を理解できることが必要）
  - ※しつけを始める季節は，いつでもかまいません．
- 具体的方法：
  - ◆おまるやトイレに誘う．「ちー（おしっこ）出る？」などと声かけ（朝起きた時や昼寝から目覚めた時・おむつ交換後2〜3時間しても排尿していない時・子どもが股に手をあてたり変な顔をしている時）を行う．
  - ◆座らせる時間は2〜3分．無理に長く座らせると，おしっこのしつけを嫌いになる．
  - ◆偶然でもうまくできたら，たくさんほめる．失敗しても叱らない．

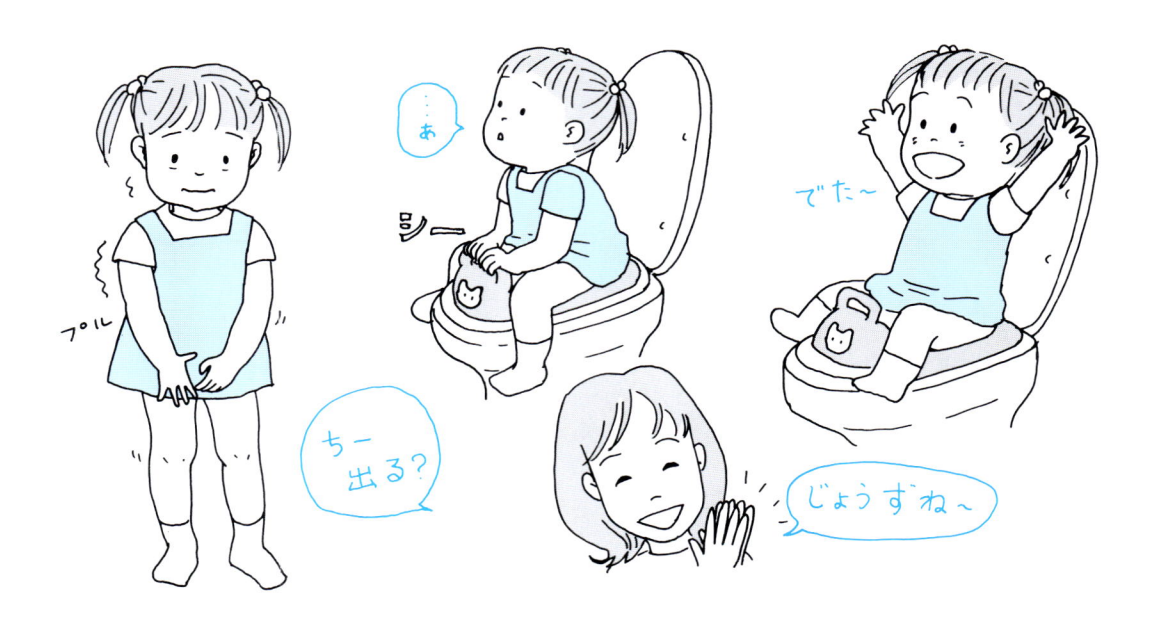

◆子どもが嫌がらない程度に，誘う回数を増やしていく．次第に昼間はパンツに変えていく．
　　　◆紙での拭き方，水洗トイレの流し方，排尿後の手洗いを教える．
　　　◆昼間できるようになっても，しばらく夜はおむつにして，ゆっくり眠らせる．
　　　※親はイライラしない，あせらない，無理強いしないようにします．
　　　※うまくいったらよくほめ，叱らないようにします．
　　　※他の子と比較してはいけません．
　❏排便行動のしつけ：
　　・排便は排尿に比べて調節機構が簡単で，1日の回数も少ないため，子どもには排便のほうが自覚しやすいようです．排尿のしつけをしているうちに自然にできるようになることもあります．
　　・食後1時間くらいにタイミングよく，トイレやおまるに誘って座らせます．隣で大人が一緒にいきんでみせます．うまく出たら，思いきりほめます．長い時間無理にがんばらせないのは排尿の時と同じです．

(4) 排泄にかかわる問題
　❏下痢：
　　・見分け方：乳児は正常な状態でも便がゆるい場合が多く，とくに母乳栄養児の便は，水っぽいのが普通です．下痢便を見分けるには，いつもの便と，①便の回数，②臭いの変化，③色の変化，④粘液や膿の有無を比べることが大切です．

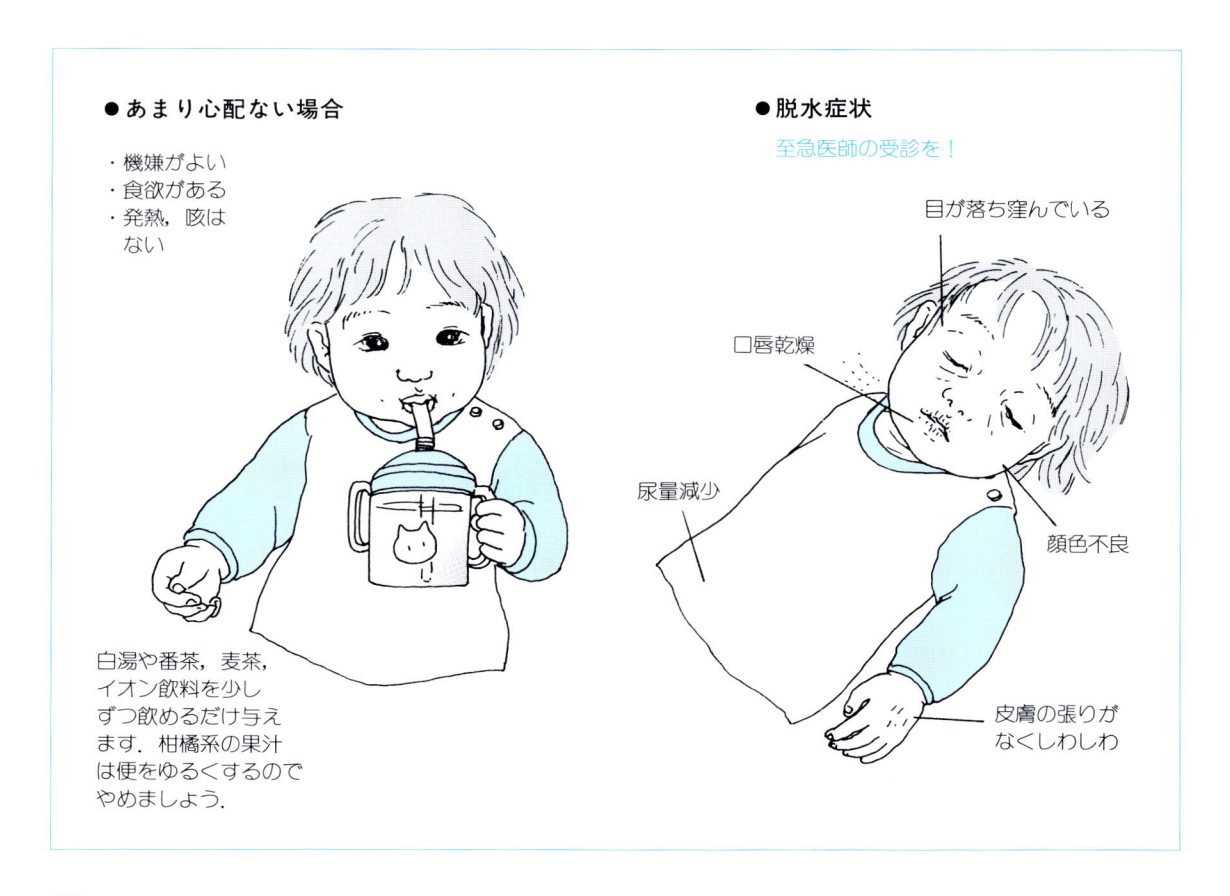

●あまり心配ない場合
・機嫌がよい
・食欲がある
・発熱，咳はない

白湯や番茶，麦茶，イオン飲料を少しずつ飲めるだけ与えます．柑橘系の果汁は便をゆるくするのでやめましょう．

●脱水症状
至急医師の受診を！

目が落ち窪んでいる
口唇乾燥
尿量減少
顔色不良
皮膚の張りがなくしわしわ

・下痢の時の対応：子どもの様子をよくみましょう．いつものように機嫌よく，食欲もあり，発熱や咳がなければ心配はありません．ただし，脱水予防のために，水分を十分与えましょう．白湯や番茶を欲しがるだけ与え，吐き気がある時は，無理せず少しずつ頻回に与えます．
※脱水症状（口唇乾燥・目が落ち窪んでいる・皮膚の張りがなくしわしわ・顔色不良・尿量減少または尿が出ない）がみられたら，至急医師を受診しましょう．点滴などで，水分と電解質を補給します．

☐便秘：排便のリズムには，個人差があります．乳児では，2～3日に1度でも，定期的に，適度に軟らかい便をスムーズに排泄していれば便秘とはいえません．しかし，①排便が1週間以上ない，②毎回硬い便で，いきんでもなかなかでない，③今までより排便の量が少なく食欲がない，④おなかがパンパンにはっているなどのような場合は，便秘の可能性があります．

・便秘の対応：
◆肛門の刺激：綿棒にオリーブ油を浸し，肛門にそっと差し入れます．嫌がらないようなら，2～3分そのままにしておき，そっと引き抜きます．刺激ですぐに便が出ることがあるので，おむつは敷いておいたほうがよいでしょう．
◆浣腸：生後4か月を過ぎればグリセリン浣腸を行うことができます．浣腸器の先端にオリーブ油を塗り，肛門に挿入し液を注入します．浣腸器を抜いたらおむつで2～3分肛門を押さえて，液が漏れないようにします．

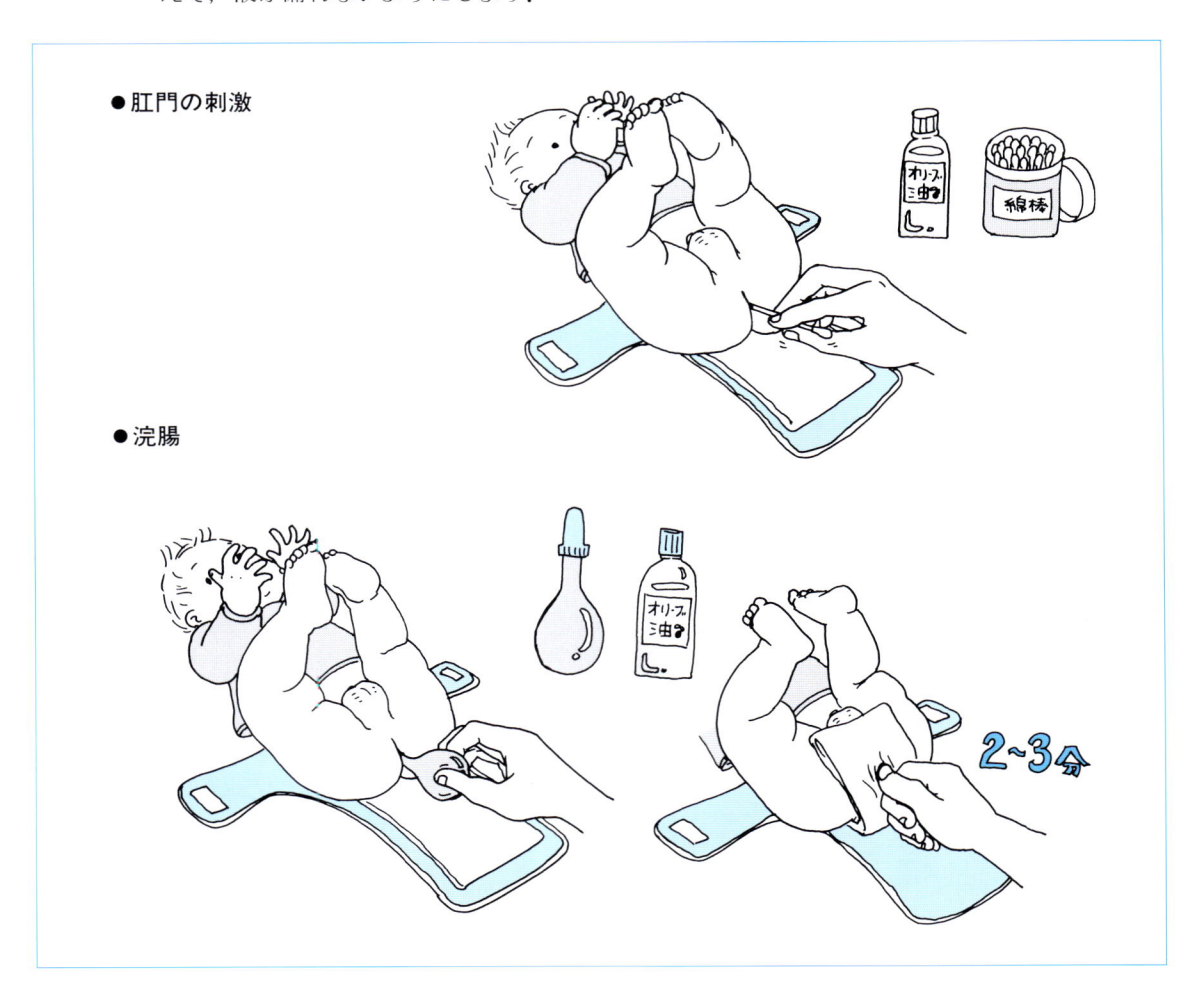

●肛門の刺激

●浣腸

- 便秘の予防：
    - ◆乳汁が中心の時期は，柑橘類の果汁や麦芽糖を与えてみる．離乳開始後は，線維分を多く含んだ野菜を与えます．離乳初期は，キャベツ・白菜・大根・カブなど．中期以降は，ほうれん草・セロリ・アスパラガス・ねぎなど．よく煮てからつぶして，おかゆに混ぜて食べさせます．
    - ◆習慣性の便秘の予防には，排泄のしつけの開始時が重要です．食事後に少し落ち着いたらトイレに3～5分座らせ，親が横で一緒に「う～ん」といきんであげるとよいでしょう．出なくても，長く座らせないようにして，これを毎日根気よく続けます．
    - ◆年長児の便秘では，まれに心理的ストレスによるものがあります．検査も異常なく，食事を工夫しても効果がない場合は，母親をはじめ家族の生活全般をふり返ってみることが必要です．

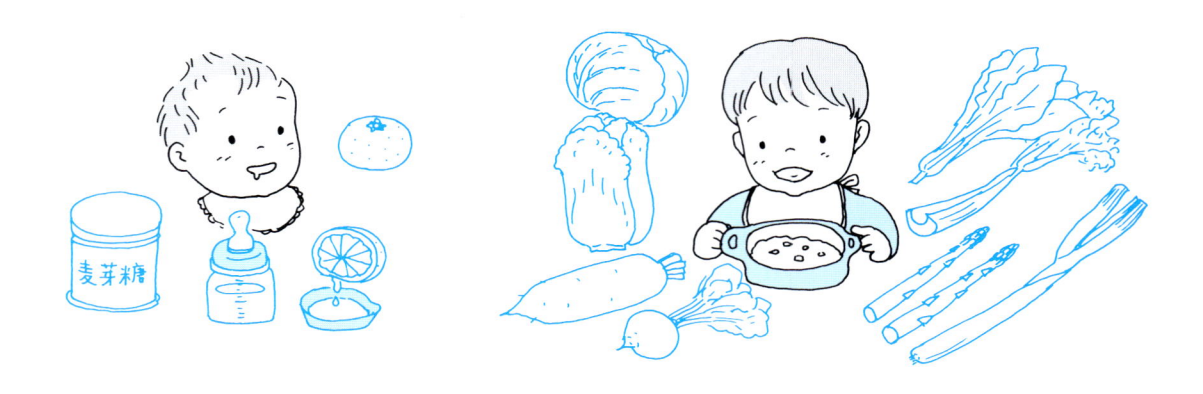

❏**退行現象**：排泄習慣が一応自立したようにみえた幼児が，排泄習慣がくずれて，再びおむつに後戻りすることもあります．環境の変化（長期の帰省や旅行）でタイミングが狂ったり，下の子の出生などによって情緒が不安定になったときにあらわれます．情緒の安定をはかり，もう1度ゆっくりしつけをし直しましょう．

❏**夜尿**：夜間，睡眠中に起こる無意識的排尿が夜尿です．3歳までは生理的とみなされますが，5歳以降も毎晩続くときは，夜尿症の疑いがあります．医師の診察を受けましょう．原因はさまざまですが，排尿機能の発達の遅れが基礎となっていることがあります．就寝前の水分制限や薬物療法が有効な場合もありますが，起こさず，あせらず，怒らずを原則として気長に対処する必要があります．

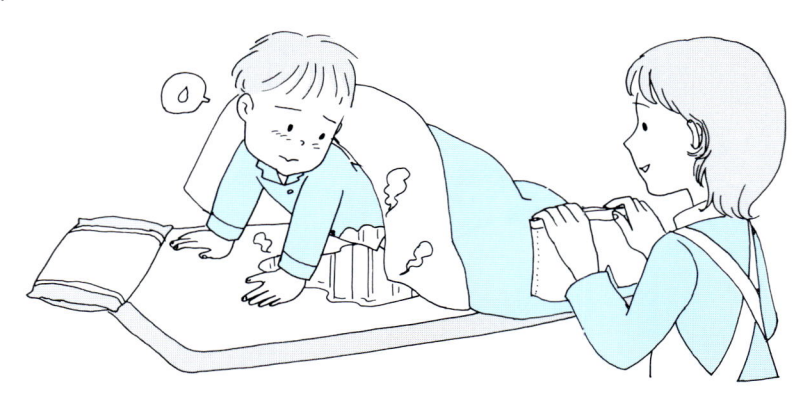

4　衣服

　自分の身繕いができることは大人への第一歩です．子どもの発達とやる気を見守り，手出しを我慢し，できたらほめて自立を助けましょう．

1　着脱行動の自立過程

- 1歳半～2歳：指なし手袋・靴下・帽子などを自分でひっぱって脱げるようになる．自分ですることに非常に興味をもつようになる
- 2歳：自分で衣服を脱ごうとする
- 3歳：自分で靴をはく
- 3歳半：自分で衣服を着ようとする
- 4歳：自分で脱いだり着たりすることが上手になる．シャツや上着の前と後ろを間違えなくなる．袖を正しく通す．服の前側のボタンをかける．自分でパンツをはく
- 4歳半：自分で靴下をはく
- 5歳：全部自分で脱げる
- 6歳：だいたいのものは自分で着脱できる

　（図3-11）は，子どもが一般的にできるようになる目安です．子どもによって一人ひとりできるようになる時期は違います．自立のためには，その子の運動機能の発達・知的機能の発達の程度をよくみて，それに合わせて，その都度具体的にわかりやすく教えましょう．大切なのは，大人が先回りしてやってしまわないこと，子どものやる気をみつけたら自分でやらせてみること，できたらほめること，動作が遅いからといって責めたり叱ったりしないことです．

2　援助のポイント

(1) 衣服の選び方・用い方

　子どもの衣服は，成長発達に応じた素材・大きさ・型などを選びましょう．

乳児の衣服

- 保温性・吸湿性・通気性に優れた，柔らかく，軽く，暖かいものを選びます．肌着には木綿が最もよいでしょう．化学繊維のものは，保温はよくても吸湿性・通気性に劣っているものは避けましょう．毛織物は暖かいのですが，えりや耳などがすれて赤くならないように注意します．厚手より，薄手のもののほうが重ねると保温力に優れ，気温に応じて調節しやすくなります．丈夫で洗濯しやすく，乾きやすいことが大事です．
- 着脱させやすく，体を動かしやすい，とくに足を自由に動かせるように，ゆったりした型がよいでしょう．ぶかぶか過ぎてもも動きにくいものです．普通は，前開き，首や袖口，おなかを締めすぎないデザインがよく．ひもはなるべく少なくし，ボタンはとれないようにします．袖口はゴムでないほうが適しています．生後2か月くらいまでは長着やベビードレス，その後は次第に体

年齢別にみる自立の程度

年齢	自立の過程	服装，働きかけ
1歳	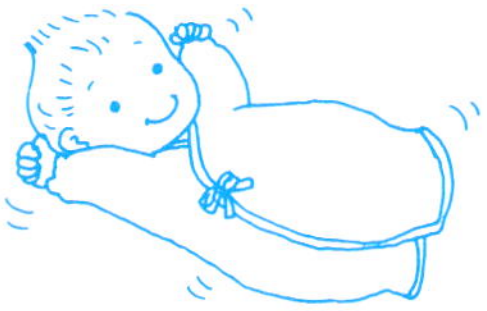	・寝ている間は，長着 ・動きが活発になってきたら上着とパンツスタイル．（つま先まで覆うカバーオールは運動に不向き） ・素足で物をさわったりふんばったりできるように室内ではなるべく靴下をはかせない．歩きはじめると靴下はすべりやすいからはかせる時は足底にすべり止めのあるものを使用する． 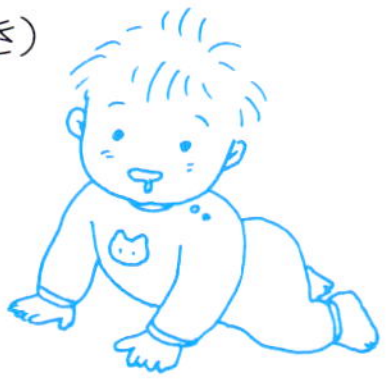
2歳	着ているものに興味をもつ．服をひっぱる．靴下をとる．帽子をとる．帽子をかぶる動作をする．	・歩きはじめの靴は柔らかい材質で底も柔らかいもの．（フェルト，皮，合成皮革） ・排泄時に便利な，ウエストがゴムのパンツと上着またはワンピーススタイル． ・歩行が上手になってきたら，足を圧迫しない足首でしっかり止まる編あげ，またはマジックバンドの靴．
3歳	脱ぎやすいものは脱げる． はきやすい靴ははける． ひとりで着ようとする． ボタンをはずせる．	・上着はTシャツや前あきボタンのもの，ワンピース，ウエストゴムのパンツ，半ズボン． （自分で脱いだり着たりしようとする） ・普段は自分ではきやすいズック靴．靴はそろえることを教える． ・脱いだ服の置き場所，たたみ方，着替えの衣類を自分で出すことを教える．
4歳	ボタンかけができる． パンツをはける． 靴下をはける． ひとりで脱げる．	・通園の準備としても，パンツをはいたりボタンかけができるとよい．はめやすい前ボタンの上着，ウエストゴムの半ズボン，ハンカチーフ，ちり紙その他の入る大きめのポケットがついている服． ・汗をかいたり，汚れたら着替える習慣を身につけさせる．
5歳	袖に手を通して着られる．	・幼稚園の制服も，自分で着脱しやすく動きやすくて洗濯しやすい材質，スタイルである． ・通園に帽子をかぶっていく．ハンカチ，ちり紙をもつ．
6歳	ひとりで着脱できる．	・ひとりで着脱でき，衣類を出したり，しまったり，洗濯かごに入れられる． 学用品などの自分のもち物の管理を含めての基本的生活習慣が身につくようにする． これらは就学の準備としても大切である． 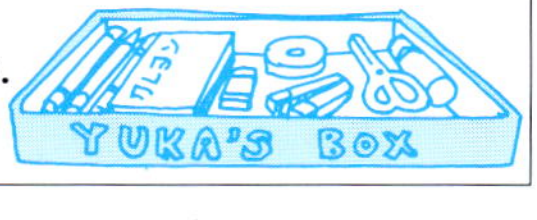

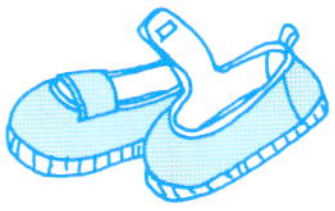

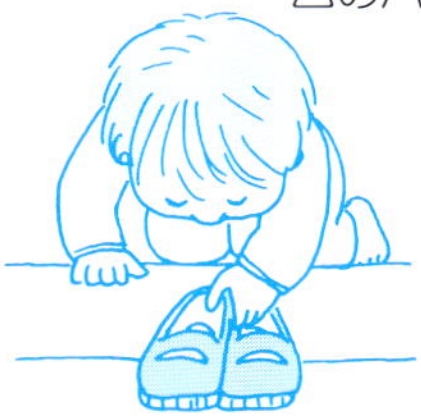

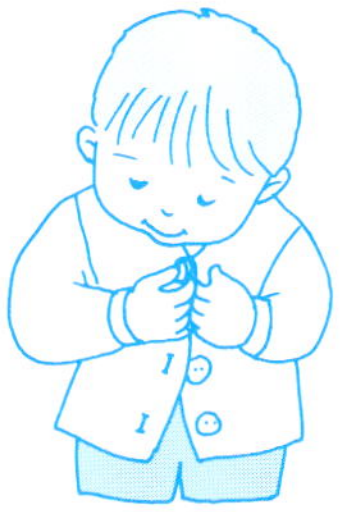

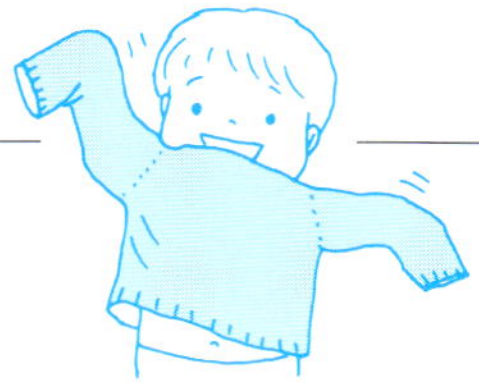

図3-11　年齢別にみる自立の程度（木口チヨ他：イラスト小児対症ケア，文光堂，1990，p.45より一部改変）

●新生児・乳児の衣服の例

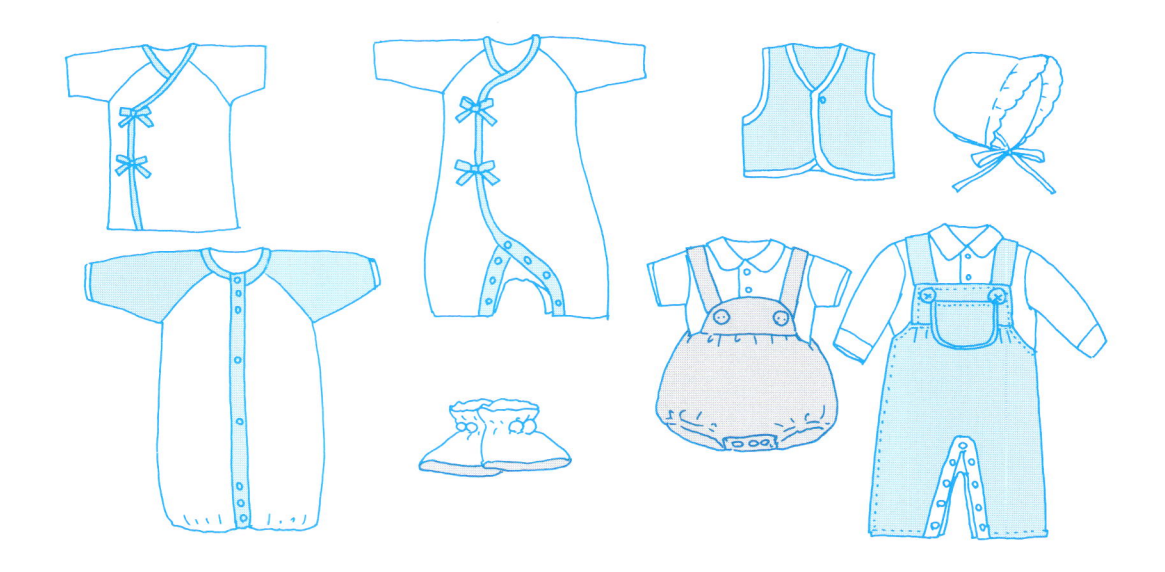

　動が活発になるので，上下別々のもの，8〜9か月は，はったり伝い歩くのに便利な，オーバーオールやロンパースが適しています．
☐生後1か月（冬では2か月）は，体温調節を考えて，少し多めに着せます．生後3〜4か月は大人と同じでかまいません．はったり伝い歩きをするようになれば，大人より1枚減らし，なるべく薄着にしましょう．夏は，汗を吸いとるよう薄い肌着を着せて，あせもを予防します．
☐手が冷たくても，足・腕・首が暖かければかまいません．寒ければ，頬の赤みがなくなり青ざめて，機嫌も悪くなります．背中に手を入れて，汗ばんでいなければ適当です．汗ばんでいたら，着せすぎということです．
☐**布おむつ・紙おむつ・おむつカバー**：排泄のページを参照．
☐**よだれかけ**：吸湿性のあるもの，防水性のあるものが適しています．表地が綿かタオルで裏がラバーになっているものが便利です．タオルで手作りもできます．首を締めるおそれがあるので，新生児には決して使用してはいけません．

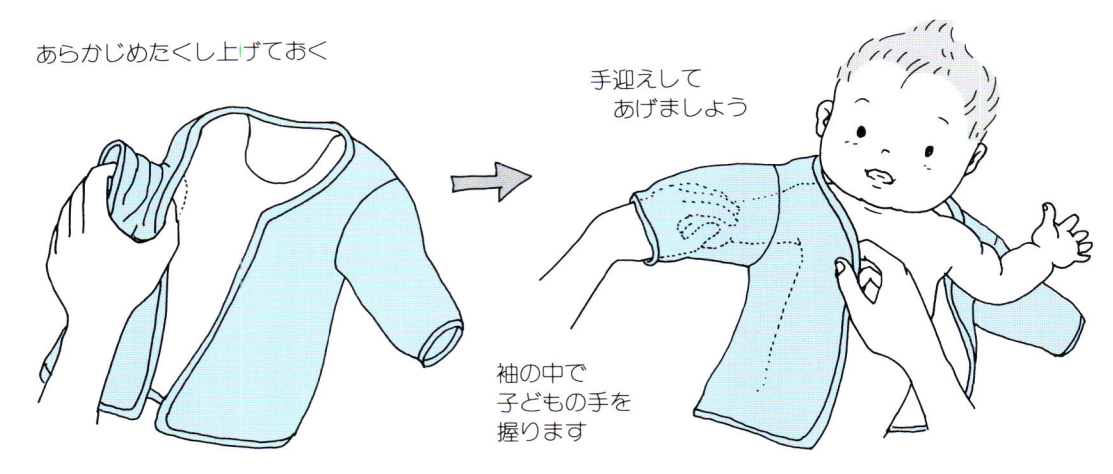

あらかじめたくし上げておく

手迎えして
あげましょう

袖の中で
子どもの手を
握ります

● 幼児の衣服の例

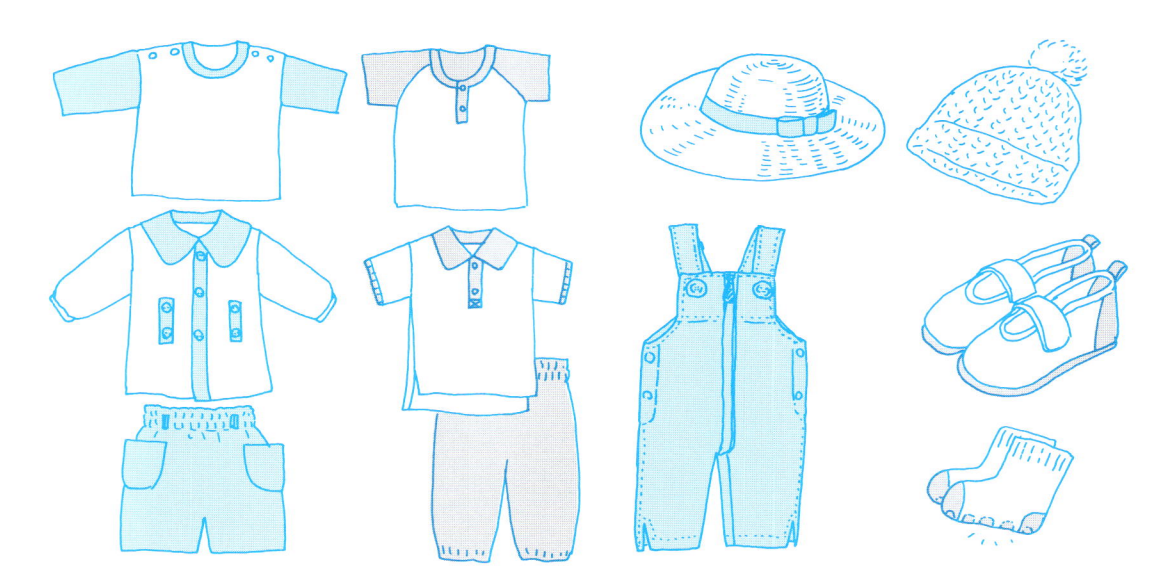

幼児の衣服

❏ 着脱に便利な上下別々のものが適しています．活発な動きでおなかが出ないよう，また身長に合わせて調節できるよう，上着とズボンをとめるボタンのついているものがよいでしょう．ボタンは大きめ（直径1cm以上）のものにします．子どもの年齢・個性に合ったもので，経済的，華美でなくとも，簡素な中にも清潔で，かわいい絵や柄のついたものがよいでしょう．そでとズボンのすそは，開きすぎていると危険です（少ししぼってあるとよい）．

❏ 靴

靴は，軽いこと，着脱のしやすいこと，すべらない工夫がされている（ゴムのすべりどめ）マジックテープつき，やわらかい素材（フェルト製・やわらかい皮製）が条件となります．

歩きはじめの時期は転びやすいため，踵のない平らな底で，指先は広くゆったりとして，履いた時にくるぶしが覆われる深さのものがよいです．2歳未満では，底の固さは大人の手で直角に曲げられる程度がよいでしょう．幼児の足は個人差が大きいので，足に合わせて調節できる形がよい．子どもの足はどんどん大きくなるので，足に合った大きさのものに，その都度替えていきます．大き過ぎる靴は，脱げたり，つまづいたりして危険な上，子どもが靴を左右逆に履いてしまう原因となります．

❏ 靴下

一般に乳幼児の手足が冷たいのは，産生された体温を適当に放散させているためです．靴下は，冷えを防ぐ以外は，なるべくはかせないようにします．はかせるなら，短い靴下にし，ゴムはきつすぎないようにすることが大切です．

❏ 帽子

夏の外出には，必ず日よけのつばの広い帽子をかぶらせます．冬の外出には，編みめの荒い毛糸編みの帽子が適しています．ずれて顔にかかっても，息がつまることがありません．

⑵ 更衣のテクニック
- ❏子どもは新陳代謝が激しいので，汗をかいたら，すぐ更衣させましょう．
- ❏吐乳時は，すぐ着替えさせましょう．
- ❏衣服にも，昼夜の区別をつけましょう．
- ❏左前にしないようにしましょう．
- ❏子どもに苦痛を与えないよう，手迎え・足迎えでうまく更衣します．
- ❏スキンシップや遊びの要素をとり入れて，楽しく更衣します．
- ❏日々の自立を助ける工夫をする機会です．

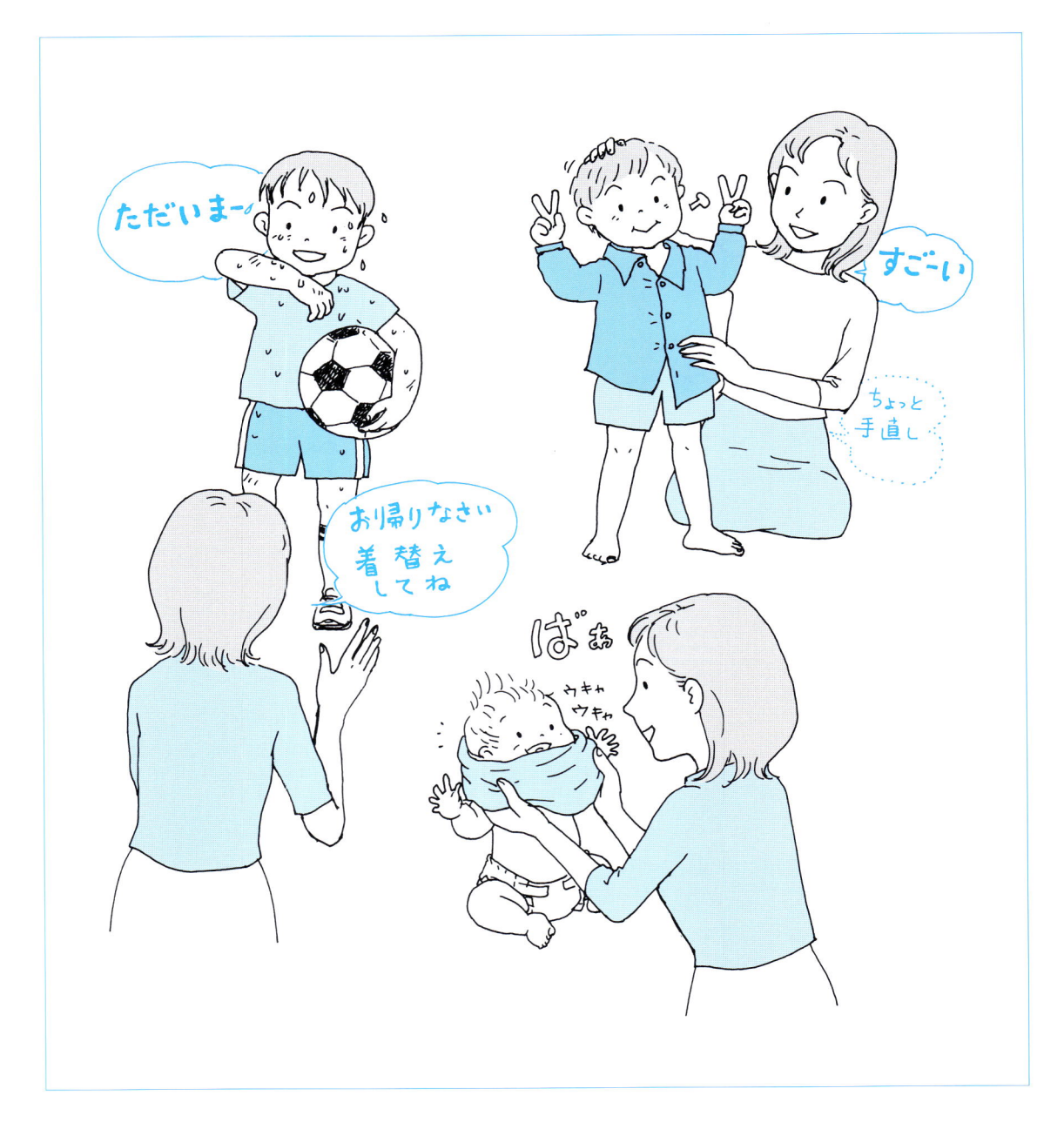

5　清潔

体を清潔にし，身だしなみを整えることは，自分でも気持ちよく生活できるほかにも，感染予防の意味や他人と生活するうえでのマナーでもあります．

1　清潔行動の自立過程

幼児期になったら，徐々にひとりで清潔にする習慣を養うようにしましょう．一般的には，2～5歳ごろまでの間に，おおよそ次のような順序で自立します．
- 2歳半：手を洗う．
- 4歳：歯をみがく，鼻をかむ，うがいをする，顔を洗う．
- 5歳：髪をとかす，入浴時，自分で体を洗う．

2　援助のポイント

(1) 乳児
- 入浴（沐浴）
  - **洗髪**：できるだけ毎日，少なくとも1日おきに入浴させましょう．生後1か月ごろまではベビーバスを使います．生後1～2か月になれば，大人と一緒に浴槽で入浴させてもかまいませんが，首がすわる3か月ころからがよいでしょう．その場合，家族の中で一番先に入浴させます．公衆浴場を利用する場合は，湯の汚れがないうちに混みあわない時間に利用しましょう．
  - **入浴の条件**：入浴は，授乳と授乳の中間のころがよい．授乳や食事の直後，空腹の時間は避ける．発熱があるとき，皮膚感染があるとき，体調の悪い（と判断される）時は入浴はやめる．時間は，なるべく暖かい時刻，午前10時～午後2時くらいが適当．
  - **用具（下図）**：浴槽（ベビーバス）・洗面器・湯温計・バスタオル・タオル・洗い布（清拭タオルまたはガーゼ）・石けん（刺激性の少ない良質のもの）・さし湯・綿棒・脱脂綿・ベビーオイル・くし・おむつ・肌着・上着など．

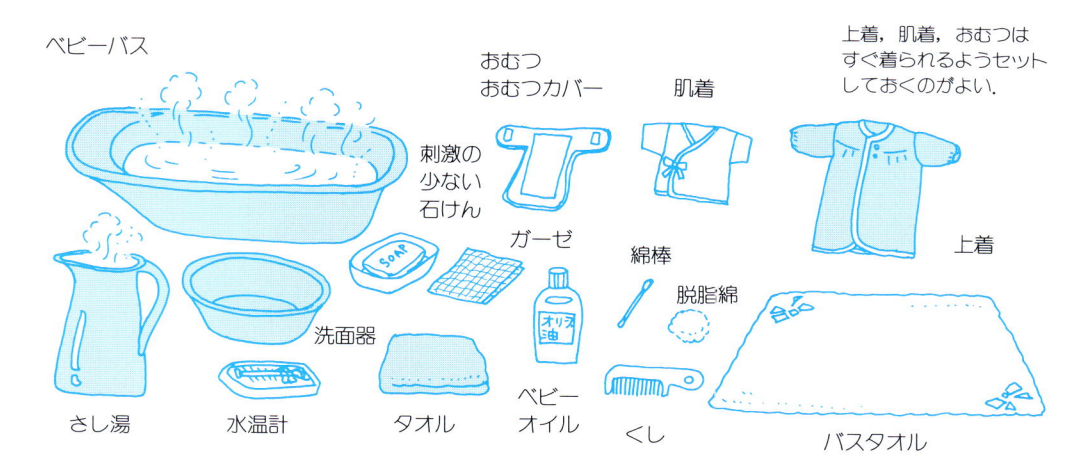

- 準備：用具をそろえ，バスタオルや着替えの用意をする．お湯を浴槽に入れ，温度38～39℃とする．洗面器かピッチャーに50℃くらいのさし湯を用意する．
- 洗い方/沐浴のいろいろ

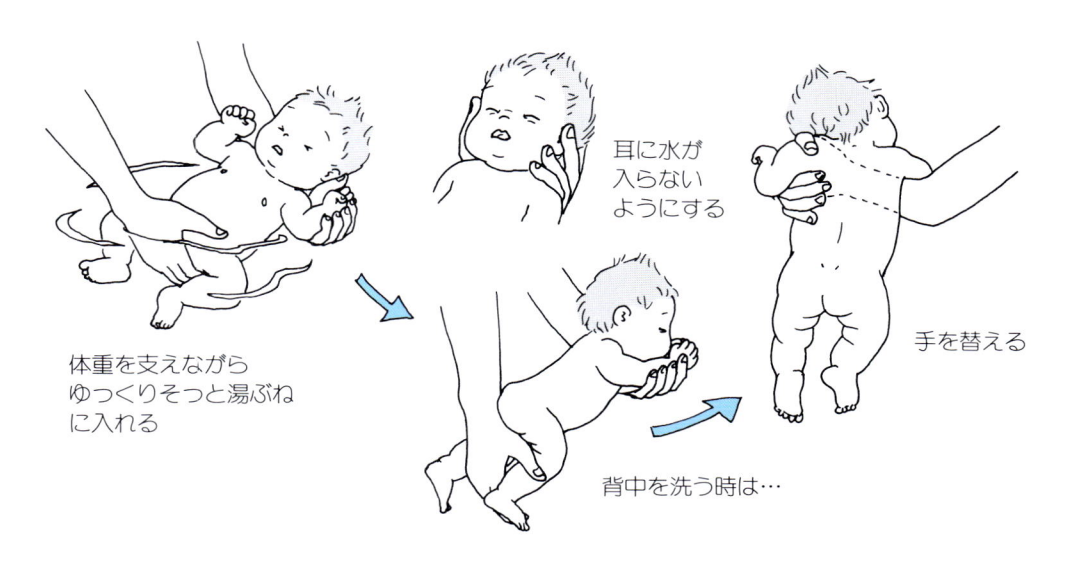

体重を支えながらゆっくりそっと湯ぶねに入れる

耳に水が入らないようにする

背中を洗う時は…

手を替える

① 自分の上腕にお湯をかけてみて，温度を確認する
② 子どもの着物を脱がせ，両手でしっかりと体を支え，足先からそっとお湯に入れる
③ ごく小さいうちは，頭を両耳のところで支える方法もよい．耳にお湯が入らないように注意すること
　・新生児では，沐浴布にくるんで入れる方法もよい．手足をくるんで押さえていると，驚いたりびくっとしたりすることがなく，じっとしている
④ 肩までお湯に入れる．お湯につかったら，右手を離す
⑤ ガーゼを上がり湯に浸し，軽く絞って，洗面の要領で拭く
⑥ 手をお湯で濡らし，石けんをつけて頭を洗う．頭頂部の汚れがたまりやすい部分は丁寧に洗い，浴槽のなかで汚れを洗い流す
⑦ 耳の後ろもきれいにする
⑧ 首，腋下，上肢，下肢，鼠径部の順に洗ってゆく．汚れのたまりやすいところは念入りに洗うが，あくまでも子どもの状態をみながら，疲労させないようにする．汚れがひどい場合は，無理に一度に落とそうとしないことです
⑨ 子どもの手はしっかり握っているので，お湯のなかで開かせて洗いましょう（手のひらを下に向けると手が開きやすい）
⑩ 体の向きを変えて背部，外陰部を洗う
⑪ もとの体勢に戻し，お湯につけ，上がり湯の温度を確認してから上がり湯を足もとからかけ，お湯からあげる
⑫ バスタオルで押さえるようにしてよく水分をとり，服を着せる．体に傷があったり，まだへその緒がついていたりする場合は消毒する

☐　頭を先に洗う方法では，
　① 　着衣のまま顔を拭く
　② 　着衣のまま抱いて，浴槽のなかで頭を洗う
　③ 　以後は，一般の沐浴と同じように体を洗う
☐　先に石けんをつけて浴槽に入れる方法では，
　① 　着衣のまま顔を拭き，頭を洗う
　② 　布団の上にビニールシートを敷き，バスタオルまたは着ていた衣服の上で，手にお湯をつけ濡らしながら石けんをつける
　③ 　体を支える部分の石けんをよく拭きとってからお湯に入れて，石けんを洗い流しながら沐浴する
　・石けん・入浴剤：石けんは汚れを落とし脂漏のたまるのを防ぐ．入浴剤は皮膚を保護する作用があり，すべすべした感じを与え，汚れを落とす作用は石けんよりも弱い．目的に応じて使い分ける．

◻︎体の各部の手入れ：
　・顔は，ハンドタオルや清潔なガーゼなど柔らかい布を，お湯にしめらせて拭く．
　・目尻の汚れや目やには，清潔な脱脂綿を湯に浸して拭く．
　・耳介や耳の中の汚れもとる．耳あかは，入り口の部分だけを拭きとる．乳児の外耳道は短いので，奥まで綿棒を入れると鼓膜を傷つけることがある．
　・鼻の中は綿棒で掃除するとよい．小鼻のわきには，脂肪や汚れがたまりやすい．
　・口もとのミルクや食べかすの汚れに気をつける．

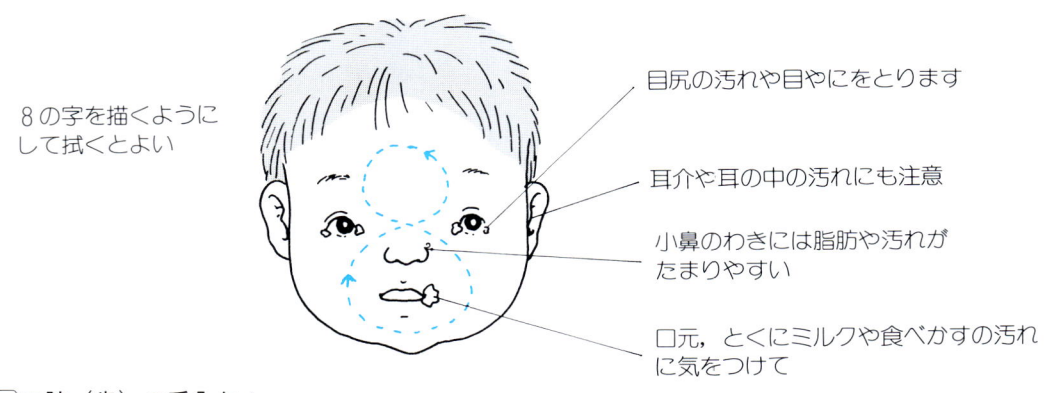

8の字を描くようにして拭くとよい

目尻の汚れや目やにをとります

耳介や耳の中の汚れにも注意

小鼻のわきには脂肪や汚れがたまりやすい

口元，とくにミルクや食べかすの汚れに気をつけて

◻︎口腔（歯）の手入れ：
　・歯がはえるまでは，虫歯予防のためにも，食後，白湯かほうじ茶，麦茶などを飲ませる．
　・口の中をガーゼで拭かない．
　・歯がはえたら，水はみがきのけいこを行う．歯磨粉はつけず，必ず大人がそばにつく．自分で歯みがきできない場合は，大人が手を添える．
　・奥歯（乳臼歯）がはえたら，寝かせて大人が磨く．
　・自分でできる場合も，声かけをして注意する．
　・病気の早期発見のために，口の中を時々観察する．
　・乳児用の歯ブラシや歯みがき粉を使うのもよい．

☐　爪は1週間に1回，日を決めて切りましょう．大人用の爪切りではなく，乳幼児用を使いましょう．

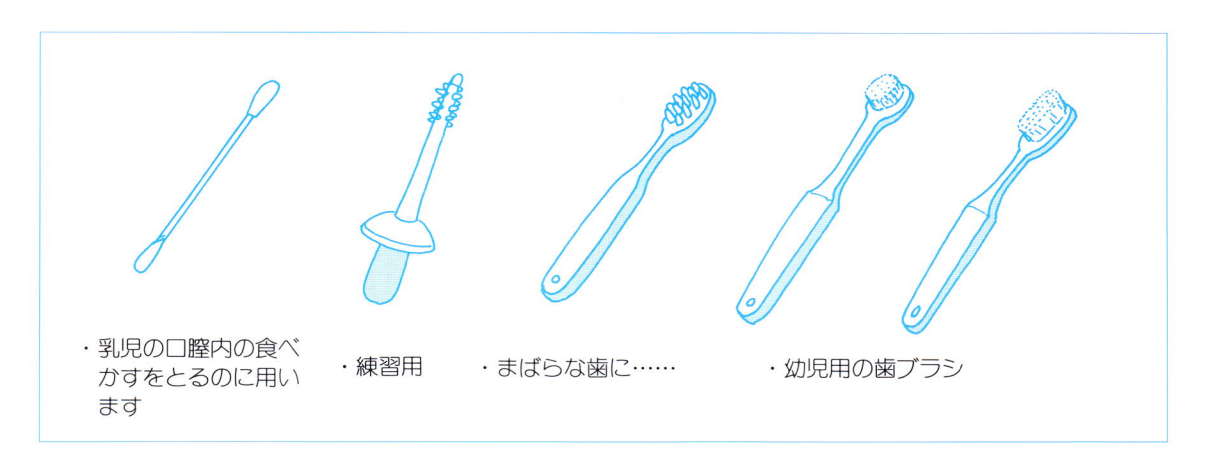

・乳児の口腔内の食べかすをとるのに用います　・練習用　・まばらな歯に……　・幼児用の歯ブラシ

(2) 幼児

　清潔習慣のしつけとして，洗顔・手洗い・歯みがきを少しずつ教えましょう．また，うがい，鼻かみ，髪をとかすことなども，できるようにしましょう．

　清潔習慣の基礎となるのは，「清潔にすると気持ちがよい」という体験です．手洗いを強制したり服の汚れを気にする親のもとでは，子どもはのびのびと砂遊びや水遊びができません．子どもは自発的にやってみて，気持ちよい，おもしろいと感じられると，また自分からやってみようという気持ちになります．

❑**洗顔・手洗い**：朝起きた時に顔を洗うこと，食事の前・用便のあと・外から帰ったときは手を洗うことを覚えさせましょう．

❑**歯みがき**：朝起きた時，毎食後，寝る前には歯を磨くことを教えましょう．1～2歳では，自分1人では難しいので大人がそばで手伝うようにしましょう．自分でみがくことができるのは，早くて3歳，普通は4歳ころです．

❑**うがい**：口の中の水を吐き出せるようになったら，うがいの習慣をつけさせます．ブクブクからガラガラへ．

❑**鼻かみ**：2歳ころになったら，鼻を片方ずつ押さえて，チーンといって，鼻水を出させてみましょう．自分で鼻がかめるようになるのは4歳ごろです．

❑**入浴・洗髪**：活動が活発になり，汗をかき，汚れも多くなるので，毎日入浴させる習慣をつけさせます．頭を洗うのをいやがる場合は，シャンプーハットの利用や乾いたタオルで目を押さえさせるなど工夫します．自分で頭を洗えるようになるのは，普通，小学校に入ってからです．それまでは親が手伝いましょう．

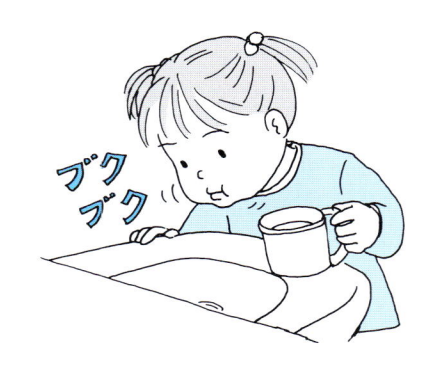

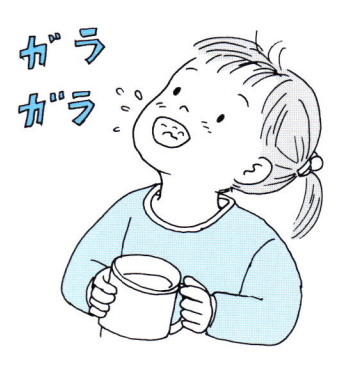

6 住居環境

子どもが1日の大半を過ごす住居環境を，子どもの健全な成長発達の視点から考えましょう．

1 居室の衛生

☐ **位置**：日あたりを考えて，東南に開放された部屋を選びましょう．それができない場合は，1日1回は，直射日光がさしこむ部屋にしましょう．

☐ **室温・湿度**：室温は冬期20℃前後，夏期26～28℃で，湿度は50～60％くらいが適当です．新生児は，外界の温度に適応力がないので，冬は，布団を多くしたり，部屋を暖めたりしましょう．

乳幼児が自由に行動できるためには18℃あればよく，あとは衣服で調節します．冬は，室温が10℃以下になったら，暖房が必要です．

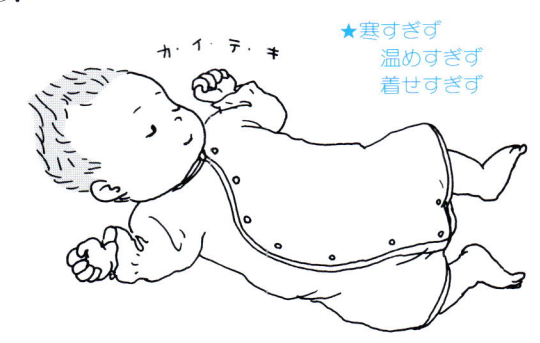

★寒すぎず 温めすぎず 着せすぎず

- 電気ストーブや電気カーペット，パネルヒーターは，空気を汚さない．
- 石油ストーブやガスストーブは効率がよい．
- 断熱効果を上げるために，カーテンは必ず用いる．
- 暖房器具の使用により，部屋が乾燥しがちになる．さまざまな方法で加湿に配慮する．夏は，普通は扇風機でよい．
- 扇風機は乳児から2mは離し，直接風があたらないようにする．
- クーラーを使う場合，室温25℃以下にしない．外界との温度差は5℃以上にならないようにする．乳児の部屋は，大人の好む温度より，1℃高く設定しておくとよい．
- 同時に扇風機を使うと，クーラーの温度設定を低くしなくても，涼しく感じられる．

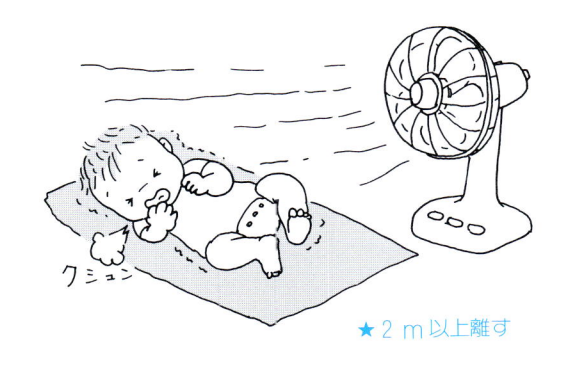

★2m以上離す

☐ **換気**：
- 冬，暖房器具を使う時は，一酸化炭素中毒の防止のために，換気を十分しましょう．乳幼児は，大人より一酸化炭素に対する抵抗力が弱い上，最近は戸や窓わくがアルミサッシとなって，隙間風が入らず，換気が不十分となりやすいのです．一酸化炭素は，無色・無臭なので気がつかないうちに中毒状態（頭痛・めまい・嘔吐・痙攣）に陥る危険があります．1時間に1～2回，5分間くらいの換気を心がけましょう．
- 夏は，できるだけ自然の風通しをよくして，涼しくしましょう．

- 乳幼児のいる部屋では，家族はタバコは吸わないようにしましょう．「受け身の喫煙」「間接喫煙」は，次のような害があります（タバコを吸った時，口の中に入る煙よりも，燃えているところから出る煙のほうがアンモニアが多く，ニコチンの刺激性が強くでる．タバコの煙の一酸化炭素を吸うことも害がある．子どもが呼吸器の病気にかかる率が高い）．煙がこもってしまわないよう，部屋の窓を開ける，換気扇や空気清浄器を使用することも考えましょう．

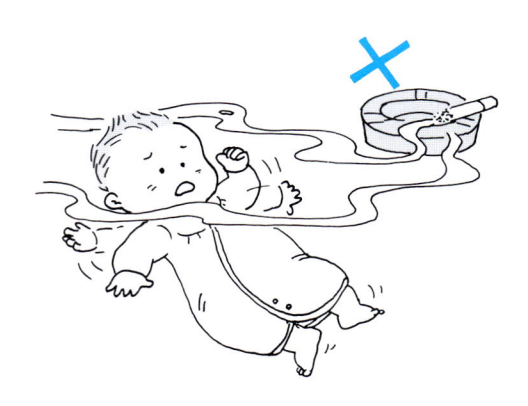

❏ **採光**：採光は，どの年齢の子どもでも，できるだけ自然採光にしましょう．とくに乳幼児の部屋は，日光が入ることが望ましいのです．窓際に近すぎて，直射日光が当たる場合は，カーテンやブラインドで調節します．

❏ **清掃**：
- 乳幼児は，室内をはいまわったり，なめたり，汚れた指をしゃぶったり，手あたり次第に物を口に入れたりします．部屋は，たびたび掃除をして，清潔にしておきましょう．
- 室内の掃除をするときは，乳児は他の場所へ移しましょう．なるべく埃を舞い上がらせないよう，濡れた雑巾や化学雑巾，電気掃除機がよいでしょう．電気掃除機の排気口は，部屋外に向け，乳幼児に直接向けないようにしましょう．はたきをかけて埃が舞い上がると，1～2時間後に落下してきます．掃除中も後も，戸や窓を開けて，十分に換気します．
- 乳幼児は何でもなめたり口に入れるので，おもちゃや寝具を洗ってきれいにしておくことは大切です．とくに病気や障害がない状態ならば，徐々に抵抗力をつけるためにも，消毒薬や抗菌された物の使用はほどほどにしましょう．
- 乳幼児の部屋は，できるだけ物を置かず，掃除をしやすいようになるべく簡素にしておきましょう．

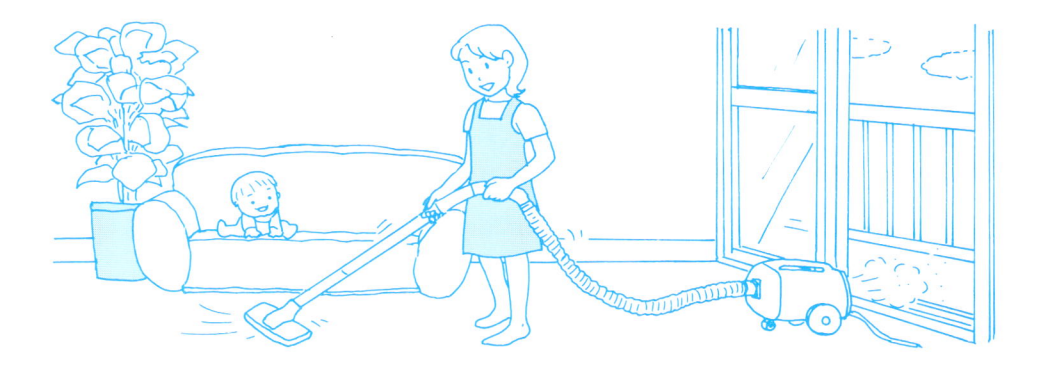

2 危険防止

子どもの生活環境には，潜在的に危険な物が数多くあります．危険な物をすべてとり除くことは，現実的には不可能であり，子どもの成長発達のためには，ある程度の体験も必要です．

※家の中の危険個所・危険物とその予防・対処方法については，「8．安全（100頁）」の項で詳しく述べます．

7 健康の増進

1 乳児期

(1) 外気浴

わが国では長い年月にわたり，成長期の小児の日光浴が勧められてきました．それは，日光中の紫外線が皮膚の中のプロビタミンDを活性型のビタミンDに合成し，これが腸管からのカルシウムの吸収を促進し，骨の成熟に役立つという理由からです．実際，ビタミンD欠乏性くる病が多かった時代には，その有力な予防手段として，広く推奨されていました．しかし，住居構造や住居環境が改善され日照条件もよくなり，乳幼児の栄養水準も改善された現代では，食物からビタミンDは十分摂取できると考えられるようになり，日光浴を推奨する理由が乏しくなりました．最近では，紫外線照射と皮膚がんとの関連性が指摘されるようになって，乳児の日光浴は有害ともいわれ，乳児を外気や温度差に慣らすのは外気浴だけで十分という考え方に変わっています．平成10年度の母子手帳からは，日光浴という言葉はなくなりました．

外気浴の目的は，皮膚を，外気ことに冷たい空気に触れさせることで，皮膚を刺激し新陳代謝の機能を活発にします．鼻の粘膜や皮膚が気温の変化に順応するようになります．また，戸外に連れて出ることは，連れて出る大人も乳児もよい気分転換になります．具体的な方法と注意点は次のとおりです．

☐特別な病気がない限り，生後1か月になったら，開始する．はじめは5分間くらいにして，次第に時間を増していく．
☐抱いて戸外を散歩するだけでよい．曇の日でも，少しくらいの風の日も続ける．
☐首がすわる生後3～4か月には，うば車に乗せて散歩するのもよい．生後1年ぐらいになったら，1日に2時間くらい外で過ごすようにする．
☐気温が高く紫外線が強い夏季の日中（午前11時～午後3時）は，外気浴は避ける．
☐夏季に外出するときは，必ず顔や首すじなどを保護するために，つばの大きな帽子をかぶせ，日焼け止めクリーム（大人と同じものでよい）を塗る．ただし，大人より肌が敏感な子どものために，乳幼児専用の日焼け止めクリームもある．
☐寒い日，風のある日は，防寒具を十分に着せる．
☐人混みの多い場所は避ける．
☐寒い季節は，1日2回は室内で窓を開けて換気をして，外気に触れさせる．

(2) 赤ちゃん体操

乳児期は神経も未発達であり，筋肉を鍛えても効果は期待できません．赤ちゃん体操は，体の自然の動きを助けて，発育を促します．あくまでも体操の主役は乳児であり，親が運動させるのではなく，親は乳児の動きを手伝う補助役です．赤ちゃん体操は運動遊びと考えて，親と子の楽しい遊びの時間にしたいものです．具体的な方法と注意点は次のとおりです．

☐月齢にしたがって発育に応じた体の運動をさせる．
☐乳児の体の動きに応じて体を動かす．

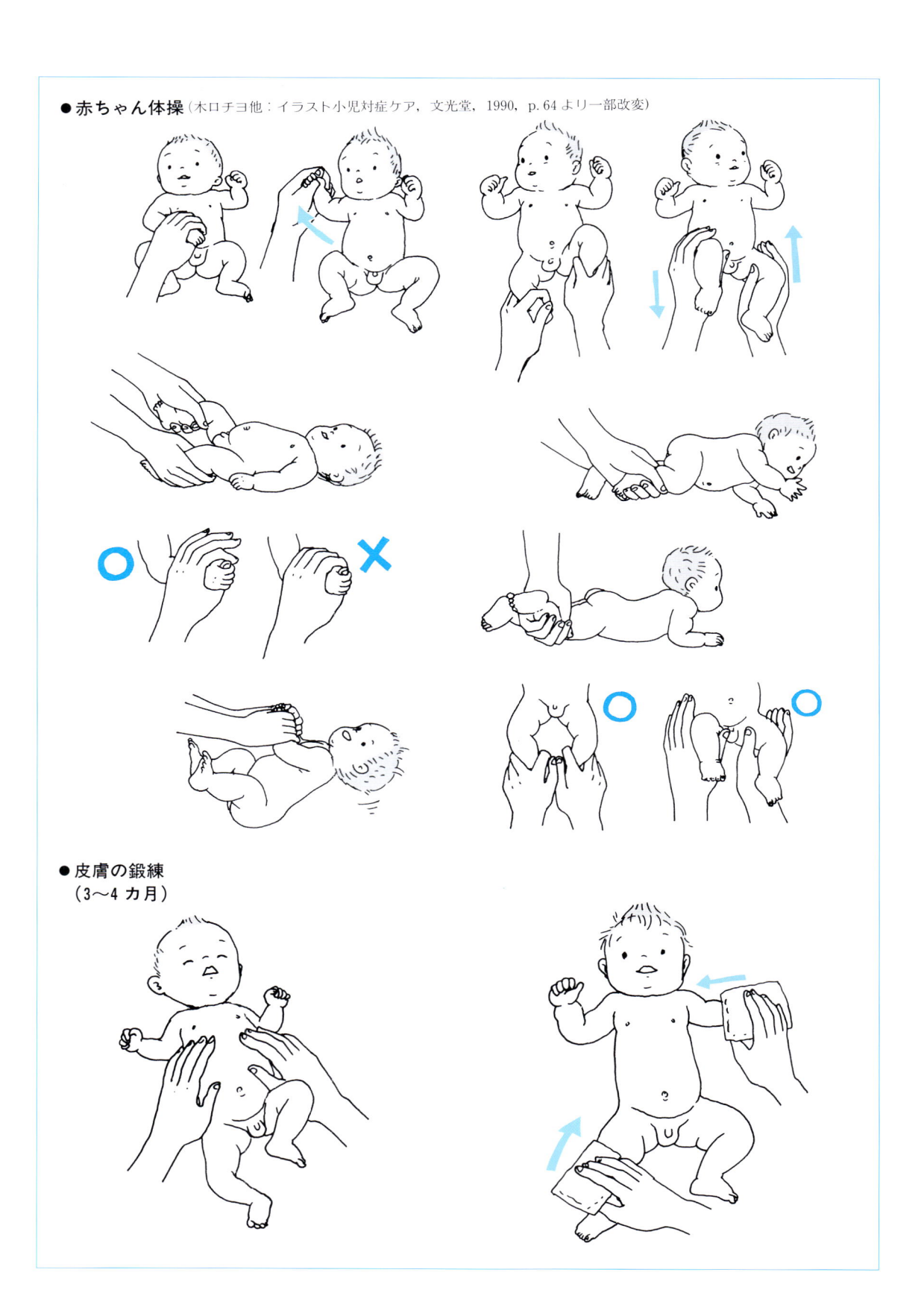

● 赤ちゃん体操（木ロチヨ他：イラスト小児対症ケア，文光堂，1990，p.64より一部改変）

● 皮膚の鍛練
　（3〜4カ月）

- ❏無理強いしない．いやいややらされているという顔の時は，すぐやめる．
- ❏手首をしっかり握らない．乳児に親の指を握らせ，親の人差し指を手首に回す．4本の指を回して手首をつかんではいけない．乳児の腕を引き上げる時も，親指だけ頼るようにする．
- ❏足首もしっかり握らない．親の人差し指と中指を開いて足首をはさみ，親の手のひらの中の足の甲を包むようにする．足を横からしっかり握ってはいけない．
- ❏生後4か月ごろに，仰向けに寝かせたところから，体を引き起こす時に，手首をひっぱると肘を痛める心配があるので，肘の上方を握って引き起こす．

(3) 皮膚の鍛錬

皮膚を摩擦することは，血行をよくし，自律神経系を刺激し，全身の機能を活発にします．

- ❏生後1～2か月くらいは，手でこするだけでもよい．3～4か月になったら，柔らかいタオルで乾布摩擦をする．
- ❏心臓に向かってこする．つまり，腕は手から肩に向かい，足は足首からももに向かってこする．胸や背もこする．
- ❏1回に5分くらいでよい．

(4) ベビースイミング

ベビースイミングは，水に慣れさせること，親子の関係をよくすることが，主な目的です．溺水防止には役立ちません．

- ❏先天性の疾患が発見される生後6か月以後からはじめる．
- ❏シャワーやプールサイドで水かけ遊びなどをして少しずつ水に慣れさせていく．
- ❏発育状態や慣れに応じて，親に抱かれて腰かける，うつむいたりあおむけでするキック，プールサイドから親に向けて一気に泳がせる，飛びこみ，板キック，背面キック，もぐりながらの息つぎなどを，楽しんで行う．
- ❏潜水の時間は5秒くらいが適当とされている．
- ❏終わったら，温水シャワーで目や体をよく洗う．
- ❏水を飲みすぎて起こる水中毒（元気がなくなる，吐く，ひきつける）に気をつける．

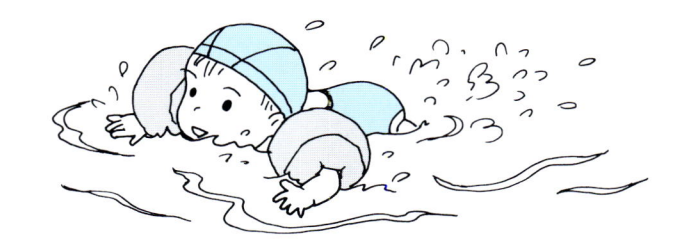

2 幼児期～学童期

(1) 皮膚の鍛錬

風邪をひきやすい子や喘息児は，皮膚の鍛錬（乾布摩擦，冷水摩擦，水かぶり）をすることで，皮膚や呼吸筋に分布する自律神経を刺激して，寒冷に対する抵抗力を増したり呼吸機能の改善に役立ちます．

- ❏**布摩擦**：乾いたタオルで腕や胸，腹，背中などを，心臓に向かって，皮膚が少し赤くなるまでこする．

❏水かぶり：風呂あがりに行う．最初は手足からはじめ，徐々に水をかける部分を広げていく．冬季は，水かぶりのあと，もう1度風呂に入ってもさしつかえない．

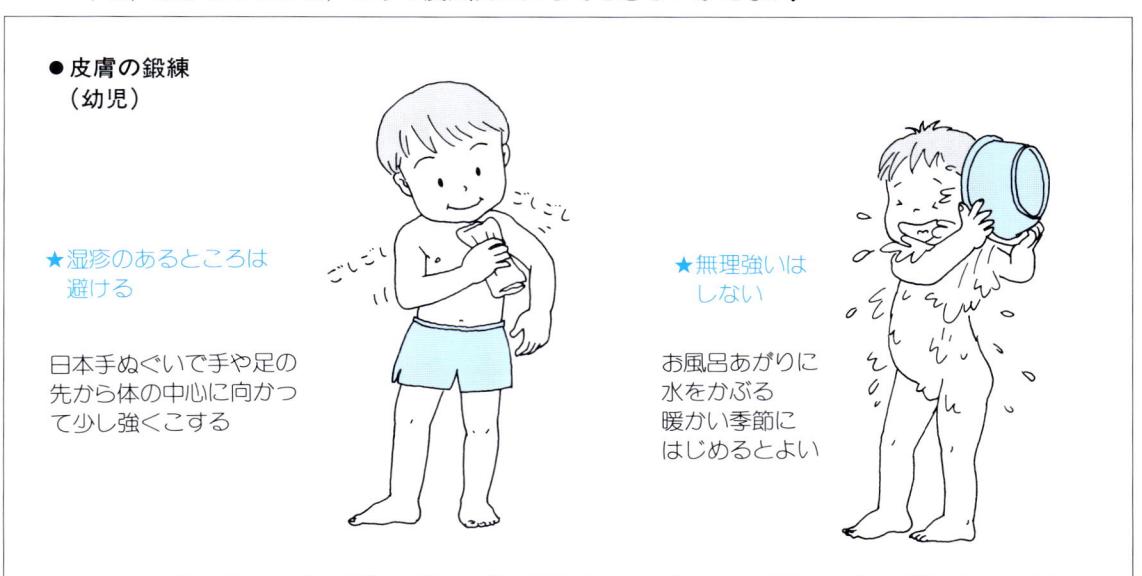

●皮膚の鍛練
（幼児）

★湿疹のあるところは避ける

日本手ぬぐいで手や足の先から体の中心に向かって少し強くこする

★無理強いはしない

お風呂あがりに水をかぶる暖かい季節にはじめるとよい

(2) 幼児と運動

幼児期は，呼吸・循環などの持久力となる機能の発達や，神経細胞の成熟によって，いろいろな運動がうまくできるようになります．しかし，筋肉の力を多く必要とする運動には，まだ限界があります．

幼児の運動（体育）は，体を鍛えるというよりも，発育を促すことと考え，遊びと関連づけて楽しく行いたいものです．意義としては，以下のようにいわれています．

❏運動機能の発達とともに，調和のある身体発育を促す．
❏いろいろの経験ができ，知能の発達も促す．
❏体を動かすことに喜びを感じ，運動欲求を満足させる．
❏精神的緊張が解消し，情緒が安定する．
❏やりとげる意志力や，やってみる勇気を養える．
❏集団の中での協調性や我慢など，社会性が育つ．
❏健康や安全に対する積極的態度，能力，習慣を養うことができる．

幼児の運動（体育）を行うときの注意点は次のとおりです．

❏年齢・発達段階の特徴に合わせて行う．
❏体力や能力には個人差があることを認識する．
❏筋力を多く必要とする運動より，運動神経の発達を促す運動がよい．歩く，走る，跳ぶ，投げるなどが基本．
❏遊びの中で，楽しく運動（体育）ができるようにする．
❏自然（土，水，日光，風，青空）に親しむ．
❏運動（体育）が苦手，下手，意欲がない，過保護の場合，無理に強制しない．また，励ますだけでなく一緒に行う．

8 安全

大人には，子どもたちが健全に成長発達していけるよう，その安全を守り，また子どもが自分自身の安全を守れるよう教育する義務があります．

1 事故

(1) 乳幼児に起きやすい場所別事故

乳幼児の場所別事故の具体例と，事故防止のポイントを示します．

家庭内

①浴室：浴槽への転落による溺水，全身やけど．
  - 防止：浴室のドアに鍵，浴槽の残り水は抜く，浴室で遊ばせない，入浴時は子どもから目を離さない，浴槽のふた，滑りやすいマット類の使用禁止．

②洗面所・トイレ：化粧品・洗剤・薬品などの誤飲，洗濯機内への転落
  - 防止：化粧品・洗剤・薬品などは子どもの手の届かない場所に保管し，床には置かない，洗濯機のそばに踏み台になる物は置かない．

③台所・リビングルーム：火傷・切り傷
  - 防止：調理（とくに揚げ物）時に子どもを近づけない，鍋・炊飯器・トースター・電気ポットなどは手の届く範囲に置かない，包丁・ナイフ・はさみの保管，テーブルクロスは使用しない，コンセントカバーの使用．

④寝室（ベビーベッド）：窒息，不慮の墜落
  - 防止：敷き布団・マット類はある程度の硬さが必要，うつぶせ寝は危険，ベッドの柵の間隔8.5 cm以下，柵の管理．

⑤階段：転落（とくに歩き初め～2歳児が多い）
  - 防止：乳幼児用移動防止柵の取りつけ，階段に物を置かない，明るくする，設計段階での考慮．

⑥ベランダ：墜落・転落
  - 防止：床面からの高さ110 cm以上，足がかりのない，縦格子幅11 cm以内の柵，踏み台になるような物を置かない．

⑦ドア・窓ガラス：ドア・窓ガラスに手指をはさまれる．
  - 防止：ドアが急に閉まらないようあおり止めやストッパーをつける，ドアのそばで遊ばせない，強化ガラス・合わせガラスの使用，ガラス戸の近くにテーブルや椅子を置かない．

⑧おもちゃ：誤飲，切る，突き刺す，はさむ，巻きつく
  - 防止：年齢・発達にあった物，突起物の有無の確認，STマークやSGマークの確認．

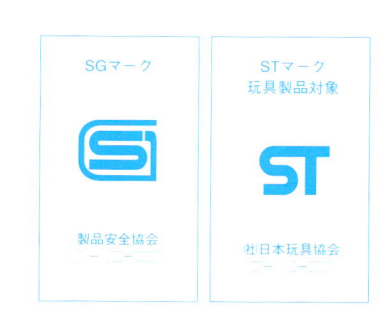

● 家庭内で起きやすい事故

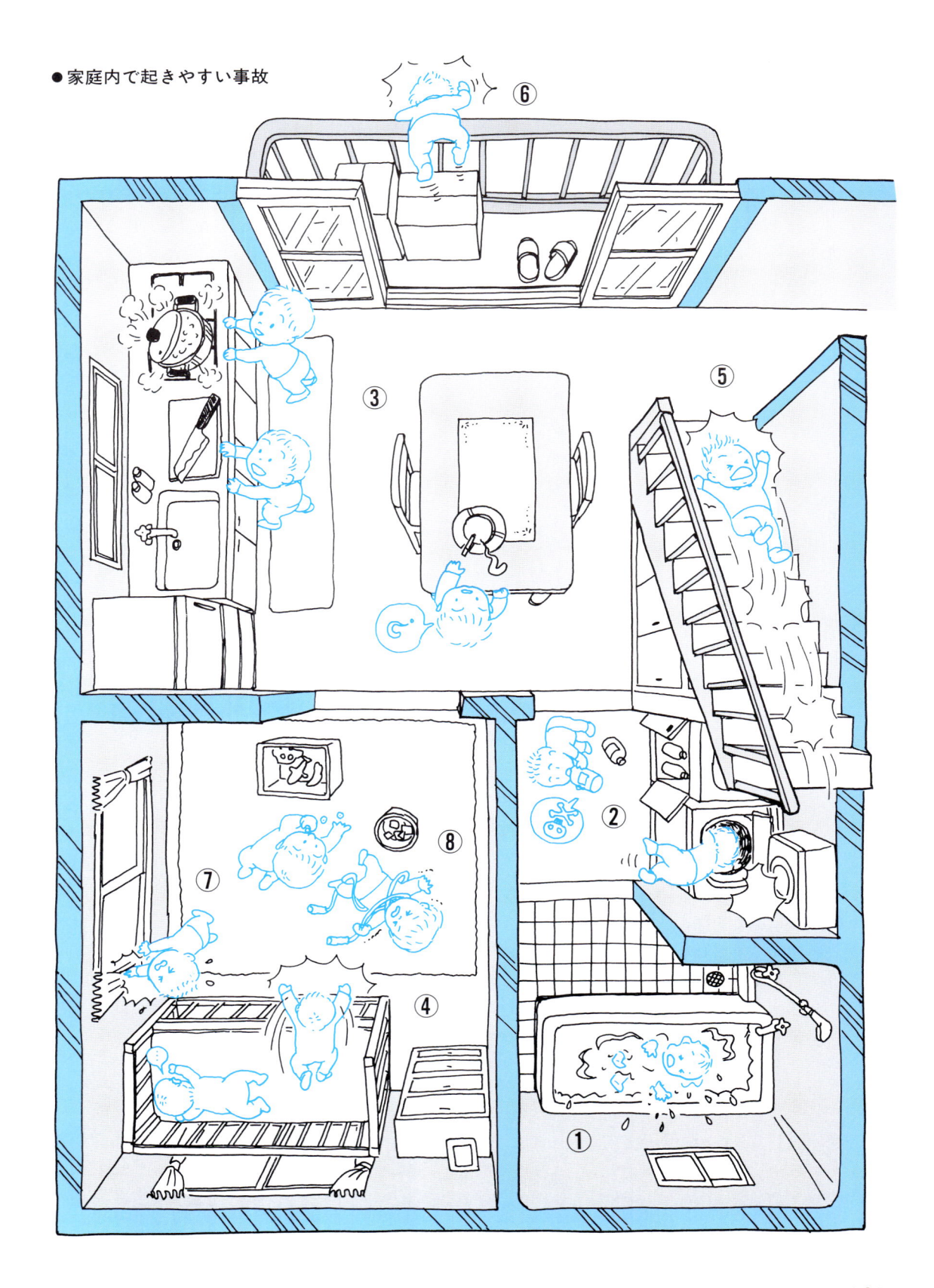

屋外

①公園のすべり台・ブランコ・鉄棒・シーソーなどからの転落・ぶつけるなど，先の尖った物や木の枝などによるけが
  ・防止：能力に合った遊具を選ぶ．遊びのルールをしつける．大人がそばで安全確認する．
②電車・エスカレーター・自動ドアなどで，はさまれる・まきこまれる
  ・防止：乳幼児だけで乗せない．必ず大人とともに．子どもの手首をしっかり握り離さない．
③デパートやスーパーの買い物カートからの転落
  ・防止：買い物カートはベルト付きの場合は必ずベルトを着用する．子どもの動きから目を離さない．買い物かごを置く部分には子どもを乗せない．
④道路での飛び出しによる交通事故
  ・防止：車道側を歩行させない．大人が車の通る側を歩く．飛び出さないよう，その都度しつける．子どもの手首を握り目を離さない．
⑤自転車走行中の車との接触・撃突，転倒
  ・防止：2人乗りは6歳未満の子ども1人だけが許可されている．自転車に子どもを乗せるときは補助椅子を使い靴をはかせる．ヘルメットも使用する．
⑥車で，母親に抱っこまたはシートベルトをせずにいたために，急ブレーキ時にダッシュボードに激突．パワーウインドウに手をはさむ．暑い車内で脱水・熱中症になる
  ・防止：乳幼児は大人が抱っこせず，必ずチャイルドシートを着用する．道路交通法の改正により，平成12年4月1日から，子どもを自動車に乗せる場合に幼児用補助装置（チャイルドシート）の使用が義務づけられた．（図3-12）短時間でも車内に子どもを置き去りにするのは厳禁．
⑦池・川・浄化槽・防火槽での溺水
  ・防止：住まいの近くに，子どもが落ちそうな池・川・浄化槽・防火槽などがないか確認する．浄化槽のふたの確認．バケツ・浅いプールでも子どもを一人で遊ばせない．川や池には子どもだけで行かせない．
⑧花火によるやけど
  ・防止：子どもだけで遊ばせない．必ず水を準備する．一度にたくさんの花火に火をつけない．
⑨犬にかまれる
  ・防止：知らない犬には手を出さない．犬の前で大きな動作をしたし急に走り出さない．石を投げてからかわない．食事中・妊娠中の犬には近づかない．

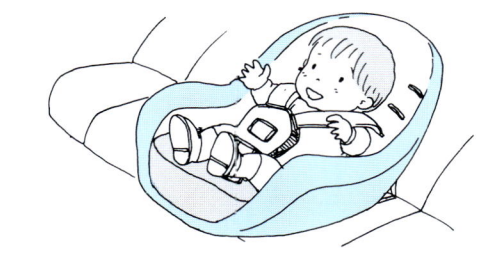

● 屋外で起きやすい事故

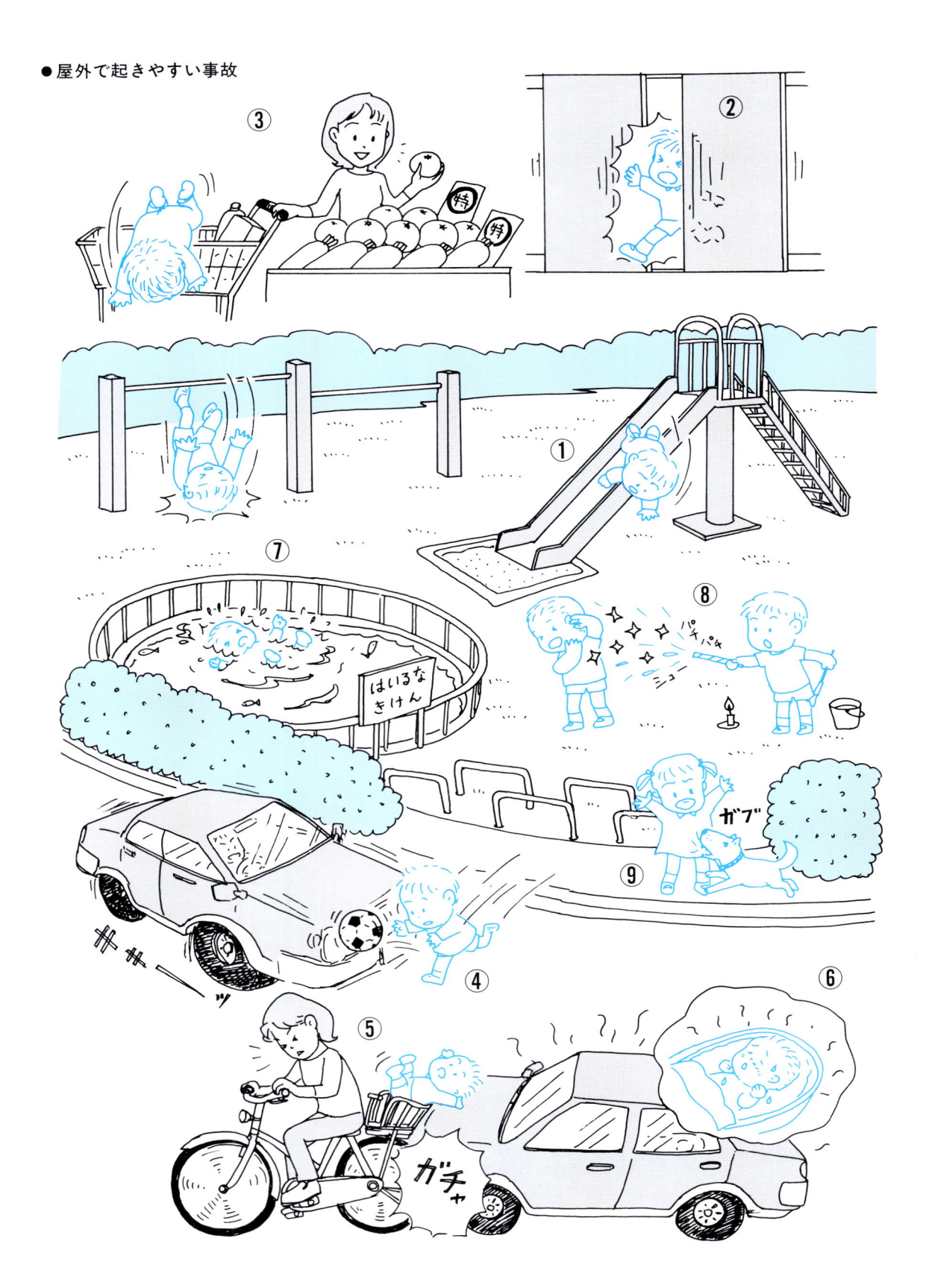

⑵ 事故防止のポイント

- **環境調整**：子どもの周囲から，危険な物や条件をとり除くこと，つまり，家庭内外の物品の整理・整頓，危険物の管理，建物の修理などが必要です．
- **成長発達に即した安全教育**：具体的な行動や物品について，その場その場で，年齢や理解力に応じて教えていきます．
- **豊富な生活体験**：事故を恐れて過保護にならないよう，いろいろな体験をする機会を与え，その中で自分自身や他人を守っていく術を体得させていきます．

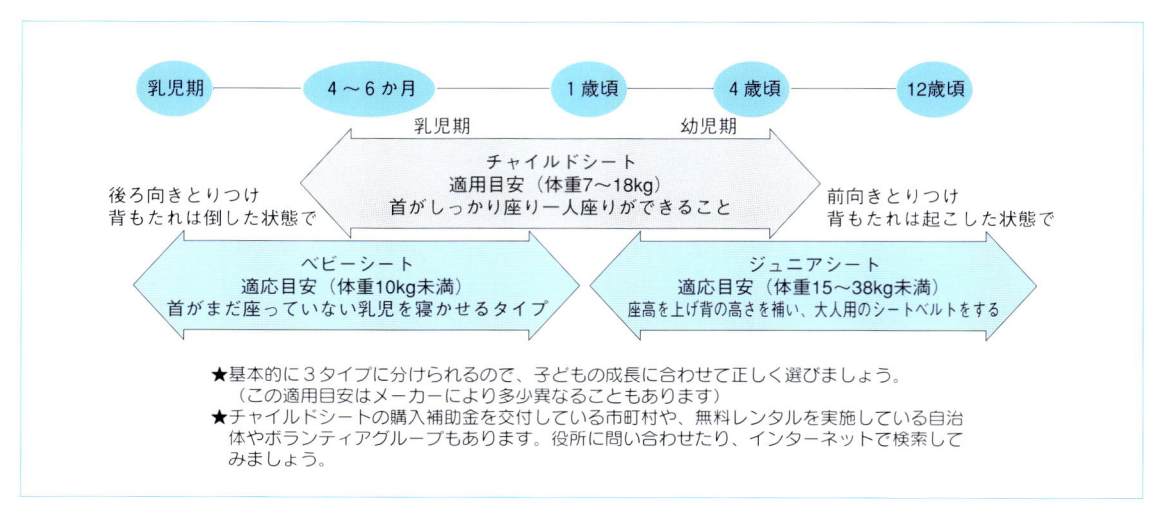

```
乳児期 ─── 4～6か月 ─── 1歳頃 ─── 4歳頃 ─── 12歳頃
              乳児期            幼児期
```

チャイルドシート
適用目安（体重7～18kg）
首がしっかり座り一人座りができること

後ろ向きとりつけ
背もたれは倒した状態で

前向きとりつけ
背もたれは起こした状態で

ベビーシート
適応目安（体重10kg未満）
首がまだ座っていない乳児を寝かせるタイプ

ジュニアシート
適応目安（体重15～38kg未満）
座高を上げ背の高さを補い，大人用のシートベルトをする

★基本的に3タイプに分けられるので，子どもの成長に合わせて正しく選びましょう．
　（この適用目安はメーカーにより多少異なることもあります）
★チャイルドシートの購入補助金を交付している市町村や，無料レンタルを実施している自治体やボランティアグループもあります．役所に問い合わせたり，インターネットで検索してみましょう．

図3-12　チャイルドシートの適応目安

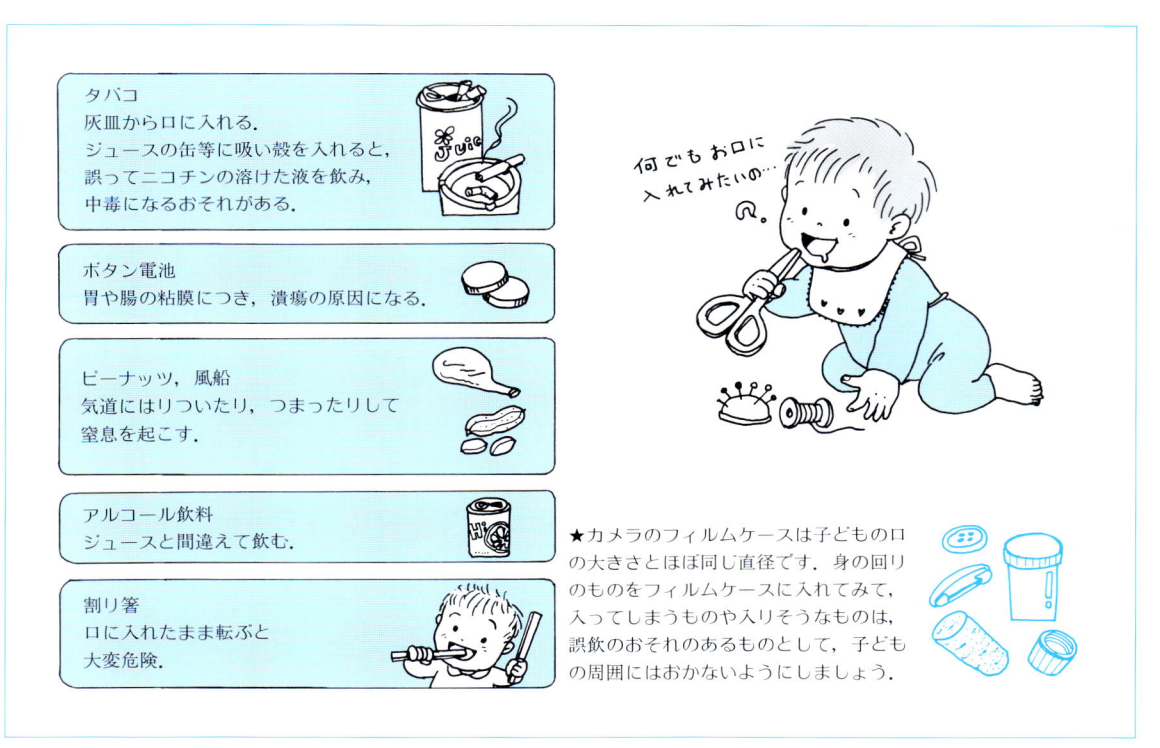

タバコ
灰皿から口に入れる．
ジュースの缶等に吸い殻を入れると，誤ってニコチンの溶けた液を飲み，中毒になるおそれがある．

ボタン電池
胃や腸の粘膜につき，潰瘍の原因になる．

ピーナッツ，風船
気道にはりついたり，つまったりして窒息を起こす．

アルコール飲料
ジュースと間違えて飲む．

割り箸
口に入れたまま転ぶと大変危険．

★カメラのフィルムケースは子どもの口の大きさとほぼ同じ直径です．身の回りのものをフィルムケースに入れてみて，入ってしまうものや入りそうなものは，誤飲のおそれのあるものとして，子どもの周囲にはおかないようにしましょう．

図3-13　乳幼児が誤飲しやすいもの

⑶ 安全チェックリスト

　安全チェックリストは，田中哲郎著「こどもの事故防止」によると，保護者が子どもの事故防止について気配りを十分に行っているかをチェックし，事故が起きる前に対応することを目的につくられたものです．新生児期〜6か月用・7か月〜12か月用・1歳用・2歳用・3〜4歳用・5〜6歳用があり，子どもの月齢や年齢に合わせて，安全チェックリストを用いて，事故防止に役立てましょう．

　紙面の都合上，ここでは新生児期〜6か月用，1歳用，3〜4歳用の安全チェックリストを以下に示します．答えの欄の右側または中応に印がつく場合は，その項目に関する注意が不足しているので，その項目に関する事故対策をします．特に問題がないという結果が出ても，もう一度その年齢に多い事故の項目を読んで，気をつけるポイントを理解しておきましょう．

《表3-1　新生児期〜6か月用安全チェックリスト》

次の項目についてあてはまるものに○印をつけましょう．

1.	家に赤ちゃんを1人置いて出かけることがありますか.	な　い	ときどき	よくある	（基　　本）
2.	火災や地震の際，赤ちゃんの避難方法を考えていますか.	は　い		いいえ	（基　　本）
3.	ベビー用品を購入するとき，安全を確認しましたか.	は　い		いいえ	（基　　本）
4.	赤ちゃんから目を離すとき，ベビーベッドの柵をいつも上げていますか.	は　い　(使用していない)		いいえ	（転　　落）
5.	赤ちゃんに柔らかい枕や布団を使用していますか.	いいえ		は　い	（窒　　息）
6.	テーブル，ソファーなどの上に赤ちゃんを寝かせたまま目を離すことがありますか.	な　い	ときどき	よくある	（転　　落）
7.	赤ちゃんの首にお守りをかけたり，細いひもをベッドの中に入れていますか.	いいえ	ときどき	は　い	（窒　　息）
8.	赤ちゃんを抱いているとき，熱いものを飲んだりタバコを吸うことがありますか.	な　い	ときどき	よくある	（やけど）
9.	入浴の際，蛇口から急に熱いお湯が出ることがありますか.	な　い	ときどき	よくある	（やけど）
10.	赤ちゃんの周りに口の中に入るような小物を置いていますか.	いいえ	ときどき	は　い	（誤　　飲）
11.	赤ちゃんを抱いて車に乗ることがありますか.	は　い　(車は使用しない)		いいえ	（交通事故）
12.	専用の小児用シートベルト付き座席を準備しましたか.	は　い　(車は使用しない)		いいえ	（交通事故）
13.	車の中に赤ちゃんを1人で乗せておくことがありますか.	な　い　(車は使用しない)	ときどき	よくある	（脱　　水）

右側または中央に○印がついている場合は，その項目の事故に対する気配りが少し不足しているようです．

《表3-2　1歳用安全チェックリスト》

次の項目についてあてはまるものに○印をつけましょう．

1．階段に転落防止の対策がしてありますか．	な　い		いいえ	（転　　落）
2．テラスや窓の側に踏み台となるような物がありますか．	な　い		あ　る	（転　　落）
3．ドアがバタンと閉まらないような対策をしていますか．	は　い		いいえ	（打撲・外傷）
4．カミソリ，ナイフ，はさみなどは，子どもの手の届かない所に置いていますか．	は　い	ときどき	いいえ	（打撲・外傷）
5．薬，タバコ，化粧品，洗剤などは，子どもの手の届かない所に置いていますか．	は　い	ときどき	いいえ	（誤　　飲）
6．テーブルクロスを使用していますか．	は　い		いいえ	（や　け　ど）
7．テーブルの上の熱い飲み物，食べ物は，子どもの手の届かない所に置いていますか．	いいえ	ときどき	は　い	（や　け　ど）
8．ストーブ，アイロン，ポット，鍋などやけどの原因となるものに気をつけていますか．	は　い	ときどき	いいえ	（や　け　ど）
9．入浴後，浴槽に水をためておくことがありますか．	な　い	ときどき	あ　る	（溺　　水）
10．子どもが1人で浴室に入ることがありますか．	な　い	ときどき	あ　る	（溺　　水）

右側または中央に○印がついている場合は，その項目の事故に対する気配りが少し不足しているようです．

《表3-3　3歳～4歳用安全チェックリスト》

次の項目についてあてはまるものに○印をつけましょう．

1．子どもの遊び場やおもちゃの安全について注意していますか．	は　い		いいえ	（基　　本）
2．窓のテラスからの転落に注意していますか．	は　い		いいえ	（転　　落）
3．階段では転落防止のための柵を使用していますか．	は　い （階段はない）	ときどき	いいえ	（転　　落）
4．カミソリ，ナイフ，はさみなどを子どもの手の届かない所に置いていますか．	は　い	ときどき	いいえ	（打撲・外傷）
5．ドアがバタンと閉まらないような対策をしていますか．	は　い		いいえ	（打撲・外傷）
6．テーブルの上の熱い飲み物，食べ物に注意していますか．	は　い		いいえ	（や　け　ど）
7．子どもだけで花火をすることがありますか．	いいえ		は　い	（や　け　ど）
8．子どもだけで川や池に遊びに行くことがありますか．	な　い		あ　る	（溺　　水）
9．子どもが1人で浴室に入ることがありますか．	な　い	ときどき	あ　る	（溺　　水）
10．道路で遊ばないように注意していますか．	いつも		いいえ	（交通事故）
11．三輪車の安全な乗り方を教えていますか．	は　い	ときどき	いいえ	（交通事故）
12．道を歩くとき，子どもの手首を握って歩いていますか．	は　い	ときどき	いいえ	（交通事故）
13．子どもと自転車に相乗りしますか．	いいえ	ときどき	いいえ	（交通事故）
14．車を運転する前にドアやパワーウインドウをロックしますか．	は　い （車は使用しない）	ときどき	いいえ	（交通事故）
15．車の中では小児用安全シートを使用し，ふざけないように注意していますか．	は　い （車は使用しない）	ときどき	いいえ	（交通事故）

右側または中央に○印がついている場合は，その項目の事故に対する気配りが少し不足しているようです．

（表3-1～3：田中哲郎：お母さんシリーズ⑦こどもの事故防止——母親の力で事故を防ごう——，日本小児医事出版社，1996より）

(4) 応急手当

　　不幸にして事故を起こしてしまった時は，被害を最小限にするために，応急手当の知識と普段からのトレーニングが必要です．いざという時の，3段階ごとの判断の目安と対応を示します（表）．

[表3-4 子どもの応急手当]

	様子をみる	病院へ行く	至急病院へ
頭部打撲 (頭を打った)	大声で泣き，泣いたあと機嫌もよく普段と変わらない． ●しばらく安静にさせて様子をみる（24〜48時間は安静にする）． ●こぶはタオルで冷やす． ●当日は入浴や外出は避ける．	なんとなく元気がない．吐く．頭痛がある． ◎外科・脳外科	意識がない．繰り返し吐く．痙攣を起こしている．手足が麻痺．傷口が開き出血している． ◎外科・脳外科 ●体を揺すったりしないで至急，救急車で病院へ． ●吐く時は顔を横に向ける． ●傷口はタオル等で圧迫止血．
打撲 (体を打った)	軽い打撲や捻挫，その後いつもの様子と変わらない． ●手足の打撲は，動かさず冷やす．3〜4日冷湿布，その後は暖めると治りが早い． ●胸や腹部は，内臓に異常が出る場合もあり，当日はできるだけ安静にする．入浴や外出は避ける．	腫れがひかない．いつまでも痛みが残る．吐き気がある． ◎外科・整形外科	打った手足を動かさず，異常に痛がる．打撲部が大きく腫れる．黒ずむ．全身を強く打ち，ぐったりしている．吐く．顔色が悪い． ◎外科・整形外科
圧迫 (手や指をはさんだ)	腫れや痛みが軽く，指を曲げられる．普段と同じように動かせる． ●水で冷やして，動かさない．	動かない．痛みがいつまでも強い．腫れている．爪が割れたり爪の中が内出血している． ◎外科・整形外科・小児科	
切傷・挫創 (きり傷・すり傷 　　さし傷)	傷口が小さく，浅い，軽い傷． ●傷口を水道水で洗い流し，消毒液をつける． ●清潔なガーゼや絆創膏をあてる．	傷口が大きい，小さいが深い，傷口が汚れている．ごみやガラスなどの異物が入っている． ●清潔なガーゼやタオルで，傷口を圧迫止血しておく． ◎外科・小児科	
火傷 (やけど)	皮膚が赤くなっているだけ．やけどのあとが小さい． ●流水で痛みがなくなるまで冷やす． ●流水で冷やせない顔などは，濡れタオルで何回も冷やす． ●衣類の上からのやけどは，服の上から冷やす． ●冷やしたあとは何もつけない．水ぶくれを針でつぶさない．		広い範囲，深いやけど．手が1本以上など体表の10％以上は，一刻を争う．水ぶくれもあり．皮がむけた．あんかなどによる低温やけど． ●冷やしながら至急病院へ． ◎外科・皮膚科

（参考文献：田中哲郎：お母さんシリーズ⑦こどもの事故防止——母親の力で事故を防ごう——日本小児医事出版社，1996．より引用，一部改変）

[表 3-4 子どもの応急手当（つづき）]

	様子をみる	病院へ行く	至急病院へ
溺水 （おぼれた）	水に潜った程度 ●濡れた衣類を着替えさせ，毛布やタオルで保温し安静にする．		ぐったりして意識がない．意識はあるがぐったりしている．顔色が悪い．呼吸していない． ●救急車をよびながら処置　気道確保・人工呼吸・心臓マッサージを行う． ◎小児科・内科
誤飲 （異物を飲みこんだ）	息ができている．飲みこんでもけろっとしている．毒性の低い物を飲んだ． ●口の中に残っている場合は，両頬をおさえて口を開かせ指でかきだす． ●飲み込んで胃に落ちた時は，48時間以内に便とともに出る． ●液体の場合は，希釈のために水や牛乳を飲ませて，喉の奥に指を入れ，舌の奥を下のほうに押して吐かせる．	どうしてもとれない．飲んだ物が多量，機嫌が悪くなる．毒性の低い物を飲んだ．便とともに出ない． ●水や牛乳で吐かせて病院へ． ●防虫剤は脂肪が溶けるため，牛乳でなく水で吐かせる． ●吐かせる時，気管内に入らないようにする． ●家庭薬は，主治医か『中毒110番』に連絡し指示を仰ぐ． ◎小児科・内科・耳鼻咽喉科	揮発性の化粧品やガソリン・灯油，強酸・強アルカリ性の洗浄剤や漂白剤，多量のタバコなどを飲んだ． ●吐かせずに至急病院へ． ◎小児科・内科・耳鼻咽喉科
誤嚥 （のどや気管に異物をつまらせた）	普通に息ができている． ●口の中につかえている時は，人さし指を頬の内側にそって飲んだ物をかきだす．	異物がとれない． ◎小児科・内科・耳鼻咽喉科 ※『中毒110番』 つくば中毒110番 　　　　　　0990-52-9899 （9：00〜17：00　12/31〜1/3は除く） 大阪中毒110番 　　　　　　0990-50-2499 (24時間対応，365日) ※誤飲時の治療チャート（図3-14）	咳込んだり，呼吸困難な場合． ●吐き出させて病院へ． ◎小児科・内科・耳鼻咽喉科
意識障害・呼吸停止・心停止	①大声で周囲に助けを求める． ②自分1人しかいない時は，まず処置を優先させ，落ち着いてから，救急車を要請する． ③意識の有無，呼吸の有無，脈拍の有無を確認する． 　●意識がなければ，まず気道を確保する 　　（p.265） 　●呼吸がなければ，ただちに人工呼吸を開始する． 　　（p.266） 　●脈がなければ，心臓マッサージを行う． 　　（p.269）		

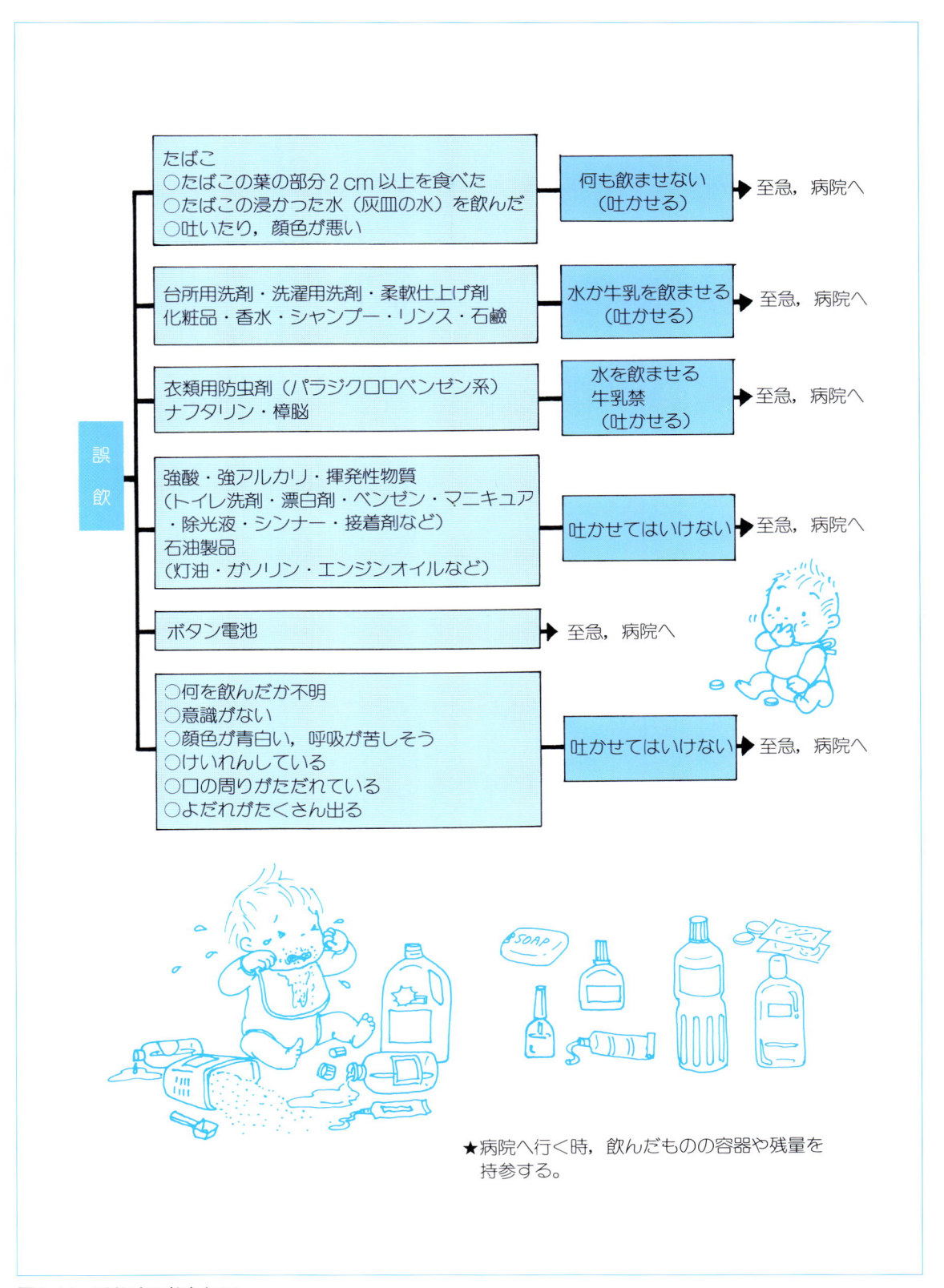

```
誤飲 ┬─ たばこ
     │   ○たばこの葉の部分2cm以上を食べた      → 何も飲ませない    → 至急，病院へ
     │   ○たばこの浸かった水（灰皿の水）を飲んだ   （吐かせる）
     │   ○吐いたり，顔色が悪い
     │
     ├─ 台所用洗剤・洗濯用洗剤・柔軟仕上げ剤      → 水か牛乳を飲ませる → 至急，病院へ
     │   化粧品・香水・シャンプー・リンス・石鹸     （吐かせる）
     │
     ├─ 衣類用防虫剤（パラジクロロベンゼン系）    → 水を飲ませる     → 至急，病院へ
     │   ナフタリン・樟脳                        牛乳禁
     │                                          （吐かせる）
     │
     ├─ 強酸・強アルカリ・揮発性物質
     │   （トイレ洗剤・漂白剤・ベンゼン・マニキュア  → 吐かせてはいけない → 至急，病院へ
     │   ・除光液・シンナー・接着剤など）
     │   石油製品
     │   （灯油・ガソリン・エンジンオイルなど）
     │
     ├─ ボタン電池                            → 至急，病院へ
     │
     └─ ○何を飲んだか不明
         ○意識がない
         ○顔色が青白い，呼吸が苦しそう          → 吐かせてはいけない → 至急，病院へ
         ○けいれんしている
         ○口の周りがただれている
         ○よだれがたくさん出る
```

★病院へ行く時，飲んだものの容器や残量を持参する。

図3-14　誤飲時の救急処置

⑸ 救急箱

　ちょっとしたけがや発熱，頭痛など，軽い症状の治療に必要な医薬品や衛生材料などを，救急箱として一定の容器に入れておくと便利です．

❏自由にもち運びできる箱やバッグで，内容がこぼれ落ちないように，しっかりとふたのできるものを準備しましょう

❏誰にでもよくわかるマークなどをつけて，人目につきやすく，とり出しやすい一定の所に置いておきます

❏子どもの手のとどかない所，直射日光のあたらない所，温度差の少ない所，湿度の低い所，涼しい所に置きます

❏家族構成や子どもの年齢に合わせて，内容を決めます．必要最小限にとどめ，無駄なものは入れないようにします

❏内容の一覧表・緊急時の連絡先・電話番号を明記しておきます

❏年に1回は点検を行います．

・体温計，絆創膏，カットバン，ガーゼ，綿棒，綿花，包帯，はさみ，ピンセット，消毒液，解熱・鎮痛薬，胃腸薬，酔い止め薬，総合感冒薬，虫刺され薬，点眼薬，浣腸液など．

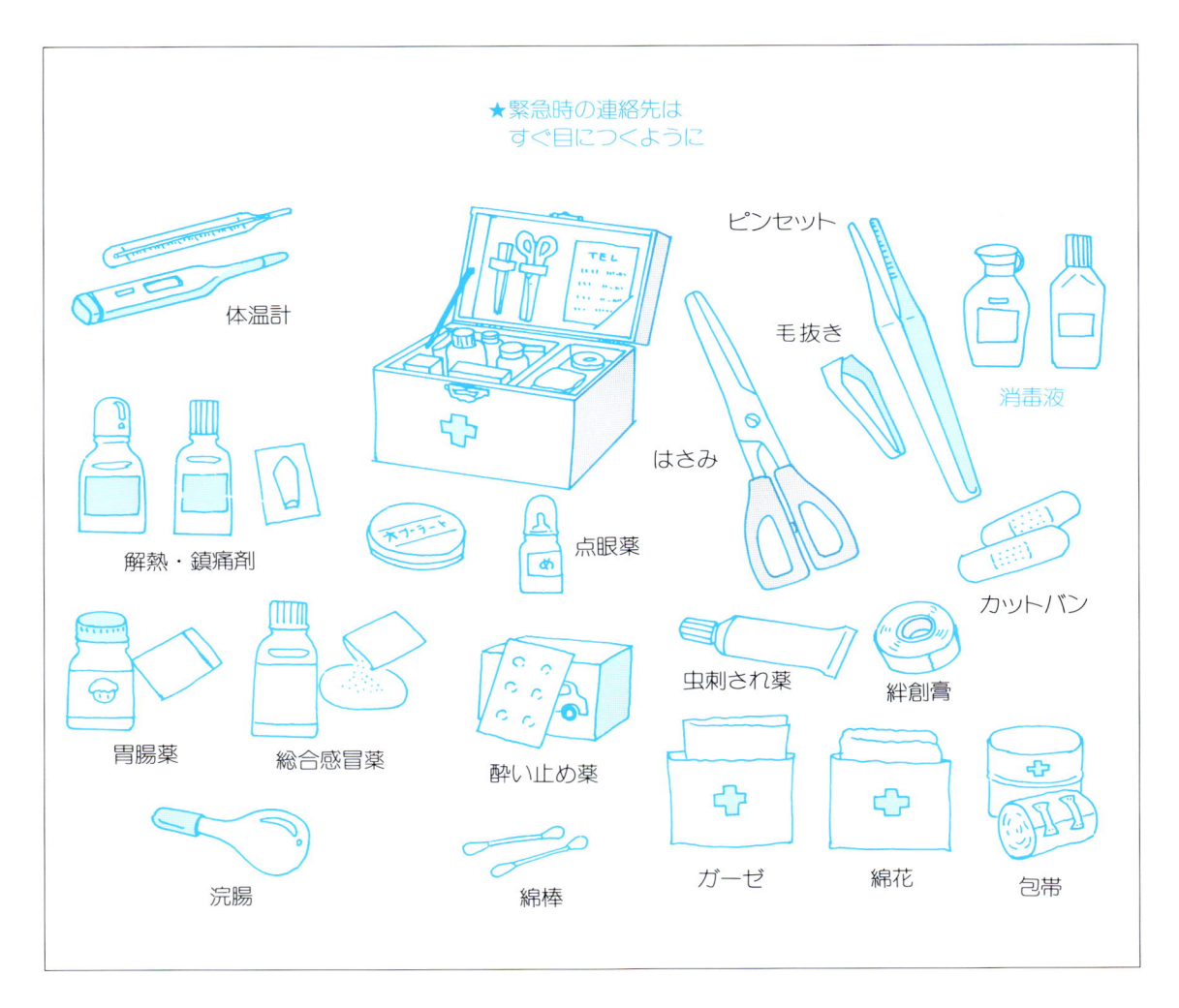

★緊急時の連絡先はすぐ目につくように

体温計　ピンセット　毛抜き　消毒液　はさみ　解熱・鎮痛剤　点眼薬　カットバン　胃腸薬　総合感冒薬　酔い止め薬　虫刺され薬　絆創膏　浣腸　綿棒　ガーゼ　綿花　包帯

2 災害

　子どもが自分で自分の身を守る術,いざという時の対応策を身につけておくことは重要です.学校や地域の避難訓練だけでなく,普段の生活の中で機会あるごとに,大人も一緒になって心身の準備と訓練をしておきたいものです.

(1) 火災

- ☐ 乳幼児がいる場合は,子どもの手の届く所・目につく所にマッチやライターを置かないことを心がけましょう.
- ☐ 幼児・学童期には,大人のいない所では絶対に火を使わないことを約束させましょう.
- ☐ 家族での外出時,とくに人の多い場所(デパート・映画館・遊園地・ホテル・旅館など)では,常に非常口を確認する習慣をつけさせます.
- ☐ 火災発生時には,避難する場合,濡れたタオルなどを口・鼻にあて,低い姿勢で逃げることを教えておきます.知っているのと知らないのでは,いざという時にまったく違います.

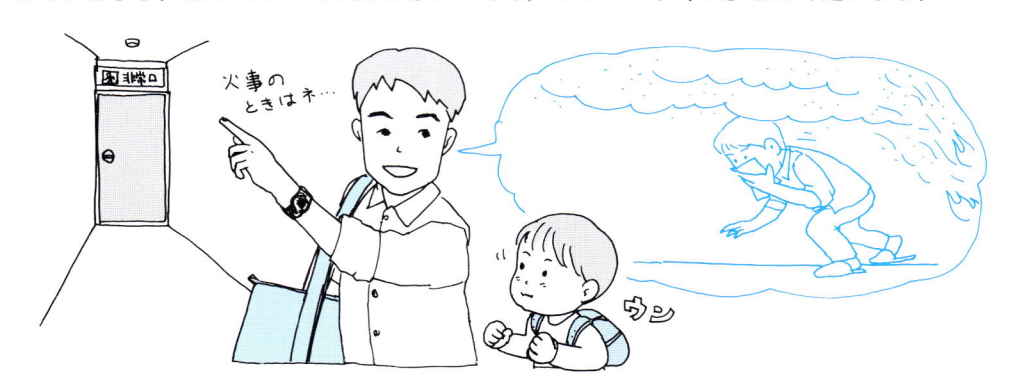

(2) 地震

- ☐ 家の中での安全確保のためには,高い所まで物を積み上げない,家具は柱や壁に固定しておく,子どもは大きな家具の側に寝かせないなどを心がけましょう.
- ☐ グラッと揺れたら,まず火を消す,使用中の電化製品は止める,窓や戸を開ける,机などの下にもぐる,あわてて外にとび出さないなどは,普段の小さい揺れの時に大人が行動で示すことで,子どもは学習していきます.

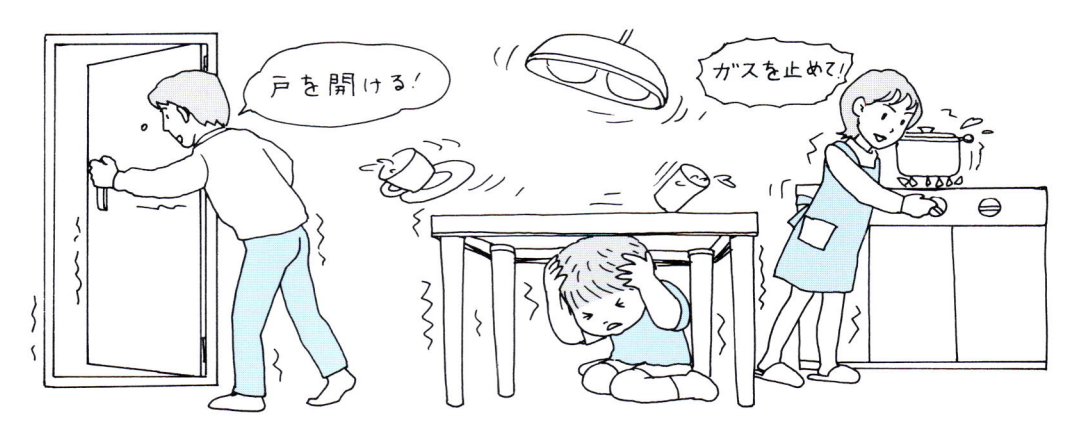

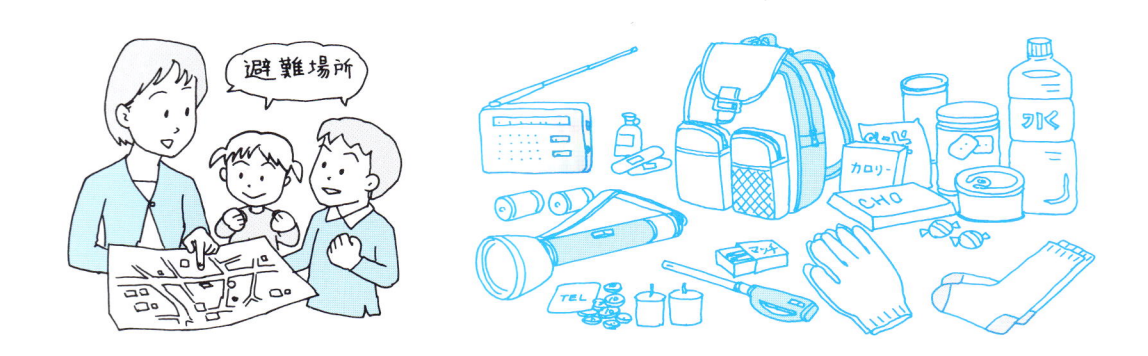

❏災害発生時の家族の連絡方法や避難場所の確認は，普段から話し合っておきましょう．
❏いざという時の非常用持ち出し袋（ラジオ・懐中電燈・非常食・飲料水（ひとり3ℓは必要）マッチ・ローソク・手袋・靴下・タオル・医薬品など）の準備と点検も，定期的にしておきます．

3 誘拐・暴行・性被害

　近年わが国でも，子どもたちが誘拐や暴行，性被害に合うなどの事件が目立つようになりました．これは，世の中の変化と共に子どもを狙う事件が増えただけではなく，今まではあっても黙っていたり隠していたりで，表面化しなかったことが考えられます．子どもたちがこのような悲しい事件に巻き込まれないよう，また，いざという時にどのように自分の身を守ればよいのかという，安全教育が日頃から必要です．
　最も大事なことは，嫌なこと，不愉快なことをされたら，相手がどのような大人，例えば身近な知っている人でも全然知らない人であっても，「いやだ」という権利が子どもにはあることです．そのことを，親や周囲の大人自身が理解し，日頃から教えておくということです．

(1) 普段からの予防教育

❏夜遅くはもちろん，昼間でも暗い場所や人通りの少ない場所を，絶対に一人では歩かないように話しておきます．
❏誰かに，何かを買ってあげる・プレゼントをあげる・面白いゲームがあるなどといわれたら，どうすればよいかを親子で話し合っておきましょう．
❏親がただ口で注意するだけでなく，親子で一緒に近所を散歩しながら，①人通りが少ない，人の視線が遮られる危険な場所はどこか，②いざという時にどこに逃げたらよいか，③誰に助けを求めたらよいか，などを具体的に見て話し合っておきましょう．
❏防犯ブザーや懐中電燈を携帯させましょう．
❏嫌な感じのする人に声をかけられたら，顔や服装，車の特徴やナンバーなどを見ておくように教えます．

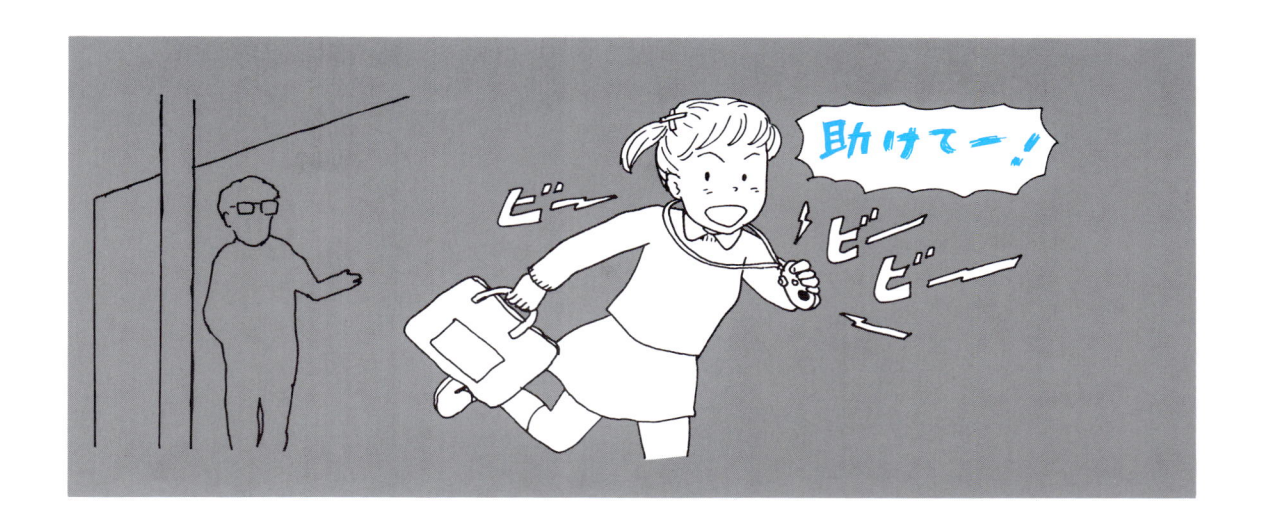

- 知らない人に，自分の名前や電話番号，住所，親の名前などを教えないように話します．
- 何か嫌な事をされて，相手の大人に「親にも先生にも誰にも言うな」と口止めされても，親や周囲の信頼できる人にいつでも相談してよいことを教えておきましょう．
- 子どもの遊び場や通学路の，人の視線を遮る，見通しを悪くする壁や樹木などは，学校や地域の自治体と話し合い改善していくことが望ましいでしょう．

(2) いざという時の身の守り方
- 誰かにつかまえられそうになったり，触られそうになったら，声を出して（叫んで），とにかく逃げること，近所の家や店に駆け込むように教えておきます．
- 口を手で押さえられたら，相手の小指をひっぱって対処することを教えておきます．大人が実際にやってみせることが大切です．

(3) 参考になる本
- ベティー・ボガホールド作，安藤由紀訳，とにかくさけんでにげるんだ―わるい人から身をまもる本，岩崎書店
- リンダ・ウォルヴィード作，きたざわきょうこ・なかにしまさひこ訳，知らない人にはついていかない，アーニー出版

9　遊び

　子どもにとって遊ぶことは，生活そのもの，成長の糧，そして生きている証."遊んであげる"や"遊ばせる"ではなく，子どもの「遊びのエネルギー」を，大人も一緒に楽しみましょう．

1　いろいろな遊び

(1)　「ひと」や「もの」との交流

- **ほとんど臥床している新生児期**：大人がのぞきこんだり，話しかけたり，抱っこしたり，ゆさぶったり，トントンと叩くなどの，さまざまな感覚刺激が遊びとなります．また，1人でも，手を眺めたり，足をバタバタ動かして遊びます．
- **生後3か月～5か月**：手で物をつかむのが楽しい時期です．大人の指，着ている服や髪の毛，シーツやタオルなど興味の対象はさまざまです．
- **生後半年過ぎ**："いないいないばあ"が大好きで，また，音を出すことがおもしろい時期です．ビニール袋や紙をクシャクシャにしたり，畳や壁を手でひっかいたりします．もっているおもちゃを落として音の方をみる．つかまり立ちして，おもちゃ箱の中身をゴソゴソさぐったり，引き出しの中から物を全部放り出して満足するなどの行動がはじまります．

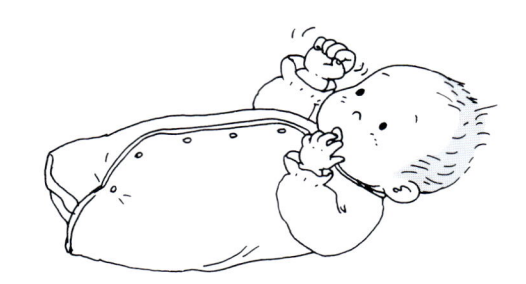

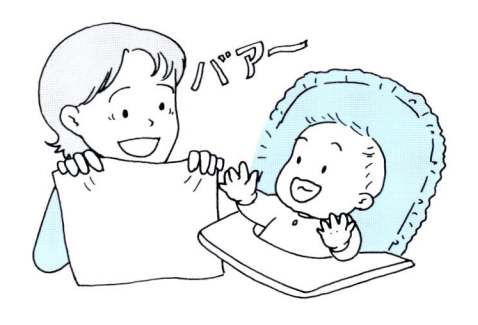

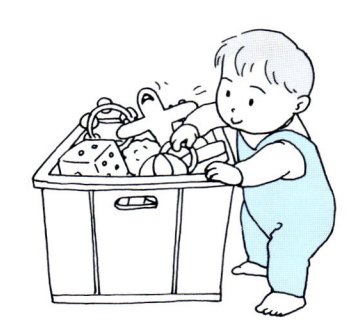

- **1歳過ぎ**：歩けるようになると，行動範囲が一段と広がります．とにかく身の回りの人・物すべてが，"探検"や"実験"対象になります．
  - 姉や兄たちがじゃんけんをしていると，できなくても必ず参加する，大人が乾杯すると真似をする．
  - 小石を拾い，手にとり，眺めては落とし，また拾う．葉っぱや石ころを，溝やマンホールの穴に落としてみる．などなど…．
    - ◆入れ物（空缶・牛乳パック・プラスチックの箱など）に穴を開けて，いろいろな小物（ボタン・ストロー・ブロックなど）を入れたり出したりするおもちゃも楽しい．
    - ◆色の違うフェルトにボタンやをひもをつけて，さまざまな形にして遊ぶのも楽しい．

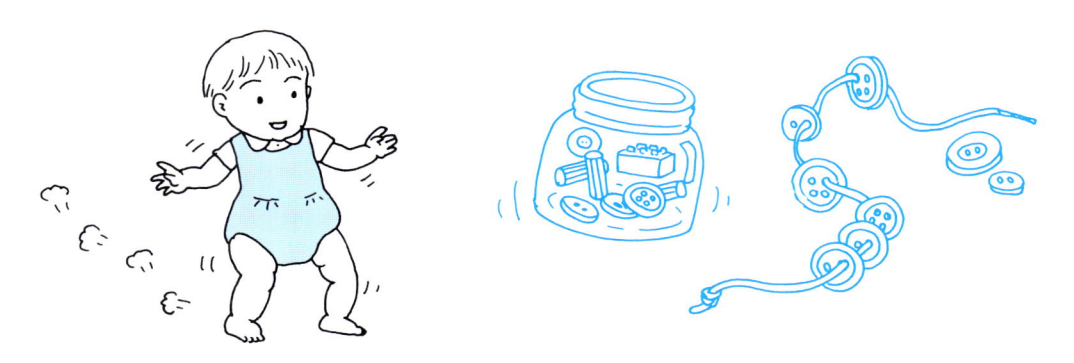

⑵　つくる・描く・つくった物で遊ぶ（構成遊び）
　　❏紙に触る，包む，折る，切る，貼る
　　❏積み木やブロックで形をつくる．壊す
　　❏粘土をこねる，粘土でつくる．壊す
　　❏絵を描く
　　　◆何をする時も思いきりできるよう，シートを敷いたり，スモックを着せたりしましょう．
　　　◆子どもの作品は飾りましょう．
　　　◆とっておける絵などはスクラップブックで保存しておくのもよいでしょう．
　　　◆描いた絵を切抜き，割り箸でもち手をつけて人形芝居をしたり，耳かけひもをつけてお面にするのも楽しい．

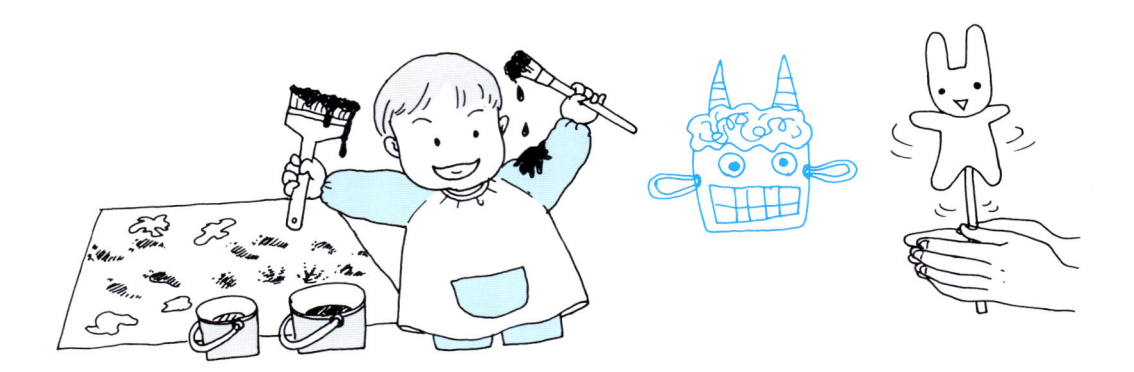

⑶　歌・音・お話・絵本を楽しむ
　　❏音を楽しむ：
　　　・オルゴールメリーをじっと聴く，音に合わせて体を動かす．
　　　・母親の歌声に合わせて，声を出す．
　　　・テレビ画面・音に反応して体をゆする，声を出す．
　　　・おもちゃのピアノ・太鼓をたたいて喜ぶ．
　　　・調子のよいリズムにあわせてクルクル踊る．
　　　　◆手作りマラカス・太鼓をつくる．
　　　　　ペットボトルや牛乳パックの中に，鈴やボタン，パイプマクラの中身，豆などいろいろな物を入れてマラカスにして音を楽しむ．
　　　　◆丸い容器にひもをつけて首からさげる太鼓にして，たたいて遊ぶ．

❏ **歌う**
- ・歌
- ・お絵かき歌
- ・つくり歌・替え歌

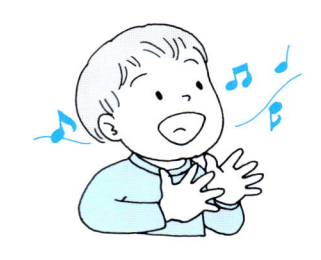

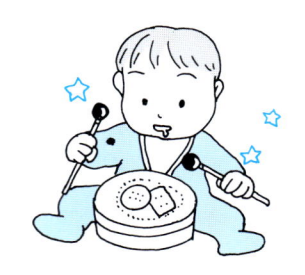

❏ **絵本・お話**：絵本を見る・めくる・読んでもらう：1歳前後になると，頁をめくり絵が変わるのをおもしろがったり，読んでもらうことを喜びます．やがて，だんだん絵本の言葉の意味がわかるようになり，リズミカルな言葉を喜んでまねしたりします．3歳ごろには，ストーリーがわかるようになります．絵をみてお話をつくったり，絵本の言葉を生活の場面で使ったりします．

◆ 絵本は，大人と子どもが一緒に絵本の世界を味わい，楽しみたいものです．読んだあとで，子どもに感想を求めたり意味を確認したりするのは，楽しさが半減するうえ，将来本嫌いになる可能性もありますからやめましょう．

◆ 子どもは絵本を繰り返し読んでもらい何度も聞くことで，お話の世界が，子どもの心にしみこんで根をおろします．そして，現実とは違うもうひとつの世界から，新たな世界を広げていきます．これは，人の心を育むために大切な経験です．

◆ 昔話やおとぎ話には，結末が悲しいものや残酷と思えるものもあります．それは，"人生には楽しいことばかりでなく，いろいろなことがあるんだよ"という意味でもあります．安定した親子関係のもとで，読み聞かせれば，子どもがショックを受けたり，深く傷ついたりはしません．悲しいものを無理に子どもから遠ざけずに，いろいろなタイプのお話を，子どもには経験させたいものです．

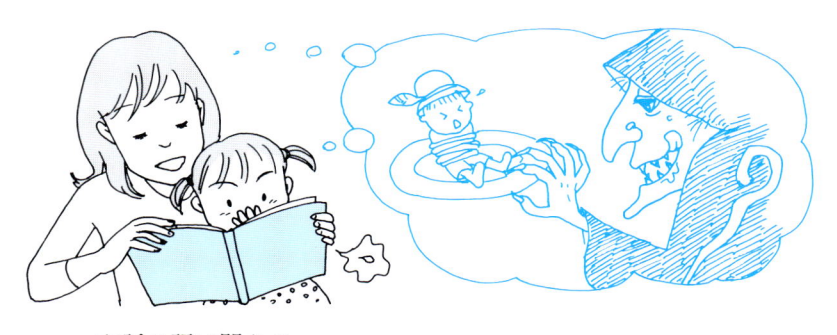

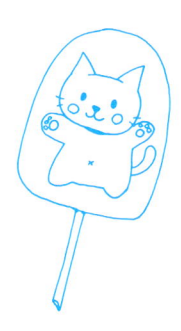

- ・お話の語り聞かせ
- ・紙芝居
- ・人形劇・ペープサート

(4) 遊具で遊ぶ

❏ **小さい遊具**：
- ・乳児には，ガラガラ，おしゃぶり，ラッパ，おきあがりこぼし，オルゴール，歯がためなど
- ・人形，ぬいぐるみ，ロボット，ミニカー
- ・おはじき，ビーズ，あやとり
- ・ボール，風船
- ・パズル

- かるた，トランプ
- 積み木，ブロック
- 楽器

❏ **大きな遊具：**
- 大型積み木，大型ブロック
- トランポリン
- マット，カーペット，畳
- 三輪車，ミニカー
- ぶらんこ，すべり台，シーソー

　※ダンボール箱にいろいろ手を加えて，椅子・テーブル・家・車・ロボットなどにして遊ぶのも楽しい．

(5) **ごっこ遊び（象徴遊び）**

　子どもは，大人の世界に対する好奇心でいっぱいです．大人が毎日していることをまねて遊ぶ中で，いろいろな道具を使えるようになり，生活の幅を広げていく力が育ちます．

❏ 子どもは，毎日の自分の生活体験をもとに，さまざまなごっこ遊びをします．嬉しいこと，悲しいこと，つらいこと，してはいけないことを，ごっこ遊びの中で再現して，子どもなりに理解し受けとめようとします．子どもが夢中になってごっこ遊びをしている時，大人がいきなり入らないで，時にはそっと見守りましょう．

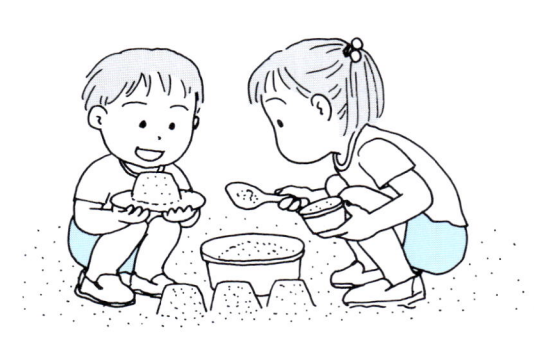

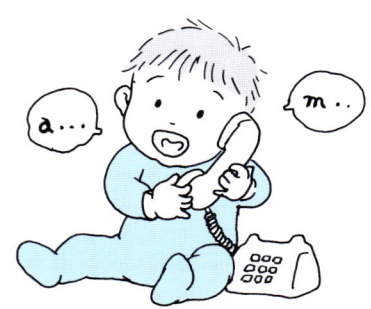

- 空想遊び
- おままごと
- お店やさんごっこ
- 電話ごっこ
- 電車ごっこ
- 看護師さん，お医者さんごっこなど

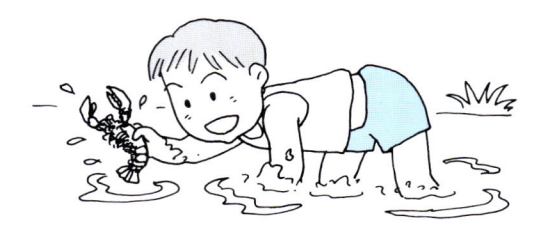

(6) **自然の遊び**

　風の流れ，草のにおい，木々のざわめき，土や水の感触，太陽の光，雲のかたち，そして生き物たちとの出会い…．子どもたちは，自分の手・足・体・全身の感覚を使って自然とかかわり，友だちとやりとりする中で，運動能力・感性・知性・社会性など，さまざまな生きる力を育てます．

- 水遊び，砂遊び，泥遊び
- 草花，ドングリ，キノコで遊ぶ
- 犬，猫，魚，鳥，虫たちとのふれあい

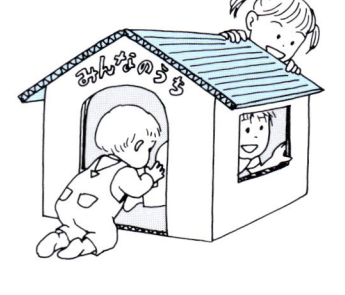

- 鬼ごっこ，かくれんぼ，缶けり，影ふみ
- 散歩，ピクニック

(7) 言葉遊び

　　幼児期以降は，言葉や文字に対する関心が深まるにしたがい，語彙が豊富になり，言葉だけを使っていろいろな遊びを楽しむようになります．子どもは言葉遊びによって，言葉を整理したり，言葉の言い回しのおもしろさを知ったり，正しい発音をすることができるようになります．
- しりとり
- なぞなぞ
- 早口言葉
- 連想遊び（一つの言葉から連想される言葉を次々に言う）
- 言葉集め（頭文字，形，色，数，種類，感覚，用途など，それぞれに属する言葉を探す）
- 仲よし言葉〔反対言葉，同音異義（同じ音で意味の違う言葉）などを探す〕
- 伝言遊び（一つの内容をもつ文章言葉を，何人かで次々伝えていき，内容の変化を楽しむ．）
- つぎたし遊び，（リレー作文：お話を次から次へと続けていく．）
- 短いお話作り（誰が，いつ，どこで，何をしたかという文節に従い，言葉の組み合わせを楽しむ．）

(8) 季節の行事

　　子どもが日本の伝統的な季節の行事を体験することは，日常生活に刺激や変化が加わるだけではなく，季節感を味わうことができ，文化を大切にする心を育むことにつながります．時代が変わっても，大人から子ども，またその子へと，日本の伝統的な行事を伝えていきたいものです．
- ❏行事の形式だけでなく，その意味も親子で一緒に調べたり考えてみる．（祖父母や近所の人生経験豊かな高齢者に聞いたり教えてもらうのもよい機会となる）
- ❏親が自分の子ども時代の季節の行事や風習の思い出について，子どもに語って聞かせる．
- ❏季節の行事にちなんだ"お供え"や"季節のお菓子"，桜餅・ぼたもち（おはぎ）・月見団子などを，親子で一緒に作るのも楽しい．
- ❏季節の行事にちなんだ遊びや工作（凧作り・鬼の面作り・雛人形作り・七夕飾りなど）を，親子で一緒に楽しむ．最近では，地域のボランティアの方が工作教室を開いてくれることもある．

2　おもちゃの片づけ

　　子どもが次々におもちゃをひっぱり出すのは，遊ぼうという意欲があるからです．その都度片づけばかりを強制していると，子どもは遊びに集中できなくなります．よく遊んで，気持ちが満たされたあと，大人と子どもで一緒に片づけるとよいでしょう．

(1) 収納の工夫
- ❏おもちゃ箱が深いと，下の物がとれなくて，遊ばなくなります．浅い箱に入れるとよいでしょう．
- ❏おもちゃを入れる箱や缶に絵を貼ると，子どもも，どれに何をしまうかわかりやすくなります．
- ❏おもちゃをしまう場所は，子どもの手の届く高さにしましょう．届かない場所では，無理にとろうとして，事故になる危険性があります．

❏細かいブロックなどは引き出しに入れると，片づけやすくなります．遊ぶ時は，引き出しを抜いてもっていくようにします．

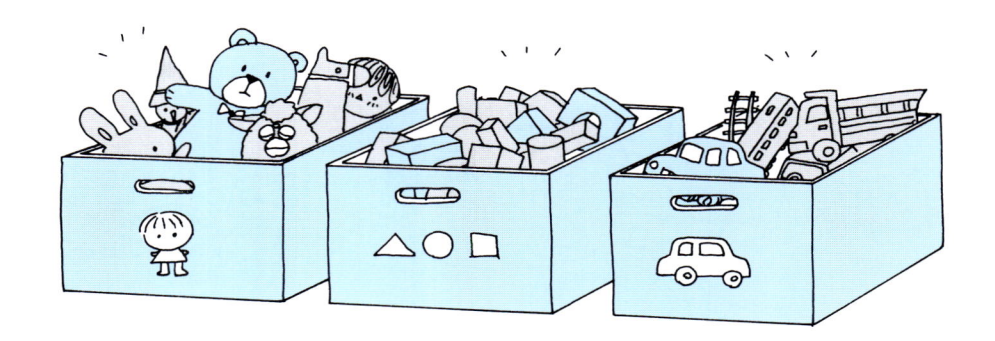

(2) 子どもの気持ちの尊重
　❏子どもが，組み立てた積み木や粘土を「とっておく」「こわさないで」という時は，その気持ちを尊重して，できるだけ大事にしておいてあげましょう．
　❏大人が見ると種類はバラバラ，雑多に放り込んであるように見えても，子どもとっては自分なりの意味づけや世界があります．大人の都合や価値観で勝手に整理整頓しないでおきたいものです．

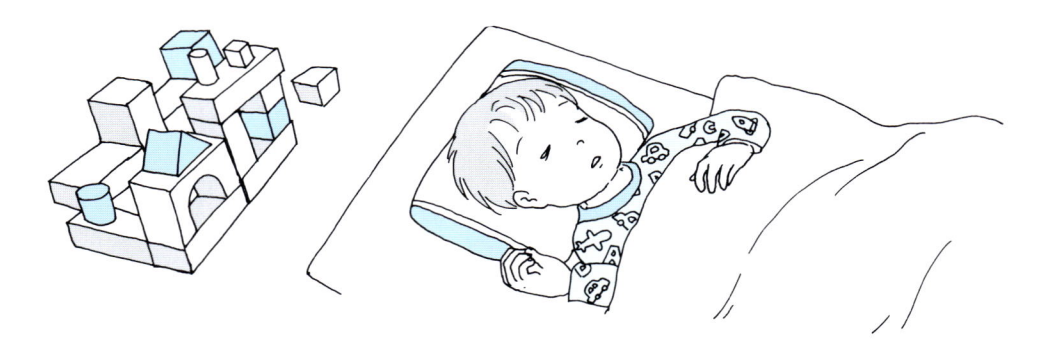

(3) 片づけ方
　❏1日の生活のどこかで，おもちゃを片づける時間を決めておくのもよいでしょう．例えば，寝る前に，「おもちゃが"おやすみなさい"しているよ」などと声かけするのもよい方法です．
　❏兄弟・友だちが一緒の時は「さあ，誰が一番早くお片づけできるかな？」と競争させるのも一つの方法です．
　❏あるひとつの音楽や歌を流す間に片づけ終わるなど，遊び心をとりいれたルールで片づけさせるのもよいでしょう．
　❏おもちゃの数は，際限なく増やさないよう，長く使える物かどうか考えて買うことも必要です．

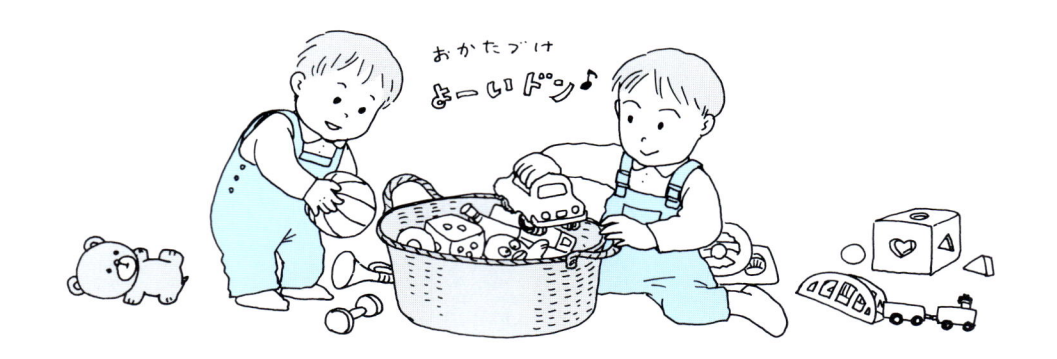

文　献

1) 今村榮一, 巷野悟郎編著：新・小児保健, 第4版, 診断と治療社, 2000.
2) 今村榮一：現代育児学, 第10版, 医歯薬出版, 1996.
3) 吉武香代子監修・野中淳子編著：子どもの看護技術, へるす出版, 1995.
4) 馬場一雄, 吉武香代子編著：系統看護学講座・専門20・小児看護学1, 小児看護概論・小児臨床看護総論, 医学書院, 1999.
5) 小沢道子, 片田範子編：標準看護学講座29・小児看護学, 金原出版, 1999.
6) 食べもの文化研究会編：食と健康を考えるシリーズ⑨偏食・小食・野菜ぎらい, 芽ばえ社, 1987.
7) 主婦の友生活シリーズ・新米ママシリーズ・うんち・おしっこ・おちんちん百科, 主婦の友社, 1999.
8) 古川元宣, 古川宣明：赤ちゃんのうんちとおしっこ, 池田書店, 1989.
9) 田中哲郎：お母さんシリーズ⑦こどもの事故防止, 日本小児医事出版社, 1996.
10) 津守真, 津守房江監修：子どもの生活・遊びの世界, 婦人の友社, 1996.
11) 西元勝子, 上野美代子, 福島光子：入院児の遊びと看護, 医学書院, 1993.
12) 星直子, 江黒芙沙子：こどもの入院病棟での四季の行事と遊び, 文光堂, 1998.
13) 三上昭彦, 林量俶, 小笠原彩子編：子どもの権利条約実践ハンドブック, 労働旬報社, 1995.
14) 須納瀬学監修：子どもによる子どものための「子どもの権利条約」, 小学館, 1995.
15) 日本子ども家庭総合研究所監修, 災害時における家族支援の手引き編集委員会編：乳幼児をもつ家族をささえるために, 1998.
16) ベティー・ボガホールド作, 安藤由紀訳, とにかくさけんでにげるんだ―わるい人から身を守る本, 岩崎書店, 1999.
17) 平山宗宏ほか編：現代子ども大百科, 中央法規出版, 1988.
18) 田中哲郎編著：小児の救急マニュアル, 永井書店, 1997.
19) 大塚敏文監訳：子どもの応急マニュアル, 南江堂, 2000.
20) 月刊. 消費者増刊号. くらしの事故ゼロ！安全で快適な生活, 2000.
21) 氏家幸子監修：母子看護学・母性看護学, 廣川書店, 2002.

第4章

虐待が疑われる時の子どもとその家族への援助

第4章のチェックポイント

- 1 子どもの虐待
  - 1 虐待の定義
  - 2 虐待の種類
- 2 虐待に気づくために
  - 1 虐待の認識
  - 2 地域で虐待を認識するためのポイント
  - 3 保育園，学校などで虐待を認識するためのポイント
  - 4 健診で虐待を認識するためのポイント
  - 5 医療機関で虐待を認識するためのポイント
- 3 虐待を疑ったら
  - 1 虐待の証明は不要
  - 2 まず，子どもの安全を守る行動を起こす
  - 3 1人で抱え込まない
  - 4 あきらめない・機会をつかむ
  - 5 情報収集と記録
- 4 発見から援助まで
  - 1 子どもの安全の保障
  - 2 子どもへの安心の提供
  - 3 ネットワーク
  - 4 親のストレスの軽減
  - 5 援助者をサポートする

1　子どもの虐待

1　虐待の定義

　「児童虐待」の定義は，児童虐待の防止等に関する法律の第2条に次のように定義されています．
第2条　この法律において，「児童虐待」とは保護者（親権を行う者，未成年後見人その他の者で，児童を現に監護するものをいう．以下同じ．）がその監護する児童（18歳に満たない者をいう．以下同じ．）に対し，次に揚げる行為をすることをいう．
1. 児童の身体に外傷が生じ，又は生じるおそれのある暴行を加えること．
2. 児童にわいせつな行為をすること又は児童をしてわいせつな行為をさせること．
3. 児童の心身の正常な発達を妨げるような著しい減食又は長時間の放置その他の保護者としての監護を著しく怠ること．
4. 児童に著しい心理的外傷を与える行動を行うこと．

　この法律では児童虐待を保護者に限定して扱っていますが，実際は，子どもを虐待するのは保護者とは限りません．保護者以外に，学校の教師，施設職員，その他見知らぬ人も含む『大人』が，子どもに対して，虐待する場合があります．保育園の園長自身や養護施設の職員がすることもあります．また，虐待は，単なる事故ではなく，非偶発的に，多くは故意になされる行為であって，反復して継続されるのです．

　虐待の特徴として，強者としての大人対弱者としての子どもという権力構造を背景にしています．子どもは未熟であるからこそ保護されるべき立場であるのに，未熟であるが故に虐待される弱者の立場になってしまうのです．

　また，子どもには，子どもの権利条約第6条によって，生存と発達の権利を保障され，また，第19条では虐待・放任・搾取からの保護の権利が保障されています．しかし，虐待は，子どもが心身ともに安全で健やかに育つ権利を侵害しています．虐待を疑った時は，この権利の侵害という視点から状況を検討して，子どもの心身の安全を守らなければなりません．

2　虐待の種類

　虐待の種類は，児童虐待の防止等に関する法律の第2条によれば，身体的虐待，ネグレクト，性的虐待，心理的虐待の4種類を定義しています（表4-1）．

(1)　身体的虐待

❏身体的虐待とは，子どもに対して身体的な苦痛を与えたり，身体的暴力を与えることです．中には後遺症を残したり，生命の危険がある場合もあります．新聞で見かける折檻で死亡した場合などが典型的です．

❏外傷としては，打撲傷，内出血，骨折，頭部外傷（頭蓋骨折，硬膜下出血など），腹部外傷，刺傷，火傷・熱傷などさまざまなものがあります．

❏身体的暴力には，つねる，殴る，蹴る，投げ落とす，首を絞める，おぼれさせる，逆さづりにす

表 4-1 虐待の種類とその特徴（AMA 1985年の Council Report から改変）

	身体的虐待	ネグレクト	性的虐待	心理的虐待
身体的所見	① 種々の程度の外傷 ② 火傷 ③ 骨折 ④ 腹部外傷（臓器破裂） ⑤ 中枢神経系外傷（新旧の出血性障害） ⑥ 溺水・窒息・中毒	① 栄養不良(体重増加不良/減少・小柄・るいそう) ② 繰り返す異食行動 ③ 持続する疲労感・無気力 ④ 不衛生(垢まみれ・ひどいオムツかぶれなど) ⑤ 周囲に不適切な衣服	① 歩行・座位ができない ② 外性器の皮膚肥厚・色素沈着,家屋外に保護すると外陰部の症状は改善する ③ 外性器・会陰部の挫傷 ④ 反復性尿路感染症 ⑤ 種々の性病 ⑥ 妊娠	① 栄養不良(体重増加不良/減少・小柄) ② 言葉の遅れ・多動 ③ 夜尿・遺尿・遺糞・チック・脱毛 ④ 気管支喘息・消化性潰瘍 ⑤ 反復性疼痛
行動上の特徴	① 訴えが少ない ② 何事にも否定的・消極的な行動をとりやすい ③ 不幸感が漂う ④ 怒りっぽい・孤立しやすい・投げやり・破壊的 ⑤ 他人に対し悪態をつく ⑥ 親密な関係ができにくい ⑦ 親からの分離不安が極端に少ない，あるいはない(5～6歳をすぎると) ⑧ 親の世話に不適切な態度 ⑨ 自分への注意向け・えこひいき・食べ物などを常に求める ⑩ 種々の発達遅延（認知・言語・微細／粗大運動）	① 適切な大人の監督を受けていないことを示唆する行動（乳幼児健診未受診・予防接種未施行・現存する慢性疾患の放置・火遊び・夜間徘徊・家出など） ② 繰り返す有害物の誤飲 ③ 不登校傾向 ④ 搾取（物乞い・盗みの強制・過度の労働・家事手伝い等） ⑤ 役割交代(子どもや親の世話をするようになる) ⑥ 薬物・アルコールの常用 ⑦ 多動 ⑧ 行為障害・非行に準じる行動	① 親戚・友人・教師に打ち明ける ② 過度に閉じこもり,空想に耽る ③ 仲間が少ない ④ 何事にも否定的・消極的な行動をとりやすい ⑤ おびえたり恐怖を訴える行動,特に大人を怖がる ⑥ 体つきを異常に気にする ⑦ 羞恥心と罪悪感の表出 ⑧ 急激な学業不振 ⑨ 変に大人びてくる ⑩ 自殺企画 ⑪ 加害者と親密になる ⑫ 退行・過度の自慰・乱交 ⑬ 同じ状態の兄弟姉妹がいる	① 多動（落ち着きがない） ② 親やその他の大人の顔色をうかがう行動が強い ③ 親密な行動を示すと過度に愛着行動を示し,制止すると急に愛着行動をやめ,かたくなになる ④ 怒りっぽい・孤立しやすい・投げやり・破壊的 ⑤ 頑固・マイペース ⑥ 親密な関係ができにくい ⑦ 口数が少ない ⑧ 発達遅延は身体発育遅延が中心 ⑨ 行為障害・非行に準じる行動 ⑩ うつ状態・解離状態
養育者	① 衝動的行動及び自己統制能力を欠く行動が中心となる障害（気質・性格障害・神経症・精神病・精神遅滞と広範囲に渡る） ② アルコール依存症	① 分裂病を中心とした,対人行動障害（主として愛着行動） ② 精神遅滞・出産回数が多い ③ 産褥精神病・育児ノイローゼ	① 性格異常 ② 精神遅滞 ③ アルコール・薬物依存 ④ 社会観・道徳観の欠如 ⑤ 犯罪	① 強迫性およびパラノイア的要素の強い精神障害(性格障害・神経症) ② ヒステリー

（井上登生：虐待からの子どもと家族の救出とケア，三菱財団助成子どもの虐待マニュアル作成委員会（代表・柳澤正義）編，1996）

る，たばこの火や熱いアイロンを押しつける，毒物を飲ませる，激しく揺すぶる，冬に戸外にしめ出すなどがあります．

❏虐待による外傷や火傷，熱傷は道具によるものが多いのも特徴的です（図4-1, 2）．

⑵ ネグレクト

❏ネグレクトとは，子どもにとって必要なケアを与えないことです．子どもを捨てることを含めて，衣食住といった身体的ケアと子どもの発達にとって必要な心理的ケアがないことつまり愛情を与えないことを指します．医療現場では，必要な医療を受けさせなかったりするケースを経験します．

・気候に合わない不適切な衣服，あるいは，不潔な衣服やサイズの合わない衣服を着せていたり，食事を十分に与えず，そのために体重増加不良となったり，極端に不潔で健康生活を維持できないほどの住居の状況であることがあります．

・予防接種を受けさせなかったり，必要な医療を受けさせず放置されるときもあります．子どもとのかかわりが極端に少ない，心理的育児放任のために，精神発達遅滞や低身長を起こします．

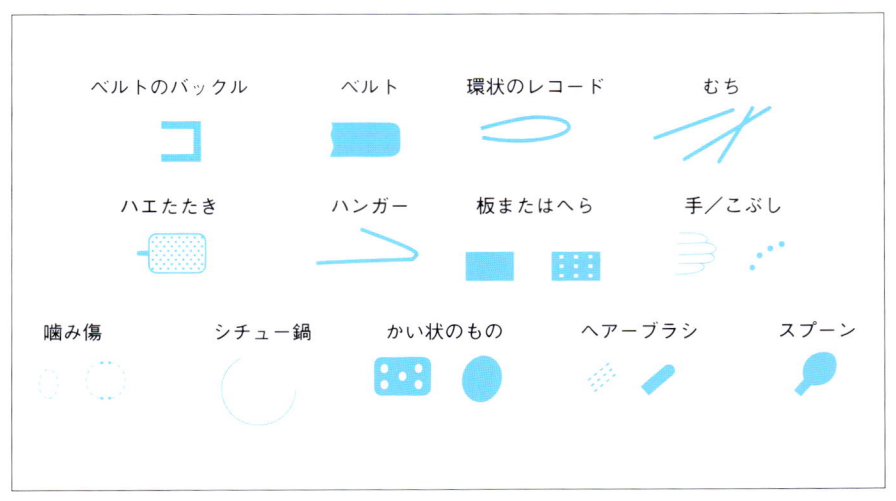

図4-1 道具による傷あと（柳川敏彦，小池通夫，下山田洋三：特集子どもの虐待4，発見と対応-医療現場から①，チャイルドヘルス，2000，431-434より）

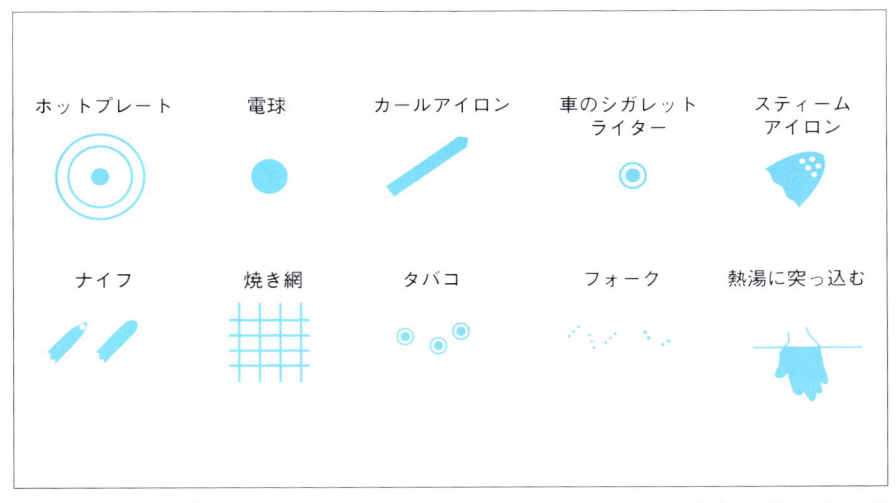

図4-2 やけどの傷あと（柳川敏彦，小池通夫，下山田洋三：特集子どもの虐待4，発見と対応-医療現場から①，チャイルドヘルス，2000，431-434より）

・保護・監督・安全に対する配慮がないため，薬の誤飲，家庭内事故が頻回に起きることもあります．自動車内に乳幼児を放置して，パチンコをやったり，年少児だけで長時間留守番をさせたり，義務教育を受けさせない教育放任も含まれます．

(3) 性的虐待

❏性的虐待は，性について理解のない年齢の子どもに，性的嫌がらせや性的関係を強要することです．子どもをポルノ写真に利用したり，大人が性器を露出して見せることも含まれます．これは，医療現場では発見されることは少ないのですが，実際には多くのケースがあります．平成8年度4～10月で，児童相談所では性的虐待を100件処理しています．また，女の子だけではなく，男の子にもあります．

❏場合によっては，妊娠，中絶，望まれない子どもの出産を招きます．また，異性への極端な嫌悪感を植えつけるなど，子どもの心身に大きな傷を残します．

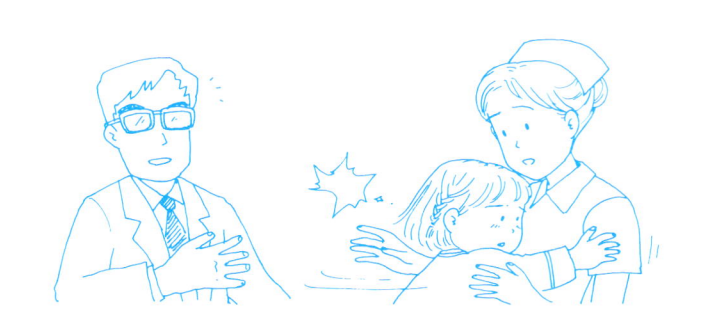

(4) 心理的虐待

❏心理的虐待とは，身体的ケアはされていても心理的な暴力や心理的な苦痛を与えることです．家族の中で常に孤立させられたり，常に罵倒されたり，おびえさせられたりすることなどが入ります．具体的には，「お前なんか死んじまえ」「お前なんかいないほうがよい」「お前なんか価値がない」などといい，子どもを拒否します．

❏子どもからの働きかけを無視したり，大声で叱ったり，「殴るぞ」「殺すぞ」などの言葉で脅し，子どもを脅えさせる脅迫もあります．兄弟の間で著しい差別をすることもあります．登校させなかったり，交友を禁じたりして，社会とのつながりを切り，世界で1人ぼっちであると信じこませ孤立させることもあります．犯罪や売春行為などの非社会的活動に褒美を与えて誤った社会化をすることもあります．

❏これらの心理的虐待により，子どもは食事は十分にとっていても，低身長や低体重といった発達障害や，不安，抑うつ，脅え，引きこもり，凝視（凍りついた眼差し），無感動や無反応，強い攻撃性，発達遅滞などの精神症状を示します．

身体的にケアはされていますし，外傷がないので身体的虐待に比べると見えにくい形の虐待で，発見が困難な場合が多く，ほかの虐待が明確でないときのみ，確定されます．

(5) 特殊な虐待

医学的に注意を要する虐待として，代理人によるほらふき男爵症候群（Munchausen Syndrome by Proxy）があります．これは，親が子どもに派手な症状を人工的な操作により生じさせて受診させ，自らは病気の子どもの母親を演じるものです．故意に子どもに不要な薬や物質を過量に与えたり，子どもの検体（尿，血液，便）に異物（卵白，母親の血液・経血等）を混入したり，体温計を操作したりして，医療的ケアを受けようとするのです．時には，死亡例もあります．付添い入院を希望し，一見献身的なケアをしているように見えるのが特徴的です．母親は医学的知識に詳しく，医療関係者の場合もあり，母親自身がMunchausen症候群の既往をもつことがあります．

2　虐待に気づくために

1　虐待の認識

　虐待かもしれないという認識（表4-2）は，虐待を発見し，援助していくには重要です．虐待の早期発見のために，次の5点を認識していてください．
- 「いつでも」「どこでも」「どんな人でも」虐待する状況があり得ると，心の準備をしておくことが大切です．
- 「変だな？」と思ったら虐待を疑いましょう．子どもがなんとなく変，親の様子が変，状況が変だったら，虐待を疑ってみてください．虐待の疑いは「不自然さ」に気づくところからはじまります．
- 虐待に対する思い込みを排除しましょう．「そんなはずはない」と思っても一度は疑ってみます．私たちは虐待という言葉からくるイメージで判断しがちです．虐待をする親は鬼のような人という思い込みでは，判断を誤ります．また，虐待を否定したいという気持ちも動きます．その自分の心の動きを認識したうえで，「不自然だ」と思ったことを大切にしましょう．
- 疑った瞬間から援助ははじまることを意識してください．疑った時のかかわり方で，援助から遠ざかるときもあり，援助がはじまることもあります．
- 虐待は，さまざまな場で発見される可能性があります．地域で，保育園や学校などで，健診で，医療機関で発見されます．

表4-2　虐待の認識

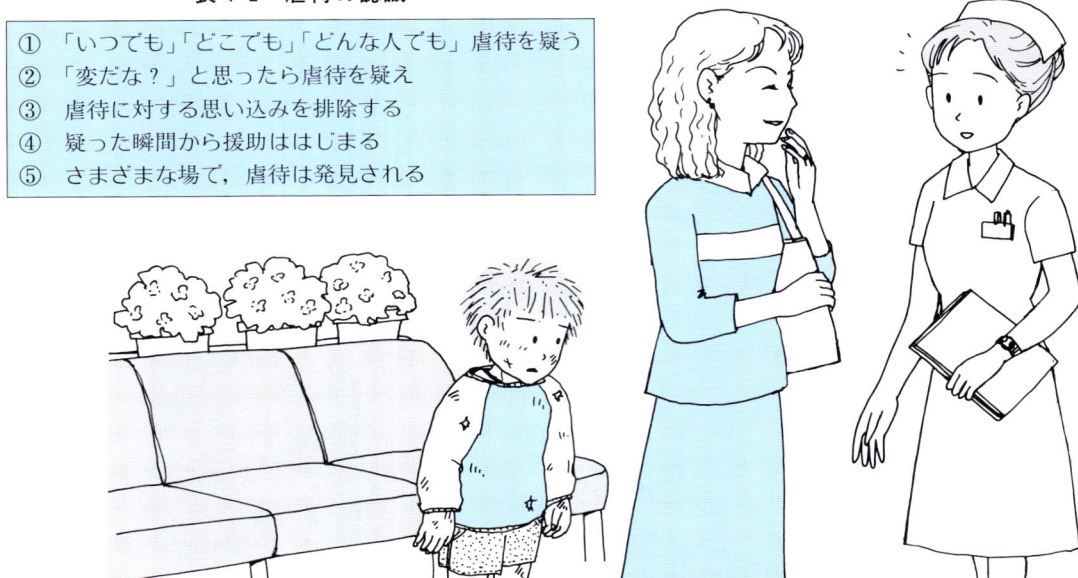

① 「いつでも」「どこでも」「どんな人でも」虐待を疑う
② 「変だな？」と思ったら虐待を疑え
③ 虐待に対する思い込みを排除する
④ 疑った瞬間から援助ははじまる
⑤ さまざまな場で，虐待は発見される

2　地域で虐待を認識するためのポイント

地域で，次のようなサインがあったら，専門家に通告しましょう．

❏「変な」状況
　・虐待行為そのものの目撃
　・身体的虐待を疑わせる音（叩く音や，叫び声）
　・虐待をしている家族からの話や相談

❏「子どもの様子が変な」状況
　・不自然な傷が多い．
　・不自然な時間の徘徊が多い．
　・衣服や体が不潔である．
　・常に空腹感があり，食べ物を与えると，隠すようにむさぼり食いをする．
　・無表情，おびえた表情，視線をそらす．
　・周囲とうまくかかわれない．
　・傷や家族に関して不自然な答えが多い．
　・性的遊びが年齢の割に多い．

❏「養育者の行動が変な」状況
　・地域の中で孤立している．
　・医者にみせない．
　・アルコールを飲んで暴れることが多い．
　・年少児をおいて，外出することが多い．

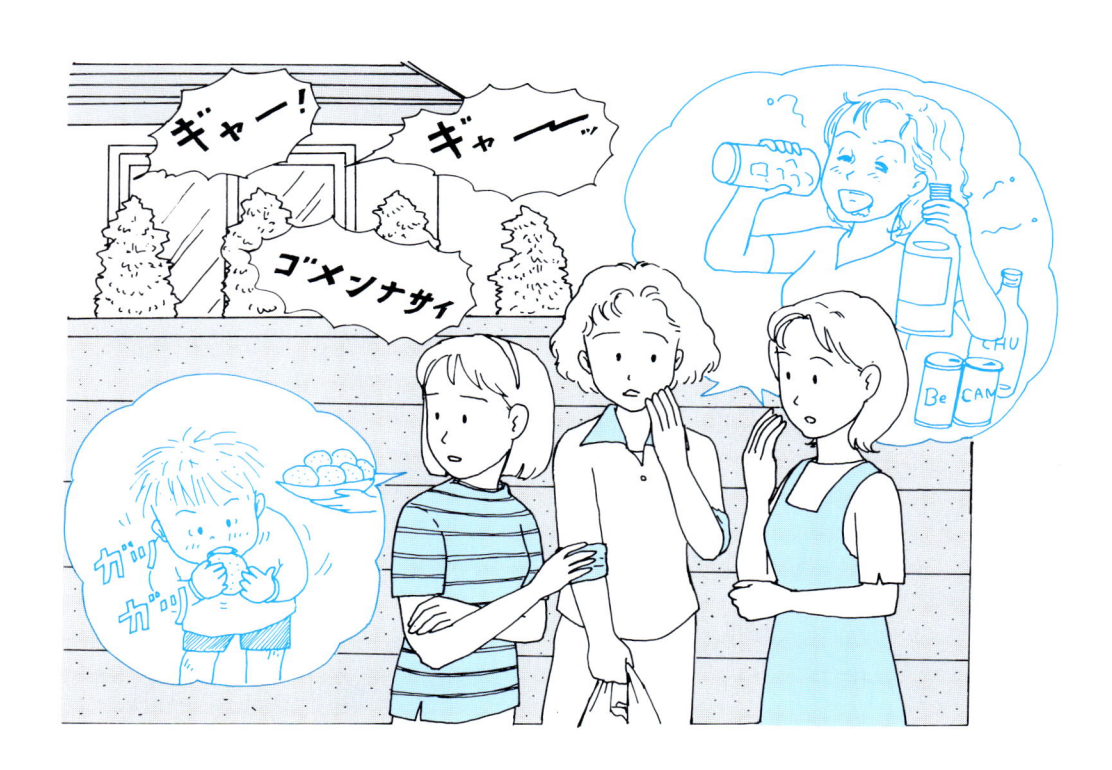

3 保育園，学校などで虐待を認識するためのポイント

保育園，学校などで次のようなことがあれば，虐待を疑いましょう．

☐「子どもの様子が変な」状況
- 表情や反応に乏しく，笑顔が少ない．
- 特別な病気がないのに体重が増えない．
- 刺激が少ないと思われる発達の遅れがある．
- 衣服や身体がいつも不潔である．
- 怯えた泣き方をする．
- 不自然な傷がある．
- 時折，意識レベルが低下する．
- 予防接種や健診を受けていない．
- 親が迎えに来ても，無視して帰りたがらない．
- 親の前では，怯えた態度をとる．
- 他の子どもとうまくかかわれない．
- 自分より小さい子どもに対して乱暴である．
- 虫や小動物を残虐に扱う．
- 気に入らないと，かんしゃくが激しい．
- 誰にでもべたべたと甘え，担当保育士としっかりした関係がとれない．
- 注意すると固まって，かかわりがとれない．
- 言葉の発達が遅れている．
- 幼児期になっても，基本的な生活習慣がついていない．
- むさぼり食いをしたり，人に隠して食べるなどの行動がある．
- 衣服を脱ぐことに異常な不安をみせる．
- 年齢不相応な性的な言葉や行為がみられる．
- 他者との身体的接触を異常に嫌がる．
- 万引きなどの非行や盗癖がある．
- 嘘をつくことが多い．
- 授業に集中できず，落ち着きがない．
- 理由がはっきりしない欠席や遅刻などがある．
- 家出や徘徊が多い．

☐「養育者の行動が変な」状況
- 保育士に家庭の状況を話したがらない．
- 「可愛くない」「この子をほしくなかった」などと公言する．
- 傷に対する親の説明が不自然である．
- 苛立ちが強く，子どもによく怒る．
- 子どもの扱いが乱暴あるいは冷たい．
- 理由をつけては，長時間保育園に置きたがる．
- 子どもの発達に気がつかない．
- 被害者意識が強い．
- 母親と父親の意見が極端に違っている．
- 夫婦や家族の仲が悪い，または夫婦間暴力がある．
- 実家からの支えが不十分である．
- 近隣，友人からのサポートを求めることが不得手である．

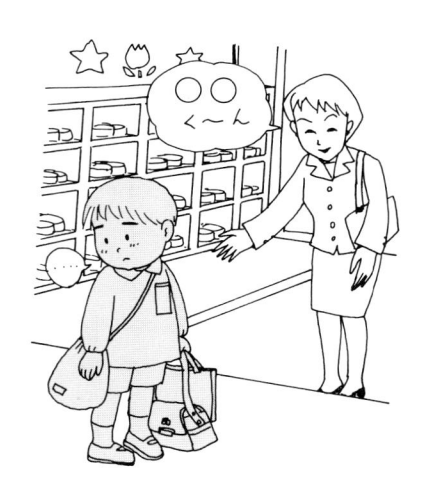

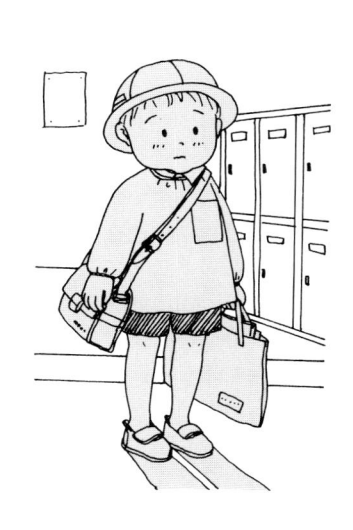

- 生活上のストレスがある（狭い住居，長時間労働，低賃金，定職がない，失業，病人や寝たきり老人の介護，身内の不幸など）．
- 酒や覚醒剤，麻薬の乱用がある．
- 親が精神疾患で治療を受けていない．

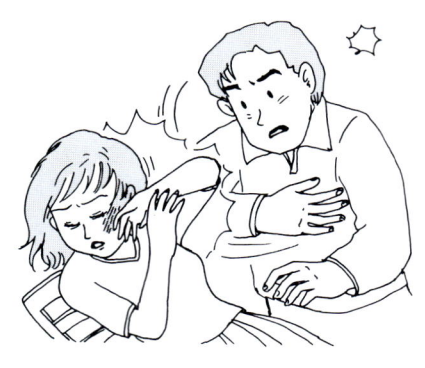

4　健診で虐待を認識するためのポイント

健診で，次のようなことがあれば，虐待を疑いましょう．

❏「子どもの様子が変な」状況
- 体重増加不良
- 栄養障害や脱水
- 刺激のなさを思わせる発達の遅れ
- 衣服や身体が不潔である．
- 不自然な傷や火傷の跡（図4-1，2）
- 頭蓋内出血，頻回の骨折，熱傷などの既往
- 言葉や行動が乱暴である．
- 落ち着きがない．
- かんしゃくが激しい．
- 表情が乏しく暗い．
- ちょっとした指示や注意で異常に固くなってしまう．
- 衣服を脱ぐことや診察を異常に怖がる．

❏「養育者の行動が変な」状況
- 子どもの扱いが乱暴あるいは冷たい．
- 乳幼児を抱いたり，あやしたりしない．
- 子どもの発達を覚えていない．
- 子どもの状態に関して不自然な説明をする．
- 母子手帳に妊娠中または子どもについての記載がほとんどない．
- 予防接種を受けさせていない．
- 若年の親で養育の知識が不十分である．
- 未熟児や障害児で親が養育に不安をもっている．
- 健診におむつや哺乳瓶をもってこない．
- 誤った育児観，厳しいしつけ，叱責がみられる．
- 未受診．

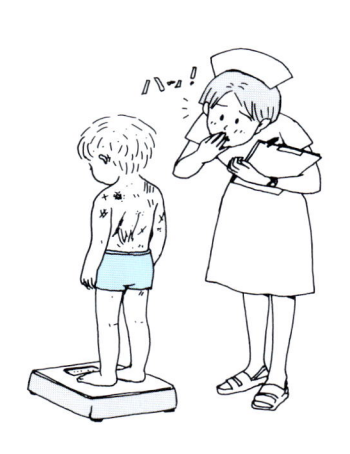

【親と子のこころの対話研究会】

〔　　〕年

PID No.
氏　名
生年月日　　　　　　性別　　　年齢　　　歳
所属名　　　　　　　　来院日

同胞：（　　）人兄弟姉妹の（　　）番目
住所：〒（　　－　　）　　県　　　市（郡）　　　町（村）
電話（TEL）：（　　）－（　　）－（　　）
保護者氏名：
来院方法：救急車・乗用車・タクシー・その他〔　　　　　　　　〕

発生原因：転落・打撲・転倒・切傷・刺傷・異物・熱傷・火傷・溺水・熱中症（日射病・熱射病）・窒息・不明
　　　　　その他〔　　　　　　　　　　　　　　　　　　　　　　　　　　　　　　　　　　　　　　　〕
発生部位：頭部（前頭・頭頂・側頭・後頭）　顔面（前額・眼・鼻・耳・頬・口唇・口腔内・顎）
　　　　　頸部・肩・胸部・腹部・背部・腰部・陰部・殿部
　　　　　上肢（上腕・前腕・手首）　手（手掌・手背・指）
　　　　　下肢（大腿・下腿・足首）　足（足背・足底・足指）
担当診療科：脳外・整形・形成・外科・眼科・耳鼻科・婦人科・その他〔　　　　　　　　　　　　　　〕

来院時間：　　　月　　日　　　時　　分
発生時間：　　　月　　日　　　時　　分
発生場所：家庭内〔　　　　　　　　　〕　家庭外〔　　　　　　　　　　　　　〕
発生状況（具体的に）：
発生から受診までの時間は？　　　〔普通　　　　　　　　　　　遅い〕
事故のときそばにだれがいたか？　〔いた　だれが（　　　　　　　）いなかった〕

記載者名〔　　　　　　　〕

同伴者：母　　父　　祖母　　祖父　　その他〔　　　　　　　　　　　　　〕
　　　　　　　（A）　　　　　　　　　　　　　　　　　　　　　　　　　　　（B）
心配している（心配で落ち着きがない）　　　　　　心配そうでない（たとえばたばこやよそ見，またはテレビ
あわてている（大丈夫ですか？など）　　　　　　　をみている）
後悔している（そばにいればよかった，早くみつけてやれ　　他人事みたいに落ち着いている
ばよかったなど）　　　　　　　　　　　　　　　第三者のせいにする（上の子がたたいたや，他人がしたな
詳しく話す（たとえばわかってもらおうとして）　　ど）
その他（具体的に）：　　　　　　　　　　　　　　話したがらない（話すのを拒否，または内容が矛盾してい
　　　　　　　　　　　　　　　　　　　　　　　　るなど）

子どもの表情：
印象：健康
　　　　　　　　　　　　　　　無表情（ボーっとしている）　　やせ（栄養不良）
　　　　　　　　　　　　　　　喜怒哀楽の表現が少ない　　　　髪ツヤなしパサパサ
　　　　　　　　　　　　　　　皮膚シワシワ（ゆるんでいる）　アカが多い・汚い・悪臭
　　　　　　　　　　　　　　　陰部が真っ赤　　　　　　　　　その他〔　　　　　　　　〕
　　　　　　　　　　　　　　　泣かない・おびえている
皮膚症状（外傷など）：問題なし　　あり
　　　　　　　　　　　　うっ血（打撲痕など）　歯形（ヒトにかまれた）
　　　　　　　　　　　　火傷（たばこの消し痕など）　その他〔　　　　　　　　〕
子どもの基礎疾患：なし　　あり
　　　　　　　　　　未熟児　双胎・多胎　先天性心疾患　精神運動障害
　　　　　　　　　　唇裂口蓋裂
　　　　　　　　　　その他〔　　　　　　　　　　　　　　　　　　　　　　　〕

【最終的評価】
養育指導など：
　A：必要なし　　B：必要あり　　C：保護（子ども）必要

外来・入院〔　　　　　　〕　　　　　　　　　　　　　記載者名〔　　　　　　　〕

図4-3　児童虐待早期発見のためのチェックリスト表 (末吉圭子他：虐待の早期発見と予防対策，小児看護20：7, 1997, p.874より)

5　医療機関で虐待を認識するためのポイント

　医療機関で，子どもや養育者，家庭の様子が不自然だったら，次の点をチェックし，虐待を疑いましょう．医療機関には虐待の重症度が高かったり緊急性のあるケースが来院する可能性が高いのですから，虐待のためのチェックリスト（図4-3）を作っておくとよいでしょう．

❏「子どもの様子が変」であれば
- 全身に新旧混在する傷がある．入院すれば新しい傷ができない．
- 色調の違う内出血斑，多発性骨折，境界明瞭な火傷，頭部外傷（硬膜下血腫，頭蓋骨折など），腹部外傷，性器・会陰部・肛門周囲の外傷がある．
- 低身長，低体重，低栄養がある．
- 落ち着きがない．
- 無表情，おびえた表情，視線をそらす．
- 多少の痛いことでも泣かない．
- 養育者と離れても平気．
- 養育者の顔色をうかがっている．
- 面会時間に萎縮した態度に変わる．
- 外泊や退院が決まっても，家に帰りたがらない．
- 無差別にべたべたと人に甘える．
- むさぼり食いをするのに，栄養不良である．
- 異食，盗食がある．
- 夜尿や，昼間の遺尿がある．
- 着ているものが不潔．
- 体が汚ない．
- なんとなく匂いがする．
- 着替えが十分にない．
- その子の発達に合ったおもちゃがない．
- 事故や骨折の既往がある．
- 先天異常や未熟児など入院治療が必要な状態で出生している．
- 精神運動発達遅滞がある．

❏「養育者の行動が病院で変」であれば
- 症状発現から受診まで，時間がかかる．
- 症状や経過の説明が曖昧
- 外傷の程度を気にかけていないようにみえる．
- 病状や治療方法への質問がない．
- 重症でも入院を拒否する．
- 子どもを入院させるとすぐに帰ってしまう．
- 時間外の受診が多い．
- 外来診療を中断している．
- 受診の遅れ，薬の内服の不履行がしばしばある．
- 医師や病院をたびたび替えている．
- 面会や電話での問い合わせがほとんどない．
- 面会時間が短い．
- 面会中，子どもとかかわろうとしない．世話をしない．
- 子どもを激しく叱ることがある．

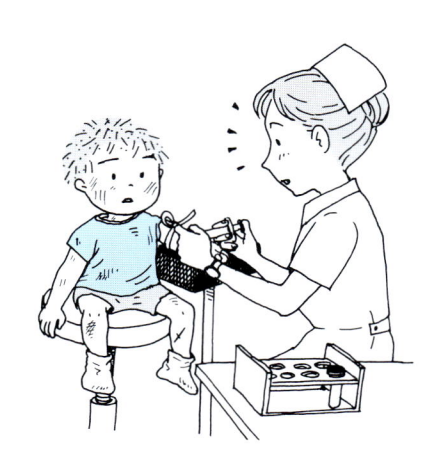

- 付添いの拒否をする．
- 突然，子どもの状態とは関係なく，養育者の都合で退院を決め，説得に応じない．
- 待合室や病棟でしばしばトラブルを起こす．
- 養育者に被虐待経験があるという情報がある．
- 妊娠を望んでいなかったという情報がある．
- 母子健康手帳をもっていない．
- 妊娠中，定期健診を受けていない．
- 子どもの出生を喜んでいない．
- 子どもの発達に非現実的な期待をもっている．

☐「家庭の様子が変」であれば
- 母親と父親の意見が極端に違っている．
- 夫婦や家族の仲が悪い．
- 子どもを入籍していない．
- 実家，友人や近隣の援助者がなく，家庭が孤立している．
- 兄弟に突然死や原因不明の事故死がある．
- 生活上のストレスがある（狭い住居，長時間労働，低賃金，定職がない，失業，病人や寝たきり老人の介護，身内の不幸など）．
- 電話がない．
- 酒や覚醒剤，麻薬の乱用がある．
- 親が精神疾患で治療を受けていない．

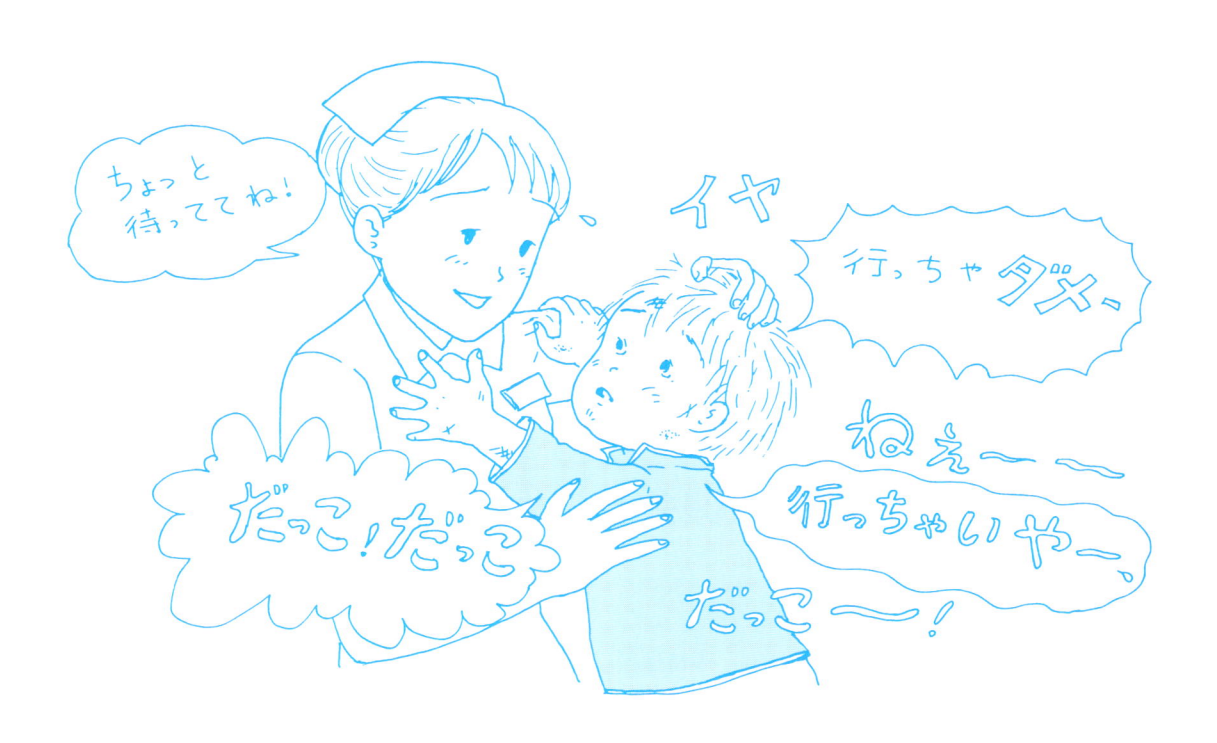

3　虐待を疑ったら

虐待を強く疑い，子どもに危険があれば，すぐに対応しましょう．子どもを心身の危険から守ることが最大の目標になります．

表4-3　虐待を疑ったら

① 虐待の証明は不要
② まず，子どもの安全を守る
③ 一人で抱え込まない
④ あきらめない・機会をつかむ
⑤ 情報収集と記録をする

1　虐待の証明は不要

- 虐待を証明することは，虐待をしている人自身がそれを認めない限りは困難なことです．多くの場合，虐待をしていることを認めようとはしません．虐待を証明するには長い時間がかかります．その間に，子どもが生命の危険にさらされることもあります．虐待を証明してから，行動を起こすのでは遅いことがあります．
- 虐待を疑った時は，確証を得ようとするより，重症度，緊急性，保護の必要性を判断することが重要です．

2　まず，子どもの安全を守る行動を起こす

- 虐待は，子どもの生命に危険を及ぼすことがあります．ですから，まず，子どもの安全を守る行動を起こさねばなりません．

3　1人で抱え込まない

- 虐待の対応は難しいものです．虐待を疑ったら，1人で抱え込まないで，まず，同僚と相談しましょう．
- それから関係機関とネットワークを組むとよいでしょう．虐待はさまざまな要素が絡み引き起こされ，また，援助もさまざまな方面からなされなければ効果がないからです．

4　あきらめない・機会をつかむ

- 虐待はさまざまな形で隠されています．すぐには解決されません．事実の確認をあきらめないことが肝心です．
- その時にうまく行かなくても，虐待は繰り返されることが多いので，援助の開始のチャンスはやってきます．

5　情報収集と記録

❏周囲の人たちには，別の視点から，虐待特有の状況に気がついている人もいるかもしれません．自分のもっている情報を提供し，不自然さを伝えることで，周囲の人たちから情報収集することができます．また，ビデオや写真，テープなどでも記録をとっておきましょう．役に立つことがあります．

❏親と子どもから情報を収集することは困難です．親も子どもも虐待の事実を隠すからです．親と子どもからの情報収集は，信頼関係を十分に形成してからにしましょう．

コラム：
　2歳のDちゃんは，低体温，低血圧，意識障害で外来に来ました．お母さんの話では，昨日までは，ご飯も食べていて，今日になったらぐったりしたというのです．嘔吐，下痢もなく，脱水になる原因もありません．大きな傷もなく，出血も考えられません．原因ははっきりしませんが，本人の状態が悪いため，医師は入院を決めました．
　病棟に来て，洋服を病院のリースの寝巻きに着替えさせようとした時，足の指に絆創膏が貼ってありました．お母さんに聞くと，「まめです．」といいます．その絆創膏が少し汚かったので，看護師は，一度消毒しようと思い，絆創膏をはずしてみると，そこは壊死を起こしていました．看護師は，それが，凍傷だと気がつきましたが，消毒しながら，さりげなく，「これはまめではないわね．」とお母さんに話しかけました．あくまでも，緊急入院した家族が混乱しているのを慰めるかのように，「ぐったりしてご心配だったでしょう．」と続けました．すると，お母さんは，「昨日，あんまりぐずるので外に出したんです．」と話しはじめました．もともと水頭症で，発達の遅れがあり，何を言っても聞き分けられない子だといいます．昨日は，関東地方には珍しく，雪が2～3cm積もった日でした．
　お母さんが着替えをとりに行っている間，初めて会った看護師に人見知りして泣くどころか，反対にべったりと抱きつく子どもの様子をみて，看護師は，虐待を疑いました．
　看護師は，医師たちに，この情報を伝えました．プレショックの状態は，凍傷になるほど長い時間，寒い中に放り出されたためではないか，また，子どもの様子から，ふだんから虐待を受けていたのだろうという自分の考えを伝えました．医師たちも納得しました．
　Dちゃんは，一般状態がよくなってから，凍傷の治療をすることになりました．その入院期間中に，病院のケースワーカーは，入院前に通っていた通園施設の生活指導員や児童相談所と連携をとりました．その人々とのかかわりのなかで，お母さんは自分で虐待を認め，Dちゃんは施設入所することになりました．

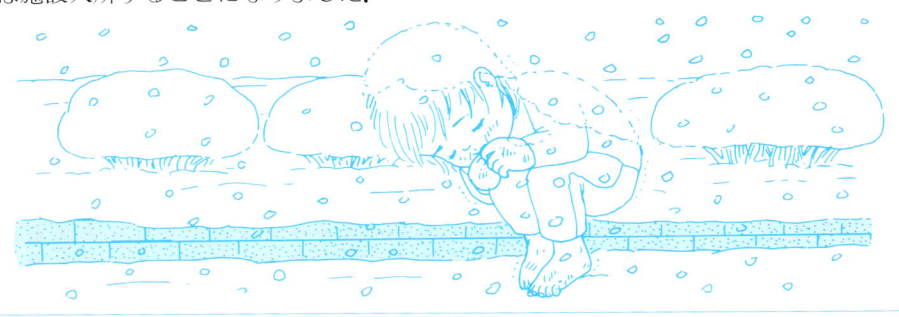

4 発見から援助まで

　子どもの虐待が発見されたら初期対応が重要です．子どもを心身の危険から守ることを目標にして支援の方法を選んでいきましょう．

表 4-4　発見から援助までの流れ

① 子どもの安全を保障する
② 子どもの安心を提供する
③ ネットワークを組む
④ 親を責めず，親のストレスの軽減を図る
⑤ 援助者のサポートをする

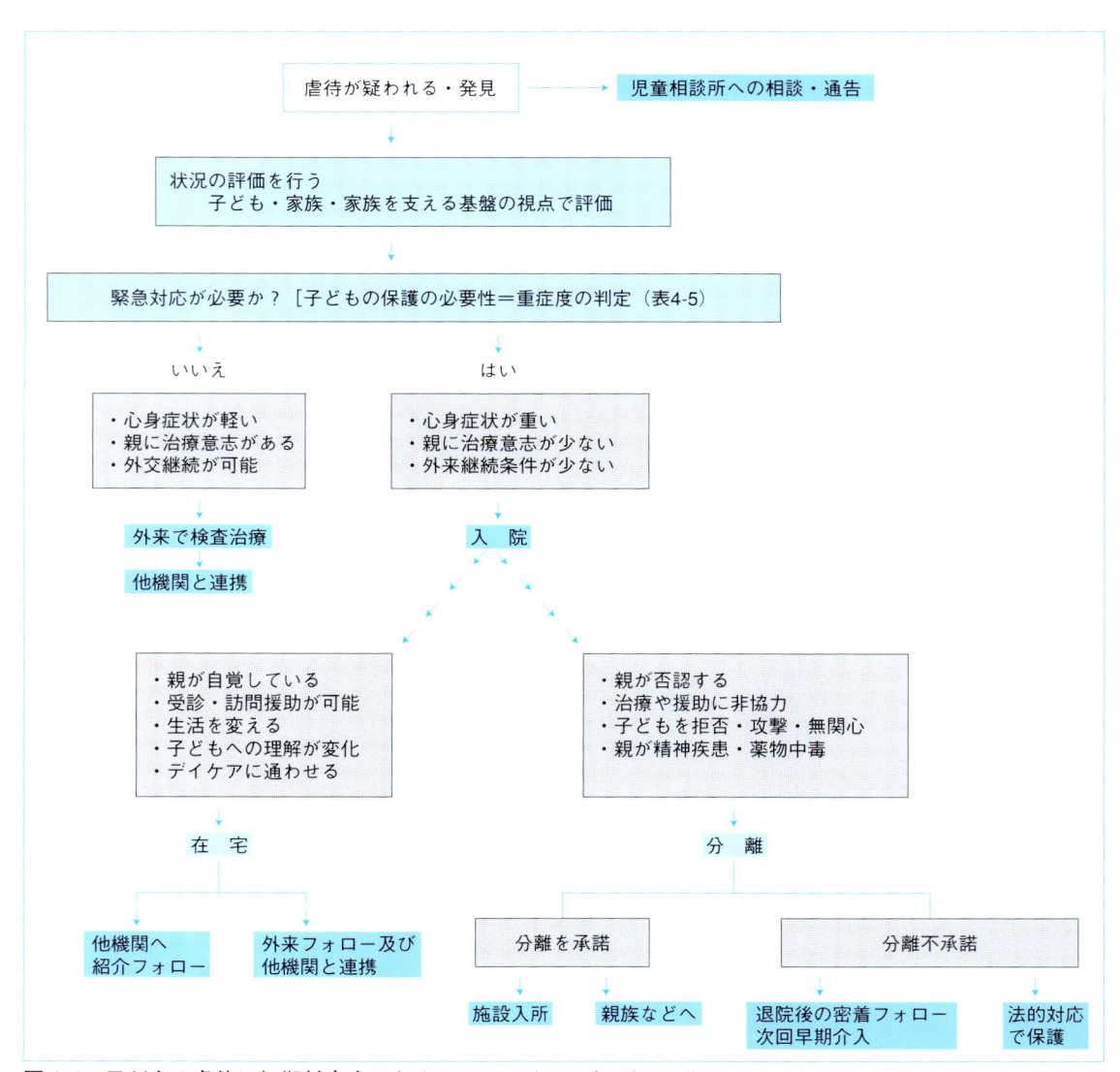

```
                    虐待が疑われる・発見  ──→  児童相談所への相談・通告
                            ↓
                    状況の評価を行う
              子ども・家族・家族を支える基盤の視点で評価
                            ↓
          緊急対応が必要か？［子どもの保護の必要性＝重症度の判定（表4-5）］
                    ↙              ↘
                 いいえ              はい
         ・心身症状が軽い       ・心身症状が重い
         ・親に治療意志がある   ・親に治療意志が少ない
         ・外交継続が可能       ・外来継続条件が少ない

         外来で検査治療         入　院
         他機関と連携

         ・親が自覚している     ・親が否認する
         ・受診・訪問援助が可能 ・治療や援助に非協力
         ・生活を変える         ・子どもを拒否・攻撃・無関心
         ・子どもへの理解が変化 ・親が精神疾患・薬物中毒
         ・デイケアに通わせる

              在　宅                    分　離

     他機関へ    外来フォロー及び   分離を承諾          分離不承諾
     紹介フォロー 他機関と連携
                              施設入所  親族などへ  退院後の密着フォロー  法的対応
                                                    次回早期介入          で保護
```

図 4-4　子どもの虐待に初期対応するためのフローチャート（柳澤正義監：子ども虐待・その発見と初期対応，母子保健事業団，1997 より）

1 子どもの安全の保障

　虐待を疑ったら，まず，重症度を判定し，緊急に，保護が必要か判断しなければなりません．重症度が高ければ緊急に保護し，虐待を疑われている子どもの安全を保障しなければなりません．
☐児童相談所に通報したうえで，虐待する家族や養育者から隔離するのもひとつの手立てです．隔離は，児童相談所や，医療機関，児童福祉施設などがネットワークを組まなければなりません．
☐子どもを保護することなく，在宅のまま援助する場合は，安全の確保には常に注意を払わなければなりません．

表4-5　重症度判定のためのチェックリスト

① 生命の危険がある時：頭蓋内出血，溺水，内臓出血など
② 身体的障害を残す危険がある時：骨折，熱傷など
③ 乳幼児期で虐待が繰り返されている時
④ 極端な栄養失調や慢性の脱水がある時
⑤ 親が子どもにとって必要な医療的処置をとらない時
⑥ 子どもが家出や徘徊を繰り返す時
⑦ 虐待者が覚醒剤を使用している時
⑧ 虐待者が非常に衝動的になっている時
⑨ 性的虐待が強く疑われている時

(厚生省児童家庭局企画課監：子ども虐待防止の手引き，母子愛育会日本総合愛育研究所，1997)

2 子どもへの安心の提供

☐虐待された子どもに，安心できる，安全な環境を提供しなければなりません．虐待されていた子どもは，食事・睡眠・清潔などの日常的な基本的ニードが満たされず，不規則な生活を強いられてきていることが多いのです．ですから，日課に一貫性・安全性をもたせる必要があります．援助者の都合だけで，日課を変更することがないように注意しなければなりません．
☐例えば，虐待されていた時に，食物を与えられなかった子どもは，保護されたあとでも，ほかの人の食事を隠れて食べることがあります．とくに病院では，検査や治療のためにとってあるほかの子どもの食事が食べられてしまいます．時間になれば食事が配られ，十分に摂取できることが習慣になっていないのですから責めてはなりません．自分が盗らなくとも，自分の分が必ず出て

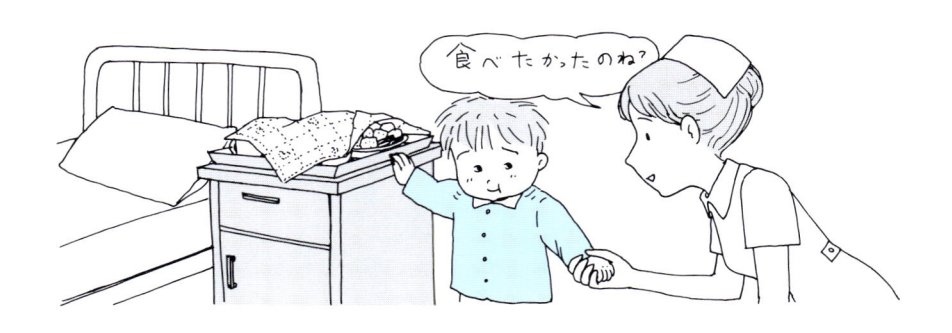

くることを実感すれば，こうした行為は自然に治まってきます．盗食を注意したり，叱ったりするのではなく，「食べたかったのね」とその子どもの感情を確認するだけにしましょう．一方で，ほかの子どもの食事を盗られないような工夫をするほうがよいでしょう．
❏食事以外でも，遊びが提供される，静かな環境で睡眠がとれる，必要な場合はすぐに援助が受けられるなどを子ども自身が体得できることが，子どもの信頼感や安定感を養うことになります．そうした一貫した日課の中で，安心感を与え，信頼関係をつくり，子どもの感情表現を的確に把握し，罪悪感をもたせないかかわりをすることが重要です．

3 ネットワーク

　虐待された子どものフォローアップを他の職種とともにチームを組み，検討しましょう．他機関とネットワークを組まないと，虐待の援助はできません．他機関が連携するためには次のことが重要です．
❏虐待について共通認識をもちましょう．
❏各機関が，それぞれ自分たちができることを明確に伝えましょう．
❏各機関の役割を理解しましょう．
❏他機関に不当な要求をしないようにしましょう．
❏責任転嫁しないようにしましょう．
❏情報を共有し，方針を統一しましょう．

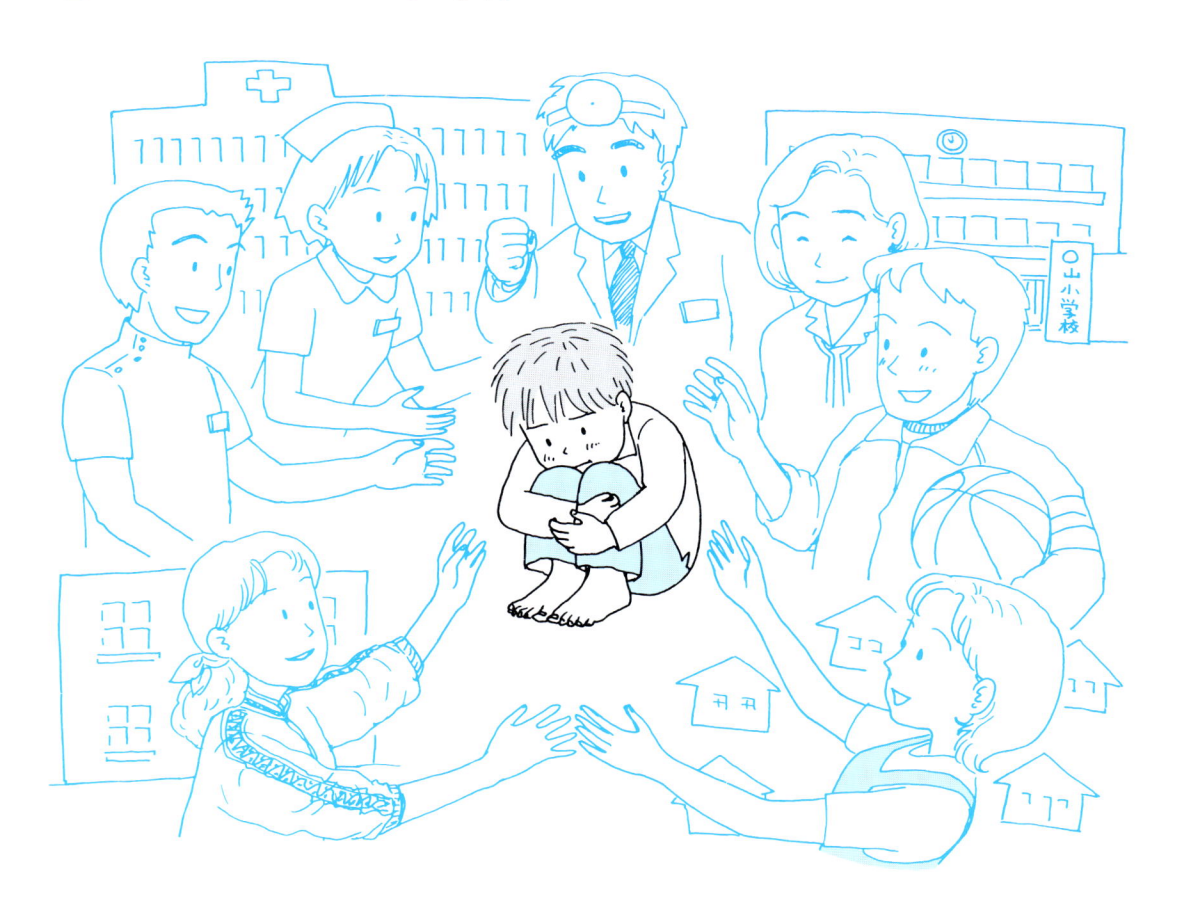

4　親のストレスの軽減

- 緊急に保護が必要な時は，家族に，この事態が子どもに危険を及ぼすこと，それを虐待ということをはっきりと告げなければなりません．しかし，この時も家族を責めるいい方は避け，家族のストレスや辛い点も認めなくてはならないでしょう．ことに，子どもを保護する事なく，在宅のまま援助する場合は，家族を責めても，虐待の解決にはなりません．むしろ，虐待していることを決めつけたりすると，医療者に反発を覚え，医療拒否につながる時があります．子どもの安全を守ることを目標にすれば，家族を責めるのは危険でさえあります．
- 虐待をしている親たちは，幼少時に虐待された経験をもっていたり，子どもへの接し方がわからなくなっていたり，虐待することを悩んだりしています．時には，経済的な問題のため，育児に時間がかけられなかったり，その子自身の障害による育児の難しさが虐待を引き起こしている時もあります．そうした親たちのストレスの軽減の援助が必要となります．
- 地域の保健師の支援は，家族のストレスの軽減に有効であるといわれています．家族のストレスが虐待の一つの原因ですから，ストレスの多い家族の子どもは，虐待の可能性が高いハイリスク児といえます．ここではふれませんでしたが，虐待の予防も視野に入れて，子どもと家族のケアをしていくことも重要です．

5　援助者をサポートする

虐待されている子どもの特性から，援助者自身も辛い経験をします．

- 虐待されてきた子どもは，今まで大人に見捨てられてきた経験から，誰彼となく大人に甘えたり，しがみついたりします．逆に，看護師に対して怒りを挑発するような行動をとり，看護師が自分を攻撃するか試したりします．この場合，子どもの依存欲求を満たしていかなければなりませんが，時には際限がなく，これ以上かかわりたくないと思ったりします．また，ほかの子どもへの攻撃的な態度から引き起こされるトラブルにどう対応したらよいのか，わからなくなったりします．
- 一方，親に対しても「親が虐待するなんて」と，否定的な気持ちをもったり，面会が少ないことに対して怒りや不満を覚えることがあります．
- 援助者が自己の感情をコントロールできるように，まわりにいる看護師や小児精神科や，心理療法士が，援助者のサポートをする必要があります．
- ネットワークの中でも，援助者へのサポートを考えましょう．小児精神科や心理療法士などからかかわるすべての援助者が心理的支援を受けられるといいでしょう．

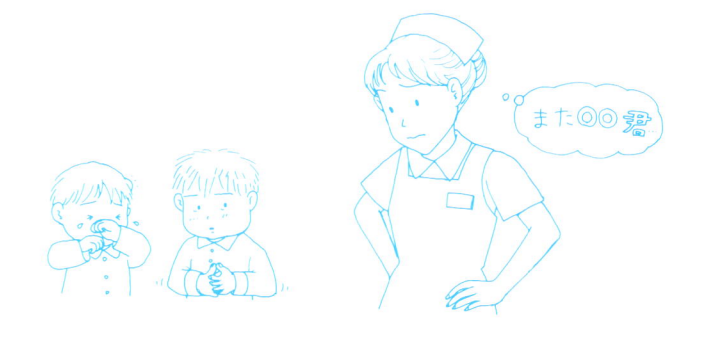

文　献

1) 柳沢正義監修：子ども虐待-その発見と初期対応，母子保健事業団，1997.
2) 日本児童家庭総合研究所監修：8. 子ども虐待，子ども資料年鑑第6巻，1998，p 334-338.
3) 中野光，小笠毅編：岩波ジュニア新書270 ハンドブック子どもの権利条約，岩波書店，1996.
4) 納谷保子：虐待の種類と診断のポイント，小児看護20：1997，860-864.
5) 奥山真紀子：医師のための虐待対応の手引き，川野小児医学奨学財団助成，2000，p 9.
6) 堀尾恵三：Munchausen syndrome by proxy，診断と治療86：1998，902-903.
7) 三菱財団助成子どもの虐待マニュアル作成委員会（代表・柳沢正義）編：虐待からの子どもと家族の救出とケア．1996，p 18.
8) 小林美智子：被虐待児，小児科診療62：1999，637.
9) 柳川敏彦，小池通夫，下山田洋三：特集子どもの虐待4，発見と対応-医療現場から①，チャイルドヘルス，2000，431-434.
10) 奥山眞紀子，浅井晴夫編：保育者・教師のための子ども虐待防止マニュアル．ひとなる書房，1997.
11) 納谷保子：医療機関における診断のポイントと地域機関連携，第44回小児保健学会講演集，1997，p 54.
12) 塚越静江：被虐待症候群が疑われ家族支援を含めた援助，BRAIN NURSING，夏期増刊，1997，p 169-177.
13) 厚生省児童家庭局企画課監修：子ども虐待防止の手引き．母子愛育会日本総合愛育研究所，1997.
14) 東京都福祉局子ども家庭部計画課他編：子どもの虐待防止マニュアル-虐待への気づきと対応，援助のために-，東京都福祉局子ども家庭部計画課，1995.
15) 厚生省監修：2 家族による子どもへの虐待（児童虐待），厚生白書-少子社会を考える，1998.
16) 郭麗月：被虐待児と親の行動特徴とその由来，小児看護20：1997，881-885.
17) 鈴木敦子：被虐待児への初期対応とアプローチ，小児看護，20：1997，886-891.
18) 楢木野裕美：入院，治療している被虐待児のケアのポイント，小児看護20：1997，892-895.
19) 小林美智子：児童虐待の実態と対応，小児看護20：1997，852-859.
20) 長畑正道：虐待の動機と背景因子，小児看護20：1997，865-869.
21) 末吉圭子他：虐待の早期発見と予防対策，小児看護20：1997，870-875.
22) 津崎哲郎：虐待に対する法制度の現状と援助機関，小児看護20：1997，876-880.

第5章

初めての入院のための援助

第5章のチェックポイント

- 1 入院環境に適応するための援助
  - 1 初めての入院体験
  - 2 入院生活の理解度
  - 3 適応への援助
  - 4 入院時の情報収集のポイント
- 2 治療・処置・検査に対する援助
  - 1 入院に伴ってよく行われる検査・処置
  - 2 検査・処置の説明
  - 3 検査・処置の安全・安楽
  - 4 検査・処置に対する原則的援助
- 3 疾患をもつ子どもの日常生活の変化に対する援助
  - 1 病院における日常生活への援助
  - 2 よい援助をするために
  - 3 日常生活の援助に関する一般的注意事項
  - 4 入院児の状況
  - 5 病棟のきまり
- 4 家族への援助
  - 1 家族がもちやすい不安
  - 2 家族への援助
- 5 ファミリー・ハウス
  - 1 歴史
  - 2 日本での活動
  - 3 主な活動内容
- 6 セルフヘルプ・グループ

1 入院環境に適応するための援助

1 初めての入院体験

　最近では子どもが長く入院生活を送ることによって生じる障害についての研究が盛んになり、子どもの医療は入院期間をできるだけ短くし、その障害を最小限にしようという方向で進められるようになりました。しかし、それでも入院をしなければならない事実がなくなったわけではありません。そこでまずここでは、子どもは入院によって何にストレスを感じるのかについて、述べてみましょう。

(1) 身体的苦痛

　身体的苦痛は、人間にとって最も基本的な恐れのひとつであって、これが不安形成の基礎になることは、すでによく知られています。[1]

❏ すべての不安が身体的苦痛から生じると説明するわけではありませんが、病気で入院してくる子どもたちにとっては、少なからず受診に至った身体的苦痛があり、入院に伴うさまざまな検査・処置なども避けられません。このような苦痛がまず子どもを不機嫌にしたり、不安をもたらしていることを考えれば、無視できない重要な事柄でしょう。

❏ 乳幼児期は、発達段階として「しつけ」という形で、文化的統制を受けることが多く、これが身体的苦痛の形をとることもあります。この時期の理解力の発達レベルでは、容易にこれらが同一化し、「敵意」や「罰」と感じることになることにも、十分配慮することが大切です。

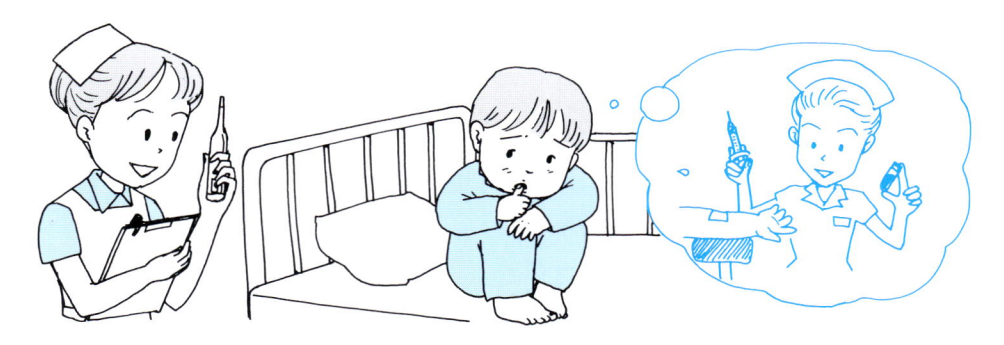

(2) なじんできた環境の喪失

　子どもは出生以来、同一の環境（住宅・家族など）において生活することによって、感覚を通して、さまざまなものを認識し、「なじみ」の環境を形つくっていきます。そしてこれをもとにさまざまな発達が促されると考えられています。

❏ 入院は、なじみのある環境から、物理的にも、心理的にも引き離されることになり、子どもたちに混乱を引き起こします。ことに母親の認知の発達がはっきりする生後7か月〜3歳程度までは、母親からの分離が著しい不安を引き起こすといわれています。

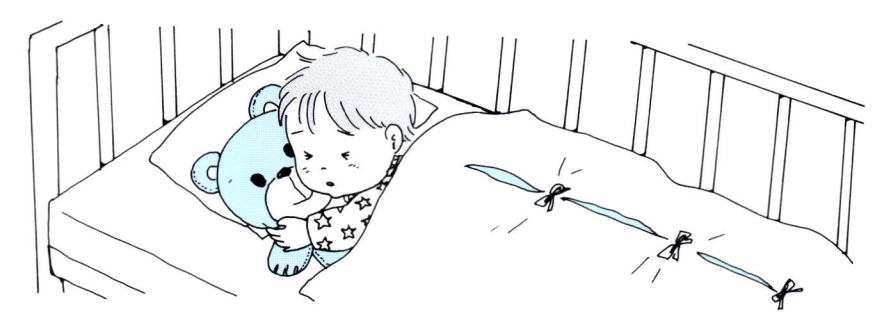

❏子どもたちの発達段階により，心理的混乱が著しいばかりではありませんが，生活経験の乏しい子どもたちにとっては，生活のすべて（食事，寝具，部屋，排泄，人的環境など）が変化することは，少なからずストレスをもたらすことはいうまでもありません．反面，子どもたちのもつ好奇心は否定的にとらえるばかりでなく，よい体験と思えるように転化できることもあることもつけ加えておきましょう．

2　入院生活の理解度

子どもたちのさまざまな反応は，その発達段階により異なっていることは再三述べています．ここでは，ドライバー（M. F. Driver）による入院の理解度の年齢別変化[1]をもとに述べてみます．

(1) 3歳未満

この年齢は入院の事実をまったく理解できません．自己中心的思考のこの段階では，自分が病気であり，治療を要すること，そのために入院しなければならないことなど理解できません．
❏母親の認知が発達してくる時期にも当たり，母親からの分離不安は著しくあらわれます．
❏子どもたちの判断基準は，快・不快にあります．

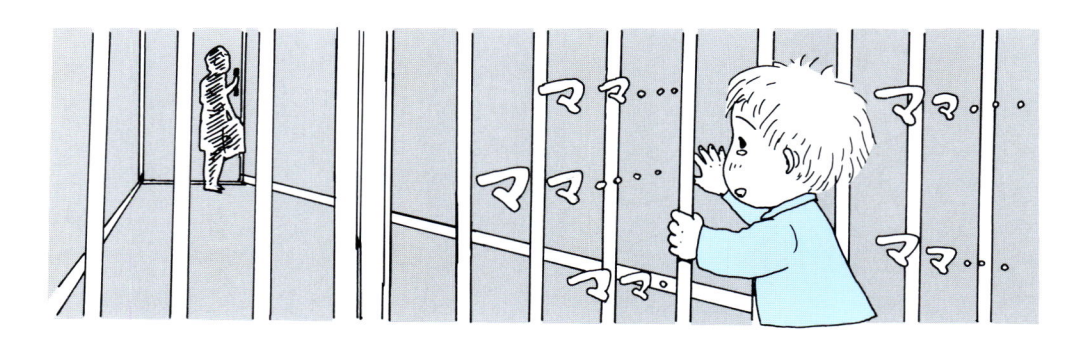

(2) 3歳～5歳

❏自分への関心をもとにして，一応は病気であること，治療を要することなどが理解できるようになり，子ども自身も理解しようとします．
❏抽象的な思考が未発達であるため，一定期間安静を要すること，～によって～が変化するなどという現実として目に見えないものについては理解できません．
❏不安や恐れなどの感情も自分で処理することは困難です．

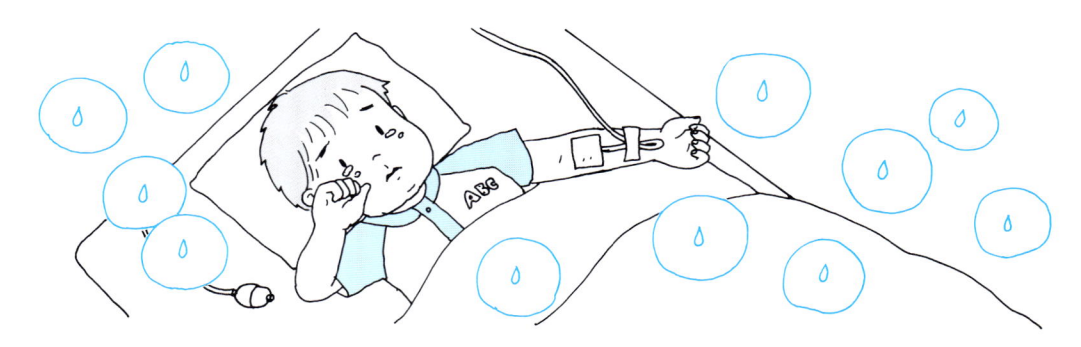

(3) 学童期
- 前半期はまだ幼児性を残していますが、一定期間入院をしなくてはならないこと、病気であり、治療を要することなどが理解できるようになります。
- 身体的な苦痛がなくても安静を守らないと病状が悪化するなどということを理解できても、行動として安静にしていることはできないということが多くみられます。
- 後半期になると、思考力もほぼ大人なみになるといわれており、治療や入院についても了解が可能になります。この発達段階の子どもたちにとっては、学校や地域での友人関係が重要であり、仲間に忘れられはしまいか、自分の存在にとって代わる者が出てしまうのではないかなどが関心の中心になります。
- 学校生活の体験が少ない低学年の学童では、容易に学習習慣が失われやすいことも重要です。

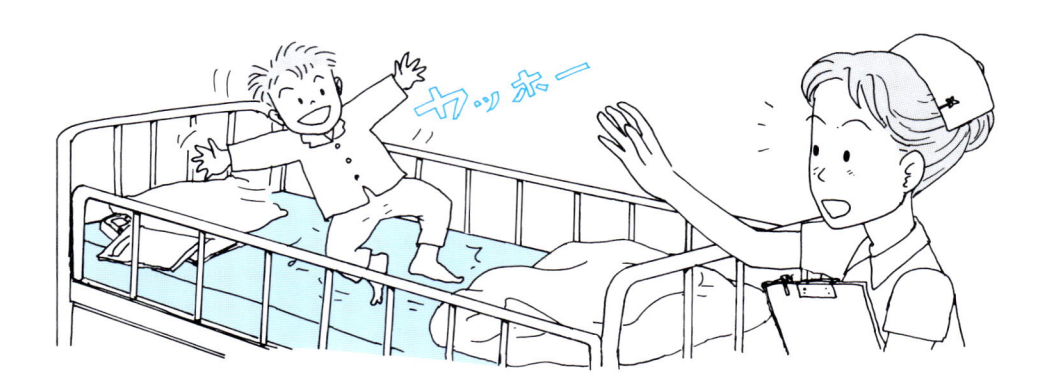

(4) 中学生以上
- 思春期に至るこの時期は、感情の起伏も激しく、健康な子どもでさえ多くの悩みをもつ時期といわれています。
- この発達段階の子どもたちは、自分についての関心が高く、それゆえ病気や検査治療については納得のいく説明を求め、きちんと了解できるようになります。
- 外観の変化、自分の希望がどのように達成可能かなどにも関心があり、治療などにも大変協力的です。けれども、なかなか思いどおりに治療が進まない、子ども扱いされたなどと感じる時は、激しく医療者を攻撃し、治療などにも協力を拒否することがあります。
- 治療場面などにおいても、プライバシーの保護や、身体の露出などには十分な配慮が大切です。

3 適応への援助

　子どもの入院生活への適応への援助は，大きく子どもの発達段階や理解度，入院前の生活環境や養育者の態度，病院側の対応の3つの側面で考えられます．前で発達段階と理解度について述べました．また家族への援助についてはあとで述べますので，ここでは主に病院側の対応について述べることにします．

(1) 発達段階と理解度に沿った説明と生活環境の調整

❏緊急の入院は別として，もし準備について少しでも期間がとれるなら，まず子どもの理解度に合わせた説明がなされることが大切です．希望するなら入院前に病棟を見学に行くとか，病棟看護師や，いたら保育士さんなどの紹介を受けるなどして，なじみのものを多くしておくことが大切です．必要な物品に触ってみたり，入院予定の部屋のベッドが空いていたらそこに座ってみるだけでもよいのです．どんな物をもって入院したいか希望を聞く，どのような生活をするかなども事前に知らせておくなども効果的です．「ひとまね子ざる病院へいく」という絵本を知っている方が多いと思いますが，これは子どもの入院のオリエンテーション用につくられたものです．このように絵本を使ったりビデオを使ったりすることによって，より効果的に行うことも可能です．

❏環境の調整としては，子どもの入院病棟にふさわしい物品の整備（ベッド，机や椅子，洗面所・トイレ・浴室，壁紙や飾り付けなど），遊びへの配慮（プレイルームの設置や遊具・保育士の配置など）も大切です．各季節ならではの行事の企画や，学童期にある子どもたちにはことにその学習が継続されるための施設設備が求められます．母子分離不安が激しい乳児などの場合は，母親がつきそうことを勧めたり，それができない場合は，できるだけ世話にあたる看護師を固定するなども大切です．

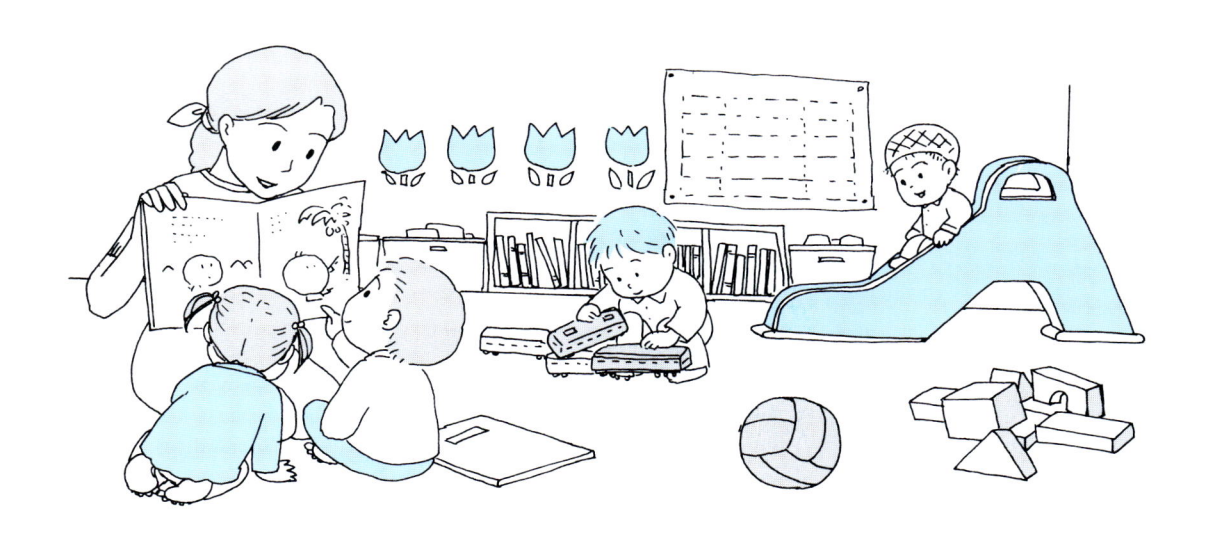

(2) 身体的苦痛の除去と安楽への配慮
- 身体的苦痛が不安のもとであることは前にも述べました．できるかぎり身体的苦痛の原因に応じた苦痛除去に努め，安楽に過ごせるよう生活環境を整えることが大切です．
- 不必要な行動制限や抑制の除去はもちろんですが，積極的に抱っこしてあげるとか，ベッドサイドで遊ぶなどの方法も重要です．

(3) 子どもと家族の入院についての思いについて把握し，援助する
- 子どもと家族の入院についての思いをできるだけいってもらいましょう．どう感じ，何を心配しているか，誰からどんな説明を受けているかなど，子ども・家族ともに聞いてみましょう．思いを聞いてもらえたという体験そのものが精神的サポートになる場合もあります．
- 入院直後は混乱やショックもあり，なかなか難しい情報収集ですが，何気ない言葉やしぐさで，糸口がつかめるかもしれません．それがみつかったら，原因に沿った対策をたてましょう．

4 入院時の情報収集のポイント

　子どもはほとんどの場合，生まれたある家族の範囲内で育てられています．そのため生活体験が極めて限定されているために，個別性が強く，理解力が発達していない段階では，扱いが異なると大変混乱します．これまでどのような日常生活を過ごしてきたかが，それぞれの子どもなりに，把握される必要があります．場合によっては家族が気づいていないでそのようになっていることなどもあるかもしれません．できるだけ入院によって日常生活が混乱しない様にしたいということを家族に告げ，ちょっとした癖や「いつもしていること」について情報を得たいものです．また場合によっては看護師が発見したことを家族に伝えることも必要です．

　入院したばかりで，精神的に混乱している場合には落ち着いてから徐々に聞いたり，観察する中からわかってくるものもあるでしょう．愛称とか，食事，排泄，睡眠，清潔にかかわることなどはすぐ必要になることです．子どもの病気や発達段階をふまえて，ポイントを絞って聞いておくと役立ちます．

(1) 入院前の日常生活を把握しましょう
- 日常の愛称・性格・癖など
　　愛称，ちょっとした癖（このおしゃぶりが好き，これはこのようなしぐさで表現する，これをすれば機嫌が治るなど）などをよく聞いておきましょう．
- 生活環境と日常生活：
  ・住宅：住宅街，一戸建て，高層住宅（何階かなど），商店街，工業地帯，農業地帯など
  ・ベッド使用の有無
  ・家族構成，父の職業，母の職業，主な保育者
  ・通園・通学の状況，担任の先生，出席状況，友人関係，好きな科目，嫌いな科目，クラブ活動，好きな遊び・おもちゃ，趣味など
- 日常生活上の習慣
  ・食事：ミルクはぬるめ（あるいは熱め）が好き，好きな乳首，好きな食器，好きな食べ物嫌いな食べ物にはどのように反応するか，
  ・睡眠：眠る時していること（本を読んであげる，縫いぐるみ・タオルなどをもって寝るなど），好きな姿勢（うつ伏せ，横向き，抱っこなど），暗くても眠れるか，一人でも眠れるか

- 排泄：おむつかぶれを起こしやすいか否か，排泄のサイン（もじもじしてお尻をふるなど），いつもしている声かけ（尿をシーといっているなど），便や尿の頻度・時間・癖（1日1回朝ごはんの後必ずする，便秘がちだが隔日に便器に座らせれば必ずする，遊びに夢中の時はぎりぎりまで気づかないで間に合わないことがあるなど），自宅のトイレ（洋式か和式か）やオマル（絵がついている，シンプルなポット型など）の状況．
- 清潔：どのように体を洗ってもらうのが好きか（嫌いか），だれと風呂に入っているか，何かしていることがあるか（おもちゃをもって入る，湯舟に浸かって歌を歌ってから上がるなど）

❏ **基本的生活習慣の自立度**（表 5-1）

できているかどうかではなく，その子なりの発達，家族の方針などについて十分考慮しましょう．「あら，まだ〜なんですか」など母親の育児能力が責められるように感じたりする発言や，病気のためにできていたことができなかったりしても，責めたりしないように注意しましょう．

(2) 入院までの経過について把握しましょう

❏ **出生の状況と新生児期について**：
- 母の妊娠中の異常の有無，感染症，悪阻，薬剤服用，切迫流産，妊娠中毒症，食事制限，その他
- 在胎日数，胎位（頭位，骨盤位），分娩経過（正常，吸引，鉗子，帝王切開）
- 出生時体重，身長，頭囲，胸囲，Apgar score（1分後，5分後），仮死，チアノーゼ，呼吸障害，痙攣，発熱，黄疸，哺乳力など

❏ **予防接種と既往疾患について**：

それぞれの家族の方針・事情もありますので，受けていないことが責められることがないよう注意しましょう．
- どんな予防接種をどの程度受けているか．
- 予防接種の副作用が生じたことがあるか．
- その他，感染，痙攣，アレルギー，手術，先天性疾患の有無や状況．

❏ **発達について**：
- 笑う，首のすわり，お座り，つかまり立ち，ひとり歩き，発語，2語を話す，片足とび，スキップ
- 主な養育者（多くは母親）の方針や計画
- 発達についての不安や悩み，相談相手

❏ **入院に至った経過と現在の状況**：
- 主な訴えと症状，発症時期，状態，入院までに受けた治療など．
- 体温，脈拍，呼吸，血圧

表 5-1　基本的生活習慣の自立程度チェック項目（木口）

	乳　児	幼　児	学　童
1．食事	哺乳：母乳・混合乳・人工乳 　　　ミルクの種類 　　　1回量（　）ml 1日（　）回／日 　　　授乳時間（　） 　　　飲ませ方　経口・経管 　　　乳首の種類　穴の大きさ 　　　飲み方　良・普通・不良 　　　哺乳所要時間（　）分 離乳食：開始（　）カ月 　　　　現在の状況 　　　　種類 　　　　量 　　　　回数と時間 　　　　好きなもの 　　　　嫌いなもの 　　　　食べさせ方	食事：回数（　）回／日 　　　主食　米飯・粥 　　　副食　大人と同じ・きざみ・ミキサー 　　　おやつ（　）回／日　時間（　） 　　　ミルク 　　　食欲　有・無 　　　好きなもの 　　　嫌いなもの 　　　所要時間（　）分 　　　介助　要・不要	食事：回数（　）回／日 　　　量 　　　偏食　ある・ない 　　　好きなもの　間食の内容
	食器（哺乳瓶，コップ，ストロー，スプーン，フォーク，はし） 　　　　　トレーニング中　　　　　使える　　　　　使えない		
2．排泄	便（　）回／日 便性 尿（　）回／日 おむつ　紙・布 特殊な状態について 　・便秘がち 　・下痢しやすい 　・人工肛門 　・その他	便（　）回／日 便性 尿（　）回／日 排便：教える，教えない 　　　トイレットペーパーを使える 排尿：教える，教えない 　　　パンツをとってやれば便所でできる トイレットトレーニング： 　・している（おまる，トイレ，トレーニングパンツ） 　・ついていけば便所でできる 　・していない おむつ：している，していない，夜だけする 夜尿　有・無 　　　家族の対応 その他特別なこと	便（　）回／日 便性 尿（　）回／日 夜尿　有・無 有りの対応は本人に直接きく
3．睡眠	1人で寝る，添い寝 睡眠時間（　）時〜（　）時 寝つきの良，悪 寝起きの良，悪 夜泣きの有・無 夜間めざめる理由と対応 午睡 入眠するまでの特別な習慣 （音楽・本読み）	1人で寝る，添い寝 睡眠時間（　）時〜（　）時 寝つきの良，悪 寝起きの良，悪 夜泣きの有・無 夜間めざめる理由と対応 午睡 入眠するまでの特別な習慣 （音楽・本読み）	1人で寝る，添い寝 睡眠時間（　）時〜（　）時 寝つきの良，悪 寝起きの良，悪 入眠するまでの特別な習慣 （音楽・本読み）

	乳　児	幼　児	学　童
4．衣服の着脱		自分で着る，少し手伝う 着せてもらう 上衣を脱ぐことができる ボタンがかけられる 靴がはける	自分で着る 着せてもらう
5．清潔	歯磨き：している，していない 洗　面： 入浴時間　毎日，隔日 臀部清拭 湿疹，アトピー性皮膚炎 などの皮膚の状態	歯磨き：できる，できない うがい：できる，できない 手洗い：できる，できない 洗　面：できる，できない	歯磨き：できる，できない うがい：できる，できない 結　髪：できる，できない 入　浴：できる，できない 洗　髪：できる，できない 生　理：初潮（　）歳 　　　　最終月経 　　　　　月　日〜　月　日

※そのほか習癖の有・無や習いごと，塾，学習時間など

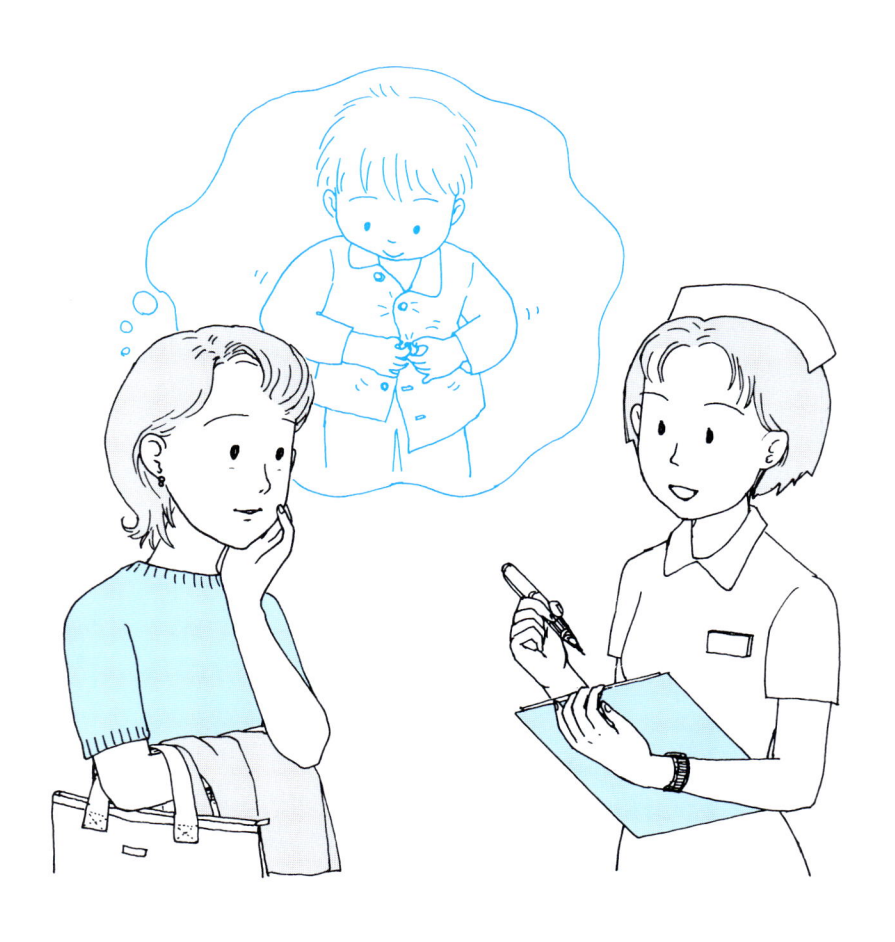

2　治療・処置・検査に対する援助

1　入院に伴ってよく行われる検査・処置

　入院に伴ってよく行われる検査・処置にはどんなものがあるのでしょうか．ここでは簡単にその項目のみをあげてみましょう．各項目の手順や注意事項は，関連章の各項目をみてください．

- ❏身長・体重測定：小児期は，栄養・水分・薬用量などすべてにおいて体重が基準になりますので，何があっても体重だけは測定しましょう．
- ❏バイタルサインズの測定
- ❏アナムネーゼ聴取

　　病状が深刻だったり，親の混乱がひどい場合などは，緊急を要するもののみとして，後日に回してもよい事柄は，落ち着いてからにしましょう．

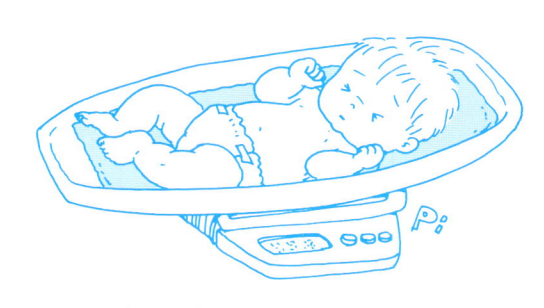

〈緊急を要するもの〉

　保護者の連絡先，アレルギー，診断や病状の予後に影響するような症状の経過，子どものよび方（愛称や通称）

- ❏採血
- ❏採尿
- ❏X線写真撮影
- ❏点滴静脈内注射

　　最後の4項目は，ない場合もあります．

2　検査・処置の説明

- ❏初めての入院ということは，ほとんどの体験が初めてということが多いと考えられます．一つ一つ丁寧に，子どもにも，保護者にも説明することが大切です．
- ❏説明については，発達段階ごと，前に述べた理解度に合わせて考えなければなりませんが，子どもの思考に合わせて，場合によってはビデオや紙芝居なども効果的ですし，実際に見たり触れたりする体験なども効果が大きいことがあります．

　例えば手術室・検査室へ行ってみる，ストレッチャーへ乗ってみる，マスクやチューブなどの器材を手にしたり自分や人形の身体に付けてみるなど希望するなら一緒にやってあげましょう．説明するだけでなく，質問して良いことを告げ，質問があったら納得がいくまで丁寧に答えてあげましょう．

3　検査・処置の安全・安楽

❏十分な説明をしても，検査・処置の安全・安楽が保証されたわけではありません．慣れない環境・体験に子どもが予想外の行動を起こすことがあります．
❏また検査などの度重なる失敗は，身体的にも精神的にも大変なストレスとなり，入院生活への適応を子ども・保護者ともに長引かせます．当たり前のことですが，慎重に対処しましょう．

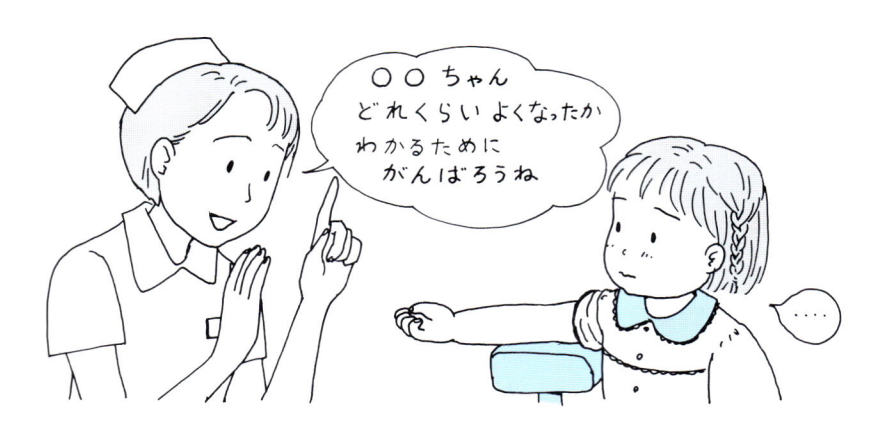

4　検査・処置に対する原則的援助

　　前では初めての入院ということでの特徴を述べてみましたが，以下検査・処置時の手順をふまえて，入院中の子ども全体についても共通する，原則的な援助について簡単に説明してみましょう．
❏実施前のケアをきちんと行いましょう．
　・バイタルサインの測定，乳児ではおむつ交換，幼児・学童では排泄をきちんとしてから行います（排泄に関する検査は別です）．
❏患児の発達レベルに合わせて説明し，声かけをします．
　・まず看護師自身がその検査・処置の意義や方法を理解しましょう．
　・子どもにとって痛い，つらい，検査・処置であっても，嘘をつかず必要性ややり方をきちんと説明します．また泣いてもいいことも伝えてあげましょう．

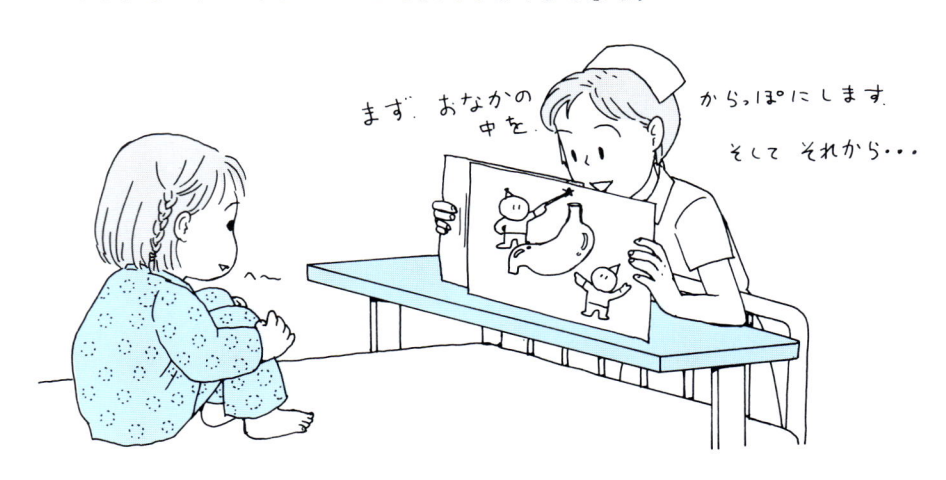

- ・支障がない検査であれば，幼児では好きな人形やおもちゃをもっていって一緒に頑張れること，学童などではウォークマンで好きな音楽を聴きながらでもよいことなども教えてあげ，子どもに選択させましょう．

❏検査・処置は処置室で行いましょう．
- ・ベッドは生活の場です．子どもが安心していられる場所を確保しておきましょう．
- ・学童ともなれば泣いたり，怖がっている姿を同じ部屋の子どもたちにみられたくないかもしれません．そんな心配をすることなく検査・処置を受けることができます．

❏検査・処置は万全な準備を整えてから行いましょう．
- ・子どもが処置室に来てから準備したり，長く待たせたりは不安を増大させます．
- ・万全な準備は安全な検査・処置の保障ともなります．

❏検査・処置は確実なテクニックで，できるだけ短時間で終わるようにしましょう．
- ・確実なテクニックは子どもが信頼する第一歩です．またこのことは母親たちも同様です．大変敏感になっていて，検査がうまくいったか否かについて情報を集めます．これ以上辛い思いは少しでも避けたいと思う気持ちは，確実なテクニックで，短時間で終ることによって満たされ，信頼関係へと結びつきます．

❏検査・処置中の安全を確保しましょう．
- ・処置台は柵がありません．子どもから目を離さないようにしましょう．検査などで複数の人間がいた場合にも，それぞれがだれかほかの人が見ているものと思うことがあります．役割分担して注意しましょう．
- ・不安定な体位，姿勢は子どもを不安にさせます．ポイントをしっかり固定するのがコツです．

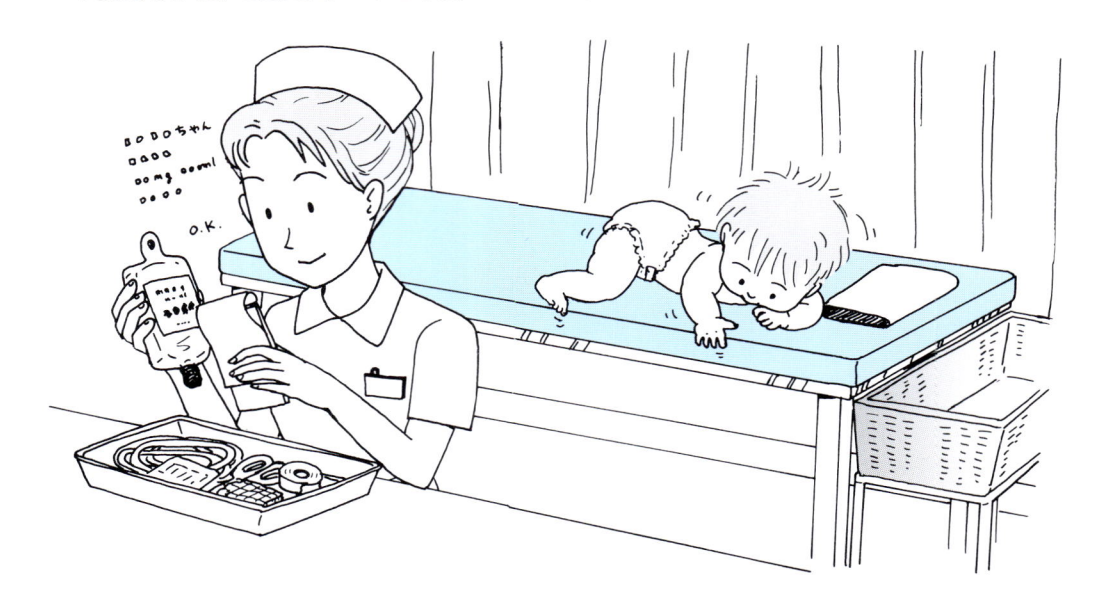

❏検査・処置中の子どもの状態観察を適切に行いましょう．また検査・処置中も声かけし，子どもを励ましましょう．
- ・例えば，腰椎穿刺中の顔色，意識状態，足のしびれ，不安状態など．

❏検査データや処置の結果を把握しましょう．
- ・例えば包交時，創の状態，テープ貼付した皮膚の状態など．ギプス包交時は，ギプスがあたって擦れたところはないかなど，きちんと観察し，適切な処置をしましょう．

❏検査・処置に強い疼痛が伴ったり，不安が強い時，安静を要する検査・処置をする時は，鎮静させてから行いましょう．
　・例えば広範囲熱傷時の薬浴，検体採取の時間がかかる時など．
❏終わった時には終わったことをきちんと伝えます．がんばったことをほめ，励ましたりします．泣いてしまった場合には，泣き顔を見られたくない場合もありますので，少し待ってあげることも必要です．
　　乳児や幼児であったらしっかり抱いてあげましょう．母親がいたらがんばったことを伝えます．この役割は母親のほうがより効果的でしょう．
❏検査・処置後も全身の安静，創の安静保持のために抑制を必要とする場合があります．
　・十分説明し，身体に適した抑制具を使用します．不適切な抑制具は，事故のもとになります．
　・抱っこや添い寝，おもちゃをもつ，本を読んでもらうなどのほうが安静が保てる場合があります．

3　疾病をもつ子どもの日常生活の変化に対する援助

1　病院における日常生活行動への援助

❏子どもは健康不健康を問わず，発達段階に応じての援助を必要とします．病院での援助は何らかの疾病や障害をもっている子どもたちを対象とした援助であるため，日常生活行動への援助の原則は健康な子どもたちと同じであっても，より専門的知識とちょっとした工夫が大切です．

❏入院しているということは，病院が生活の場であるとともに，診療の場でもあります．適切な日常生活への援助は，治療にもよい影響を与え，医療の重要な部分をになっています．

2　よい援助をするために

❏食事，清潔など直接的な援助行為の技術が習熟していることのほかに，病棟の構造，施設設備，人員配置などすべてが関連しています．「食事」を例にとっても，栄養・治療の面だけでなく，食堂や食器などの施設設備，子ども向けのメニューや，季節や行事にふさわしいメニューなどは，入院生活にうるおいを与え，大切な文化や伝統を伝えていくことにもなります．食欲がない子どもには，ベッドサイドでラップを使っておにぎりをつくったり，型抜きご飯をつくったりしてみることも大切です．禁食になっている子どもには，特別その時間はベッドサイドへ行って遊ぶ，許されるなら散歩に行くなど病気の子どもならでの工夫が大切です．

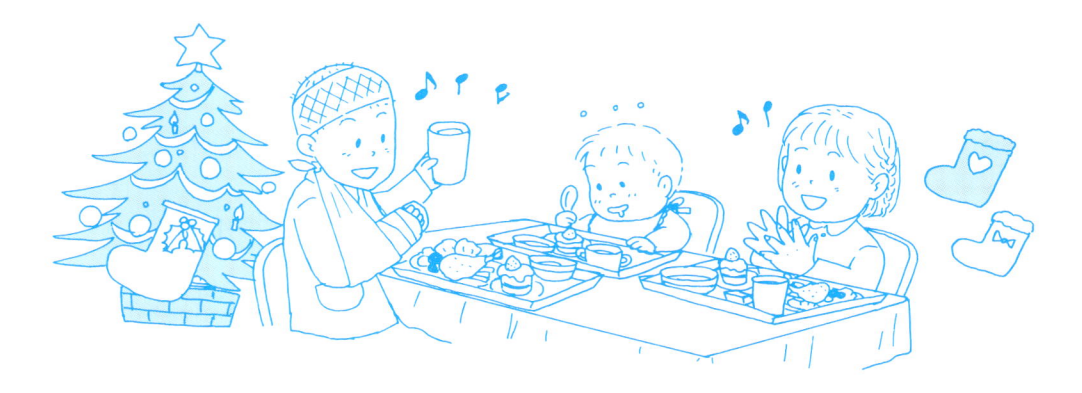

❏診療との関係も見逃せません．重症の場合は別として，検査・処置の時間だけではなく，遊びや学習の時間，家族と触れ合う時間，緊張から開放されてほっとする時間など，多くの時間と場が必要になります．このような生活の重要な時間と場が診療という名のもとに障害されないよう気をつけましょう．人員配置は看護師だけの問題ではなく，子どもの生活に必要な専門家を積極的に導入しましょう．

　保育士・教師などのほか，心理，リハビリテーションに関してPT・OTなども重要です．配置された人員に頼るだけでなく，積極的にボランティアなどを導入するのも大切です．遊んで

もらいながら誰にもいえなかったこと（薬をこっそり捨てていたことを話した子どももいました）をぽつりと話したり，勉強をしながら実は学習のコンプレックスがあったのに，病院は人数が少なくて楽しいなど，子ども自身にとっても医療者以外の人のほうが安心して話せることもあると思います．また子どもたちの反応を様々な形で情報交換し，互いの活動に生かしていくことができます．
❏子どもの援助にはどんな専門家より家族の参加を忘れないようにしましょう．
　　家族の大切さを強調するあまり，強制やストレスにならないよう気を配ることも重要です．
　　子どもにとって誰がどうかかわることがふさわしいのか，それぞれの臨床の現状をふまえて，「子どもにとって最善のこと」を基準に十分に検討し，皆で協力し合っていくことが大切です．

③ 日常生活の援助に関する一般的注意事項

❏基本的欲求が充足されているか，どんな援助が必要なのか，適切な援助は何かについて検討しましょう．
❏援助にあたっては常に一般状態を把握して行うとともに，活動すべてが重要な観察とコミュニケーションの場でもあることを常に頭に入れて行動しましょう．
❏確かな技術で，安全・安楽を考えながら行いましょう．おやっと思ったときの確認，あいまいなままに活動することがないよう，日頃から習慣づけましょう．
❏職員間の差がないよう，基準作りや研修の機会をもちましょう．子どもや家族は看護師を選べません．誰もが同じように子どもにとって最善の援助を提供できるよう，常にお互いに学び合い，話し合いましょう．
❏子どもの反応を大切にしながら援助しましょう．ことに拒否や無気力などに遭遇した時は，子どもの立場にたって原因を考えてみることも大切です．

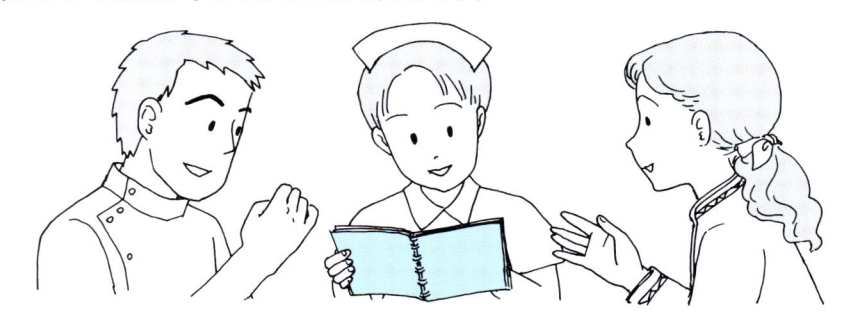

❏記録を活用しましょう．実施時の情報，家での生活習慣など必要な記録をし，これを活用していきます．活用については記録用紙のフォーマット，時間，活用方法の検討などの必要がある場合もあります．
❏常に問題意識をもち，検討しながらよりよい方向を求めていきます．

④ 入院児の状況

どのような子どもたちが入院しているかによって，集団としての子どもたちの活動が大きく異なってきます．遊びや学習などはこれらによって大きく左右されます．集団としての子どもたちについてもとらえておくことは大切です．ここでは日常生活の援助をしていく上で気をつけなければならない点についていくつか考えてみました．

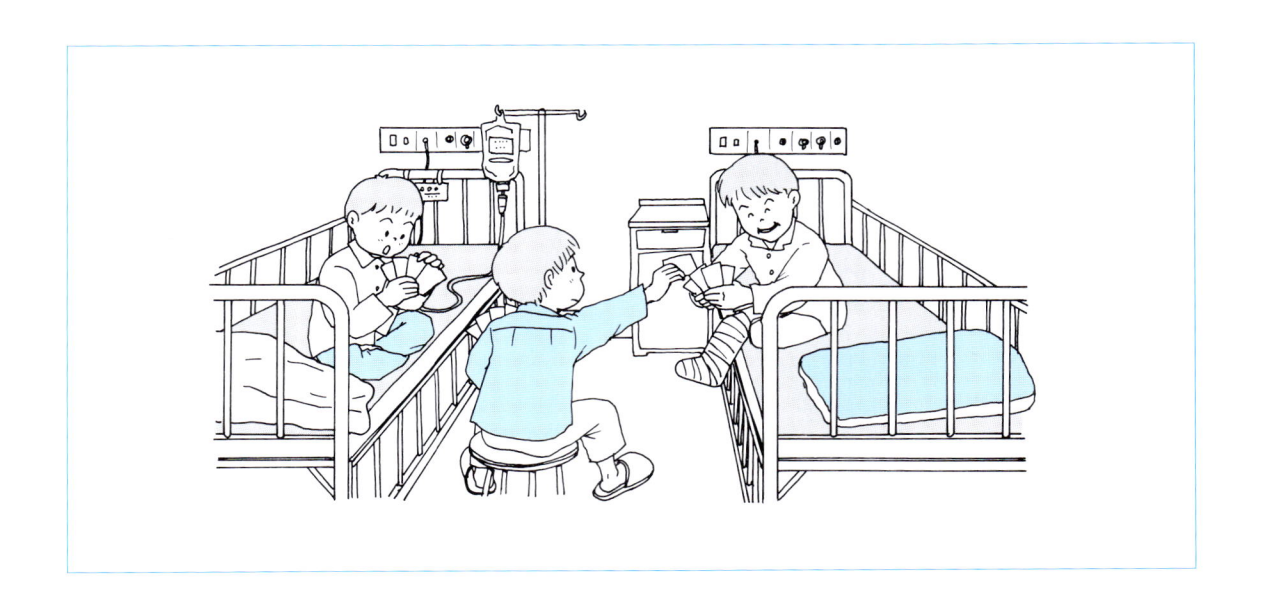

- ❏ 治療・検査を受けている：治療目的や副作用についてよく理解しておきましょう．とくに副腎皮質ホルモン，強心薬，利尿薬，抗腫瘍薬，放射線療法などの治療を受けている時は要注意です．日常生活上でさまざまな副作用がみられたり，副作用が日常生活を障害することもあるからです．検査食があったり，蓄尿することもあり，これらをきちんと行えないと治療効果判定にも重大な影響を及ぼします．理解できる子どもであれば，きちんと説明すれば，子ども自身が自分の事として気づくようになります．病気とつき合っていかなければならない慢性疾患の場合は特に，日常生活で，子ども自身があまり神経質にならずに，体の反応に注意を払えるようになることは大切なことです．
- ❏ 輸液中である，気管切開をしている，牽引中であるなど：制限が多く，日常生活をする上では多くの工夫が必要になります．健康な時の子どもの日常生活についての情報をふまえて，できるかぎり子どもの欲求を理解して，子どもとともに工夫し合うことが大切です．また大部屋の場合には他の子どもたちが機械・器具に触れたり，これらによって事故を起さないように，まわりの子ども達の協力も大切です．
- ❏ 易感染状態の子ども：基礎疾患や治療による免疫抑制，栄養状態の低下などにより，感染を受けやすくなることがあります．一般細菌，ウイルスによる感染はもとより，グラム陰性杆菌による敗血症，尿路感染，上気道感染などを起こしやすいので注意しましょう．カリニ肺炎や菌交代現象としての真菌感染も多くあります．これらは症状がはっきりしないうちに重篤になりやすいので，観察とともに清潔にはとくに注意しましょう．
- ❏ 安静度に制限がある：明らかに苦痛がなく，本人が自覚できていない場合には安静を守らせるのは非常に困難です．健康時の生活を考えれば，入院生活自体がかなり安静状態であることを考え，最小限のストレスで済ませられるよう工夫しましょう．禁止事項を並べるのではなく，できることは何かを伝え，子どもに選択させたり，できたことは褒めてあげましょう．
- ❏ 急変がいつでもありうる：出血傾向のある場合の大出血，心疾患の急変など，とくに注意を要するものです．元気だからといって観察を怠ってはいけません．ちょっとした不機嫌や食欲不振が前兆のこともあります．

❏ **家庭とは違う環境にいる，訴えが不十分である**：あたり前のことですが入院生活は家庭とは異なっています．生活経験が乏しい子どもたちはこれらをうまく処理できません．訴え方も不十分で，家族ならわかってあげられるようなことがわからないかもしれません．このような体験の中に生活しているということを理解して，生活の援助を考えていくことが大切です．子どもの示す反応に常に敏感であることが必要です．

5 病棟のきまり

　病棟では多くの規則と日課に沿った生活をします．これは管理上やむをえないこともあります．反面，集団生活により，規則正しい生活をすることになり，望ましい生活習慣を身につけることもできます．個人の生活背景をふまえた柔軟な運用が必要ですが，家族にも病棟の決まりなどをよく説明し協力してもらいましょう．生活環境の変化，子ども文化の変化なども考慮して，お互いが尊重しあって入院生活ができるためには，どのようなルールが大切なのかを考え，規則が人より優先されることにならないよう気をつけましょう．また子どもの権利条約をふまえ，従来当然と考えられていた様々な規則を，再検討してみることもよいことでしょう．

❏ **日課**：日課は小児の発達段階に合わせて決められるべきですが，実際は病棟職員の勤務体制，病院の運営上の条件なども考慮して決められます．
  ・家族の背景（兄弟の幼稚園や保育園の送り迎えの時間，親の勤務時間，家族内に介護を必要としている人がいるなど）も考慮して面会時間などは弾力的な運用をしましょう．
  ・一定時間に実施しなければならないもの（検温，計測など），食事や消灯など病院の体制と関連させて決めなければならないものなどもあります．子どもの生活をできるかぎり尊重して考えましょう．子どもにもわかるように部屋などにも日課について貼っておくとよいでしょう．

❏ **週間・月間・年間スケジュール**：日課のほかに週単位の予定（体重測定，入浴日など），月単位の予定（誕生会など），場合によっては年間の季節の行事（ひな祭，子どもの日，七夕，クリスマスなど）もあります．これらをよくみえるところに貼ったりして，家族やボランティアなども含め病棟に出入りする人々が皆で協力し合えるようにすることも大切です．

❏ **安静度**：安静度は病状により決められていますので，ベッドに表示するなど子どもにもわかりやすく工夫しましょう（表 5-2）．
  ・運動機能の未発達の段階の子どもの場合は，安静の制限が必要ない子どももいます．
  ・日ごろ元気な子どもたちは活動制限がありませんので，入院したというだけでかなり活動は制限されるので，安静状態であると考えられます．むやみに活動制限せず，安静についても注意深く制限について考えてあげましょう．

❏ **便・尿回数チェック**：
  ・尿回数は，ベッドサイドで記入できるようにし，自分でできる子には自分で記入させましょう．絵（図 5-1）のようなものを塗る（絵に丸をつける）だけにすれば，幼児でもチェックできます．
  ・便は性状の観察が重要です．性状は約束にしたがって記号（図 5-2）で記入します．子どもは自分で性状が判断できないので，トイレで排泄している子でも自分で流さず，必ず看護婦を呼ぶように指導しておきましょう．面会に来た家族にも協力してもらえるようオリエンテーション時などに話しておくとよいでしょう．ただし強制にならないよう，説明には注意しましょう．

● 日課表の例

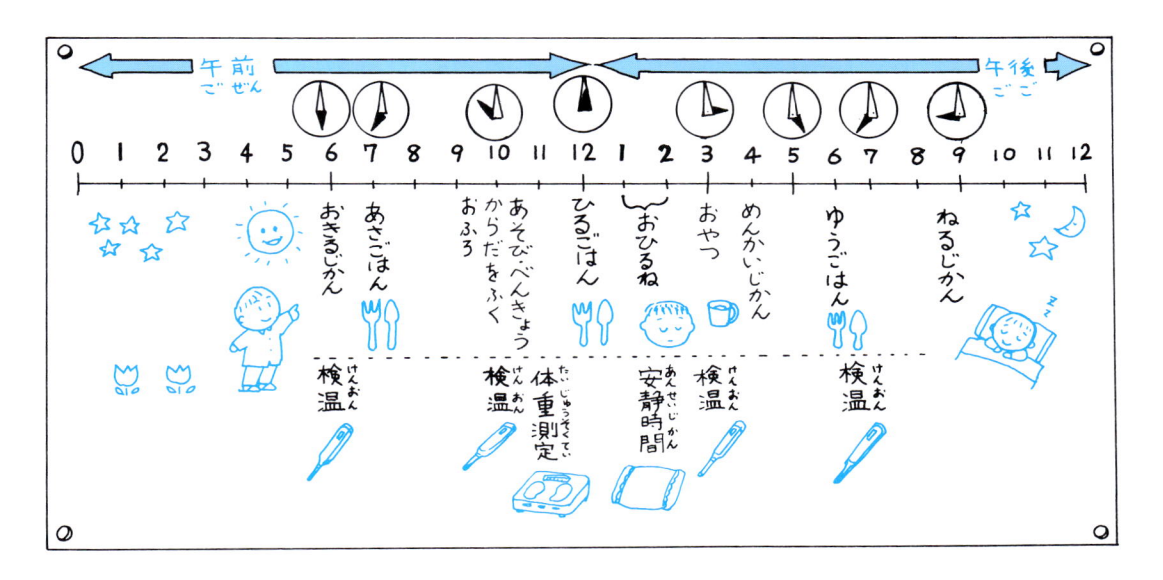

● 月間・週間スケジュールの例

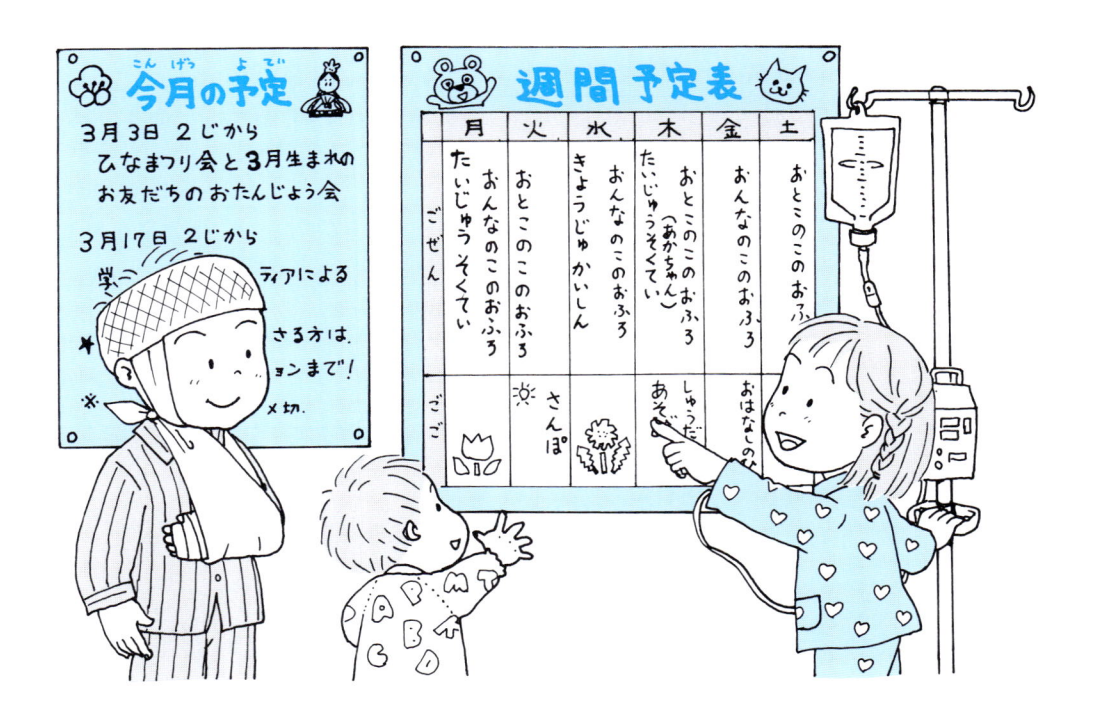

表 5-2 安静度

安静度\項目	たまご 1 度 ベッドに寝たままにしてもらう.	からつきひよこ 2 度 ベッドの上で自分でする.	ひよこ 3 度 ベッドを離れてよい.	にわとり 4 度 普通でよい.
洗　　面	○	○	洗面所	洗面所
食　　事	○	○	食　堂	食　堂
排　　泄	○	排便のみトイレ	トイレ	トイレ
清　　潔	清　拭	清　拭	清拭, 部分浴	入　浴
歩　　行	×	×	病棟内（静かに）	○
読　　書	読んでもらう.	少しよい.	○	○
プレイルーム	×	決められた時間だけ看護婦についていってもらい静かにしている.	決められた時間に自分で歩いていく.	○
お　遊　び	×	ベッドの上でできる遊びならよい.	病棟内	○
ラジオテレビ	室内で決められた時間に寝たままみる.	決められた時間にすわってみてよい.	○	○
散　　歩	×	×	許可があれば乗り物でつれていってもらってもよい.	○
勉　　強	×	決められた時間のみよい.	ベッドの上でする. 学習室でもよい.	学習室を使用してよい.
面会場所	ねたまま	病室内	病棟内 許可があれば3階ガーデンも可.	病棟内 許可があれば病院敷地内まで可. ただし所在は明確に.

（埼玉県立小児医療センター安静度表より）

❏**面会**：面会は入院している子どもたちにとって大切なものです．
・家族は帰る時に子どもが泣いたりすると後ろ髪引かれる思いで帰宅することになり，次の面会がとても気が重くなるものです．家族には帰る時に子どもが泣くのは普通の反応であること，必ず次に来る時を約束してこっそり帰ったり，「トイレへ行く」などうそをついて帰ったりすることがないよう説明し，しばらく子どものそばにつきそってあげましょう．

おなまえ

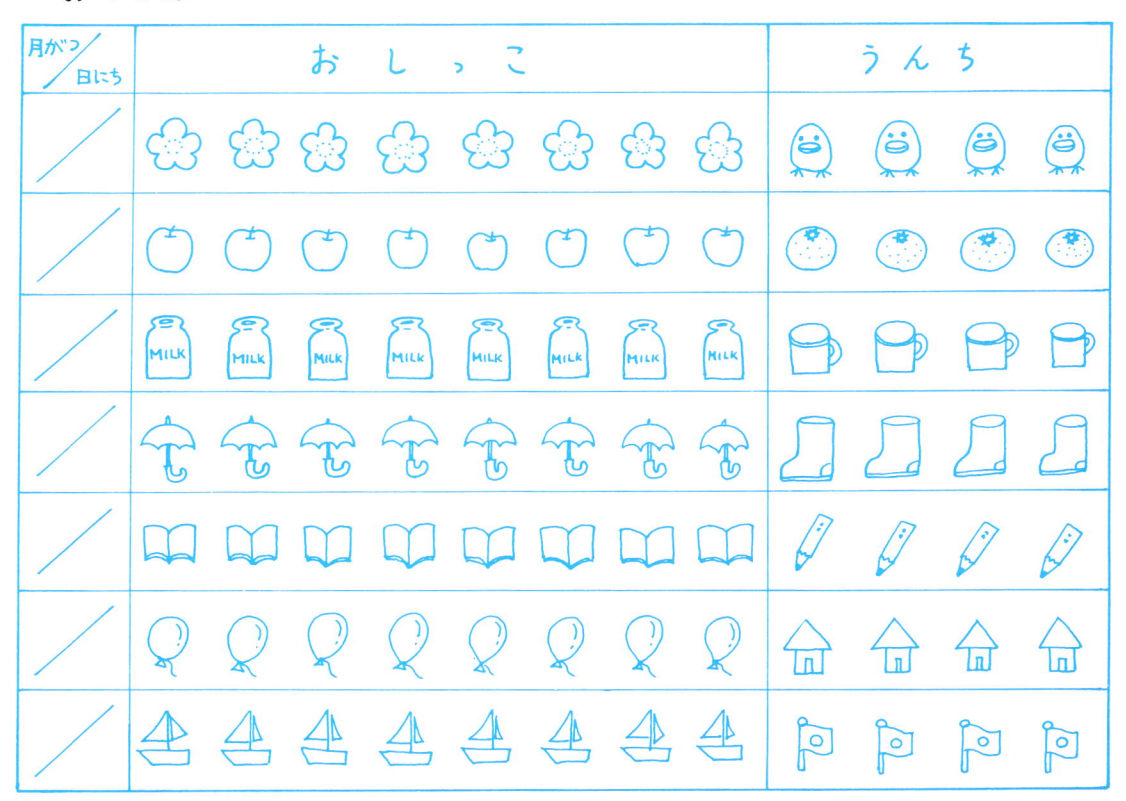

図 5-1 尿・便回数の記入用紙（例）

†‡╪╫は軟度を表す．顆粒粘液軟便は⊥．
図中，血便は赤，混入便は点を赤，浣腸便は青で記す．

図 5-2 便性の記入例

・面会時間は，治療・処置の時間帯を避け，家族が面会できる時間を考慮して決めます．家族のさまざまな労働形態に合わせられるように面会時間を特別に定めない施設も出てきています．
・小児感染症予防の立場から，子どもの面会は通常禁止しています．まれに家族の都合により面会がない子どももあります．周囲の子どもが皆家族が来ている中で，ぽつんとしていることがないようとくに注意し，場合によってはそのような子どもたちだけを集めて遊びの時間をつくるなど，工夫しましょう．

❑**つきそい**：入院している子どもにとって，母親または家族がつきそうほうがよいと判断された場合には，つきそいを許可することがあります．この場合には病棟内のオリエンテーションをしっかり行い，規則を守ってもらうように説明しましょう．
- 子どものためにつきそっているのですから，看護師が忙しいからなどといって母親に子どものケアをさせないようにしましょう．つきそっていることを強制されているように感じないよう，説明のときは十分注意しましょう．
- つきそっている人の生活（食事・睡眠・清潔など），つきそっている母親同士の人間関係，つきそいのために家庭に残された家族についても注意して声かけしてあげましょう．

❑**飲食物のもち込み**：通常は病院食摂取が原則です．飲食物のもち込みはほかの子どもへの影響，感染防止，治療目的などの理由で禁止しています．
- 治療によって食欲がひどく落ち込んでいる時など家族は少しでももち込みをしたいなどと希望される時があります．治療や規則などをよく説明して納得の行く話し合いをしましょう．
- 一方的に「規則だから」といって家族の思いが無視されないよう考えましょう．

❑**外泊**：
- 感染の機会は多くなりますが，長期入院や予後不良が予測される場合などは，外泊が許可されます．これによって，家族との交流が保たれ，病院での生活から解放されたひとときを過ごすことができます．
- 退院の準備として行われることもあります．
- 外泊の目的や，現在の病状について説明し，外泊中も服薬や感染などについて家族と子どもが管理できるよう指導が大切です．外泊について不安を訴える家族もあります．強制されたと感じないよう必要性を説明し，一緒に不安を解決する方法を考えましょう．子どもの生活の拠点は家庭なのですから，本来なら自分の家へ帰るわけです．「外泊」という表現自体が病院が主体となっている表現であることを忘れないようにしたいものです．

❑**おもちゃのもち込み**：子どもの成長発達の点から遊びやおもちゃの大切さはいうまでもないのですが，入院環境ということを考え，数や種類の制限をせざるを得ません．
- 安全で，清潔を保ちやすく，他の子どもの迷惑にならないものがよいでしょう．
- 日ごろ愛用のおもちゃは，入院に伴うさまざまなストレスの緩和・情緒の安定に重要な意味をもっています．
- 壊れたもの，危険なものなどがないか点検すると同時に，あまり使っていないおもちゃはもち帰ってもらうよう働きかけていきましょう．

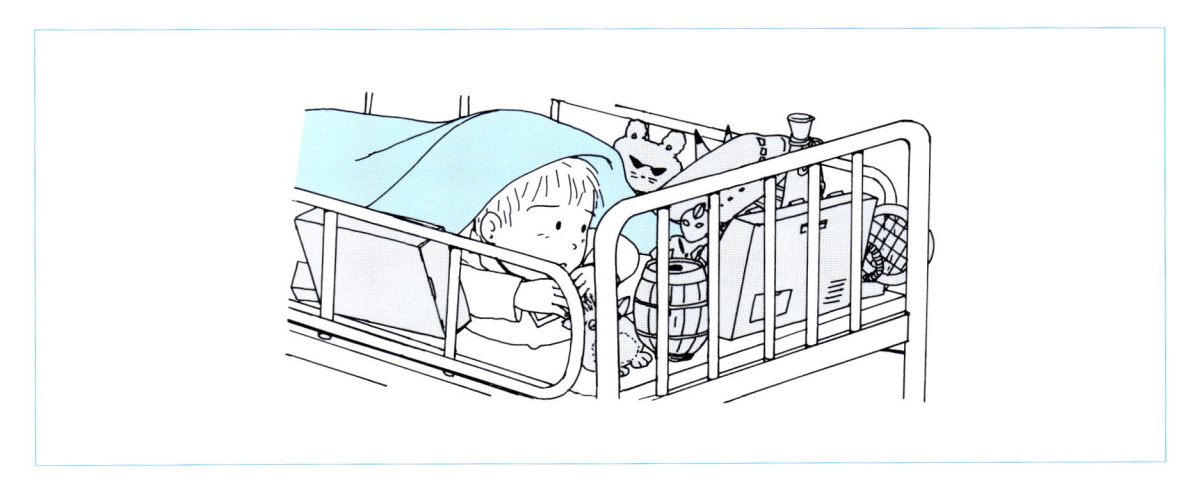

4　家族への援助

　家族内の 1 人が病気になると，その本人ばかりでなく，家族全体にも大きな影響をもたらすのは，子どもも大人も同様です．子どもの場合は，主に家族に依存して生活しているため，その主たる養育者である両親にとっては大きな不安を抱えることになります．どのような不安をもちやすいかについて以下に述べてみましょう．

1　家族がもちやすい不安

❏**子どもの病気や症状についての不安**：
　子どもが病気になった場合，原因は何だろうか，治るのだろうか，苦痛が早く軽減してほしいなどは，養育者ことに母親は病気や症状の程度や種類にかかわらず，ほとんどのケースで何より不安になることです．それが親が原因の事故であったり，病状の発見が遅かったなどと医療者からいわれたり，仕事をもった母親が増えているこのごろでは自分の不在が原因ではないかなど，多くの場合は，自責の念をもちやすいものです．また，代われるものなら代わってあげたいなど，苦痛については自分のこと以上に心配をし，場合によっては過剰と思われるほどに反応することもあります．

❏**子どもの生活についての不安**：
　これまで自分たちが管理していた日常生活全般が，看護師の管理になり自分から見えなくなるわけですから，不安になるのは当然のことでしょう．
- ・入院生活では，食事は食べられているだろうか，おむつをきちんと替えてもらっているだろうか，眠れているだろうか，心細さや苦痛で泣いていないだろうかなど，日常生活全般について心配しています．
- ・長期になれば，しつけや，学業の遅れ，将来の生活などについても及んでくることになります．親の顔を十分認識できない月齢の子どもでは，親としての自分たちを忘れてしまうのではないかとさえ思います．

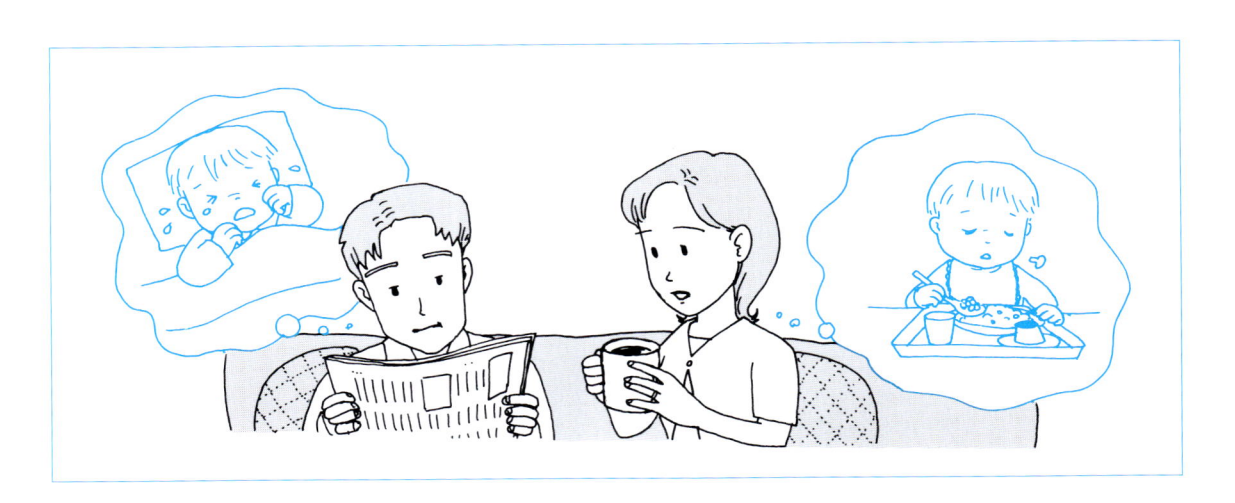

❏経済的問題：子どもの入院に関する経済的な面では，親たちがまだ若く収入が少なかったり，子育ての最中で，他の子どもの育児費の負担がかかっていることが多くあります．反面心配しながらも，子どもの病気にお金がないなどといってはいけないのではないかなど，口にできないでいる場合もあるので注意が必要でしょう．子どもの病気に関する公的な補助，手続の方法などを知らない場合がほとんどです．また入院・治療費以外でも，面会のための交通費，おむつ代，つきそっている母親の生活費など様々な経済的負担があることを頭に入れておきましょう．

❏家族全体の問題：家族はそれぞれに役割をもっています．また家族の中ではさまざまな勢力構造があります．

- 入院した子どもに母親がつきそわなければならなくなって，母親が長期に家を留守にする，親の注意が病気の子どもに集中することによって，ほかの子どもが寂しさを感じる，病気が原因で夫婦の関係や，嫁姑問題がこじれるなど，多くの変化を抱えます．
- 各家族異なりますが，それぞれの役割や勢力構造が変化することによって，家族内に葛藤や不安を抱えることになり，場合によっては家族の危機さえ迎えることがあります．

2 家族への援助

❏子どもの病気に関して：

どのような病気であっても，子どもも家族も納得できるまでに説明することが大切ですが，特に入院当初や，重要な病名が告げられた直後は混乱していて，説明をしても覚えていないこともあります．病気そのものが受け入れ難い場合もあります．家族の反応を十分把握し，家族の反応に合わせて，必要な事がらを何回でも，納得できるまで，丁寧に説明していくことが大切です．

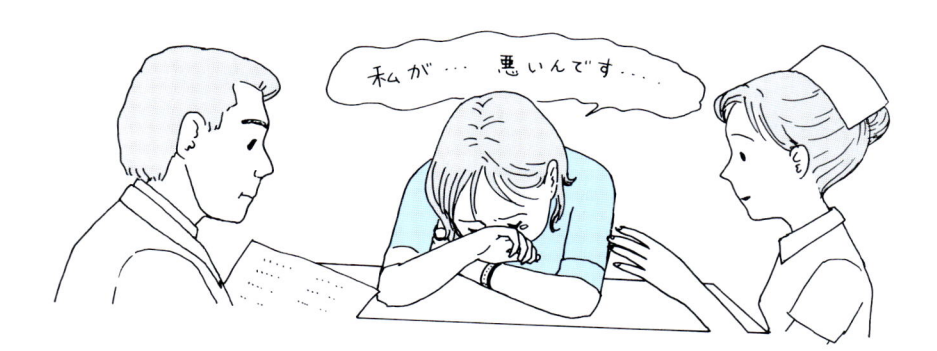

- 説明を受けたい人物（例えば主治医）があった場合にはその人から説明を受けられるよう配慮することが大切です．たとえ家族の誰かの責任によって引き起こされたことでも，問題を家族全体で引き受けられるよう，誰か一人に負担をかけないよう配慮することも大切です．

❏子どもの生活に関して：

入院時ばかりでなく，入院中は毎日でも病院の生活についてできるだけ詳しく説明しましょう．質問に対しても親として，子どものことが知りたいのはあたり前であるという前提をふまえ，誠意をもって答えましょう．希望があれば言ってよいことを伝え，親としての存在を尊重しましょう．

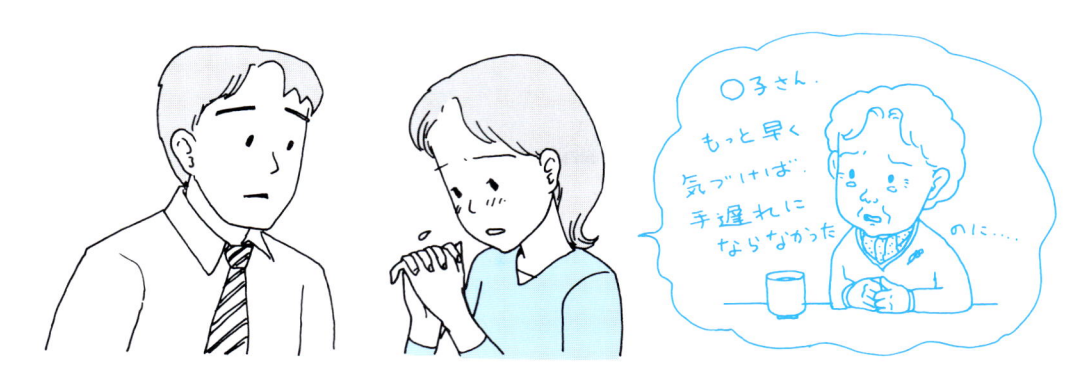

❏**経済的問題**：

　　経済的問題について悩みがあるなら一緒に考えていけることを伝えておきましょう．医療補助などの制度や社会的資源について紹介し，利用可能なものがあるかについて一緒に考えましょう．施設によっては専門のケースワーカーがついているので相談に対応できます．希望があれば関係機関や専門家へ紹介できることも伝えておきましょう．病棟に説明用のパンフレットなどを置いたコーナーをつくり，家族が自ら必要な公的補助や，サポートグループについての知識や情報を得るのもよいでしょう．

　　入院・治療費以外の費用負担についても敏感になって，家族の反応を観察し，家族への声かけなどを意識して行いましょう．場合によっては話し合いが必要なこともあるでしょう．

　　以上のような悩みについて家族が相談したいと考えるか否かは，子どもの訴えにどれくらい耳を傾けているか，日常生活への援助が行き届いているかなど，子どものケアがどのようになされているかを見て決められることが多くあります．そのような意味では日常のさまざまな看護活動がきちんとされることは大切なことです．

❏**家族全体の問題**：

・家族システムの理解と問題把握：

　　家族背景をふまえ，子どもの入院によって，家族全体がどのような変化を起こしているかについて情報収集しましょう．最初はなかなか話が出ないと思いますが，面会者，面会時の様子なども家族の問題をみつける上では重要な観察のチャンスになります．入院のきっかけになった病気などとは異なり，入院時すぐ情報が必要，あるいは援助が必要といったものはあまり多くありません．むしろ入院生活が長引いたり，退院を前にしたときのほうが問題が起こりやすいのです．このときになって慌てて情報収集するより，日ごろから意図的に情報を集めておくことが大切です．

◆家族構成およびその家族により影響を与えている人々

◆家族内での勢力構造：誰がどんな場面で一番発言権があるか，意志決定するのは誰で，実行する人はだれか，意見の一致，不一致が起こるのは誰と誰か．

◆問題対処の能力をもっているか：日ごろから問題対処の能力を育てているか，意味ある話し合いができているか．

◆子どもの入院について家族のおのおのがどのように反応しているか．

◆大きな役割変化や生活の変化が起こっていないか，起こっていたらそれに適応できているか．

◆家族の発達段階，家族形成からの期間，発達課題．
・変化部分への具体的アプローチ：家族は本来その家族内で，問題対処の能力があります．多くの場合は問題が大きくならずに解決されていきます．けれども日ごろから家族内のトラブルが多かったり，トラブルについて適切に対処してこなかった家族では，子どもの病気が引き金になり，さまざまな問題が深刻になりやすいので注意しましょう．また子どもを抱えた家族は，多くが結婚から間もない若い夫婦が多く，家族としてあまり多くの問題に対処した経験がなく，問題対処能力も低いことが予想されます．このような場合は家族それぞれが，おたがいの家族構成員がもつ役割や，協力体制について確認することが大切です．このような作業を家族が行うことを助けて，慎重に家族の対処能力を高めながらの援助が必要になります．援助は，このような家族の発達段階やシステムとしての特徴をふまえた援助が大切です．またそれぞれの家族にはポイントになる重要人物がいて，その人が問題解決の鍵を握っていることがあります．それがはっきりしている場合にはその人からかかわれば解決が早いのですが，わかりにくい場合も多いので，これにこだわらず，かかわりをもちやすい人からかかわると次第に鍵が解けてくる場合もあります．以下に簡単にそのポイントを述べてみましょう．
　◆家族が援助を必要としている部分について明確にする．
　◆家族構成員のおのおのの存在について互いに，「必要な家族の一人」として認められ，家族の抱えている困難に参加できるように働きかける．
　◆家族の問題を家族内のみで解決できないことは恥ずかしいことではなく，積極的に問題をオープンにした方が解決がスムーズな場合があることを伝える．
　◆家族構成員以外で援助をしてもらえそうな人々の存在について認められるよう働きかける．
　◆人的・社会的資源を活用してよいことを伝え，必要だったら紹介する．
　◆必要だったら親の会などセルフ・ヘルプグループを紹介し，自分たちの体験を客観化することを助ける．

5　ファミリー・ハウス

　ファミリー・ハウスとは，子どもが高度な専門的治療を受けるために，自宅から遠いところへ入院する場合など，入院中の子ども（大人でもよいのですがはじめは子どもから始められました）の家族が，病院のイス，狭い簡易ベッドで泊まり込むのではなく，病院の近くに滞在し，面会へ行ったり，ゆっくり体を休めたり，空いている時間を費やしたりするための滞在・宿泊施設です．また治療の合間の短期の子ども自身の外泊の場にもなります．ホテルや旅館などとは違って，単に宿泊をするだけではなく，これまで過ごしていた家庭のように，キッチンや風呂があり，食事をはじめ日常生活ができるように施設が整えられています．しかも利用代金はボランティア活動のため，非常に安価です．入院中の子どもや兄弟のための遊びの空間もあります．
　以下簡単にファミリー・ハウスについて紹介してみましょう．

1　歴史[5]

　ファミリー・ハウスは，1974年，アメリカ，フィラデルフィアに，ロナルド・マクドナルド・ハウスとして誕生したのがはじまりです．これはあるフットボールチームの一員の子どもが白血病で入院し，このことを心配したチームメイトの寄付活動がきっかけでした．チームのメディア戦略も含め，集まった資金ははじめ研究費や病院への寄付として使われました．次に紹介されたフィラデルフィア小児病院の医師が，家族のための宿泊所をつくろうという提案をしたのでした．「子どもの入院中は，自分は自動販売機の食べ物で食事を済ませ，夜も病室の椅子に腰かけて子どものそばを離れない親がいる．病気の子どもも辛いが，親の関心が病気の子どもに向かうために，その子の兄妹も寂しい思いに絶えなければならない．遠くから入院する家族の場合，夫婦間にも問題が起こる．アメリカでは，子どもが重い病気にかかった時，夫婦が離婚する率は75％にものぼるのだ（病院近くのわが家　P.26）」と．こうしてすでに協力していたチームのオーナーの他に，当時病院の1階に店舗を開いたハンバーガーチェーンのマクドナルドへ協力を依頼したのがきっかけでき上がりました．寄付することと引き換えに，その施設に「ロナルド・マクドナルド・ハウス」と名づけることで話が決まり，この資金を元に，入院中の子どもの父親の建築家が工事を引き受け，さらなる寄付などによってはじめての施設ができ上がりました．施設の名前についても関係者は，「アメリカの子どもたちに『サンタクロースくらい有名』な広告キャラクターが登場するその名前がついた家に泊まることを子どもたちは大喜びするに違いない」と確信していました．7室の古い学生下宿を大改造したものが始まりで，その後移転し，19室，43室と部屋数も増え，地域の様々な企業の寄付，ボランティアの協力によって運営されています．その後ヨーロッパ，オーストラリアなどにも広がり，世界16か国，203施設にもなっています．また各地の利用者では，いずれの施設も外国人が10〜15％程度あるということです．

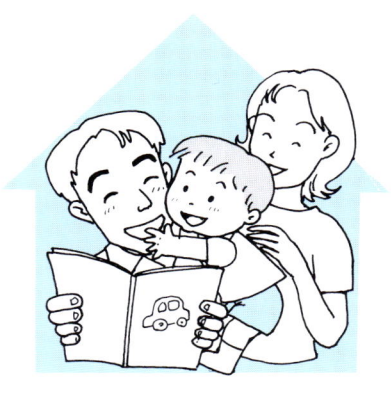

2　日本での活動

　日本でのファミリー・ハウスの活動は，国立がんセンター中央病院，小児病棟ではじまりました．1991 年，病棟へ入っていたチャプレン（牧師）が，マクドナルドハウスの存在を母親たちに語ったのが始まりでした．この年 7 月に，母の会主催で「東京に宿泊施設を」と訴えるパネルディスカッションが開かれました．日本ではボランティアの土壌がないので，運営ができないだろうという推察で日本マクドナルド社はじめ，新聞社にも働きかけられましたが，企業などの協力も得られませんでした．

　その後空いている部屋を提供してもよいという方の申し出があり，この部屋の利用が始まりました．1992 年ようやくご自身もお子さんをがんでなくした家族から，ベランダに建物を建ててよいという申し出によって，一気に第 1 号施設が始まることになったのです．

　現在（2000 年）特定非営利活動法人ファミリーハウスでは，東京都内に 7 か所，17 部屋の施設を持ち，利用申し込み・紹介や家族の相談などを行っています．

3　主な活動内容

　主な活動内容を紹介してみましょう
①一時的な滞在や宿泊を安価で保証します．
　入院中の子どもの家族が滞在し，自由に面会に行ったり，病状が心配なときに近くにいて呼出しに応じやすくしています．また短期間なら子どもの外泊先ともなります．原則的には宿泊費はなく，光熱費程度の負担であったり，宿泊者の意思に任せた費用負担という形をとっています．
②家族の交流を大切にします．
　子どもの入院によって家族が離ればなれに生活するのではなく，家族がともに生活することを保証します．このことによって，夫婦，兄弟などの関係を保っていくことができます．また面会や外泊に合わせて，母親の手料理などもつくることができます．家族がゆっくり語り合えた，他人の目を気にしないで十分に泣けたなどの感想もあるそうです．また兄弟が転校の手続きをし，近くの学校に通いながら親と，過ごしたというケースもあります．
③運営は原則的にはボランティアです．
　1998 年日本でも特定非営利活動促進法（通称 NPO 法）が成立し，ファミリーハウス活動もこれの認可をうけるようになりました．運営は何名かの役員とボランティアに任されています．それゆえ様々な協力者が必要であり，もっと日常的な活動をするボランティアが必要であるといわれています．また施設の運営・維持費も使用料では賄われず，さまざまな資金活動に頼っています．
〈サポート・メニュー〉
　サポート・メニューとしては以下の様なものがあります．
＊会員としての支援
＊寄付
＊テレフォンカード（使用途中のものでも可）家族との連絡に使用します．
＊物品の提供
　ファミリーハウスで使用する家電製品，衛生用品，家庭用品など
＊「ファミリーハウス」サポーターズサークルなどへの加入

以上です．詳細が問い合わせできるようにここではサポートについての問い合わせ先と，全国の滞在施設を載せておきましょう．

● 「ファミリーハウス」運営委員会　☎ 03-3639-2146　　FAX 03-3639-2148
　〒103-0001　東京都中央区日本橋小伝馬町11—9　住友生命ビル5階
● ファミリーハウスのパンフレット

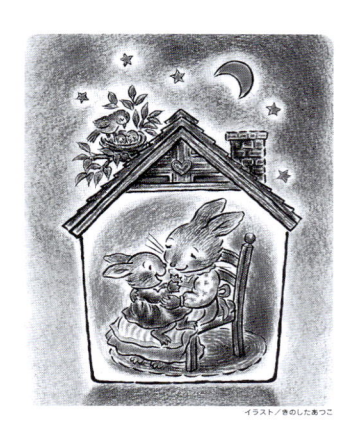

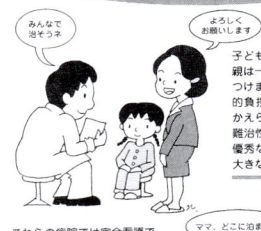

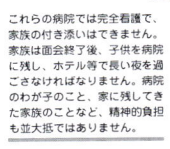

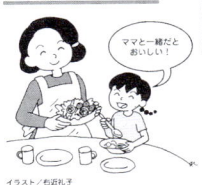

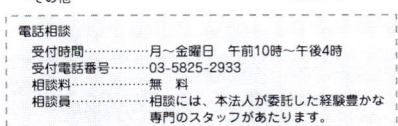

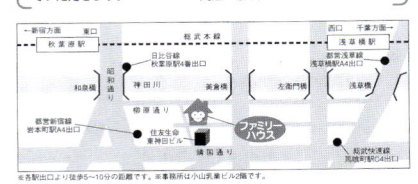

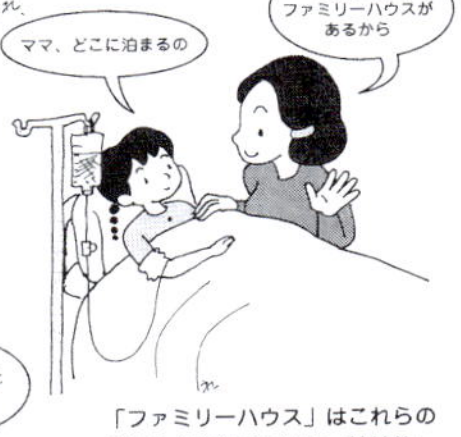

表 5-3　全国の滞在施設

名　称	所在地	利用対象者＊1	施設・部屋数／1日の利用料＊2	問い合わせ先
北海道難病センター＊3	㈱北海道札幌市	難病の患者と家族(短期滞在＝5連泊まで)	5室／大人1700円 子ども870円(暖房費別)より	北海道難病連 ☎ 011(512)3233
パンダハウス	福島県福島市	福島県立医大病院で治療中の子どもと家族	3室／1室100円(＋リネン代500円) 宿泊無しは同500円	パンダハウスを育てる会 ☎ 024(548)3711
サポートハウスおやま	栃木県小山市	難病の患者と家族	1室	とちぎ骨髄バンクを広める会 ☎ 0285(45)1565
茨城骨髄バンクを広める会	茨城県水戸市	茨城県立こども病院で治療中の子どもと家族	1施設につき月額3万円	茨城骨髄バンクを広める会・岸川方 ☎ 0297(66)7422
あすなろの家	埼玉県大宮市	難病の子どもと家族	10室／1室1000円 貸し布団100円，シーツ類のクリーニング代	日本化薬㈱ ☎ 048(658)5861
ファミリーハウス	東京都(渋谷区，港区，杉並区，調布市他)	難病の子どもと家族	7施設19室／1室500円～1000円	ファミリーハウス運営委員会 ☎ 03(3639)2146
あかつきハウス	東京都中央区	中央区内の病院で難病治療中の子どもと家族	2室／1室3000円 宿泊無しは1500円	㈶がんの子供を守る会 ☎ 03(5228)6105
聖テモテ愛の家「ぶどうの家」	東京都文京区	難病の子どもと家族	10室／1室2000円(＋リネン代300円)	ぶどうのいえ ☎ 03(3818)3362
アリスの部屋	東京都文京区	難病の患者と家族(女性と子どもが中心)	3室／1人1000円(＋入浴料100円)入室時に保証金1万円(退室時に返却)	山崎方 ☎ 03(3413)2887
神奈川BMTハウスサポートの会	神奈川県(横浜市，伊勢原市)	難病の患者と家族(長期滞在中心)	4施設7室／1室500円(光熱費別)	BMTハウスサポートの会・松尾方 ☎ 0468(41)1581
はなのきハウス	愛知県名古屋市	難病の患者と家族(長期滞在中心)	4施設8室／1室700円～2000円	愛知県長期滞在者を支援する・はなのきの会 ☎ 052(323)9198
江坂寮ほか	大阪府(吹田市，大阪市)	国立循環器病センターで治療中の心臓病児の家族	2施設4室／1人1000円～1600円＋初回に入会金1000円	梶原方　心臓病児親の会 ☎ 080(522)8423
「愛の家」福岡	福岡県福岡市	九州がんセンター小児科で治療中の子どもと家族	3室／1室800円	国立病院九州がんセンター内線2304 生野茅子医師 ☎ 092(541)3231㈹
すまいるハウス	福岡県福岡市	九大付属病院小児科と小児外科に入院する子どもと家族	2室／1家族800円 宿泊無しは400円(最長7日)	親の会「すまいる」安井方 ☎ 0940(33)6043
たんぽぽの会	熊本県熊本市	熊本大学病院小児科で治療中の子どもと家族	1室／500円	熊本大学病院小児科・たんぽぽの会 ☎ 096(365)1604

＊1　申し込みのとき，病院名や病名を聞かせたり，診察券の提示を求められることがある．病気治療や付き添い目的の滞在であれば，空室状況により，ここにあげた対象者以外でも受け入れている施設が多い．受付けは，平日午前10時よりが多い．

＊2　利用料の決め方は種々．「1室○円」の場合，1家族なら何人泊まっても同じ料金．要確認．

＊3　北海道難病センターは83年に道の金額出資で開設された難病患者の総合支援センター．他の滞在施設とは設立趣旨が異なるが，建物内に病院に通う患者・付き添い家族が利用できる宿泊室もある．

(岩井啓子：病院近くのわが家，朝日ソノラマ，1998，p.223-224 より)

6 セルフヘルプ・グループ

　セルフヘルプ・グループとは，何らかの問題・課題を抱えている本人や家族自身のグループのことです．セルフヘルプ（self-help）には二つの意味があるとされています．一つは個人による自助，独立（自分のことは自分でする）の意味，もう一つは相互援助（mutual aid），共同の意味です．セルフは，個人だけでなく，「仲間同士の共同による自助」の意味も含まれています．したがってセルフヘルプ・グループは「自分のことは自分でする」self-helpと，「相互に助け合う」mutual aidが組み合わされて，「仲間同士が支えあうグループ」と考えることができます[6]．欧米での歴史は1930年代からといわれています．初期はアメリカのユダヤ人組織，精神障害，身体的ハンディキャップの問題や疾病などでした．盛んになった1950年代以後では，市民権運動，公民権運動，草の根運動，反戦，言論の自由，カウンター・カルチャーなどの活動が盛んになったのです．

　1970年以降は，医療・保険領域では，ほとんどの障害・疾病別にわたっているというほど，多くのセルフヘルプ・グループができたといわれています．日本では第2次世界大戦以後からグループがつくられ，実質的な活動がはじまりました．例えばひどい入院環境におかれた患者の医療・生活保障などの要求運動，社会的スティグマを負った人達への偏見や差別の除去などのソーシャルアクションが中心的な課題でした．

　子どもについては，子どもたちの未来をひらく親の会（サリドマイド児親の会・1963年）をはじめとして，その親を活動の中心においたものが多くなっています．

　セルフヘルプ・グループの分類では，カッツ（表5-4），パウエル（表5-5）などが有名ですので，参考までに載せてみました．では看護師は専門職として，どのようにセルフヘルプ・グループへ関わればよいのでしょうか．アダムスが3つのタイプに分けてその関係について述べています（表5-6）．以下簡単に紹介してみましょう．

1 「取り込み」タイプ

　専門家が運営し，直接指導し，資源を提供します．本来のセルフヘルプ・グループのあり方から逆転しています．病院内で医療職によって作られる「＊＊の患者の会」などのグループではこの形がよく見られます．行政が主体となる場合もあります．

2 「側面的援助」タイプ

　当事者を集めたり，活動の雰囲気作りをするといった間接的な働きかけをします．このタイプは，日本ではかなり多いといわれています．グループの準備期や初期には，専門的知識，技法，資源が必要な場合もありますので，協力できるものについて協力してみましょう．

3 「自律的」なタイプ

　このタイプは主体的に組織され，運営され，専門職に依存していないものです．ここでは専門職

表 5-4　問題に焦点をあてたセルフヘルプ・グループの分類（Katz, A. H., 1990）

タイプ1：治療的グループ 　　　　A．精神保健に関連する組織 　　　　B．嗜癖に関連する組織 　　　　C．疾病に関連する組織 　　　　D．人生の役割変化に関連する組織 　　　　E．ストレス軽減グループ タイプ2：社会的アドボカシーおよびソーシャルアクション 　　　　A．単一の問題を克服するためにつくられた組織 　　　　B．高齢者に関連する組織 　　　　C．少数民族を援助するためにつくられた組織 タイプ3：少数者のライフスタイルをサポートするためにつくられたグループ 　　　　A．ゲイ解放組織 　　　　B．都市型・田舎型施設共同体 タイプ4：24時間生活をともにするグループ タイプ5：混合タイプ 　　　　A．刑務所出所組織 　　　　B．社会的・治療的なグループおよび家族志向グループ 　　　　C．経済的援助

（久保紘章，石川到覚：セルフヘルプ・グループの理論と展開，中央法規出版，1999，p.7より）

表 5-5　セルフヘルプ・グループの分類（Powell, T. J., 1987）

1．習癖・依存の問題のグループ（特定の行動を変える） 　例えば，アルコホーリスク・アノニマス，スモーク・ストッパー（喫煙），オーバー・イーター（過食），賢く体重を減らす会（TOPS），体重監視協会，ギャンブラー匿名協会など． 2．広範な問題解決を目指すグループ（さまざまな問題と対処パターンを修正する）ペアレント匿名協会（児童虐待をする親），回復者協会（精神障害回復者），コンパショネイト・フレンド（子どもを亡くした親）など． 3．マイナーなライフスタイルをもつ人たちのグループ（社会を変えたりライフスタイルを変える） 　親のいないパートナー協会（配偶者との死別・離婚などによる単身者），ウイドウートゥーウイドウ（配偶者と死別した者）など． 4．当事者の家族グループ（家族の重荷を軽減する） 　精神病同盟，家族匿名協会，アラノン（アルコール依存者の家族）など． 5．身体に障害をもつ人たちのグループ（障害を支えあう） 　今日を大切に生きよう会（ガン），オストミー協会（人工肛門増設者），喉頭摘出者の会，脳卒中の会，心臓手術者の会，脳性マヒ協会，てんかん協会，エイズなど．

（久保紘章，石川到覚：セルフヘルプ・グループの理論と展開，中央法規出版，1999，p.7より）

表 5-6　専門職（ソーシャルワーク活動）とセルフヘルプおよび利用者主導の活動との関係（Adams, R., 1996）

セルフヘルプの特徴的なカテゴリー	専門職集団の資質	専門職のリーダーシップ	専門職のサポート	専門職のセルフヘルプ・グループへのかかわりの例
「取り込み」	多い すべて	直接的	常に いつも	サービスの一部として役に立つ活動を取り入れつくり出す
「側面的援助」	いくぶん	間接的	時々	活動を刺激する
「自律的」	なし	なし	なし	人を紹介したり，今している活動から学ぶべきものを取り入れる

（久保紘章，石川到覚：セルフヘルプ・グループの理論と展開，中央法規出版，1999，p.11より）

と当事者が対等な関係としてパートナーシップが必要となります．ともに学び，ともに活動するという姿勢が大切です．

次に看護師が自分では直接活動には参加しないが，日常的な看護活動として，セルフヘルプ・グループについて，どのような点について気をつけていればよいかという視点で，簡単に述べてみたいと思います．

(1) セルフヘルプ・グループについての情報をもつ

多くのセルフヘルプ・グループが存在することを意識して，自分の看護活動の範囲でよく接する，あるいは関心がある病気や障害についての，グループの情報を集めましょう．ボランティアとして参加して，実際を体験してみるのもよいでしょう．

(2) 情報提供

子どもが病気や障害をもった場合，同じような病気や障害をもった子どもの親同士で，理解しあい，励ましあうことは，体験を客観化し，子どもを受け入れ，頑張っていこうとする力をつくり出してきます．また手記などを読んでも，同じような体験をした親同士が一番理解し合えたし，慰められたと書かれています．またセルフヘルプ・グループ（そのような言葉では述べられていませんが）などの紹介をもっと早い時期にしてほしかったなどということも，よく書かれています．病棟や外来の所定の場所に，パンフレットなどをファイルして置いておくとか，「～の様な会があるのですよ，のぞいてみませんか」など，紹介をしてみてはどうでしょうか．

(3) 活動の参加について支持する

一時でも子どもの側を離れ，個人として活動できることは，家族や日常的なストレスから解放され，子どもとつき合っていくエネルギーを充電させることになります．親が病気や障害を持った子どもにこだわっていたり，抱え込んでいる場合には，客観的にさせる効果もあります．そのため参加を促したり，ある場合には強引に引き出すことも必要になります．参加したいと思っても，姑などに気づかって言い出せない場合もあります．その意義を理解できていない時には，母親がセルフヘルプ・グループへ参加しようとしたり，参加している場合，夫である父親さえも，「子どもが大変なのに外へばかり出たがってー」などと否定的な反応を示すことがあります．グループの意義について話し，快く参加できるように促したり，家族全員が参加してみることを働きかけてみましょう．参加すれば，必ずグループの活動の意義が体験できるでしょう．

子どもの病気や障害に関するセルフヘルプ・グループは非常にたくさんありますが，ここでは若干の紹介をしてみましたので，詳細は各会まで問い合わせて下さい．

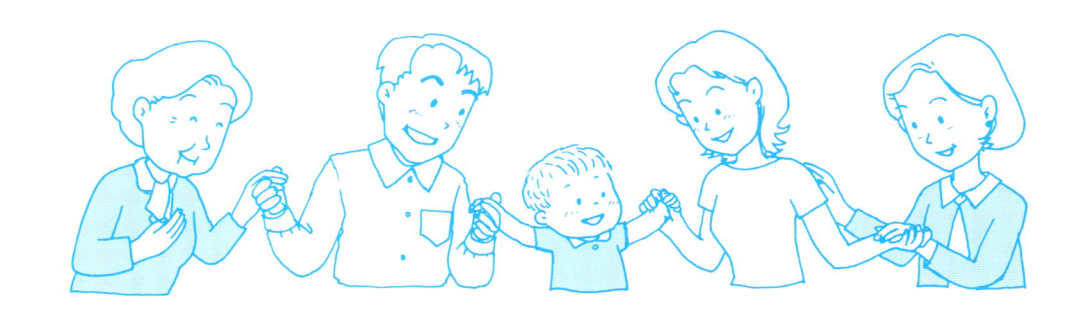

病気や障害をもつ子どもの親の会等リスト

(野辺明子他編:障害をもつ子を産むということ,中央法規出版,1999,p.294~299より)

アレルギーっ子つくしんぼの会
住所●〒562-0041　大阪府箕面市桜5-18-20
TEL／FAX●0727-24-7054
対象としている疾患・障害●乳幼児~学童のアトピー・アレルギー

SSPE青空の会
住所●〒245-0016　神奈川県横浜市泉区和泉町2813-8　中村方
TEL/FAX●045-803-6410
対象としている疾患・障害●亜急性硬化性全脳炎

川崎病の子供をもつ親の会
住所●〒214-0036　神奈川県川崎市多摩区南生田6-34-16　浅井方
TEL/FAX●044-977-8451
対象としている疾患・障害●川崎病
メールアドレス● asaipak@cc.mbn.or.jp
ホームページ● http://www.bekkoame.ne.jp/ha/nao/

㈶がんの子供を守る会
住所●〒162-0844　東京都新宿区市ヶ谷八幡町13番地　東京洋服会館4階
TEL●03-5228-6105,　03-5288-6106（相談専用）/FAX●03-5228-6107
対象としている疾患・患者●小児がん
メールアドレス● XLX 00354@niftyserve.ne.jp

口唇・口蓋裂友の会（口友会）
住所●〒140-0001　東京都品川区北品川2-23-2-202
TEL/FAX●03-5479-8941
対象としている疾患・障害●口唇口蓋裂

口唇口蓋裂を考える会（たんぽぽ会）
住所●〒480-1101　愛知県愛知郡長久手町大字熊張字早稲田1017　近藤浩光方
TEL●0561-62-0148
対象としている疾患・障害●口唇口蓋裂

骨形成不全友の会
住所●〒232-0066　神奈川県横浜市南区六ッ川3-80-3　奥田知子方
TEL/FAX●045-711-2102
対象としている疾患・障害●骨形成不全症

人工呼吸器をつけた子の親の会（バクバクの会）
住所●〒533-0002　大阪市東淀川区北江口4-13-2　吉岡由美子方
TEL/FAX●06-6340-2274
ホームページ● http://www.nsknet.or.jp/~mmasato

全国言語障害児をもつ親の会
住所●〒960-8055　福島市野田町字相沢37-5
TEL●024-558-6053/FAX●024-558-7429
対象としている疾患・障害●子どもの言語障害全般

全国視覚障害児（者）親の会
住所●〒162-0051　東京都新宿区西早稲田 2-2-8　全国心身障害児福祉財団内
TEL/FAX● 03-3208-3845
対象としている疾患・障害●視覚に障害のある児（または者）を持つ家族

㈳ 全国肢体不自由児・者父母の会連合会
住所●〒171-0021　東京都豊島区西池袋 4-3-12
TEL● 03-3971-0666/FAX● 03-3982-2913
対象としている疾患・障害●肢体不自由

社会福祉法人　全国重症心身障害児（者）を守る会
住所●〒154-0005　東京都世田谷区三宿 2-30-9
TEL● 03-3413-6781/FAX● 03-3413-6919
対象としている疾患・障害●重症心身障害

全国「腎炎・ネフローゼ児」を守る会
住所●〒273-0037　千葉県船橋市古作 4-14-10 荒井方
TEL/FAX● 03-3260-1406
対象としている疾患・障害●（小児）腎臓病

全国心臓病の子供を守る会
住所●〒161-0033　東京都新宿区下落合 3-15-22 ランドール目白
TEL● 03-5982-4933/FAX-03-5982-4934
対象としている疾患・障害●心臓病全般
メールアドレス● heart-mamoru@msj.biglobe.ne.jp

全国難聴児を持つ親の会
住所●〒186-0002　東京都国立市東 2-13-9　松永宏子方
TEL/FAX● 042-572-1263
対象としている疾患・障害●難聴

先天性四肢障害児父母の会
住所●〒101-0048　東京都千代田区神田司町 2-19 神田司ビル 302
TEL● 03-3295-3755/FAX● 03-3292-7422
対象としている疾患・障害●先天性の四肢障害
ホームページ● http://park.coconet.or.jp/hubonokai/

㈶ 全日本手をつなぐ育成会
住所●〒105-0003　東京都港区西新橋 2-16-1 全国たばこセンタービル 8 階
TEL● 03-3431-0668/FAX● 03-3578-6935
対象としている疾患・障害●知的障害
メールアドレス● ikuseikai@pop06.odn.ne.jp
ホームページ● http://www1.odn.ne.jp/ikuseikai/index.html/

胆道閉鎖症の子供を守る会
住所●〒170-0002　東京都豊島区巣鴨 3 丁目 2 番 5 号 豊マンション 202 号室
TEL● 03-3940-3150/FAX● 03-3940-8525
対象としている疾患・障害●胆道閉鎖症

つくしの会（軟骨無形成症患者・家族の会）
住所●〒140-0003　東京都品川区八潮 5-1-1-102　叶谷方
TEL/FAX ● 03-3799-3156
対象としている疾患・障害●軟骨無形成症
メールアドレス● WF101572@normanet.ne.jp

つばさの会（先天性免疫不全症患者と家族の会）
住所●〒289-2714　千葉県海上郡飯岡町三川セ-4194-1　浪川淳子方
TEL ● 0479-57-6663/FAX ● 0479-57-6664
対象としている疾患・障害●先天性免疫不全症候群
メールアドレス● hawkwind@olive.ocn.ne.jp

つぼみの会
住所●〒125-0052　東京都葛飾区柴又 1-7-6
TEL/FAX ● 03-3609-7883
対象としている疾患・障害●インスリン依存型糖尿病

難病のこども支援全国ネットワーク
住所●〒136-0073　東京都江東区北砂 1-15-8 北一ビル 4 F
TEL ● 03-3615-7710　相談専用 TEL ● 03-3615-7877/FAX ● 03-3615-7719
対象としている疾患・障害●子どもの疾患・障害全般
メールアドレス● AQV74237@biglobe.ne.jp

日赤川崎病の子供を持つ親の会（せせらぎ会）
住所●〒168-0065　東京都杉並区浜田山 1-27-6
TEL ● 03-3304-7421
対象としている疾患・障害●川崎病およびその後遺症による心臓疾患

日本アレルギー友の会
住所●〒135-0002　東京都江東区住吉 2-6-5 インテグレート坂口 301
TEL ● 03-3634-0865/FAX-03-3634-0850
対象としている疾患・障害●喘息・アトピー性皮膚炎

日本ウィリアムズ症候群の会　エルフィン東京
住所●〒165-0027　東京都中野区野方 2-27-21　海野方
TEL/FAX ● 03-3388-7488
対象としている疾患・障害● Williams 症候群をもつ方とその家族
メールアドレス● unnono1@ibm.net.

㈶ 日本児童家庭文化協会
住所●〒102-0076　東京都千代田区五番町 2 番地　番町パレスビル 201
TEL ● 03-3261-3696，03-3222-5588（子どもの難病電話相談室）/FAX ● 03-3261-9249
対象としている疾患・障害●難病や障害をもつ子どもたち
メールアドレス● jwcfa@wc4.so-net.ne.jp
ホームページ● http://www1.sphere.ne.jp/utix/neverland

㈳ 日本自閉症協会
住所●〒162-0051　東京都新宿区西早稲田 2 丁目 2 番 8 号
TEL ● 03-3232-6478，03-3232-6355（相談専用）/FAX ● 03-5273-8438
対象としている疾患・障害●自閉症
ホームページ● http://www.infotera.ne.jp/ASJ/

日本ダウン症協会
住所●〒169-0074　東京都新宿区北新宿1-10-7-203
TEL ● 03-3369-3462/FAX ● 03-3369-8182
対象としている疾患・障害●ダウン症候群
メールアドレス● jds97@po.jah.ne.jp
ホームページ● http://www.jah.ne.jp/~jds97/

社団法人　日本てんかん協会（波の会）
住所●〒162-0051　東京都新宿区西早稲田2-2-8 全国心身障害児福祉財団内
TEL ● 03-3202-5661/FAX ● 03-3202-7235
対象としている疾患・障害●てんかん
メールアドレス● WF100032@normanet.ne.jp

日本レット症候群協会
住所●〒260-0032　千葉県千葉市中央区登戸3-13-10　冨井方
TEL ● 043-238-8898/FAX ● 043-238-8903
対象としている疾患・障害●レット症候群
メールアドレス● rett@green.ocn.ne.jp
ホームページ● http://www.bekkoame.ne.jp/~toshi95/

ネットワークOI（おーあい）
住所●〒174-0062　東京都板橋区富士見町25-2　河村方
TEL ● 03-3961-1985/FAX ● 03-3974-2101
対象としている疾患・障害●骨形成不全症
メールアドレス● netoi@anet.ne.jp
ホームページ● http://www.ne.jp/asahi/net-oi/home/

伸びのび会（小人症の子供を持つ親の会）
住所●〒577-0809　大阪府東大阪市永和3-4-23
TEL/FAX ● 06-6722-7684
対象としている疾患・障害●小人症（成長ホルモン分泌不全性低身長）

ポプラの会（低身長児・者友の会）
住所●〒242-0003　神奈川県大和市林間1-14-1　香坂方
TEL/FAX ● 0462-77-3677
対象としている疾患・障害●成長ホルモン分泌不全性低身長症

未熟児の会「ぴっころ」
住所●〒676-0812　兵庫県高砂市中筋2-9-27
TEL ● 0794-48-6004/FAX ● 0794-48-1724
対象としている疾患・障害●未熟児
メールアドレス● fwkp1537@mb.infoweb.ne.jp
ホームページ● http://village.infoweb.ne.jp/~piccolo/index.htm

無痛無汗症の会「トゥモロウ」
住所●〒108-0023　東京都港区芝浦4-9-18-301
TEL/FAX ● 03-5443-1934
対象としている疾患・障害●先天性無痛無汗症
メールアドレス● hsan@db3.so-net.ne.jp
ホームページ● http://www02.so-net.ne.jp/~tomorrow/

盲精神薄弱児（者）を持つ親の会　光の集い
住所●〒142-0041　東京都品川区戸越4丁目5番1号　古木方
TEL● 03-3783-8624
対象としている疾患・障害●盲と知的障害・その他を併せ持つ児・者

もやもや病の患者と家族の会（もやの会）
住所●〒565-0081　大阪府豊中市新千里北町2-40　C 56-207
TEL/FAX● 06-6872-3101
対象としている疾患・障害●モヤモヤ病（ウィリス動脈輪閉塞症）
ホームページ● http://netpassport-wc.netpassport.or.jp/~wmoyakai/

横浜障害児を守る連絡協議会
住所●〒222-0035　神奈川県横浜市港北区鳥山町1752 横浜ラポール3階団体交流室内
TEL ● 045-475-2062　・　3/FAX ● 045-475-2064
対象としている疾患・障害●原則障害を問わない

引用・参考文献
1）小嶋謙四郎編：小児看護心理学，医学書院，1971．
2）小林　登，藤枝知子，木口チヨ編著：看護学双書，小児看護学〔1〕，文光堂，1990．
3）小林　登，藤枝知子，木口チヨ編著：看護学双書，小児看護学〔2〕，文光堂，1990．
4）Marilyn M. Friedman，野嶋佐由美監訳：家族看護学，へるす出版，1993．
5）岩井啓子：病院近くのわが家，朝日ソノラマ，1998．
6）久保紘章・石川到覚：セルフヘルプ・グループの理論と展開，中央法規出版，1999．
7）星　直子，江黒芙沙子：子どもの入院病棟での四季の行事と遊び，文光堂，1998．
8）野辺明子他編：障害をもつ子を産むということ，中央法規，1999．

第6章

入院・症状に対するケア

第6章のチェックポイント

- **1** 栄養（食事）が通常に摂取できない場合
  - 1 嚥下困難
  - 2 経管栄養法
  - 3 中心静脈栄養
  - 4 口唇口蓋裂のある子どもの哺乳
  - 5 食欲不振
- **2** 排泄
  - 1 排尿障害
  - 2 排便障害
  - 3 異常便・尿の観察
- **3** 清潔
  - 1 入浴
  - 2 全身清拭
  - 3 洗髪
  - 4 歯みがき，口腔のケア
- **4** 衣服
  - 1 点滴衣
  - 2 検査衣
  - 3 抑制衣
- **5** 睡眠
  - 1 不眠
  - 2 長期入院児の就眠の習慣
- **6** 遊び
  - 1 自由に遊べる安全な環境
  - 2 生活のあらゆる機会をとらえて子どもとともに楽しむ
  - 3 特殊な状態にある子どもの遊び
  - 4 季節の行事
- **7** 学習
  - 1 院内学級・訪問学習
  - 2 教育システムが受けられない場合
- **8** 病室の環境
  - 1 一般の病室内の環境
  - 2 隔離を必要とする小児の環境
  - 3 プレイルームの環境
  - 4 人的環境
- **9** 安全
  - 1 院内で起きやすい事故
  - 2 事故防止対策
  - 3 事故発生時の対応
  - 4 院内感染
- **10** 症状の緩和
  - 1 機嫌
  - 2 泣き・啼泣
  - 3 安楽
  - 4 かゆい（搔痒感）
  - 5 発熱
  - 6 痛み（頭痛・腹痛・その他）
  - 7 だるい（浮腫・倦怠感）
  - 8 気持ち悪い（悪心・嘔吐）
  - 9 息苦しい（呼吸不全）
- **11** 救急蘇生法（心肺蘇生法）
  - 1 救急ケアの基本
  - 2 心肺蘇生のABC
  - 3 人工呼吸
  - 4 心臓マッサージ
  - 5 気管内挿管
  - 6 気管内吸引
  - 7 レスピレーターの装着

1 栄養（食事）が通常に摂取できない場合

「飲む・食べる」ということは，生来の本能的な機能と思われがちです．しかし，食摂取の機能は生後の経験・学習によって獲得されるもので，この経験・学習ができない子どもにとっては必然的に哺乳，食摂取障害が表出してくる結果となります．その原因と状態によって適切な方法で援助することが必要です．

1 嚥下困難

嚥下困難とは食物が，口腔，咽頭，食道を経て，胃へ送られる一連の嚥下運動の障害のことをいいます．

(1) 嚥下困難のプロセス別の原因
  □随意的に食物を咽頭に送る過程
   ・口内炎，う歯による疼痛
   ・口唇裂，口蓋裂，巨舌，ピエール・ロバン症候群
   ・神経・筋障害（脳障害，フロッピーインファント，重症筋無力症）
   ・呼吸器疾患，心疾患
  □嚥下反射により咽頭から食道に送られる過程
   ・未熟児
   ・嚥下筋麻痺痙攣（脳性麻痺，破傷風）
   ・物理的障害（咽頭炎，扁桃肥大）
   ・脳障害児の協調運動障害（脳性麻痺，無酸素脳症，脳奇形，精神発達遅滞，脳腫瘍）
  □食道に入った食物が，胃へ送られる過程
   ・食道狭窄（先天性，術後，甲状腺腫や血管輪による圧迫）
   ・先天性食道閉鎖
   ・胃食道逆流現象
   ・食道炎（逆流性食道炎，アルカリ剤，漂白剤，異物誤飲）

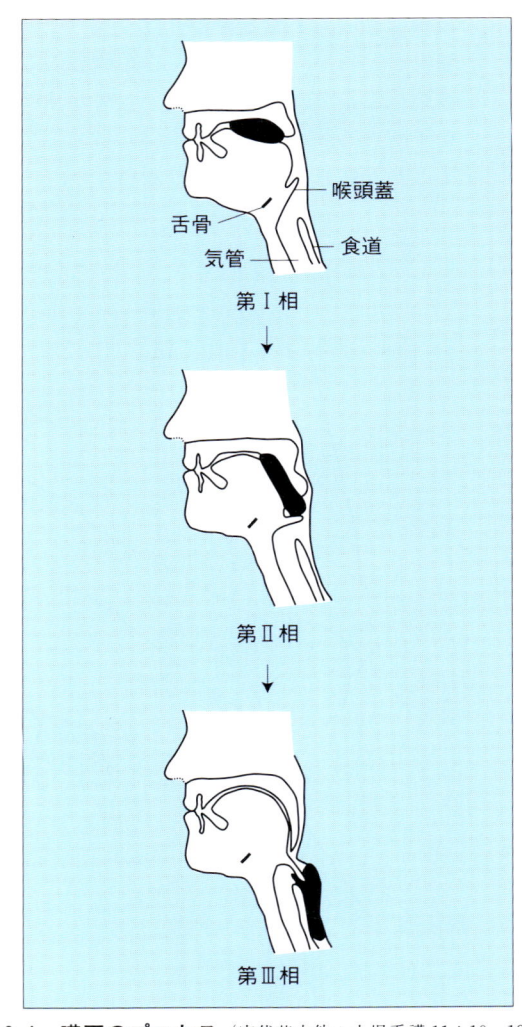

図 6-1 嚥下のプロセス（宮代英吉他：小児看護 11：10，1998，1216 より）

⑵　嚥下困難の状態観察
　　☐原因となる基礎疾患の有無
　　☐口腔粘膜（口内炎，鵞口瘡の有無，う歯の有無）
　　☐むせこみの有無
　　☐食物が鼻腔へ逆流しないかどうか．
　　☐喘鳴（食物が気管へ逆流し，せきこんで喘鳴となる）．
　　☐食後の嘔吐の有無．
　　☐体重の減少の有無．

⑶　嚥下困難のケアのポイント
　　☐口内炎やう歯がある場合は，局所的に治療を行います．
　　☐口唇・口蓋裂児は，哺乳時に口腔内を真空に保てず，ミルクが鼻腔や気管に逆流しやすいので，口蓋裂用の乳首による哺乳を訓練します．その際の注意点を以下に示します．
　　　・抱いて上体を挙上する．
　　　・吸啜ごとに，下顎を押し上げて吸啜運動を助ける（図 6-2）．
　　　・哺乳とともに，空気もたくさん飲むので，哺乳中もときどき排気を促す．
　　　・鼻腔へミルクが逆流したり，喘鳴が強い時は吸引する．吸引チューブは，浅めに挿入し，嘔吐を予防する．
　　　・子どもが疲れたら，休みながら行う．

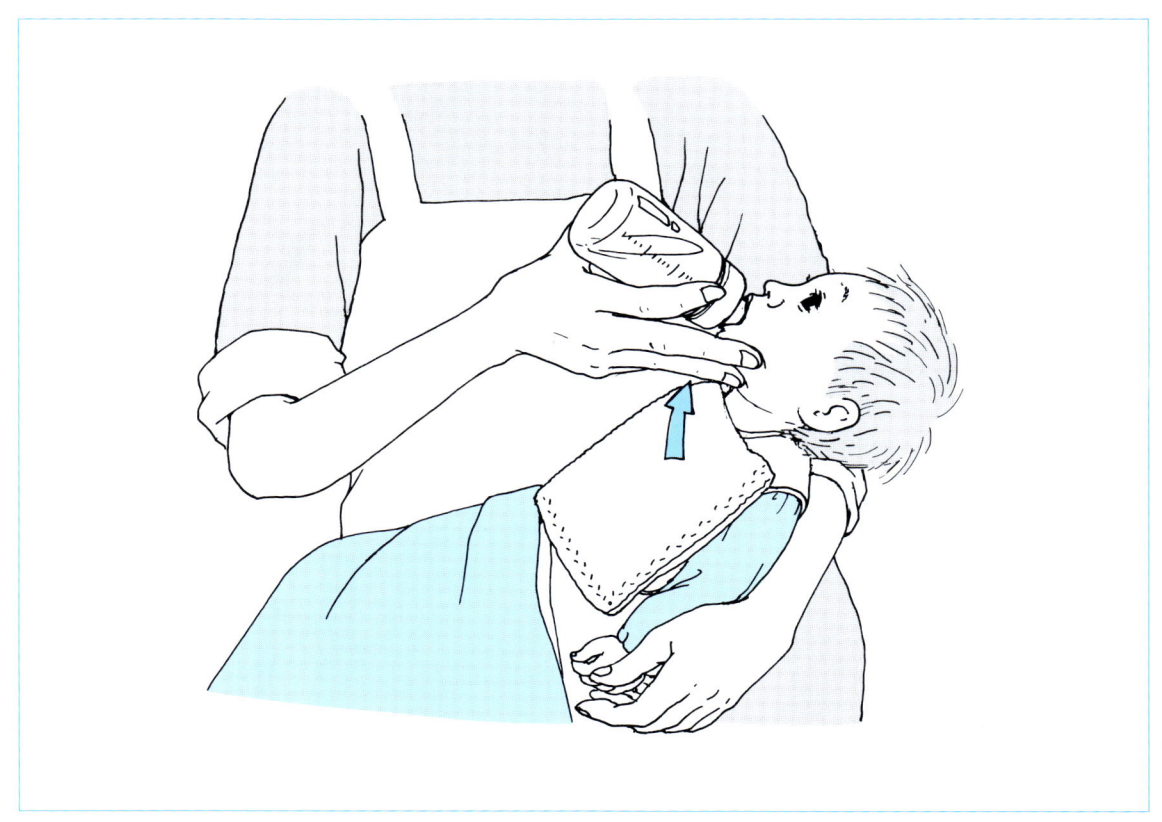

図 6-2　下顎挙上のしかた

- ・無理せず，経管栄養と併せて行う．
- ・1歳くらいになったら，コップで飲む練習を行う．

❑脳障害児の哺乳練習・経口練習：
- ・まず，筋の緊張をとる．
- ・子どもが，図6-3のように前かがみの姿勢になるように，しばらく抱っこする．あるいは子どもの好みで，コンビラックに座らせ，話しかけたり，音楽をかけたりして落ちついた雰囲気をつくる．
- ・口を開けない，または，乳首を口に含んでも，吸啜しない場合は，頬や口周囲を軽く刺激し，タイミングをつかむ．
- ・吸啜力が弱い場合は，柔らかい乳首にする．乳首の穴は，大きすぎると一度にたくさんのミルクが入り，むせこみやすいので，一人一人，子どもの吸啜力に対応するものを選ぶ．
- ・乳児で，乳首を嫌がる場合は，スプーンでミルクを与えたほうが，よく飲む場合もある．スプーンで口の奥のほうへ舌に沿ってミルクを流し，そのままスプーンで舌根を軽く押さえると，反射で飲み込む．
- ・液体より，固形物のほうが飲みやすく，むせにくい．プリンやゼリーを試みて，徐々に固形物へと進めていく．
- ・固形食になると，固いもの，かまなくてはならないものは，きざみ食にしたりすりつぶしたりして，食べやすいように工夫する．

❑胃・食道逆流現象がある子どもへの対処：
- ・上体を挙上する．コンビラックを使う（図6-4）．
- ・食事は，少量ずつ，回数を多くして与える．
- ・食後は，上体挙上のままにして，嘔吐と逆流を予防する．

❑先天性食道閉鎖症，食道狭窄症などで，長期間経口摂取ができなかった児に経口哺乳を開始する時は，口唇のリハビリを行いながら進めていく（図6-5）．
簡単に経口摂取可能にはならない．日々の努力が必要である．

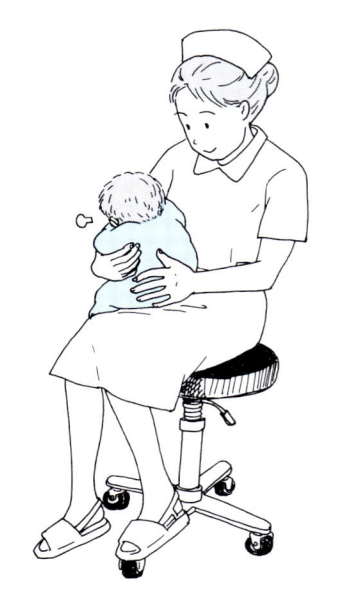

図6-3 体の緊張をとる姿勢　　　　　図6-4 上体挙上のしかた

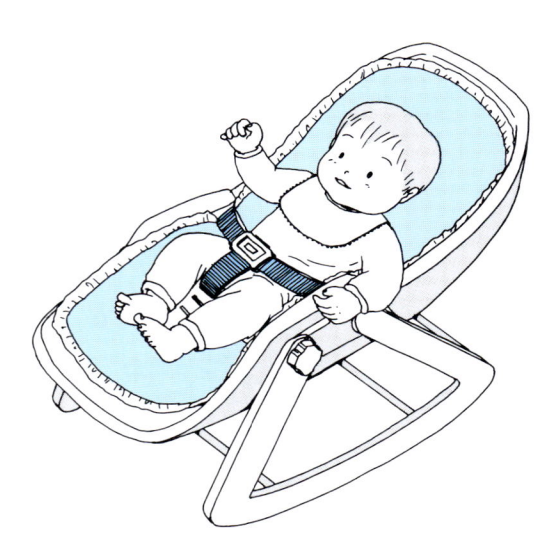

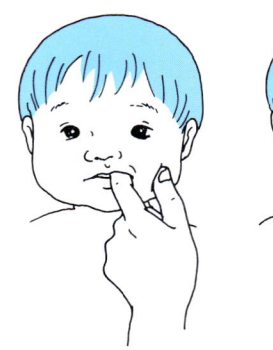

- 硬さを調べる気持ちでゆっくり
  もみほぐす

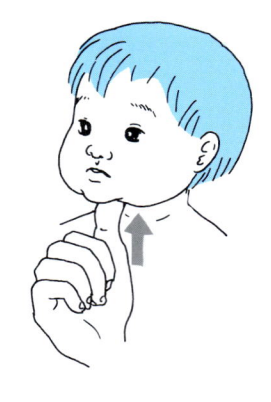

- 頤の骨のすぐ後ろの
  ところをまっすぐ上に
  ゆっくり押し上げる

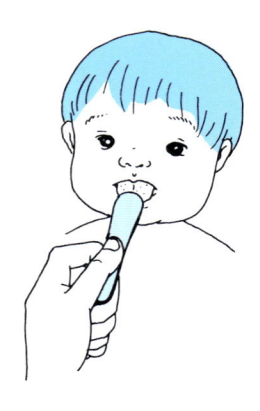

- 舌の先を指かスパチュラ
  で押し下げる．慣れて
  きたらもっと広い部分を
  押し下げてやる

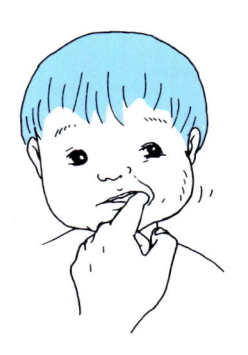

- ほっぺもゆっくりしっかり外側にひっぱる

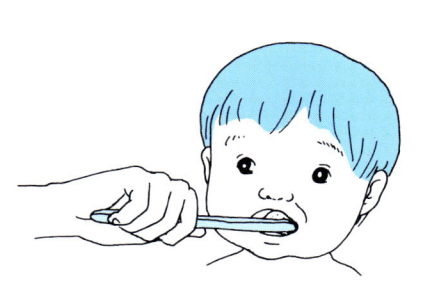

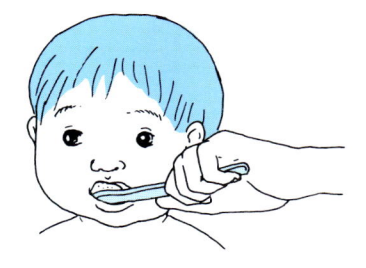

- 歯並びと舌との間に指かスパチュラを入れて
  反対側に向かって押し上げる

図 6-5　口唇のリハビリ

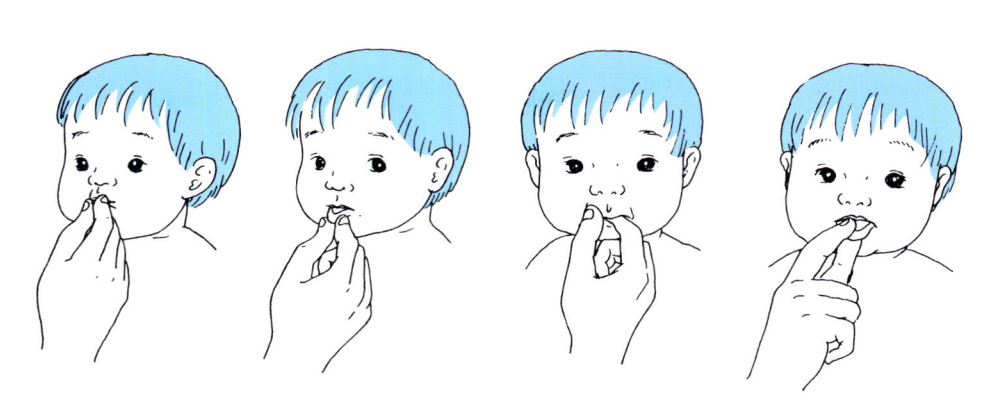

・動きが悪くなっている口唇をつまんで
　もみほぐす

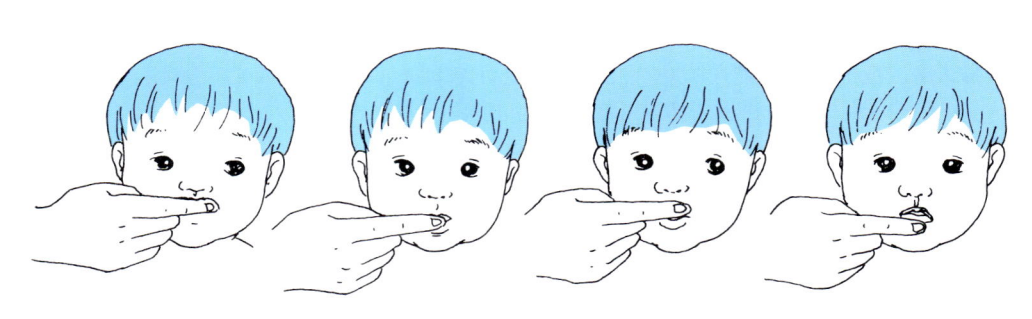

・口唇を外側へひっぱる

・口唇を縮める

・外側から口唇を歯に向かって軽く
　押さえつけそのまま下にゆっくり押す

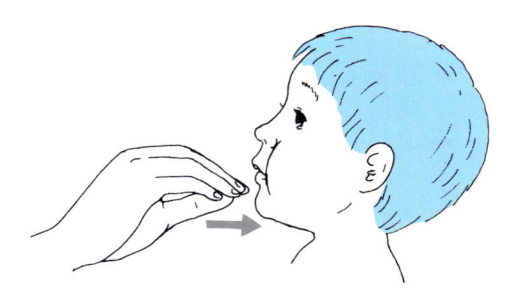

・顎のところを軽く押してやる．
　そうすると口唇が動き出す

図 6-5 （つづき）

2　経管栄養法

経管栄養法には経口または経鼻カテーテル法と経胃瘻カテーテル法があります．

(1) 経口または経鼻カテーテル法

チューブ挿入方法　（図 6-6）

☐ **必要物品**：栄養チューブ（3～8 Fr）または多用途チューブ（4～7 Fr）で児に適当な太さのもの，潤滑剤（滅菌水でもよい），絆創膏，鋏，注射器，ガーゼ，聴診器
  ・患児の理解力に応じて，説明する．（乳児でも言葉がけをする）
  ・鼻閉，鼻汁などあれば鼻口腔吸引により分泌物を除去する．
  ・絆創膏はチューブ挿入後固定しやすいようにあらかじめ切っておく．
  ・挿入チューブの長さを決め，必要時マジックで印をつけておく（挿入の長さは眉間から剣状突起，または身長×0.2＋7 cm）．
  ・患児を仰臥位にし頭部を固定し両手を抑制する（1人で行う場合はバスタオルなどで両手を抑制し左手で頭部を固定する）．
  ・挿入の長さを確認し，潤滑剤をチューブの先端に塗布し，母指と人示指でもち鼻腔より目安の長さまで静かに挿入する．
  ・挿入時，抵抗感またはチアノーゼ，咳嗽などあればチューブを完全に抜去し，再挿入する．
  ・チューブが目安の長さまで挿入できたら，口腔，咽頭でチューブが渦巻いていないことを確認する．
  ・チューブを軽く止め，胃内容の吸引を試みる．または胃部に聴診器を当て，注射器で 1～2 ml の空気を注入し，気泡音を聞き，チューブが胃内に入ったことを確認し，絆創膏で固定する．
  ・チューブ交換は週 1 回，日を決めて行う．
  ・長期的に留置する場合は，鼻腔の変形を防ぐため左右交互に挿入する．
  ・患児にチューブを抜去されないように手かせ，カラーカフなどを用いてチューブ固定部位に届かないようにする．

☐ **注意事項**：
  ・胃内に空気を注入した場合は，膨満を防ぐために，注入した空気は吸引をしておく
  ・絆創膏固定時，反対の鼻腔を塞がないように，また鼻翼を圧迫しないようにする
  ・合併症に注意する（鼻翼びらん，壊死，口内炎，肺合併症）

ミルクの注入方法

☐ **必要物品**：栄養点滴セット（ディスポーザブル），ミルクセット（栄養用注射器-10 ml-，イリゲーター 100，200，500 ml），延長チューブ，ミルク・母乳または経管栄養剤，薬杯，調乳水（白湯），イルリガートルスタンド（必要時注入用ポンプ，ガーゼ）

☐ **イリゲーター使用の場合**：
  ・注入するものをあらかじめ暖めておく．
  ・鼻口腔内の分泌物の多い時は吸引により除去する．
  ・嘔吐，誤嚥を防ぐため上体を挙上または右臥位にする．
  ・チューブ固定の絆創膏がはがれていないか，チューブが胃内に入っているか注射器で吸引確認する．
  ・ミルク番号（患児ベッド番号），量，温度を確認しイリゲーターにミルクを入れる．
  ・栄養点滴セット内にミルクを流し，セット内の空気を抜きガートルスタンドにかける．

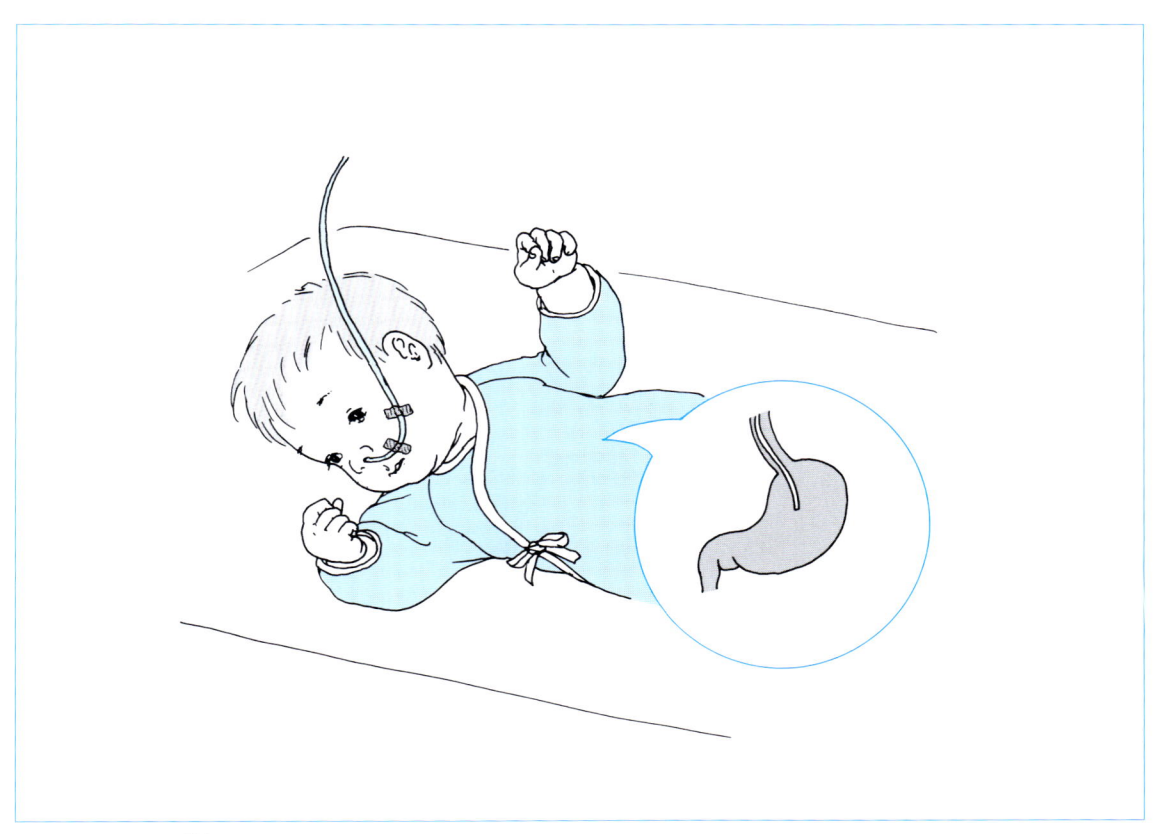

図 6-6　チューブ挿入法

- 患児側栄養チューブと点滴セットチューブを接続し，注入速度を調節する（注入速度は 30 分～1 時間で注入できるように滴下数を合わせる．15 滴で 1 ml を目安とする）．
- 注入中は呼吸状態，顔色，悪心・嘔吐の有無を観察し，異常のある時は注入を中止し様子をみる．
- 注入終了後はチューブ接続部をはずし，注射器で白湯 2～3 ml を栄養チューブ内に流し，チューブのキャップをする．

❏持続注入する場合：
- イリゲーターにポンプ用セットを接続し輸液ポンプで速度を調節する．
- ミルクの温度を保つためアニメック（保温器）を使用する．

❏ディスポ注射器使用の場合：
- イリゲーターの方法に準ずるが，延長チューブと輸注ポンプを使用する．

❏未熟児・新生児の場合：
- 自然圧の注入の方法で行う．
- 注入時間は 15～30 分を目安とするが，ミルク量，児の状態により判断する．
- 10 ml 未満では栄養チューブにミルクの注射器を直接接続し，自然圧の落差で注入する．
- 10～15 ml では延長チューブを接続し，クベース上で注射器を水平にして自然圧の落差で注入する．
- 15 ml 以上では延長チューブを接続し，クベース上で角度をつけて自然圧の落差で注入する．
- 注射器は毎回交換，延長チューブは 1 日 1 回交換する．ただし使用後は蒸留水をチューブ内に流し，滅菌容器内に保管する．

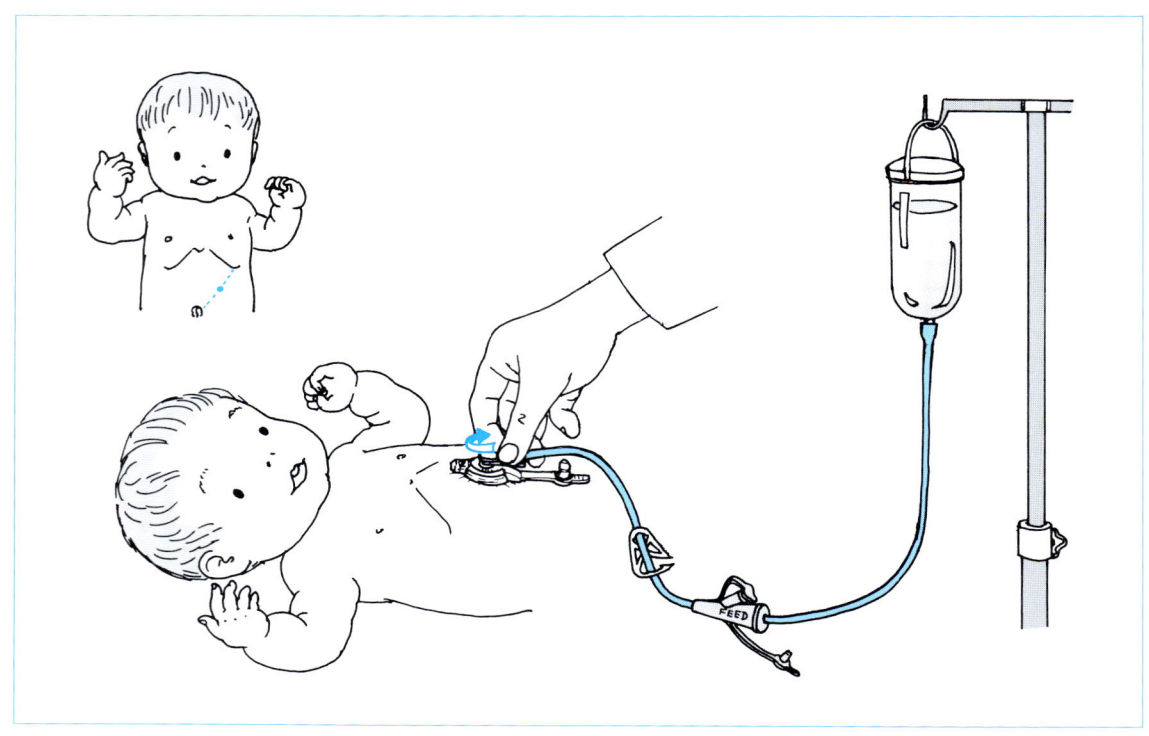

図 6-7　ミルク注入方法

(2) 経胃瘻カテーテル法

　　胃瘻造設は主に食道閉鎖症あるいは小舌症，その他経口的に授乳困難な乳児に造設されます．患児の状態によっては緊急手術で行われます．胃部の減圧，腹部膨満からくる呼吸抑制，胃内容の逆流予防および経胃瘻カテーテルを通じて，直接胃内にミルク注入の目的で造設されます．食道閉鎖症は根治術までに長期間を要し，根治術終了後に経口摂取が可能になっても食道ブジーの目的から，長期に管理することが多くなります．

❏胃瘻には通常マッシュルームカテーテルが留置されていたが近年は胃瘻ボタンが留置されます
❏ミルク注入方法（図 6-7）
　・経管栄養方法に準ずる．
❏注意事項：
　・注入速度を守る（カテーテルが太いので注入速度の調節を行う）．
　・瘻孔周囲の滲出液と汚染に注意し清潔を保つ．

3 中心静脈栄養

　　中心静脈栄養では高カロリー輸液（intravenous hyperalimetation；IVH）が行われます．高カロリー輸液は患児の栄養状態の改善を目的として，カロリー源で高濃度ブドウ糖液に蛋白源であるアミノ酸液を加えて，電解質を調整した混合液を経中心静脈的に与える方法です．カテーテルの挿入は透視下，または全身麻酔下で行われ，手術室で処置するのが原則ですが緊急の場合は病室でも行います．長期間の治療が必要な時の血管確保の目的でも行われます（中心静脈カテーテルの必要物品は図 6-8 を参照）

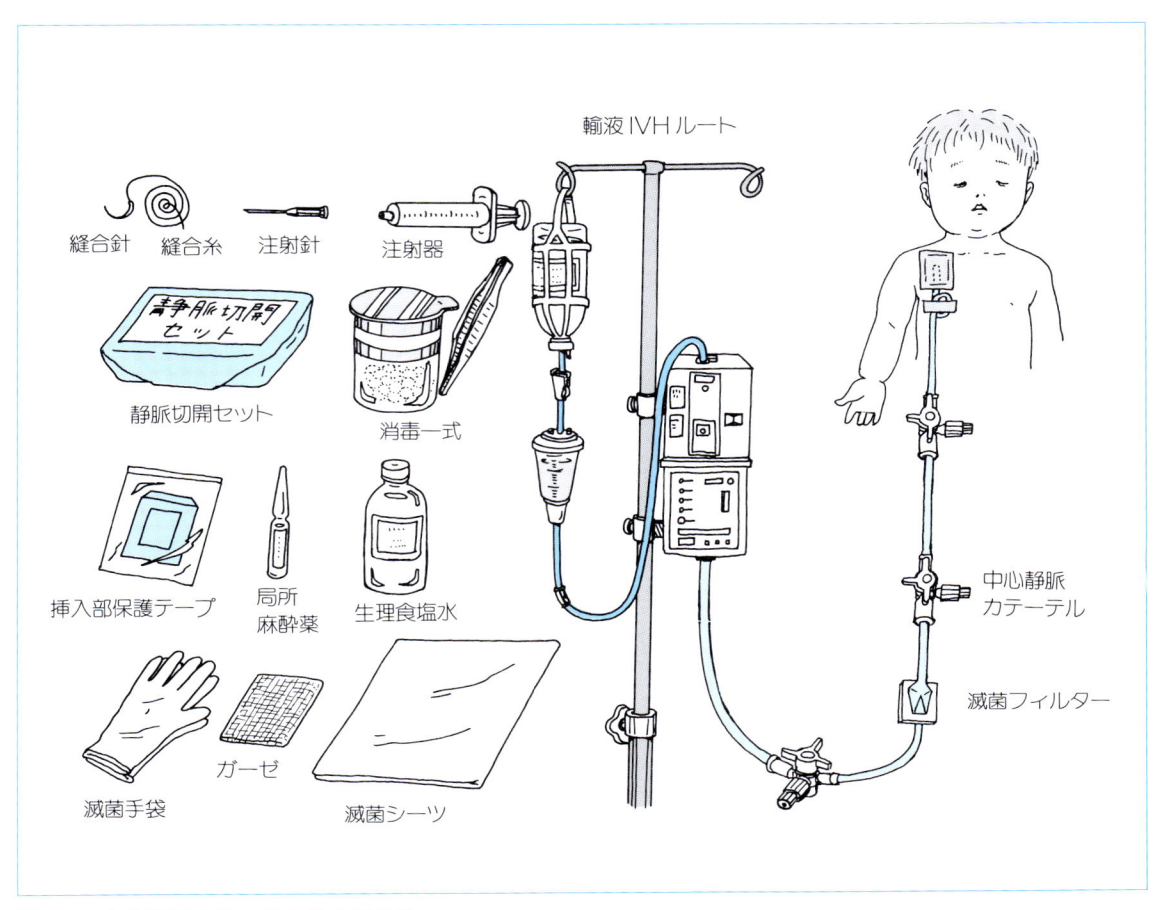

図6-8 中心静脈カテーテルの必要物品

(1) 中心静脈カテーテル挿入時のケア
- 子どもに理解できる範囲で説明します．
- 挿入部を動かさないように，年齢に応じて抑制します．
- また，顔や肩，上腕の固定位置を工夫して，カテーテルを挿入しやすいように配慮します．
- 子どもの状態（顔色・バイタルサインなど）を観察し，必要に応じてモニタリングします．
- 操作は，無菌的に行います．
- 挿入部は消毒し，保護テープでおおい，カテーテルはループをつくって皮膚に固定します．
- X線でカテーテル先端の位置を確認します．

(2) 管理
- 清潔を保つことが重要です．カテーテルの挿入部（図6-9）は，消毒を定期的に厳重に行います．その際，発赤，腫脹，排膿の有無の観察をします．大腿静脈から挿入されている場合は，乳幼児ではおむつのあてかたを工夫し，尿や便で，カテーテル挿入部分が汚れることを防ぎます．もし，汚れてしまった場合は，すぐに消毒します．
- ボトルへの薬液混入は，無菌調剤室で行うことが理想です．病棟で行う場合にも，無菌的操作を

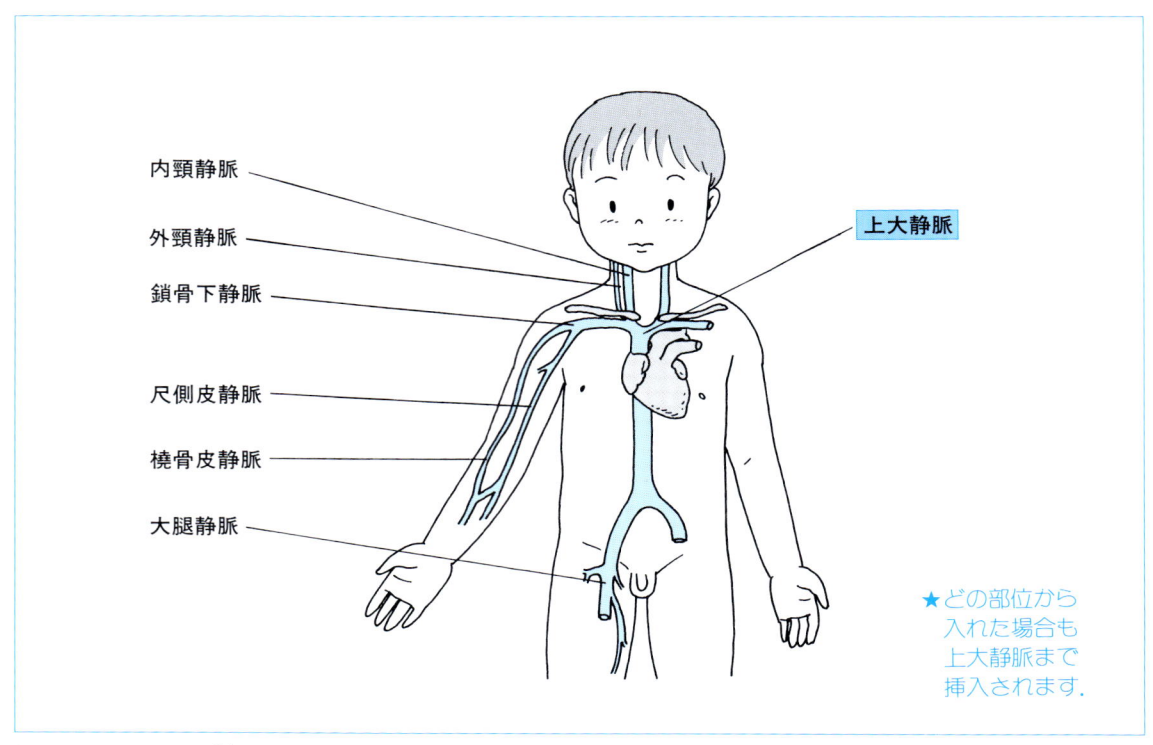

図 6-9 カテーテル挿入部位

（図中ラベル：内頸静脈、外頸静脈、鎖骨下静脈、尺側皮静脈、橈骨皮静脈、大腿静脈、上大静脈）

★どの部位から入れた場合も上大静脈まで挿入されます．

　　厳重に行います．
- ルート交換は，定期的に日時を決めて行います．
- 三方活栓より側管注射する場合は，その前後に消毒を行います．
- ルートの各部のはずれ，活栓の向きの正否，クレンメを閉めたままなどによる汚染，閉塞に注意し，ルートのトラブルを防ぎます．
- 注入の速度に注意し，水分出納をチェックします．
- 乳幼児では，ルートをいたずらしたり，ずらしたり，自分で針を抜いてしまったりというトラブルを防ぎます．遊びの工夫をする，布の袋にルートをしまって，首にかける，衣服の中にルートを入れてしまう，手かせを適用，抑制など，子どもの状態と理解力に合わせて工夫します．
- 入眠時の体動によるトラブルにも注意します．
- 移動の時や，歩行時は，介助すると同時に，あまりルートを気にして行動範囲が狭くならないように注意します．
- 合併症に注意します．
    - 気胸，血胸
    - 敗血症
    - 血栓形成
    - 血糖値の変動，電解質異常

⑶ CVラインのチェックリスト（図6-10）
①指示ボトルですか．
②エアー針は入っていますか（必要ないボトルやパックもある）．
③水位の上昇はありませんか．あれば⑫，⑬，⑮のチェックをします．OKならば④のチェックをします．
④自然滴下はありますか．なければ⑫，⑬，⑮のチェック．OKならば血液逆流の確認をします．
⑤クレンメは全開ですか．
⑥注入速度のポンプ設定は指示どおりですか．
⑦指示量の設定は正しいですか．
・維持液の時は最大設定値にしておくようにします．例えば，グリセオールを100 ml入れたいような場合，100に設定しておくと，終了時にブザーで知らせるようになっています．
・ボトルの残りが50 mlしかない場合，50に設定しておくと終了時にブザーで知らせます．
⑧ちゃんと作動していますか（スイッチはONですか）．
⑨フィルター内にエアはないですか（あれば，エアーの大きさをチェックしておきます）．
⑩フィルターの向きは正しいですか．
・エアーが抜けるように，また子どものほうにエアーがいかない向きにします．
⑪各接続部のゆるみはありませんか．あれば，きっちりと閉めます．
⑫三方活栓の向きは正しいですか
⑬全ルートが折れてはいませんか．
⑭ループはありますか．固定は十分ですか．
⑮刺入部位に異常はありませんか．

※①は，受けもって最初と，ボトル交換時，指示変更時に行うチェックです
※④は，受けもった最初にまず確認します．
※⑮は，消毒時以外には，外からみた異常をチェックします（腫れ，浸みだし，出血など）．
※それ以外の項目は，1時間ごとにチェックします．⑧と⑫は，側管注射後に必ず，チェックします

> **一言アドバイス**
> どの薬剤についても共通していえることですが，薬剤を正確に与える，トラブルなく注入することはもちろん，重要ですが，同時に，薬の作用，効きかた，子どもの状態，副作用についても観察することが大切です．

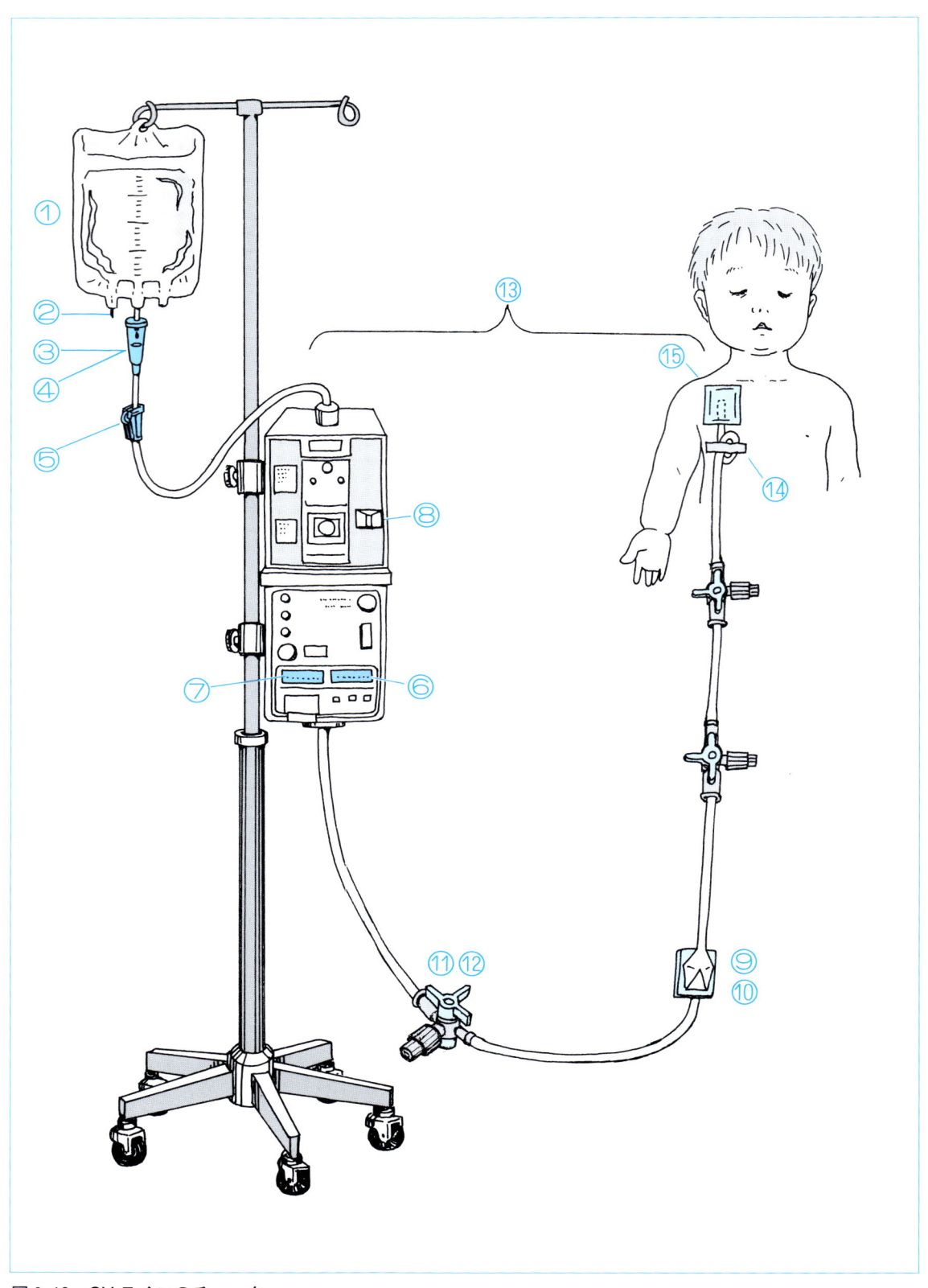

図 6-10　CV ラインのチェック

192

4 口唇口蓋裂のある子どもの哺乳

- 口唇口蓋裂の程度によりますがなるべく経口哺乳を行います．
- 全量を経口哺乳できない場合には，不足分を経管栄養にしますが，経管栄養を第一選択にはしないこと．
- 乳首は口唇口蓋裂用（図6-11）がありますが哺乳力が低下しているような場合は，スポイトを利用する方法もあります．

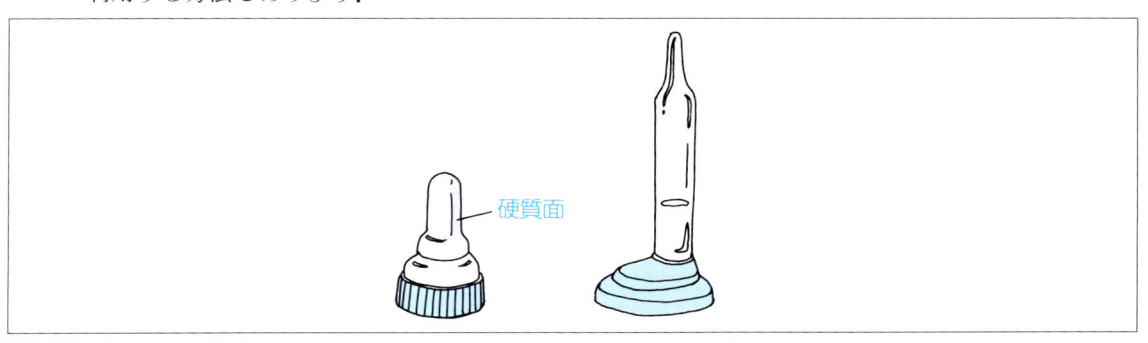

図6-11 口唇口蓋裂用の乳首

- 不全口唇口蓋裂の子どもの場合は，普通の乳首でも十分哺乳できる場合もありますので，哺乳の状態をよく観察し乳首を選択します．
- 哺乳瓶にはガラス製とポリエチレン製がありますが，ポリエチレン製の特徴は手で圧を加えることができ，子どもの吸啜力に応じて圧を加減し，むせることのないようにして哺乳できるということです．
- 哺乳は必ず，だっこして，坐位の姿勢で行います．
- 哺乳時間は，1回10～15分として，子どもが疲れないように配慮します．1回哺乳量が少ない場合には，哺乳回数を多くします．
- 乳首のくわえさせ方（図6-12）．
- 乳首の硬質面を口蓋裂面にあててくわえさせ，吸啜時に口腔内が陰圧になるようにします．
- 排気は，哺乳後，あるいは哺乳中でも，十分に排気させることが大切です．

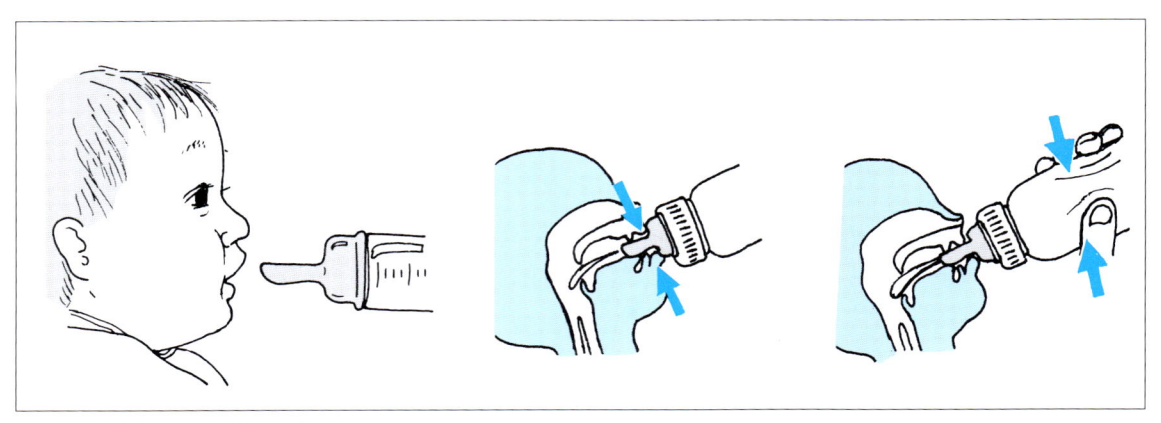

図6-12 乳首のくわえさせ方

5　食欲不振

(1) 食欲不振の原因

食欲不振は身体的原因でも心理的原因でも起こります．

- **身体的原因**：ほとんどすべてが身体的疾患に伴う症状である．とくに消化器疾患，肝臓疾患，高熱を伴う疾患が食欲不振を起こすことが多い．
- **心理的原因**：一般には最も多いのが食事の強制であるが，入院患児では入院による緊張や不安，家庭と異なる食事を嫌がり食欲不振となることもあります．

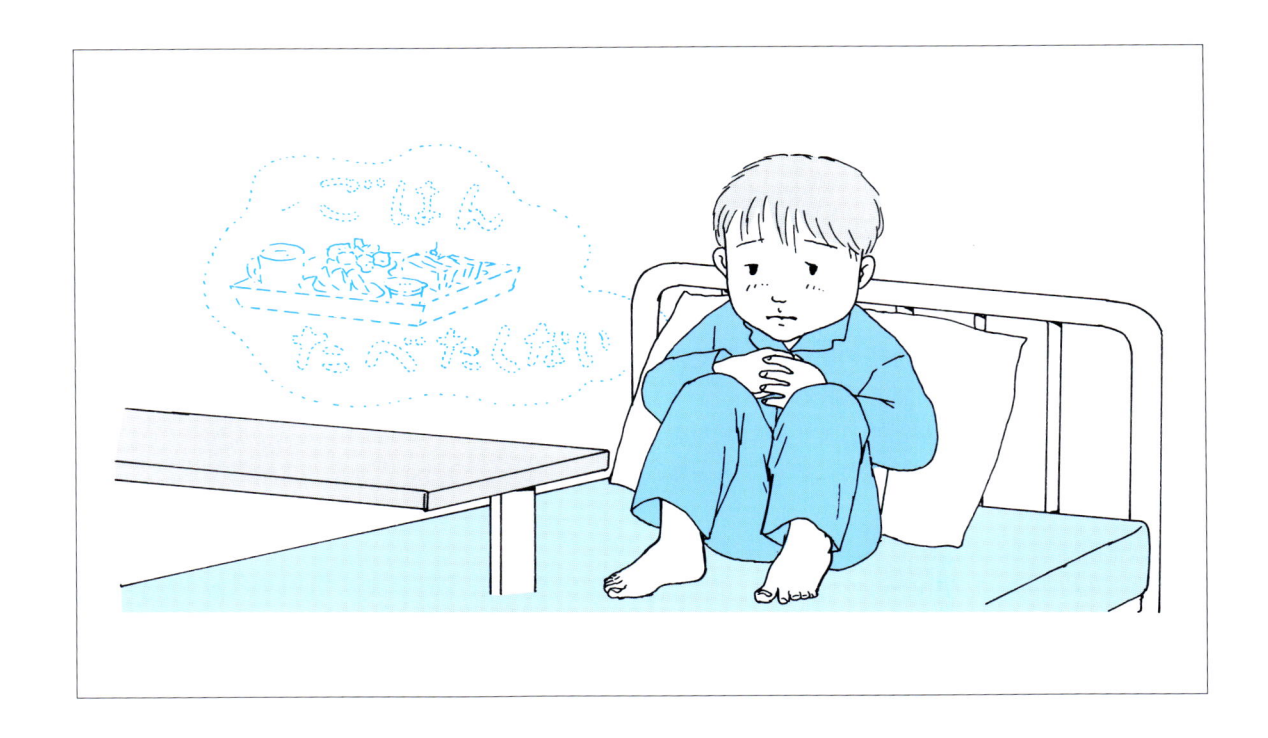

(2) 食欲不振の観察

- 食欲不振に伴う症状：
  - ・機嫌，活気，表情，顔色（貧血，チアノーゼ，黄疸）
  - ・発熱の有無
  - ・鼻閉，鼻汁，咳嗽の有無，その他呼吸状態
  - ・悪心，嘔吐の有無
  - ・腹痛の有無
  - ・下痢または便秘の有無
  - ・腹部膨満の有無
  - ・浮腫と腎不全，心不全の症状の有無

- ❏薬物（抗癌剤など）の使用の有無
- ❏血中の総蛋白，貧血，肝機能などのデータ
- ❏現在の，食事の摂取状況：
  - ・食物の内容：制限食か否か，献立が単調すぎないか，日常家庭で食べているものと味つけはどうか，温度はどうか．
  - ・摂取した量，回数，時間，食事に要した時間
  - ・食べ方（介助が必要，自分で食べられる，いやいやか，ダラダラか）
- ❏食事環境（ベッド上で臥位か，坐位か，食堂で他児と一緒か）がどうか

(3) ケアのポイント

- ❏身体的な原因がある場合
  - ・無理強いしない：
    - ◆何らかの疾患あるいは症状に伴ってきた食欲不振は，無理強いしないで症状の軽減に努める．例えば鼻閉，喘鳴，呼吸困難には，鼻口腔の吸引を行い呼吸が楽にできるようにする．腹部膨満や便秘が原因とみられるときは，排ガス，排便を促す．
  - ・食事の与え方を工夫する：
    - ◆症状の経過をみながら，水気の多いものから促す．
    - ◆乳児では，白湯，果汁，スープなど水分補給する．
    - ◆人工栄養ではミルクの濃度を変更してみる（ミルクの種類が異なるだけでも哺乳不良となる）．
    - ◆幼児，学童では，入院前好きだったものを聞き出し，献立，調理法を栄養士と相談する．また食器を工夫するのも一策である．
  - ・食事の環境を整える．
  - ・原因疾患の検査・治療の援助を行う．
- ❏心因的な原因がある場合
  - ・原因を早くみつけて対応する：
    - ◆小児は，何らかの不安，欲求不満，または抵抗の表現として食欲不振となる．
    - ◆母親とよく連絡をとり，子どもの気持ちを理解し，医師，母親とともにひとつの方針をたてて対応する．
    - ◆難しい症例では心理療法士の介入の依頼も必要になる（身体的原因のある小児と同様，絶対に無理強いしないことです）．

2 排泄

1 排尿障害

　排尿障害の代表的な症状としては，尿閉，乏尿，無尿，頻尿，多尿，尿失禁（夜尿）などがあり，その他の状態としては排尿時痛，残尿などがあります．

❏尿閉状態と原因
・尿閉とは尿がまったく出なくなった状態をいいます．
・原因として考えられることを表6-1に示します．

❏乏尿・無尿状態と原因
・乏尿とは，正常の範囲以下の尿量減少をいいます．無尿とは，排尿がまったくないか，ごく少量の時にいいます．原因として考えられることを表6-2に示します．

❏頻尿状態と原因
・頻尿とは，排尿回数が異常に多い状態をいいます．排尿回数は，普段の回数と比較して判断するようにします．原因として考えられることを表6-3に示します．

❏多尿状態と原因
・多尿とは，正常範囲を超えて異常に尿が多いことをいいます．原因として考えられることを表6-4に示します．

(1) 排尿障害のケアのポイント

❏尿・排尿状態の観察
・尿の性状（色調，臭い，混濁）
・試験紙でチェック（潜血，ケトン体，尿蛋白，ブドウ糖，pH）
・排尿量と水分摂取量
・排尿回数
・排尿の間隔，夜間尿の有無
・排尿痛の有無：疼痛のあるのは，排尿のはじめか，終わりころか，排尿中ずっとか，排尿後か．
・排尿のしつけについて聴取する．
・下腹部腫瘤，尿留置カテーテルの場合はカテーテルの折れがないか確認する．

❏その他の状態の観察
・バイタルサインのチェック（発熱，高血圧の有無）
・脱水，浮腫，ショックの観察
・尿検査の把握
・血液検査（末梢血，血液生化学，出血時間など）の把握
・腎機能検査の把握
・その他，腹部X線検査，腎盂撮影，腎生検，レノグラムなどの検査の把握

表 6-1 尿閉の原因

1．疼痛による尿閉 　　a．亀頭包皮炎，尿道炎，膀胱炎などによる排尿痛 　　b．腹部手術，外傷による痛みのため腹圧を加えられないとき
2．神経疾患による尿閉 　　a．脊髄疾患 　　b．髄膜炎，脳炎，頭蓋内出血，脳腫瘍など 　　c．骨盤内末梢神経障害
3．下部尿路器質性疾患による尿閉 　　a．膀胱頸部，尿道の先天性通過障害 　　b．尿道外傷 　　c．結石，異物，腫瘍などによる尿道閉塞

表 6-2 乏尿・無尿の原因

腎前性乏尿	a．脱水症：嘔吐，下痢，水分摂取低下など b．ショック：感染，出血，日射病，熱傷，敗血症など c．心不全：うっ血性心不全，心タンポナーデ d．低蛋白血症：ネフローゼ症候群
腎性乏尿	a．急性尿細管壊死：腎循環障害(外傷，出血，ショック，術後など)，急性中毒(造影剤，抗生物質，化学物質による) b．糸球体性あるいは小血管障害：急性糸球体腎炎，溶血性尿毒症症候群，全身性エリテマトーデス（SLE），播種性血管内凝固（DIC），紫斑病性腎炎 c．大血管性障害：腎動脈血栓，梗塞，狭窄
腎後性乏尿	尿道炎の閉塞：尿路結石，腫瘍，炎症

表 6-3 頻尿の原因

多　　　尿	多飲，尿崩症（下垂体性，腎性），糖尿病，慢性腎不全，利尿剤投与，低カリウム血症	
1回排尿量の減少	1．膀胱容量の器質的減少	膀胱腫瘍，萎縮膀胱，間質性膀胱炎，骨盤内腫瘤による圧迫
	2．膀胱容量の機能的減少 （下部尿路通過障害の結果，残尿が増大するため）	小児膀胱頸部疾患，尿道弁，尿道狭窄，腰仙椎奇形（spina bifida）に合併する自律性神経因性膀胱，高度の包茎，前立腺疾患
	3．膀胱の被刺激性亢進	膀胱炎，後部尿道炎，出血性膀胱炎，膀胱結石，外陰部や肛門病変による反射性頻尿(陰門腟炎)，骨盤内の虫垂炎
	4．神経因性膀胱	
	5．神経性頻尿（心因性）	
	6．寒冷など	

表 6-4 多尿の原因

ADH欠乏（分泌低下，反応性低下）	尿崩症
腎髄質間質障害（尿濃縮機構の障害）	腎盂腎炎，先天性腎形成，慢性腎炎，高カリウム血症など
浸透圧利尿	糖尿病，慢性腎不全，マンニトール投与
心因性	心因性の多飲

◻ケアのポイント：
- 安静
- 保温
- 食事療法（原因によって異なる）：子ども本人と家族に，食事療法の必要性と方法について理解させる．
- 医師の指示による与薬の援助
- 陰部の清潔保持
- 感染防止
- 原因疾患または脱水，高血圧，心不全などの看護
- 尿検査の援助
- その他の検査の援助

(2) 尿失禁のケア

◻偽尿失禁

排尿の自立ができている子ども，トイレットトレーニング中の子どもが疾患の状態により点滴輸液の治療の際に尿失禁をすることがあります．
- 失禁のおそれのあることを本人，家族に説明する．
- 状態によりおむつを使用する，またはおねしょパッドなどを使用する．
- 失禁しても子どもが自信をなくさないように始末をする．
- 治療が終了した時には，トイレットトレーニング中の子どもは早期にトレーニングを開始する．

◻夜尿症（おねしょ）

夜尿症の子どもの生活指導は「あせらず，おこらず，おこさず」が三原則です．
- 子ども自身がどのように思っているか母親から聴取する．
- 家庭での生活（塩分，水分，牛乳，果物）をどのようにしているか聴取する．
- 夜尿の時間は何時頃か（就眠後間もなく，夜中，明け方など）聴取する．
- 生活指導を行う．
  ◆ 食事は早食いや，丸食べをしないでよく噛み，食事中に水分を多くとらないようにする．
  ◆ 寝る2時間前から水分を与えない．
  ◆ 寝る直前に排尿を済ませる．
- 体型に合う「おむつ」を着用させる．
  ◆ 他児に気づかれないように配慮する
- 朝起きたとき汚れた「おむつ」は他児に気づかれないよう始末する（指導する）．

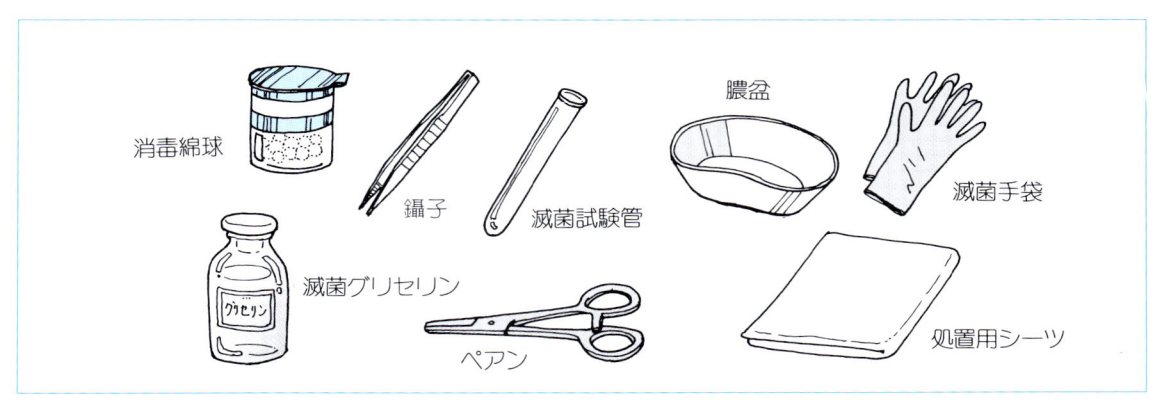

図 6-13　導尿に使われる用具

❑導尿

尿閉，排尿困難時の尿の排泄方法および，膀胱内の尿を無菌的に採取する時に行います．
・用具（図 6-13）
　消毒綿球
　鑷子
　滅菌試験管
　膿盆
　滅菌手袋
　滅菌グリセリン
　ペアン
　処置用シーツ
・方法
　　◆子どもの理解力に応じて説明し，不安をとり除く．
　　◆腰の下にシーツを敷く．
・尿道口を消毒する．
・医師は滅菌手袋をつけ，カテーテルの先に滅菌潤滑油をつけ，静かに尿道口より挿入する．この時，カテーテルの先が不潔にならないように注意する．
・培養目的の場合は，カテーテルの端を清潔に保ちながら，最初の尿を少し捨て，滅菌容器に採尿する．
・尿閉，残尿排泄の場合は，膿盆または尿器に採尿し，量と性状を観察する．
・カテーテルを抜き，尿道口を消毒する．
　※導尿による尿路感染に注意し，無菌的操作を厳重に行いましょう．
　※導尿は原則として医師が行います．

❑留置カテーテル法：導尿を目的として，カテーテルを挿入したまま留置しておくことがあります．手術中および術後の排尿状態観察のため，膀胱内に尿のない状態を保ちたい場合などの方法です．カテーテルは一般にはバルーンカテーテル（図 6-14）を使用します．
・ツーウェイカテーテル
・スリーウェイカテーテル

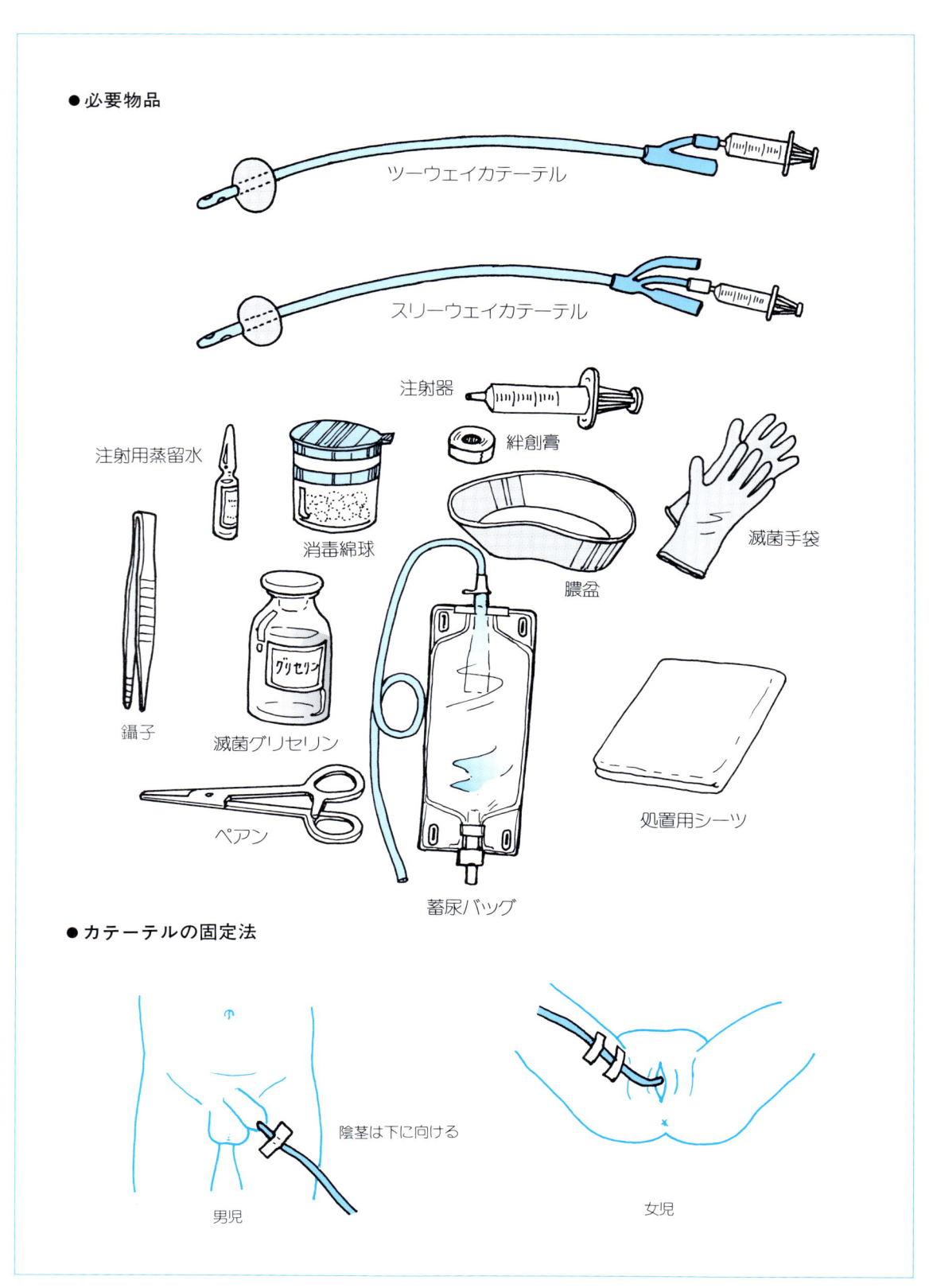

● 必要物品

ツーウェイカテーテル

スリーウェイカテーテル

注射器

注射用蒸留水　消毒綿球　絆創膏　膿盆　滅菌手袋

鑷子　滅菌グリセリン　ペアン　蓄尿バッグ　処置用シーツ

● カテーテルの固定法

陰茎は下に向ける

男児　　　　女児

図6-14 留置カテーテル法

❏**自己導尿**：脊髄損傷，脳血管損傷などが原因で排尿困難な児に対して患児自身あるいは保護者が間欠的に導尿を行うのが自己導尿です（図6-15）．

・必要物品

  導尿カテーテル（セルフカテーテル）
  消毒液（1％イソジングリセリン：カテーテル消毒，保存用）
     （0.02％ヒビテングルコネート：尿道口消毒用）
  清浄綿　　3枚以上
  滅菌綿棒
  計量カップ
  鏡（女児）
  汚物入れ（使用済み清浄綿・綿棒などを入れる）
  ティシュペーパー（消毒液・尿などたらした時に使用）

・方法

 ① 必要物品を揃える
 ② 手を石鹸と流水でよく洗う
 ③ 導尿しやすい体位をとる
 ④ 手指を清浄綿で拭く
 ⑤ 陰部を清浄綿で拭く（清浄綿2枚使用）
   男児ではペニスの回りを拭く　→　尿道口を拭く
   女児では陰唇部を拭く　　　　→　尿道口を拭く
 ⑥ 綿棒に0.02％ヒビテングルコネート液をつけて尿道口を消毒する
 ⑦ キャップを鉛筆を握るようにつまみ，3〜4cmカテーテルを挿入する
   この時カテーテルの先端が手に触れないようにする
 ⑧ 尿が出てきたらその位置でカテーテルを保持し，片方の手で腹圧・手圧を加えながら排尿を促す
 ⑨ 完全に排尿できたらカテーテルを静かに抜く
 ⑩ 尿道口を清浄綿で拭く
 ⑪ 終了後，尿量，尿の性状を確認する

・後片付けとカテーテルの管理

 ① 尿を入れた計量カップは十分水洗いする
 ② 使用したカテーテルは中に十分水を通してよく洗い，水をきる
 ③ プラスチックケース内に消毒液を満たし，カテーテルを収納する
   （カテーテルは常に消毒しておく）
 ④ ケース内の消毒液は毎日交換する

 ◆導尿しやすい体位を工夫する（壁にもたれたり，座布団を敷くなどして，体位を安定させる）．
 ◆女児の場合，初期は鏡を用いて尿道口がわかるように感覚をつかませる．
 ◆子どもの導尿に対する意欲，必要性の理解などについてチェックする．
 ◆家族・学校と連携をとりながら指導を行う．

● 自己導尿の必要物品

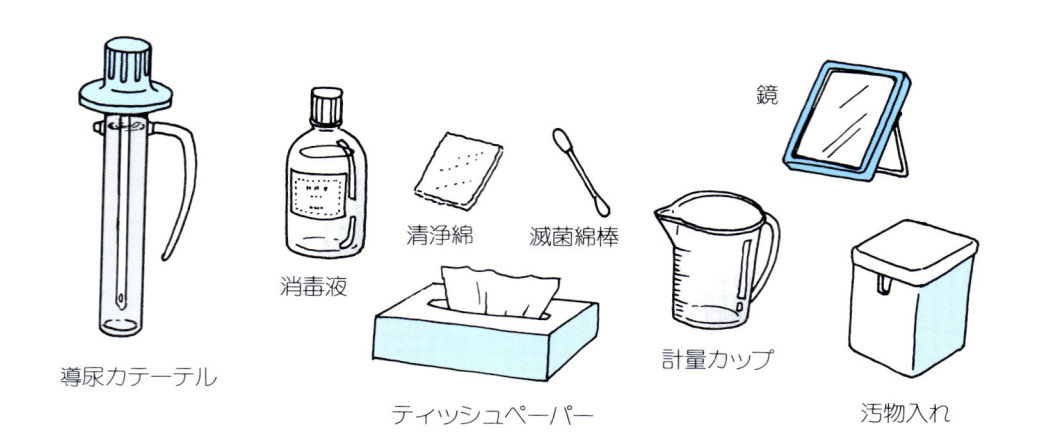

導尿カテーテル　消毒液　清浄綿　滅菌綿棒　ティッシュペーパー　計量カップ　鏡　汚物入れ

● 自己導尿の方法

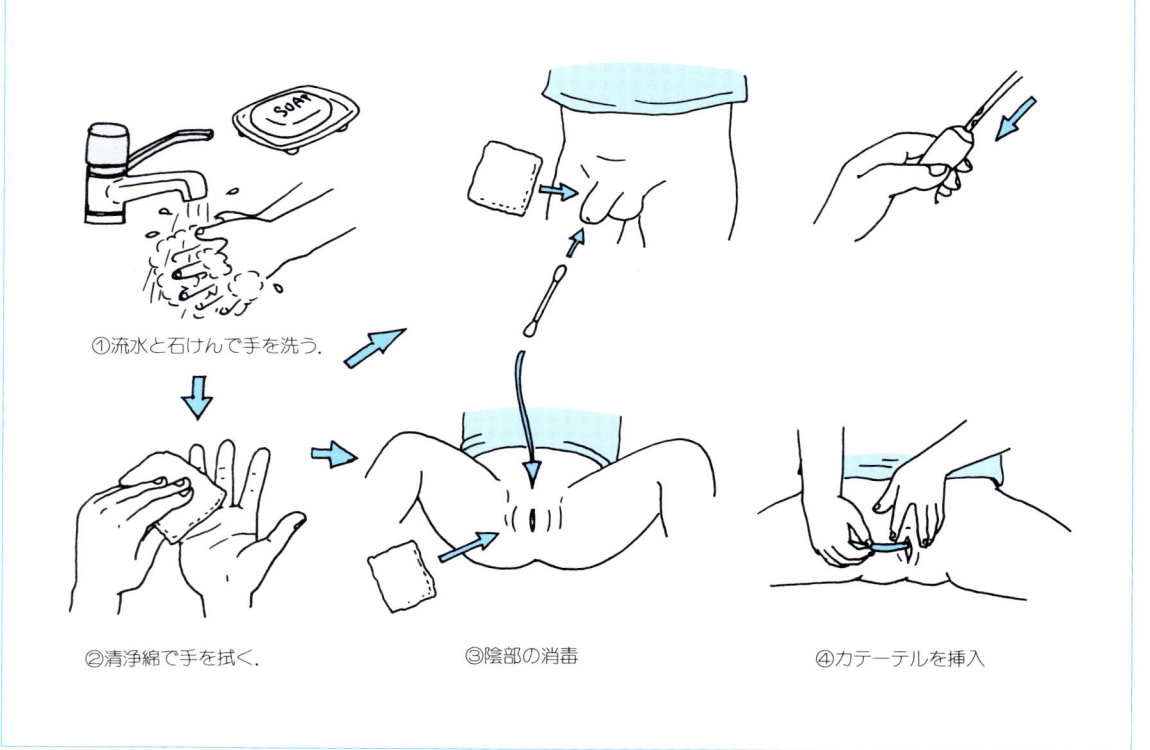

①流水と石けんで手を洗う．
②清浄綿で手を拭く．
③陰部の消毒
④カテーテルを挿入

図 6-15　自己導尿

2 排便障害

(1) 人工肛門をもつ子どもの排泄の援助

人工肛門（ストーマ）とは，腸管の一部を腹壁に誘導し，そこから排便を行う方法です．
小児の人工肛門の特徴は，ほとんどが一次的なもので，永久ストーマはまれです．

❏ 人工肛門の適応疾患
　・直腸肛門奇形，ヒルシュスプルング病，結腸閉鎖，壊死性腸炎，消化管穿孔
　・胎便性イレウス，その他，何らかの疾患によって肛門から排便が望めない場合

(2) ストーマ用品

① **装具と皮膚保護剤の種類**：ワンピースタイプとツーピースタイプがあります．小児は主にワンピースタイプを使用します．皮膚保護剤にはカラヤ系，CMC（カルボキシルセルロース）系，混合系があります．

> ＊最近使用している装具例
> ・カラヤ系ワンピースパウチ（バック）
> 　小児用プロケア-1・ポストオペ（アルケア社）
> 　小児用プロケア-1・D（アルケア社）
> 　こども用カラヤ5ドレイン（ホリスター社）
> ・CMC系ワンピースパウチ
> 　アシュラキッズ1スタンダード　　（コロプラスト社）
> 　バリケアワンピースドレンパウチ　（コンバテック社）

② **その他の皮膚保護剤**：装具を使用しておこるストーマ周囲の皮膚炎を保護するための皮膚保護剤（単品）があります（パウダー，ペースト，パテ，軟膏）．

③ **皮膚保護剤の作用**：緩衝力・細菌繁殖防止・吸水および保水，被膜形成などです

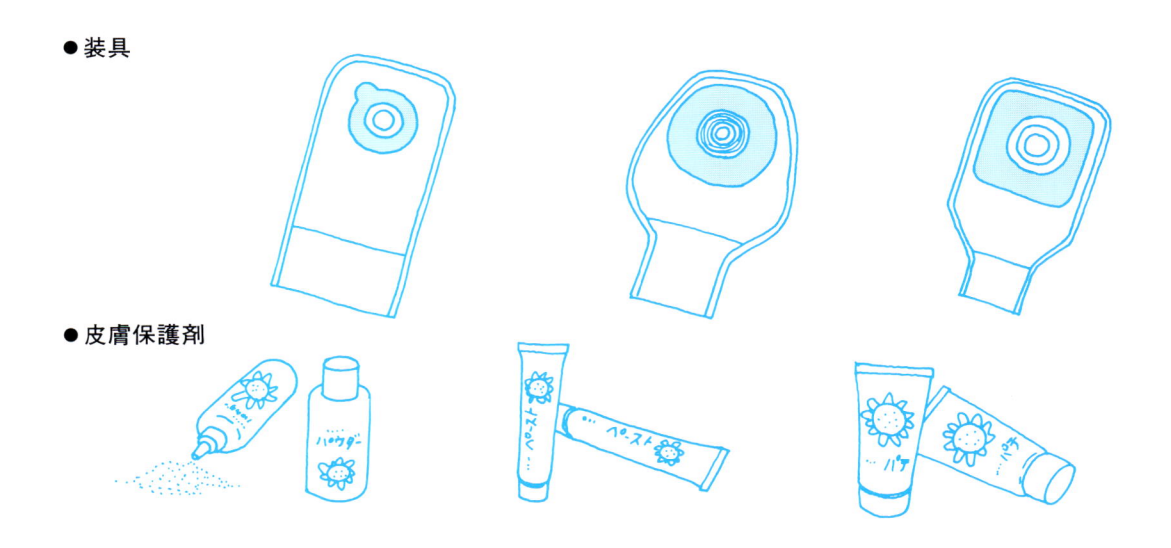

●装具

●皮膚保護剤

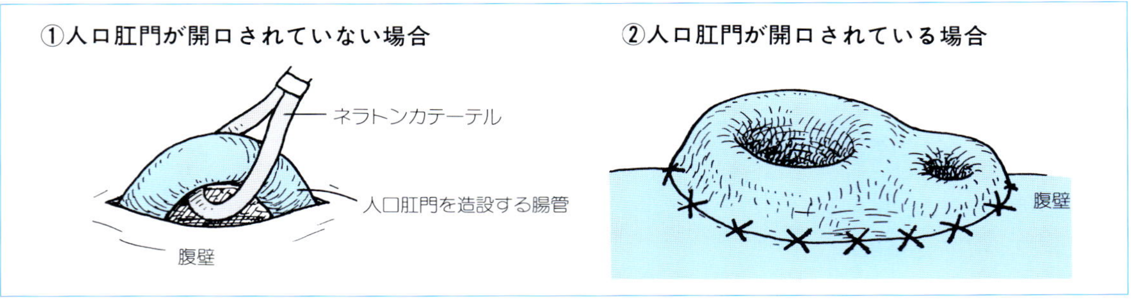

①人工肛門が開口されていない場合　　②人工肛門が開口されている場合

ネラトンカテーテル
人工肛門を造設する腸管
腹壁
腹壁

図6-16　手術直後の人工肛門

(3) ケアのポイント
　①手術直後から1週間まで
　・手術直後，人工肛門が開口されていない場合：人工肛門はネラトンカテーテルでつり上げられている（図6-16①）．人工肛門は開口されていないので排便はない．
　　手術後2日目に電気メスで開口する．排便ごとに洗浄・消毒し（ヒビテングルコネート）滅菌ガーゼで保護する．
　・手術直後から人工肛門が開口されている場合：開口状態（図6-16②）
　　手術室にて装具装着が行われる．
　　（最近はほとんどが手術室で装着）
　・ループストーマの場合，腸管を支持するためにネラトンカテーテルまたは支持棒が用いられている．この場合，ネラトンカテーテルまたは支持棒がバッグ内に入るように装着します．
　・手術直後からカラヤ系皮膚保護剤の装具を貼付する．
　・術後はストーマの粘膜が浮腫により増大するため皮膚保護剤はストーマ径より1～2mm大きめサイズを使用して装具を貼付します．
　②ストーマ装具の装着（交換）（図6-17）
　　ストーマのサイズよりやや大きめサイズの皮膚保護剤の装具を準備します．
　　・図の①～⑦の順に行います．
　　・装具の交換間隔は術後抜糸までは毎日交換し，創部およびストーマ粘膜の状態を観察します
　③手術後1週間以降
　　・皮膚保護剤とバッグ：皮膚保護剤はCMC系のものが適している．
　　・ストーマ装具の装着テクニックは手術直後と同様である．
　　＊ストーマの計測方法
　　　装具を除去した時に，縦・横・高さをできるだけ詳細に計り記録しておきます．
　　　ストーマの上からラップで，ストーマの根本の皮膚粘膜移行部に合わせて型をとる．厚紙に移して切りぬきゲージを作り，ストーマに合わせてサイズを確かめます．皮膚保護剤をストーマゲージに合わせ，内穴を補正します．
　　　内穴はストーマのサイズよりやや大きめ（2mm）につくる．
　　　内穴が小さすぎるとストーマの循環障害をおこすことがある．
　　＊皮膚保護剤の貼りかた
　　　内孔を片側からはめ込むようにして貼り，ストーマの周囲を指でしばらく押さえ，皮膚になじませて接着を十分に行います．
　　　便が流出しないように，ロールガーゼで開孔部を押さえて貼るとよい．

①皮膚をおさえながら装具を除去する．

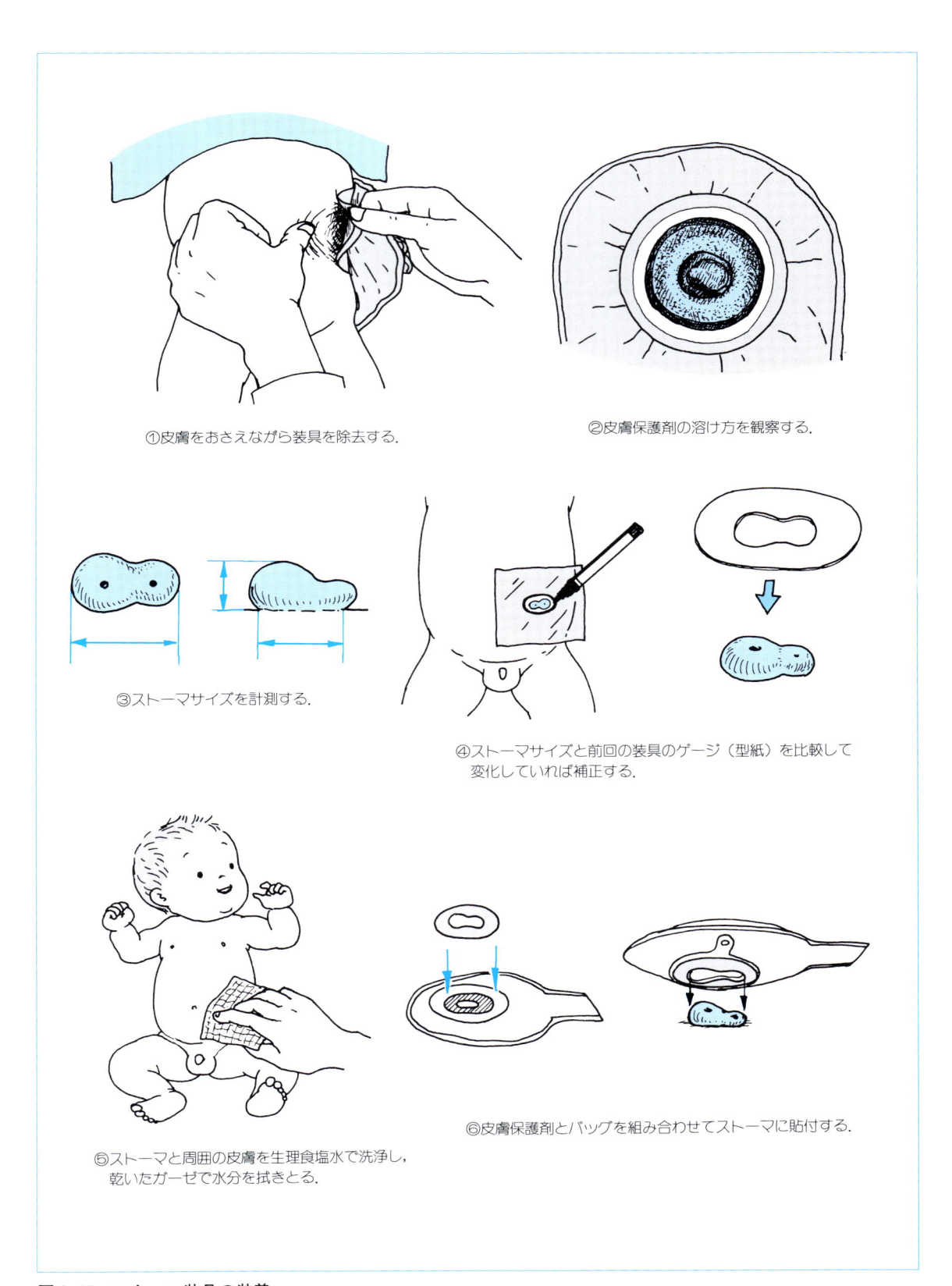

②皮膚保護剤の溶け方を観察する．

③ストーマサイズを計測する．

④ストーマサイズと前回の装具のゲージ（型紙）を比較して変化していれば補正する．

⑤ストーマと周囲の皮膚を生理食塩水で洗浄し，乾いたガーゼで水分を拭きとる．

⑥皮膚保護剤とバッグを組み合わせてストーマに貼付する．

図 6-17　ストーマ装具の装着

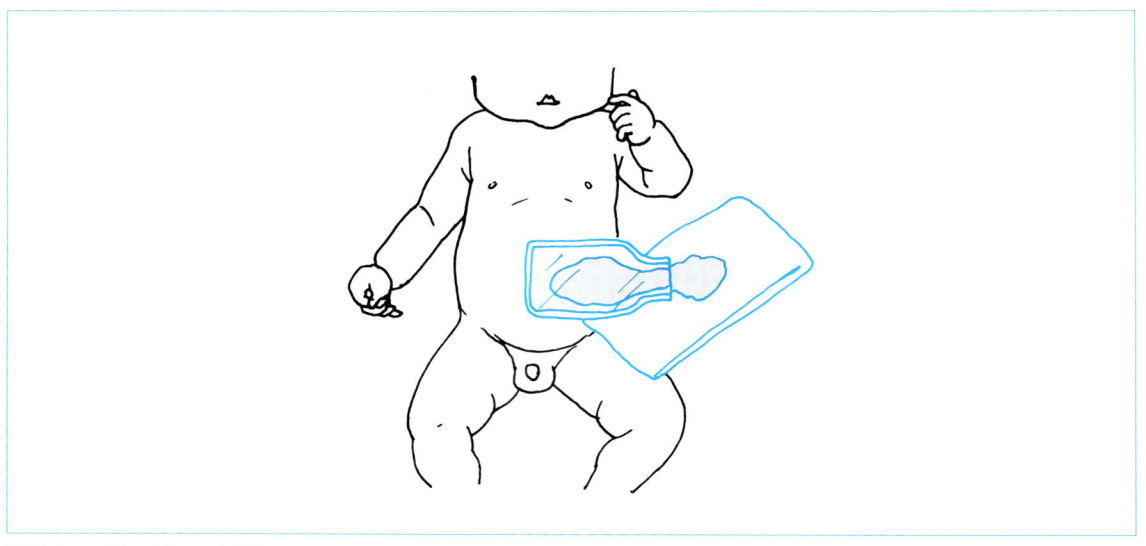

図6-18 便・ガスの処理

＊皮膚保護剤の交換

　皮膚周囲の，保護剤の溶解度を見ながら交換します．

　便が漏れたら，交換するというよりは，漏れる前に貼りかえて，皮膚を保護するようにしましょう．

　有形便で保護剤の溶解が目だたなくても，5日以上貼りつづけない方がよい．

＊ストーマ周囲の清潔

　温湯に浸した拭き綿（8×8 cm）角綿に石鹸をつけ，ストーマとその周囲を洗い便をとり除きます．

　再度温清拭し，石鹸分を十分にとり除きます．

　乾いた柔らかい布，ガーゼなどで，押さえて水分を拭きとります．

　自然に乾燥させます．

　便が漏れだすような場合には，ロールガーゼでストーマの開口部を押さえ，便の流出をとめておいて乾燥させます．

＊便・ガスの処理（図6-18）

　バックを開いておむつに便を出します．

　バックの口のところは，便は十分に拭きとっておきます．

　便が水様の場合は，ドーナツガーゼやスペンコフレークをバック内に入れて，水分を吸収させますと，保護剤の溶解が遅くなります．

　ガスが多いときはバックを開いて適宜ガス抜きを行います．また消臭ガス抜きフィルターを使用します．

＊ストーマの周囲の皮膚にびらんがみられる場合

　スキントラブルが起こってしまったときはまず，原因は何かを考える．

　原因の除去が最大の対策となります．

　皮膚保護剤（混合系皮膚保護剤）を使用する．

　ペースト，パテ，軟膏，パウダーなど皮膚の状態に応じて使用する．

　便がゆるく，そのためびらんが治癒しないような場合は，止痢剤をドクターに依頼して処方してもらいます．

表 6-5　ストーマ観察経過表

氏　名		術　式				
日　時						
術後日数						
ストーマ	色					
	出　血					
	陥　没					
	脱　出					
	浮　腫					
	サイズ					
	高　さ					
	その他					
装具	規　格					
排泄物	性　状					
	量					
	臭　気					
	ガス量					
	その他					
皮膚	発　赤					
	びらん					
	潰　瘍					
サイン						
備考						

④観察のポイント

　人工肛門造設部位，手術の術式，疾患について正しく把握する．
・術後の24～48時間では，ストーマ粘膜の色，ストーマ周囲からの出血，ストーマの陥没，脱出など手術侵襲による合併症の有無について確認する．
・浮腫の有無と増減について：通常1～2週間で消失する．
・排泄物の性状について：乳児の便は通常泥状から水様です．便性，便量，臭いを確認する．
・皮膚の状態について：発赤，びらん，潰瘍の有無を確認する．
　＊観察は特に術後24～48時間では，上記の観察が不可欠です．その後回復期から根治に至るまでは，ストーマのケアは皮膚の保護とケアが中心になりますが，常にきめ細かい観察をすることが大切です．
　（観察経過表を用いて行うとよい：表6-5）

⑤管理のポイント
・刺激や，感染に対する皮膚の防衛力が弱い．
・消化管の通過時間が短い，上気道感染によっても下痢をしやすい，などの理由から便の回数が多くなり，水様や泥状便となりやすい．
・苦痛を的確に表現できないために，皮膚の炎症が進行しやすい．
・乳児期には，とくに排ガスが多くなり，また発熱の機会や発汗が多く，皮膚保護剤が溶けやすくかつ剝がれやすい．
　以上の特徴を考慮して管理することが大切なポイントとなります．

(4) 便秘に対する援助テクニック

便秘とは，排便の困難，回数が少ない，また，硬くて排便困難を伴う場合などです．

❏**便秘の原因と特徴**：便秘の原因には，器質的なもの，機能的なものがありますが，子どもの便秘は，その時期によって原因や特徴があります．

- 新生児期には，先天性の器質疾患である鎖肛，消化器奇形，胎便性イレウスなどによることがある．
- 乳児期には，ミルクの不足，ミルク内容の不適当，排便痛，その他器質的疾患などによる．
- 学童期は，食事内容の不足と，不適当，精神的な要因が加わる．

❏**観察点**

- 排便について：便秘はいつからか，その経過と回数，便の性状，とくに硬さ，1回に排泄される量，便意の有無，肛門亀裂，脱肛などの有無
- 症状について：腹部膨満と鼓腸，腹痛の有無，発熱，脱水の有無
- その他：食事の質，食事量，水分摂取量など，日常生活と排泄の習慣，排便のしつけ，母子関係など

❏**便秘ケアのポイント**

- 年齢，原因により対応が異なる．
- 新生児の場合，消化管の奇形によるものは，原因により治療が行われる．
- 食事療法：水分を十分にとるようにする．
- 幼児や学童の場合は，毎日の生活習慣を規則正しくし，排便の習慣をつけていく．排泄時には環境を整え，排泄しやすい雰囲気にする．
- その他状態により運動，腹部マッサージ，刺激浣腸，メンタ湿布，ガス抜き，浣腸，摘便，緩下剤の与薬を行う．

〈腹部マッサージ〉（図6-19）

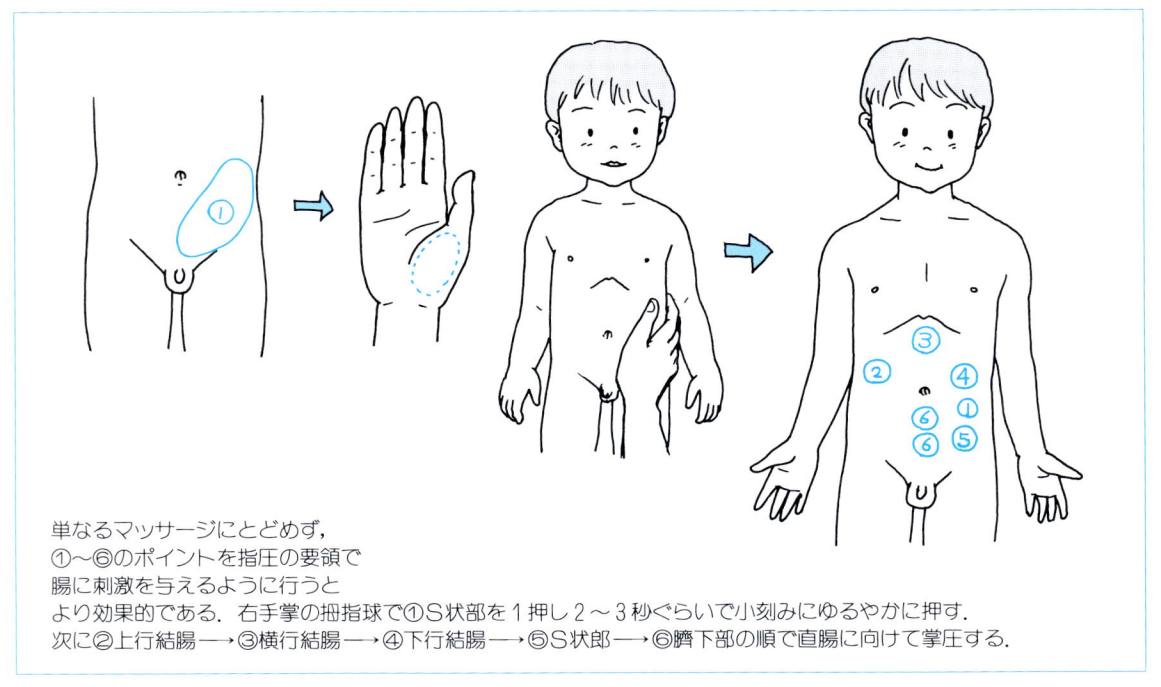

単なるマッサージにとどめず，①〜⑥のポイントを指圧の要領で腸に刺激を与えるように行うとより効果的である．右手掌の拇指球で①S状部を1押し2〜3秒ぐらいで小刻みにゆるやかに押す．次に②上行結腸→③横行結腸→④下行結腸→⑤S状部→⑥臍下部の順で直腸に向けて掌圧する．

図6-19 腹部マッサージ

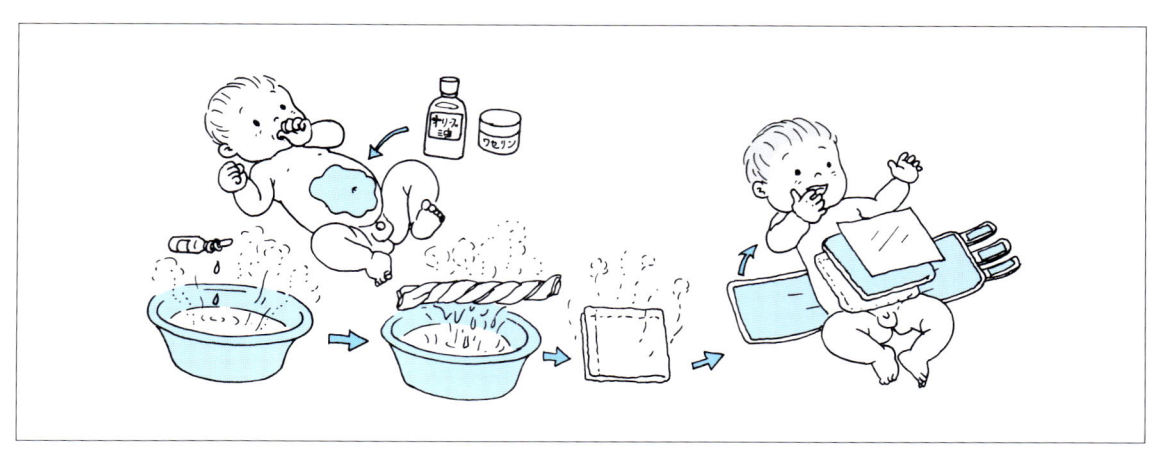

図 6-20　メンタ湿布

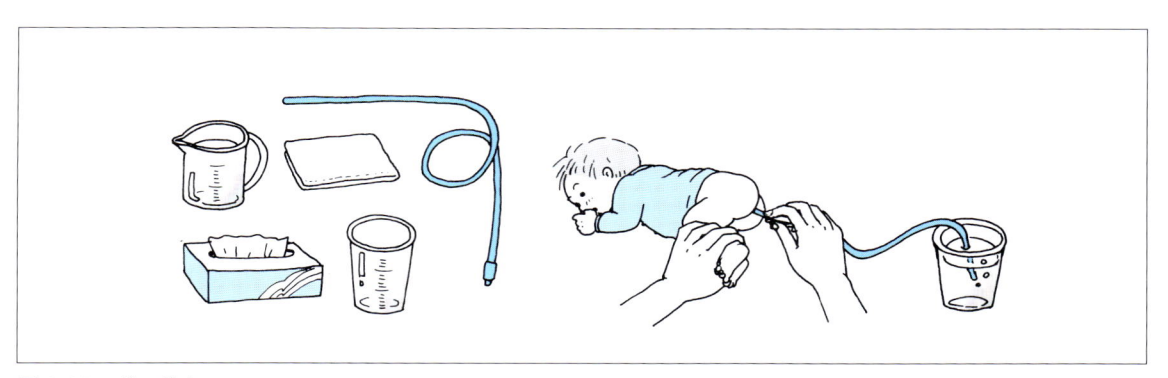

図 6-21　ガス抜き

〈メンタ湿布〉
　まず，皮膚の保護のためにオリーブ油，またはワセリンを腹部（湿布する部位）に塗ります．1 l のお湯に，メンタ油を 1～2 滴，垂らします．このお湯にタオルをつけて硬く絞り，タオルを一度ひらいてタオルの温度を下げてから腹部に直接あてて，その上に乾いたタオルとビニールをあてます．湿布が動かないように，腹帯などで固定します（図 6-20）．

〈ガス抜き〉
　ガス抜きは，腹部マッサージ，温湿布でも改善がみられない場合に行います．腹部マッサージによって，ガスの動きが認められるような場合は効果が期待できます．ネラトンカテーテルは，浣腸時よりも太めのサイズのものにし，肛門への挿入も若干深めとします．カテーテルの他方の端は，水の入ったコップに入れておき，水中の気泡によって，排ガスの確認と，量の観察を行います（図 6-21）．

〈浣腸〔刺激浣腸（かつてはコヨリ浣腸）〕〉
　綿棒にオリーブ油，ベビーオイルなどをつけて肛門部周囲の刺激を試みます．グリセリン浣腸では 50％グリセリン液を用いますが，ディスポーザブル製品で 30 ml，50 ml 入りがあります．乳児では 10～20 ml，幼児は 20～30 ml，学童 30～50 ml とします．石けん浣腸の場合は幼児で 300 ml，学童で 500 ml（年齢や状態によって差がありますが，頑固な便秘に行うことがあります）とします．

3 異常便・尿の観察

　小児の便の性状は新生児期の胎便は，緑黒色で粘稠度が高く，母乳便は緑黒色で水様です．乳児期の母乳栄養児の便は生後1～3か月までは水様で次第に有形便となります．人工栄養児の便は軟便から有形便となります．離乳期，幼児期，学童期など，それぞれに性状・排泄量が異なるが異常便・尿の異常の観察は患児の状態把握に重要な観察項目であり，回数，性状，色調，臭いなど詳細の観察が重要です．

◻ **異常便**：便性では有形便以外の石けん便，硬便，軟便，下痢便（泥状便，水様便，不消化便）．混入物では血液，粘液，顆粒，膿，臭気ではいわゆる便臭以外の酸臭，悪臭が代表的です．色調では白色，灰白色，黒褐色（タール），緑色などがあり，その他服薬によっても変化します．
　異常便として代表的なものは下痢便と血便です．

◻ **各種疾患とそれに特徴的な便の関係**
・白色下痢便 ――――乳幼児ウイルス性胃腸炎（A群ロタウイルス性下痢症）
・膿粘血便 ―――― 赤痢，疫痢など
・白色・灰白色 ―――― 先天性胆道閉鎖症（図6-22）
・粘血便 ―――― 腸重積症，消化不良症，大腸炎など
・血性下痢便 ―――― 出血傾向にある児の下痢
・黒色海苔佃煮様便 ―ブドウ球菌性下痢

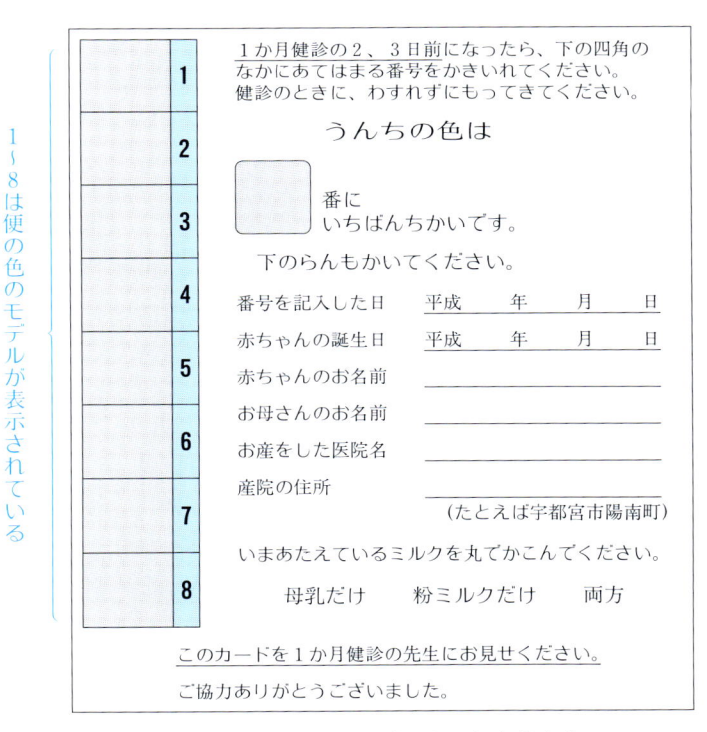

図6-22　先天性胆道閉症の便色検査表

　先天性胆道閉塞症の早期発見のため生後1ヵ月の健診時に便の色をみてもらうための便色1～8に分けて識別する表を利用している施設があります．

◻尿の異常

尿の性状について知ることが重要です．

◆ 正常な尿
- 色調　──麦藁色から淡黄色
- 臭い　──尿特有の臭い（放置するとアンモニア臭）
- 新鮮尿は透明（放置すると混濁）
- 尿成分──比重 1.006〜1.022，pH 4.6〜8.0
- 尿量　──日齢1〜2日：30〜60
  （ml/日）　3〜10日：100〜300
  　　　　　　10〜60日：250〜450
  　　　　　　2か月〜1歳：400〜500
  　　　　　　1〜3歳：500〜600
  　　　　　　3〜5歳：600〜700
  　　　　　　5〜8歳：650〜1,000
  　　　　　　8〜14歳：800〜1,400
- 尿の回数─新生児：18〜25回
  　　　　　乳児：15〜20回
  　　　　　2歳：10〜12回
  　　　　　5歳：8〜10回
  　　　　　10歳：5〜8回

尿の異常では性状の異常，尿量の異常，排尿の異常が代表的です．
- 尿性状の異常には・色調の異常・臭いの異常・混濁尿・蛋白尿，糖尿・血尿などがあります（尿量の異常，排尿の異常については前項参照）．

◆ 尿の色調異常と原因
- ほとんど無色───多尿，低比重尿（尿崩症，慢性腎不全など）
- 黄褐色　　　───濃縮尿，ビリルビン尿（肝疾患，溶血疾患）
- 紅茶〜うすコーヒー色───上部尿路からの血尿，ビリルビン尿
- 乳白色　　　───脂肪尿（乳び尿）　膿尿
- 橙，黄〜黄緑，褐色〜黒色その他───使用薬品が尿の色調に影響を与えるものが各種ある．

◆ 尿臭の異常と原因
- 腐敗臭　　　　　　　　　　　───細菌尿，放置された尿
- 果実臭　　　　　　　　　　　───糖尿，ケトン
- ビリルビン臭（鼻につんとくる悪臭）──ビリルビン尿
- 少し古くなった水様（尿臭を欠く）──急性尿細管壊死
- たえがたい悪臭　　　　　　　　───腎前性腎不全
- こげた砂糖（カラメル）様　　　　───メープルシロップ尿症
- カビ様　　　　　　　　　　　　───チロジン症
- ねずみ尿様，カビ様　　　　　　　───フェニルケトン尿症
- ゆでたキャベツ様，腐ったバター様──高メチオニン血症

◆混濁尿と原因
- 膿尿 ── 運動，発熱，脱水症，ショック，
  （尿中に白血球が異常に増加している）　急性腎炎初期（血尿を伴う），腎炎結石（腎，尿路），腎石灰沈着症，薬剤物腎障害など
- 細菌尿 ── 尿路感染症，腎盂腎炎，膀胱炎，尿道炎
  （早朝起床時尿を定量培養して
  $10^5/ml$ 以上が病的な細菌尿である）
- 乳び尿 ── 外傷，フィラリアなど
- 脂肪尿 ── 肥満，糖尿病，ネフローゼ症候群，水腎症など

◆蛋白尿と原因
- 生理的蛋白尿（一過性） ── 立位・前弯位で出現
  （体位性蛋白尿，起立性，運動性　　水泳・マラソンなどの激しい運動
  蛋白尿その他）　　　　　　　　　　発熱・感動など
- 病的蛋白尿　（持続性あり）
  - 糸球体性蛋白尿 ── 糸球体性腎炎，ネフローゼ症候群，腎盂腎炎など
  - 尿細管性蛋白尿 ── 先天性尿細管疾患，腎盂腎炎
  - 先天性腎奇形に ── 多発性嚢胞腎，低形成腎，膀胱尿管逆流症など
    よる蛋白尿
  - その他 ── 循環障害，うっ血腎など
  - 尿路性蛋白尿 ── 腎盂以下の尿路の炎症，結石，腫瘍など

◆糖尿と原因
- 血糖が正常の場合 ── 腎性糖尿病，ネフローゼ症候群
  ファンコニ症候群，重金属による尿細管上皮の障害
- 血糖が高い場合 ── 糖尿病，二次性糖尿病（クッシング症状群，甲状腺機能亢進症など）
  薬剤（ステロイド，サイアザイド系利尿剤，アレビアチンなど），その他
  高張性脱水，痙攣，脳腫瘍，IVH施行時

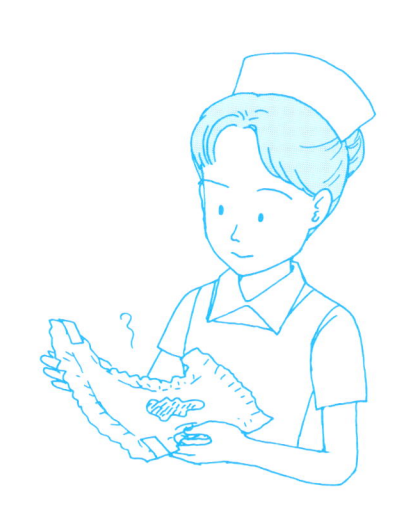

◆血尿と原因

- ・排尿痛，頻尿 ――― 急性膀胱炎，尿道炎
 出血性膀胱炎（エンドキサン使用時，アデノウイルス感染）
 膀胱の結石，異物，腫瘍
- ・腹痛 ――― アレルギー性紫斑病性腎炎
 泌尿器科的疾患（水腎症，嚢胞腎，下部尿路閉塞，腎尿路腫瘍，尿路結石など）
- ・浮腫 ――― 腎炎性（急性腎炎，慢性腎炎，腎盂腎炎，腎不全など）
 ネフローゼ症候群
- ・高血圧 ――― 腎実質障害（急性腎炎初期，慢性腎炎，腎盂腎炎など）
- ・腎腫瘍 ――― ウィルムス腫瘍
- ・血液疾患や全身疾患 ――― 白血病，血友病，DICなど
 全身性エリテマトーデス，先天性代謝異常
- ・体位・運動に関係 ――― 激しい運動
 遊走腎
- ・無症候性 ――― 遷延性および慢性腎炎などの鑑別が必要

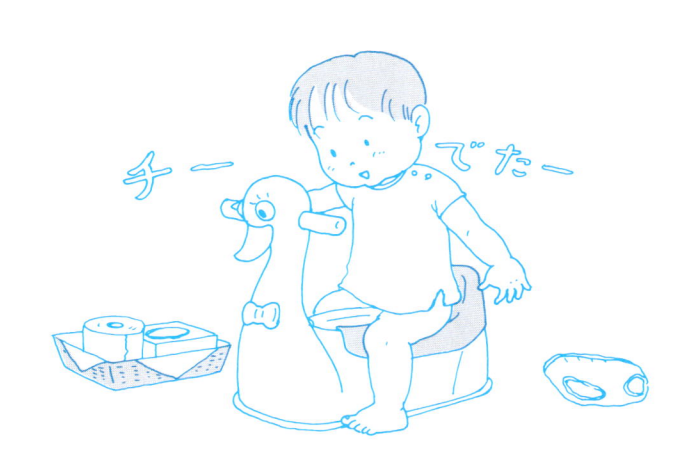

3　清潔

　患児の入浴・沐浴や清拭は，清潔の目的を達するとともに気分をさわやかにし，観察とコミュニケーションの機会でもあります．どのような状態のときでも，皮膚，頭髪，口腔内，排泄時などの清潔への援助は欠かせないことです．観察のポイントを以下に示します．
❑全身状態：体色，チアノーゼの有無，浮腫，冷感，その他
❑皮膚状態：発赤，剝離，発疹，水疱，紅斑，出血斑，紫斑，褥瘡の有無など

1　入浴

❑病状によって入浴（沐浴）が許される患児には，なるべく入浴をさせます．
❑酸素が必要な子ども，痙攣の起こる危険のある子どもなどは，酸素，吸引の準備を整えてから行います．
❑持続点滴を施行中の子どもでも，病状が許せば入浴させます．
❑人工呼吸器使用（気管内挿管）中でも一次的にジャクソンリース呼吸器回路でバギングを行いながら入浴させます（図6-23）．
❑病状によって入浴できなかった子どもの初めての入浴には，入浴時間を短くし，注意深く観察し，安全をはかります．
❑幼児と低学年の学童には必ず援助が必要です．
❑幼児は専用の入浴槽がない場合は乳児の沐浴槽で行います（年齢，身体の大きさに応じた浴槽があるとよい）．
❑お湯の温度は38～40℃，年齢により加減しますが幾分ぬるめにします．
❑頸部，腋窩，耳の後，陰殿部はとくに注意して洗います．
❑入浴時間は10分くらいを目安に手早く短時間に行います．
❑手早く身体の水気を拭きとり着衣させ状態を観察します．

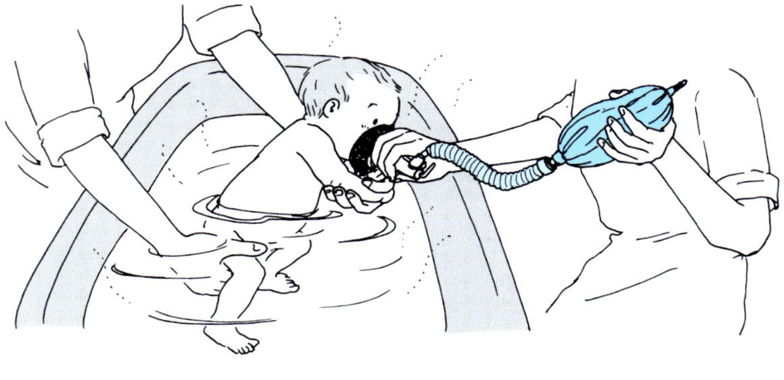

図6-23　ジャクソンリース使用による入浴

⑴　シャワー浴
　　☐安静度や，創部の部位によって，下半身のみ，または全身シャワー浴などにします．
　　☐寝たきり状態の小児でも，特殊な入浴設備がなくても，浴室にマットを敷いて行います．
　　☐気管切開していても，注意して行うことが可能です．
　　☐膿痂疹，皮膚の感染があっても，場合によってはシャワー浴で洗い流したほうがよいでしょう．

⑵　殿部浴
　　☐おしりがただれている子ども，またはただれの予防，おしりが汚れているような場合に行います．程度によっては，排便ごとに行います．
　　☐殿部浴用のボールにお湯をなるべく多く入れ殿部をつけて洗い流します．
　　☐水気の拭き取りは，こすらないで押さえるようにして拭きとります．

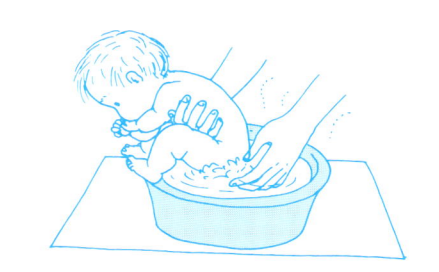

⑶　陰殿部洗浄
　　☐安静や抑制が必要で，殿部浴ができない患児に行います．
　　☐ビデやディスポーザブルシリンジを使用する．湯をかける時に温度や圧力に注意し，周囲に湯がとび散らないように配慮します．肛門周囲手術後では0.02％ヒビテングルコネートや生理食塩水を用いて洗浄することもあります．

⑷　手浴，足浴
　　☐手のみ，足のみ湯に浸して洗う，全身清拭と併用，あるいは必要に応じて行います．

2　全身清拭

⑴　全身清拭
　　☐入浴ができない子どもに対して行いますが，なるべく朝の更衣のときにできるとよいでしょう．
　　☐室温を25〜26℃に設定して，保温に注意します．
　　☐疲れさせないように手早く行います．
　　☐絆創膏のあとなどは，ベンジン（乳児およびかぶれやすい子どもの場合はオリーブ油）を用いて，きちんととってから清拭します．
　　☐石けんを使用する場合は，石けん分が皮膚に残らないように注意します．
　　☐沐浴剤入りの湯で清拭するのもよいでしょう．
　　☐血小板数の低下がある子ども，あるいは放射線照射部位の皮膚は，こすらないように注意します．
　　☐患児の状態により疲労度を考えて，一度に全身を行わないで，部分清拭にします．

⑵　手洗い・手拭き
　　☐安静を必要とする場合，術後などは"おしぼり"を使用します．
　　☐食前，食後，排便のあとなどに行います．

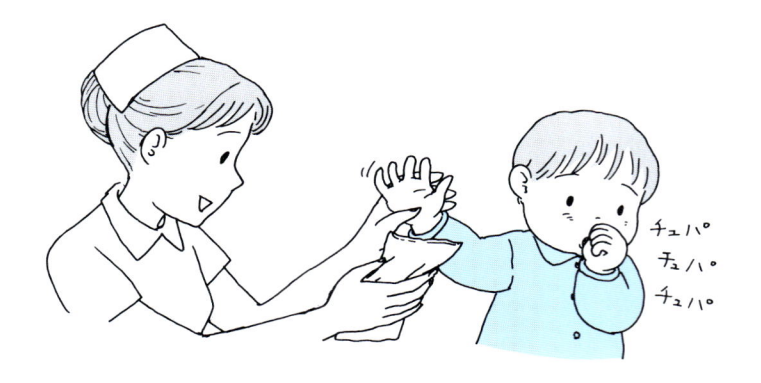

- 指しゃぶりをする子どもには，手拭きを備えておきます．
- 手洗いができる子どもは，石けんと流水で洗います．

3 洗髪

- 入浴ができても洗髪ができない状態，安静度上洗髪が可能なときに行います．
- なるべくストレッチャー又は抱いて洗髪台の場所で行います．ベッド上では，洗髪車，ケリーパッドを用います（図6-24）．乳児では紙おむつを頭の下に敷いて利用します（水分をよく吸収するので簡便）．
- 乳児では頭頂部を念入りに洗います．
- 脂漏性湿疹のある場合は，洗髪前にオリーブ油を湿疹部位に十分塗擦し，脂漏を浮き上がらせてから洗髪しましょう．
- 抗がん剤を使用中の場合は，脱毛が著明な時期は洗髪時に多量に脱毛のあることを理解しておきましょう．
- 患児の状態に応じて，アルコール洗髪（アルコール濃度35％）やドライシャンプーを行います．

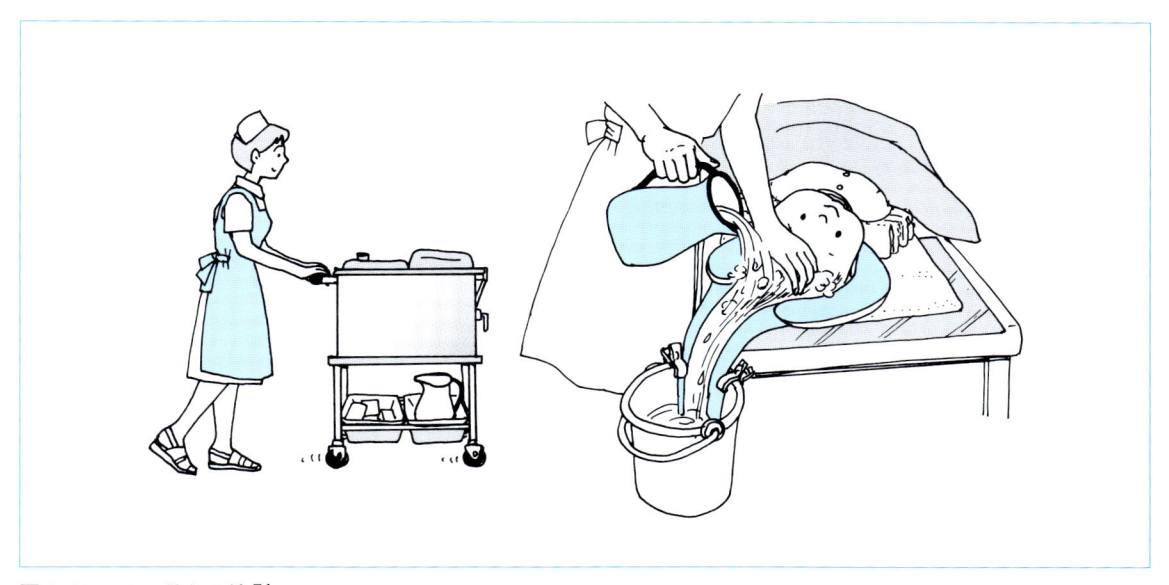

図6-24 ベッド上の洗髪

4　歯みがき，口腔のケア

(1) 歯みがきのポイント
- ☐ 血小板数の減少，出血傾向があり歯みがきができない場合は，綿棒またはコットンを十分濡らして丁寧に清拭します．
- ☐ 空みがきをし，歯肉のマッサージを行います．

●歯ブラシとコップの消毒

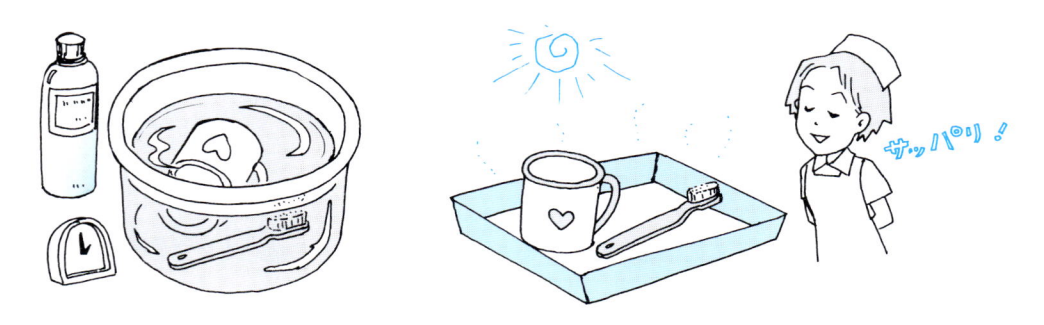

- ☐ 絶食中，挿管中は口腔内が不潔になるので，必ず清拭を行います．
- ☐ 口内炎，鵞口瘡，口臭のある場合は，イソジンガーグルなどの消毒薬を使用し，口腔内のケアを行います．
- ☐ 骨形成不全，骨粗鬆の患児では歯磨剤は使用はできません．
- ☐ 歯ブラシとコップはミルトン液で1～2時間消毒し，その後，日光消毒を行います．週1回これを行います．

(2) 口腔のケアのポイント
- ☐ 歯が生えるまでは食後，白湯かほうじ茶，麦茶などを飲ませましょう．
- ☐ 歯が生えれば，水はみがきのけいこをしましょう．歯みがき粉はつけないこと．必ず，大人がそばについて行いましょう．
- ☐ 口の中をときどき観察しておくようにしましょう（病気の早期発見）．
- ☐ 自分で歯みがきできない場合は，看護師がそばについて手を添え，水歯みがきをさせましょう．
- ☐ 自分でできる場合も，声かけをして注意しましょう．
- ☐ 口の中の水を吐き出せるようになったら，うがいの習慣をつけましょう（ブクブクからガラガラへ）．
- ☐ 乳児用の歯ブラシや幼児用歯ブラシを使うのもよいでしょう（p.93参照）．歯ブラシは乳歯用，空みがき用，仕上げ用，永久歯用など多種類あります．子どもの口腔，歯の生え状態に応じて適切なものを使います．

4　衣服

　入院中に使用する衣服には年齢によっては，日中の衣服，夜間のパジャマ，検査時に着る検査衣，点滴注射時の点滴衣，抑制衣などがあります．
❑院内は四季を通じて一定の環境調整がされていますので着せすぎに注意します．
❑未熟児は，原則として病院の物を消毒して使用します．
❑乳幼児は，レンタルを導入している施設もあります．もち込みでは不足しない枚数を準備してもらいます．
❑学童の場合，それぞれの衣服を使用してもらいます．

1　点滴衣

　点滴を行っている子どもの場合，処置やケア，子ども自身の安楽のために，点滴衣を使用します（図 6-25）．

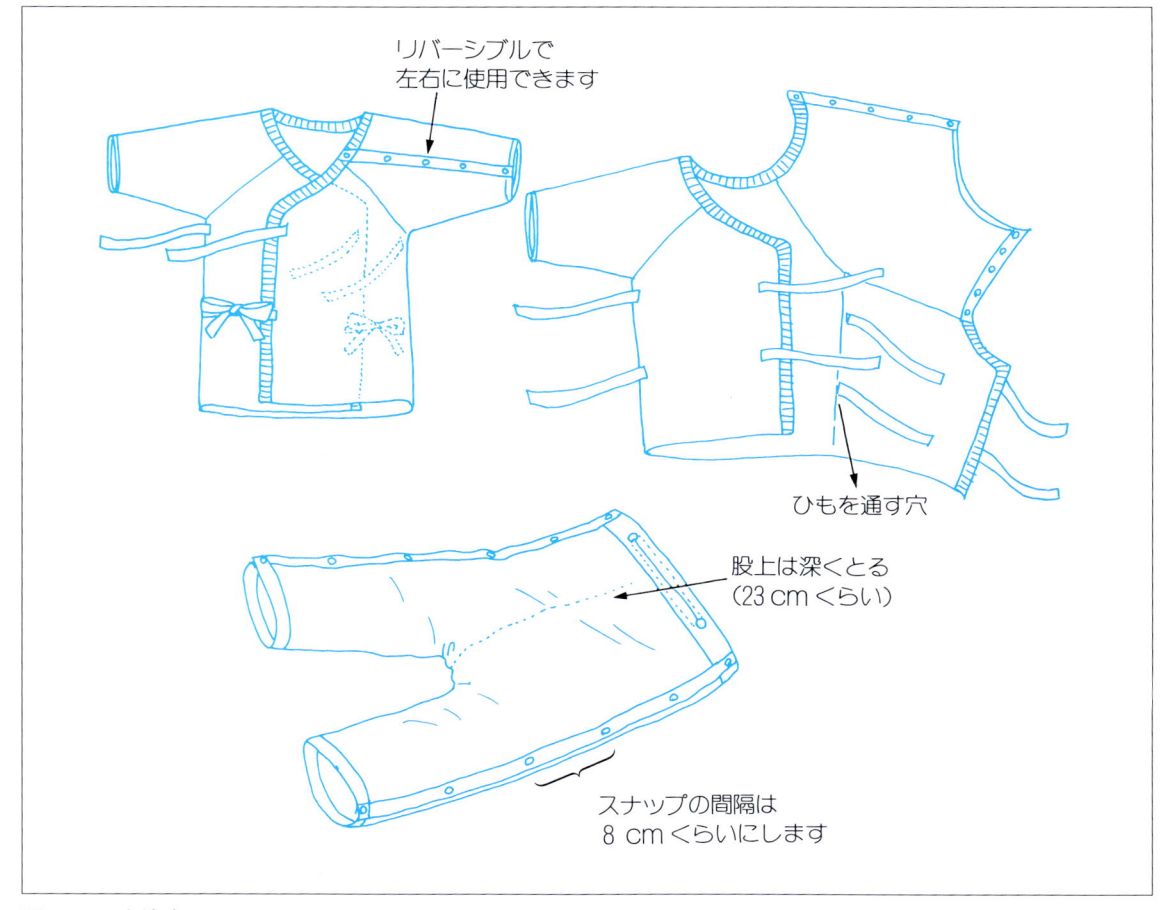

図 6-25　点滴衣

2 検査衣

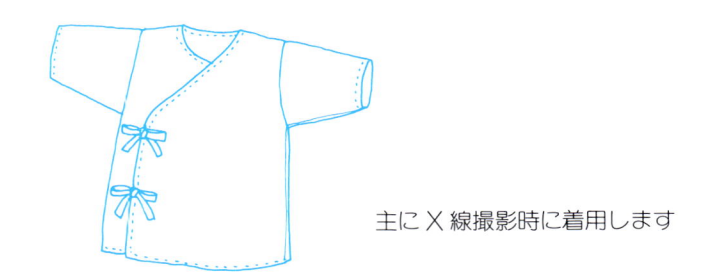

主にX線撮影時に着用します

3 抑制衣

抑制衣にはジャケット，ネット，ひも（帯）などいろいろあります（図6-26）．

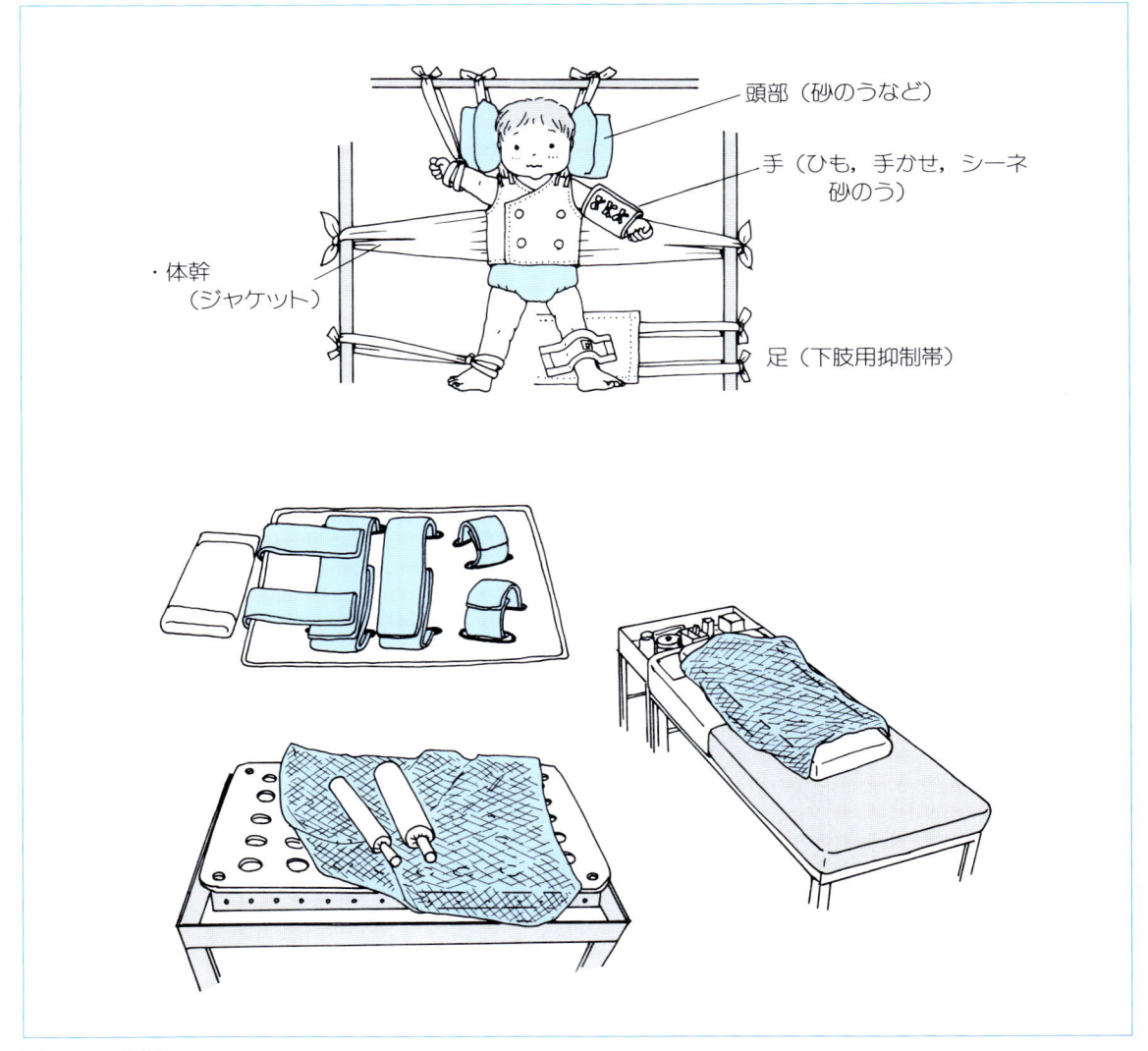

図6-26 抑制衣

抑制のテクニック

- 抑制の部位と方法：抑制は，その目的・期間によって強さや方法が違います．その子どもに合った方法を選びましょう．
- 幼児では，ある程度聞き分けがよいといっても善悪・適当不適当の判断ができないので，注意しましょう．
- 抑制は，"動きたい"という子どもの基本的な欲求と相反するものなので，何でも手足が抜けないようにという意識でなく，子どもに与える苦痛・不安・不満が少ない方法を選択するようにしましょう．

(1) ジャケットの適応

- 全身の安静を守らせる場合．手術や検査の直後など
- 患部の安静を守らせる場合．輸液施行中など
- 検査や処置の際
- 意識障害や精神症状のある場合

注意すること

- 過度の圧迫，摩擦を避け，皮膚の変化，擦過傷，呼吸の状態を観察しましょう．
- 抑制状態を定期的に観察し，事故を防ぎましょう．
- ジャケットはベッド柵以外の場所に，たるまないようにピンと張って固定しましょう．

(2) ひも抑制の適応

- 手術創のある場合，また検査部位の保護が困難な場合，輸液施行中の場合

注意すること

- 抑制は，必要最小限にしましょう．
- 服の上から，抑制帯を装着し，直接ひもが皮膚にあたらないようにしましょう．
- 時間を決めて手足のマッサージや，屈伸運動をしましょう．
- 過度の圧迫，伸展，摩擦を避け，皮膚の変化・擦過傷に注意しましょう．
- 抑制状態を定期的に観察し，事故を予防しましょう．
- ひもの素材は木綿のしっかりしたものを使用します．幅は3，5，7cmで長さは1〜1.5mのものが使いやすいようです．

右の輪を
左の輪の上に
重ねる

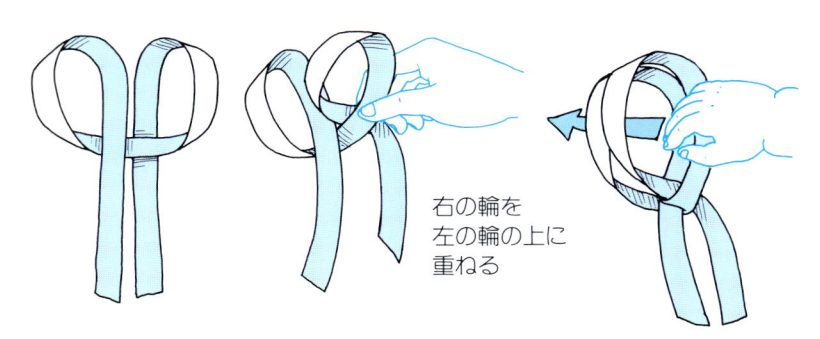

図6-27　ひもによる抑制

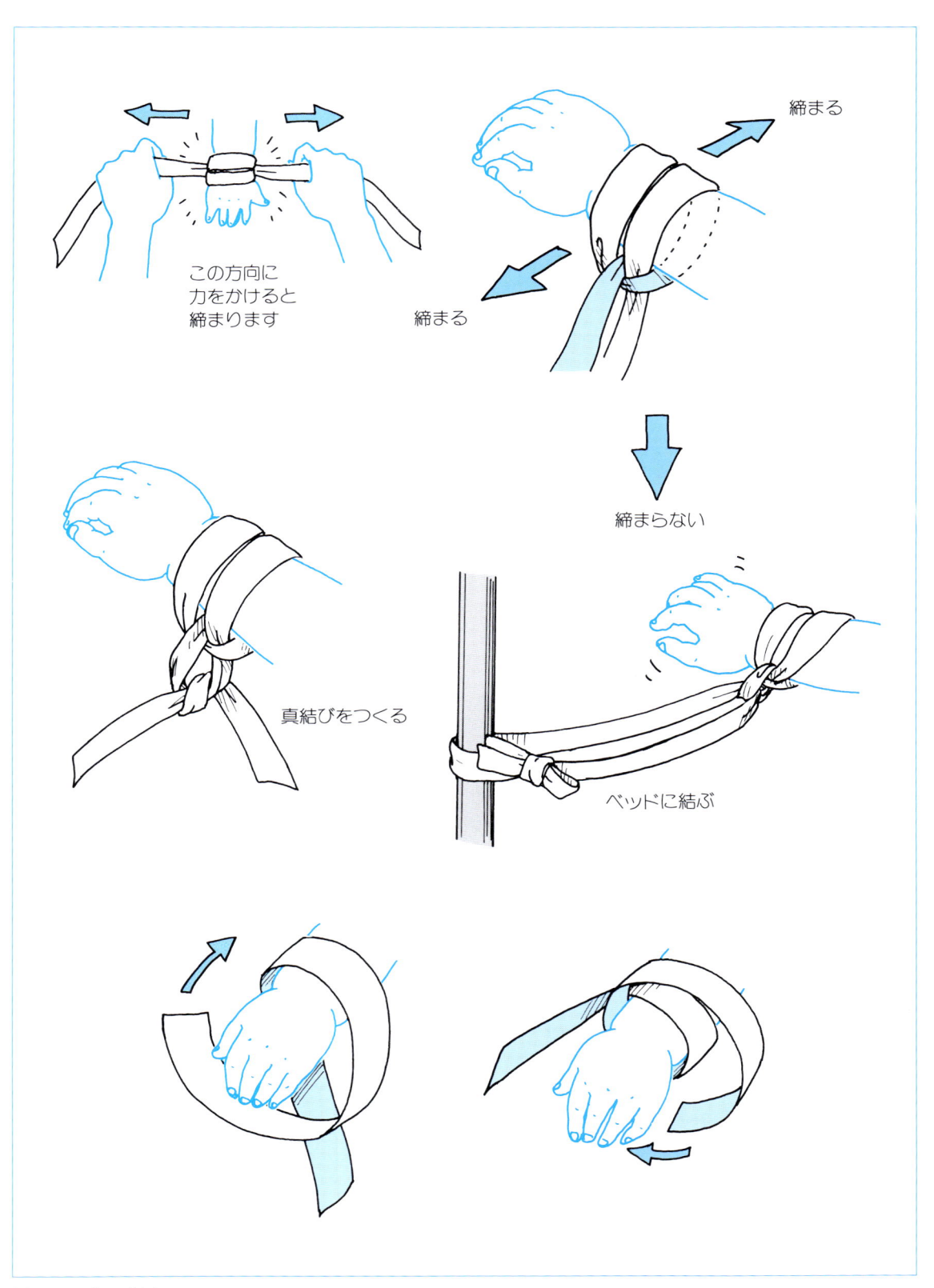

この方向に
力をかけると
締まります

締まる

締まる

締まらない

真結びをつくる

ベッドに結ぶ

図 6-27 （つづき）

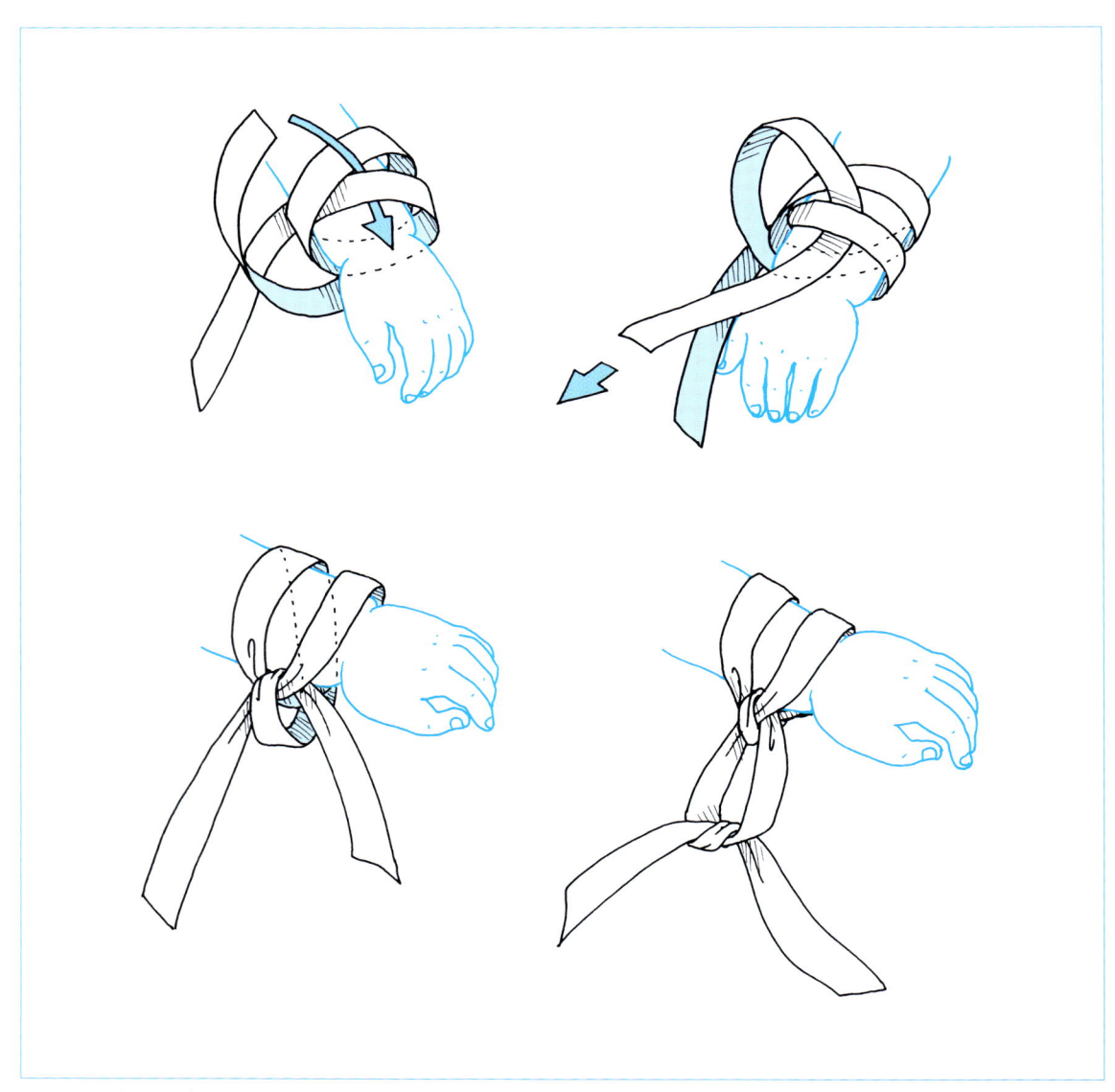

図 6-27 (つづき)

(3) 手かせによる抑制 (図 6-28)

手かせの適応
- 輸液ルートの確保
- 体内に挿入したチューブ類の確保時

注意すること
- 抑制は必要最小限にしましょう．
- 必要に応じ，適宜，屈伸運動をしましょう．
- 過度の圧迫，伸展，摩擦を避け，皮膚の変化，擦過傷に注意しましょう．
- 抑制状態を定期的に観察し，事故を予防しましょう．

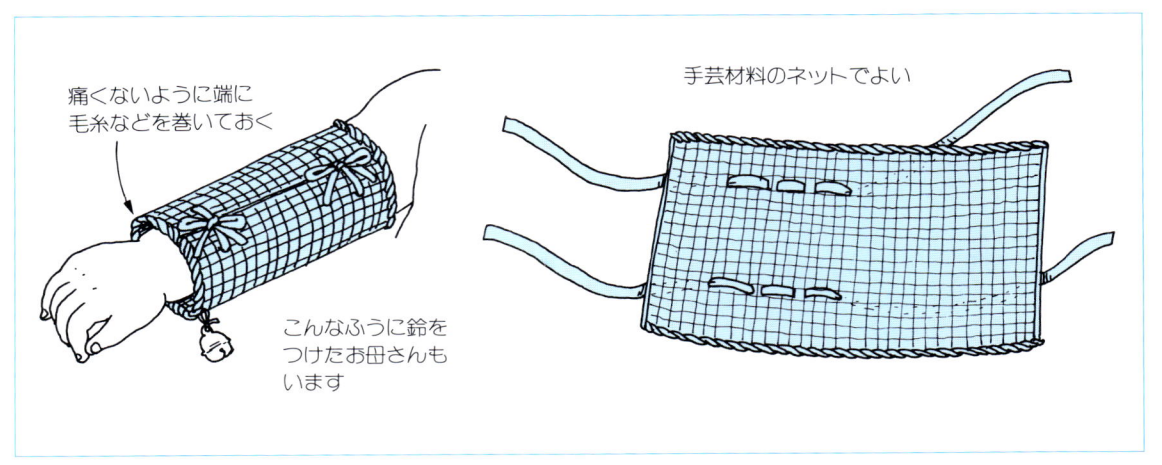

図 6-28 手かせによる抑制

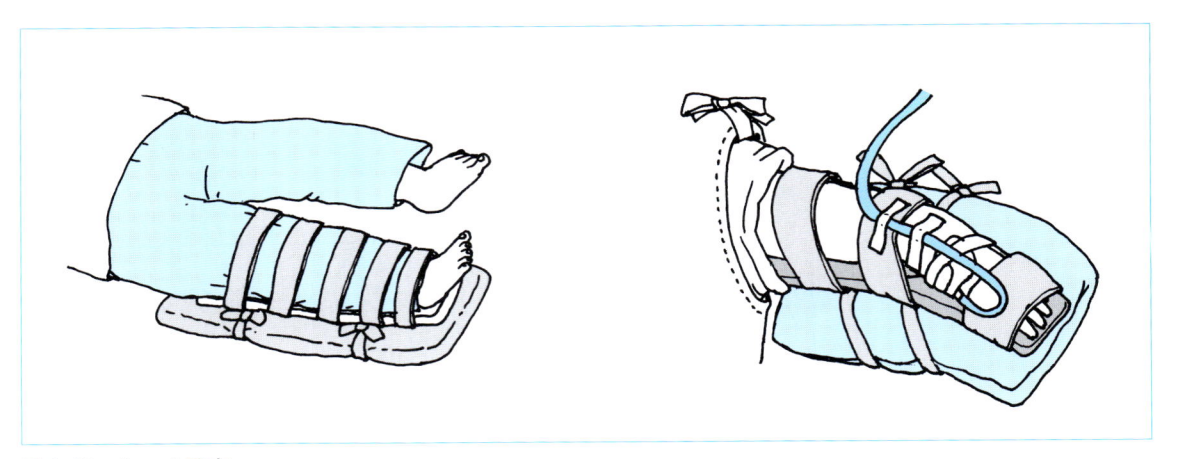

図 6-29 シーネ固定

(4) シーネ固定の適応
- 輸液など，長時間にわたる四肢の固定
- 手術および検査部位の保護，安静が必要な場合

注意すること
- 年齢に応じて，子どもに説明し，納得させましょう．
- 絆創膏を貼る場合，そのまま使用するのは最小限にし，他はガーゼなどをあてた上に貼るようにしましょう．
- シーネ，絆創膏による，皮膚の異常に注意しましょう．

5　睡眠

1　不眠

(1) 不眠解消の援助とテクニック
　　子どもが十分な睡眠が得られないでいる時はその原因を探りましょう．
- ❏睡眠に影響を与える因子
  - ・病状による不眠：疼痛，かゆみ，呼吸困難，発熱など
  - ・感情：興奮，悲しさ，寂しさなど
  - ・食事：空腹，食べすぎなど
  - ・環境：温度，湿度，換気，寝具，騒音など
  - ・習慣：パターンの変化

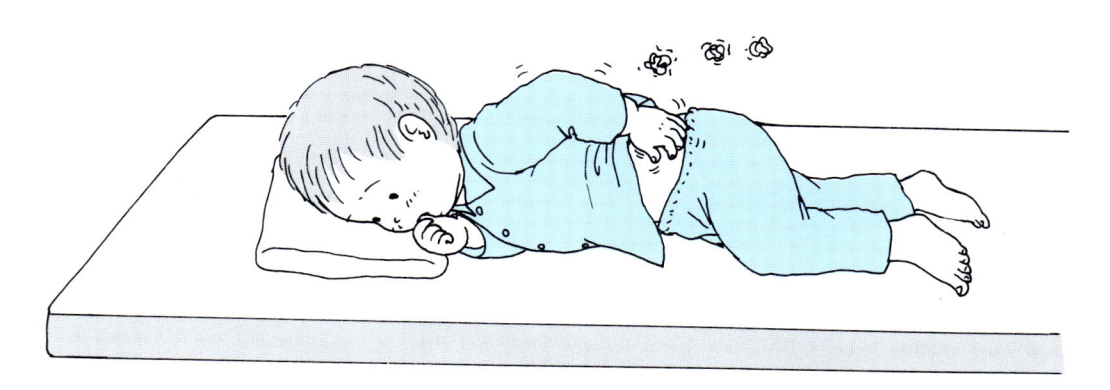

- ❏睡眠時間について
  - ・子どもは脳が未発達なため，大脳の興奮を支える働きが不十分で，生後日数の少ない子どもほど，長時間の睡眠を要します．
  - ・生後4か月くらいになると，眠りはまとめてぐっすりとるようになり，昼間は2回くらいの昼寝をして，あとは起きている，というように昼夜がはっきりと分かれ，睡眠のパターンが決まってきます．
  - ・年齢によって，必要睡眠時間が異なるが，個人差があることを理解しておきます．

(2) 安眠への援助
- ❏原因（症状，その他）に応じた適切なケアを行い，入眠できるようにします．疼痛のためなら鎮痛のケアを，かゆみのためならかゆみのケアを行います．
- ❏乳児は，衣服や寝具，環境を整えて必要に応じて哺乳したり，おむつ交換を行って入眠させるようにします．夜泣きは，空腹，寝具の重さ，衣服のしめつけ，おむつの汚れなどが原因になっていることが多いので，チェックして快適な環境を保つことが大切です．

❏幼児は，ベッドの周囲を楽しい雰囲気にし，ベッドに入ることが不安にならないように心がけます．消灯時間には，衣服や環境を整え，排泄を済ませ，挨拶し，声をかけるなどしてから寝かせます．なかなか入眠しないことが多いので，本を読んだり，静かに音楽をかけたり，できれば15分くらい側についています．

❏年長児では，日ごろの習慣も考えて入院環境になれるようにします．
　手術目的の入院では，手術前夜，睡眠薬の服用が指示されることがあります．

❏安静患児の場合の入眠，あるいは，昼寝の時間が長すぎて眠れないなど，患児の状態をよく観察し安眠できるように援助しましょう．

(3) 検査のため睡眠剤を用いての睡眠

❏前日，入眠時間を遅らせます．
❏当日，早朝より起こしておきます．
❏検査時間の30分前に，トリクロリール0.7〜1.0 ml/kgを内服させます．
❏30分位で入眠します，入眠しない場合は医師に相談します．
　追加服用，坐薬使用などの指示がでます．
❏入眠しやすいような環境づくりをしましょう（静かな環境にする，暗くするなど）．
❏満腹かどうかチェックします．
❏追加で坐薬を使用した場合，便と一緒に排泄されていないか確認しましょう．坐薬の吸収はだいたい20分です．

2　長期入院児の就眠の習慣

❏ベッドの生活が終日強いられたり，あるいは安静時間の臥床などで，眠りに陥っていることがあります．

❏昼間眠ってしまったために，夜間なかなか入眠できなくなることがあります．長期入院児ではこれが習慣になってしまうことがあります．規則的な生活が必要な患児にとって，望ましいことではありません．
　病棟の日課の中で規則正しい睡眠の習慣がつくよう配慮することが大切です．

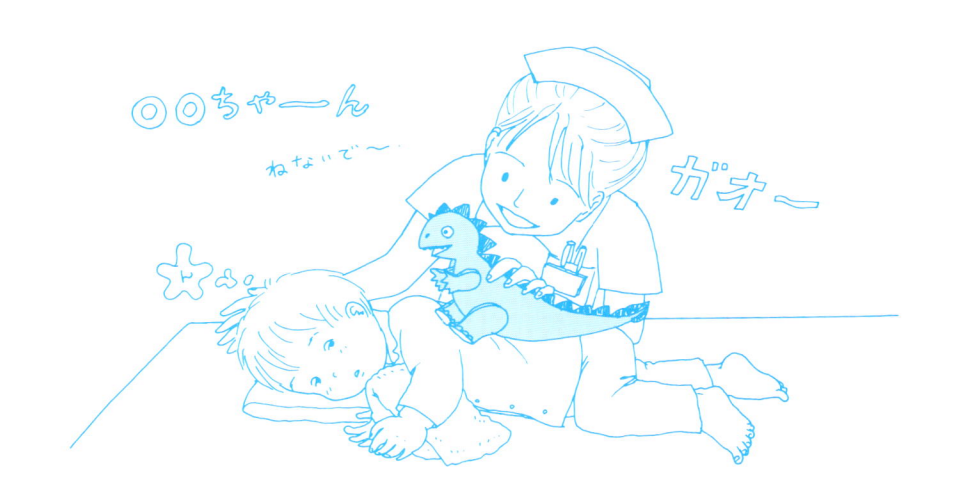

6 遊び

　子どもはどのような状況にあっても，遊びたいエネルギーをいっぱいもっています．入院生活や病気が，子どもたちの遊びを奪ってしまわないよう，日々の生活や診療の合間にいろいろな遊びを取り入れましょう．

1 自由に遊べる安全な環境

(1) 病棟内の設備は子どもの目の高さでチェック

　☐ 子どもが入っていけない危険区域（薬品の保管場所など）は赤色テープやシールなどで明示しておきます．

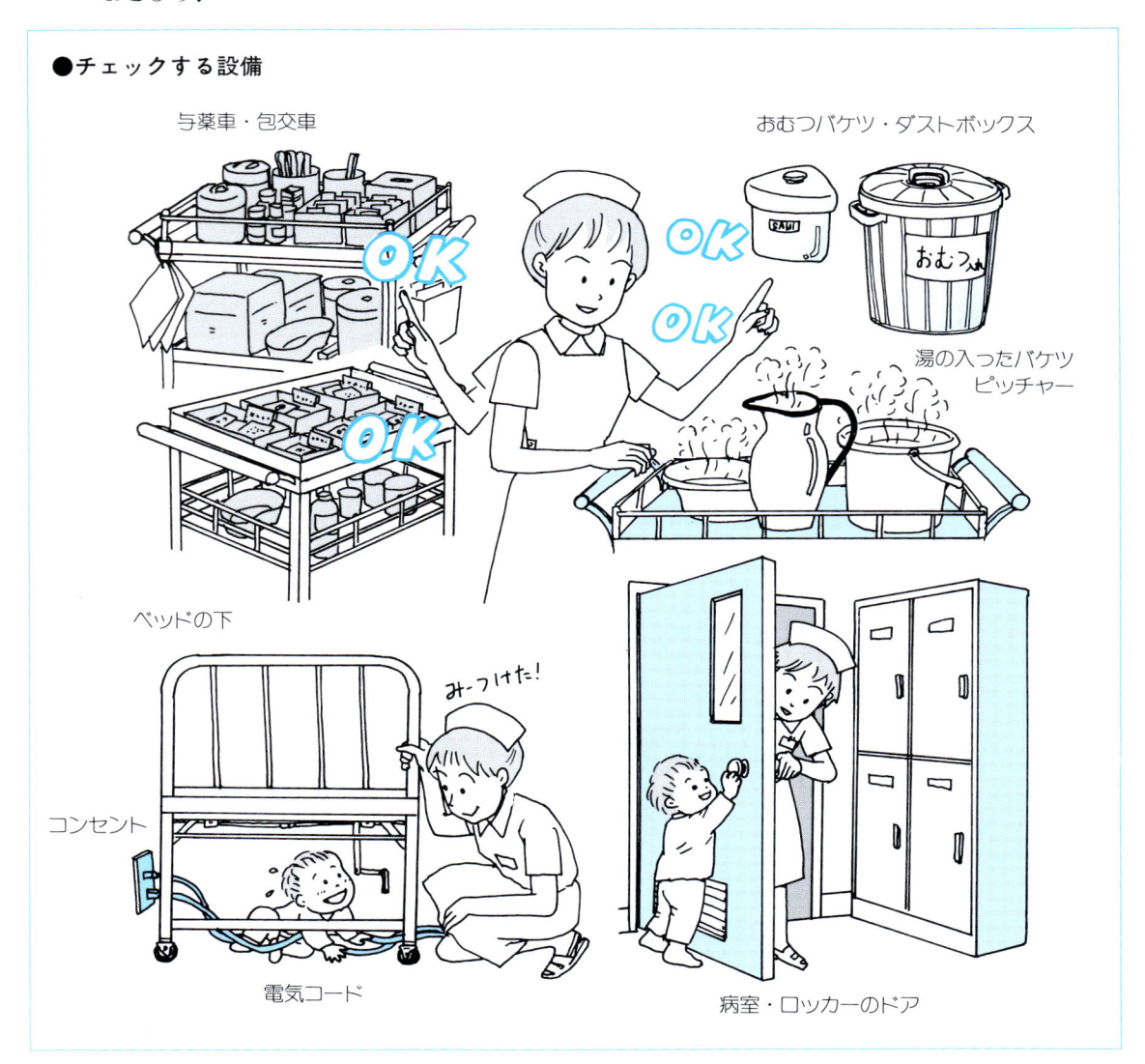

●チェックする設備

与薬車・包交車

おむつバケツ・ダストボックス

湯の入ったバケツ・ピッチャー

ベッドの下

コンセント

電気コード

みーつけた！

病室・ロッカーのドア

(2) プレイルームの環境
　プレイルームは，子どもが安全で安心して遊べるように，ナースステーションに近い場所で，いつでも看護師が観察できることが理想です．そして，いつでも自由に遊べる空間として整備します．
☐床や壁は，安全で清潔が保てる材質にしましょう．
☐子どもが興味・関心を示すようなキャラクターやかわいい飾りつけや玩具，絵本などを置きます．
☐広さを確保するために，テーブルや椅子，棚を置き過ぎないようにします．
☐床は寝そべってもよいようにいつも清潔にしておきます．
☐子どもが拾って口に入れる危険のある物はないようにします．
☐遊具はまとめておもちゃ箱に入れます．

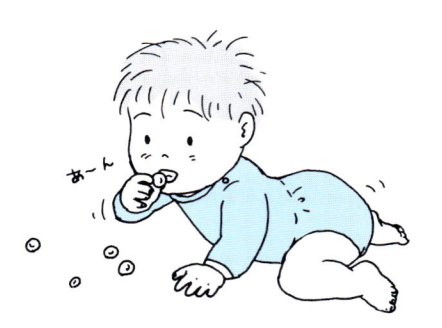

2 生活のあらゆる機会をとらえて子どもとともに楽しむ

(1) 食事
☐「さあピクニックですよ！」などと声かけして，床にレジャーシートを敷いて皆で一緒に食べるなどに工夫します．状況が許せば，屋上などで食べるのもよいでしょう．
☐おやつの配り方や手渡す方法を工夫します．

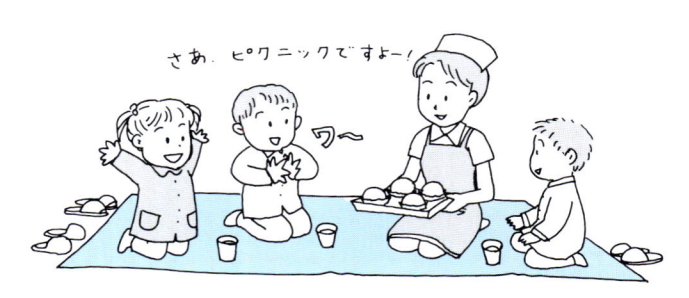

(2) 入浴・清拭
☐浴室に向かう時に，バスタオルに着替えや石けんなどをくるんで「これから旅に出よう」と背負わせて行くのもよいでしょう．
☐幼児の清拭時に，ベッドサイドでお湯遊びを行います（体が冷えないように配慮する）．
☐乳幼児の更衣時には，腕や足を衣類に通すときに，「こんにちは」とか，「トンネルの中を○○（子どもの名前）号が通ります」などと声かけをしながら行います．

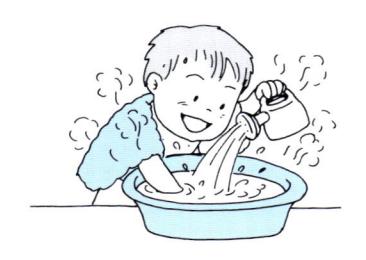

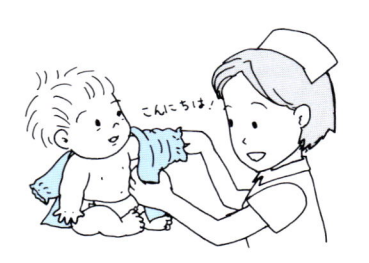

(3) 検査や治療の待ち時間の有効な利用
- ❏ 歌・しりとり・なぞなぞ・クイズ
- ❏ 指遊び・手遊び
- ❏ 絵本をみる・読む
- ❏ 短い紙芝居・ペープサート
- ❏ 検査室やレントゲン室への行き帰りに，寄り道や遠回りをしてみましょう．

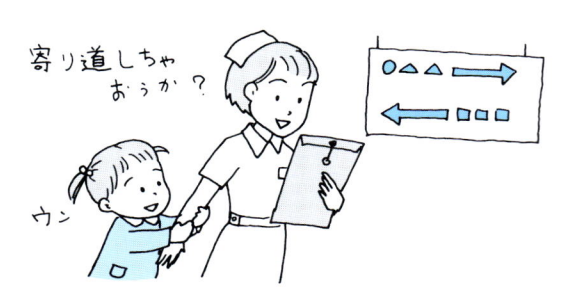

3 特殊な状態にある子どもの遊び

(1) 活動制限のある子ども
- ❏ ギプス固定や牽引中の乳幼児には，ベッドの柵や天井から，折り紙や音の出るオモチャを紐でぶら下げ，触ったり動かしたりして遊びましょう．
- ❏ ベッドサイドに絵本を置いて，見るだけでも子どもは楽しめます．もちろん看護師に読んでもらうのも楽しいものです．
- ❏ 安静度のある疾患の場合，同室児たちをベッドサイドに集めて，トランプ・カルタとりなどをします．お絵かき，紙工作（広告や古雑誌などから好きな絵や写真を切り抜いて画用紙に貼るなど）も楽しいものです．

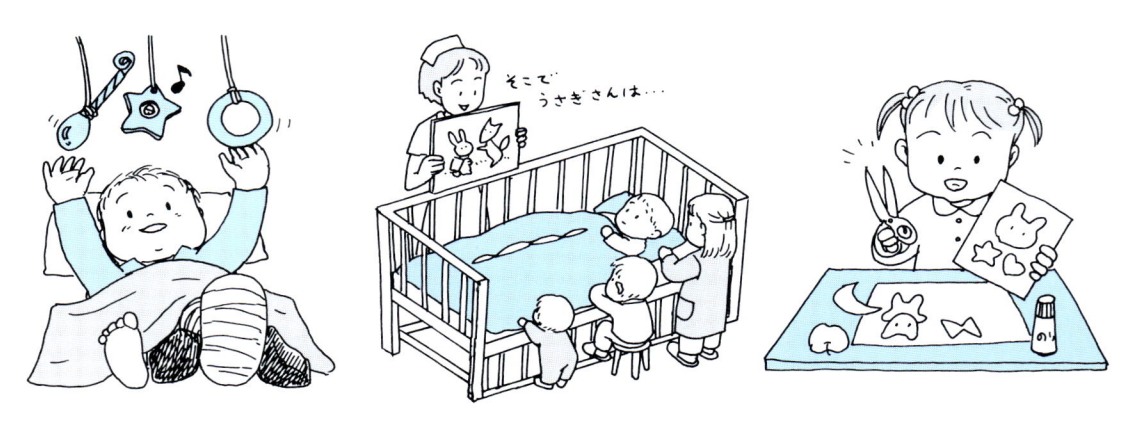

(2) 個室隔離中の子ども
- ❏ 床にシートを敷き，その上で好きな遊びをします（水遊び・粘土遊び・ままごと）．
- ❏ ガラス窓に水性ペンで絵や文字を書いて，外部と室内でコミュニケーションを図りましょう．

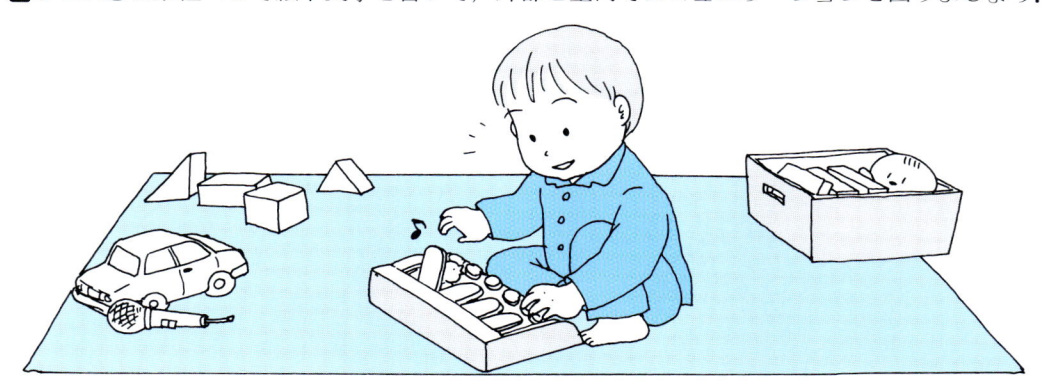

(3) チューブ・カテーテル留置中の子ども
- ❏ 栄養チューブを挿入している幼児は，抜かないように両手を抑制するのではなく，手で遊べる紐やおもちゃ（鈴・ラッパ・ぬいぐるみ）を使用します．
- ❏ 持続点滴の針固定部に，紙テープ・絆創膏などに動物や人気キャラクターの絵を描きましょう．輸液ボトルにも絵を描いて貼るのもよいでしょう．

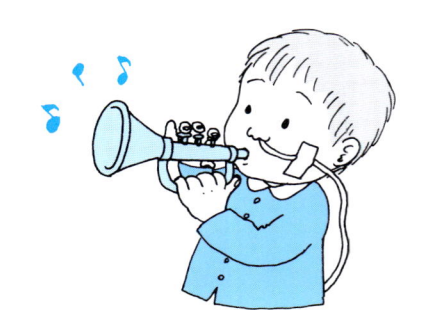

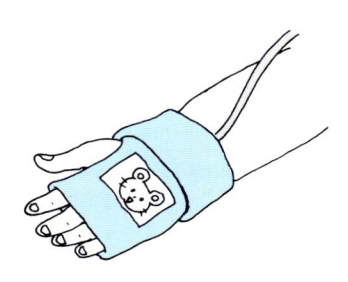

4 季節の行事

小児（科）病棟で行事を行うときは，「安全であること」「参加する対象児に適していること」が大切です．いきあたりばったりではなく，年度はじめに年間計画や担当者を決めておき，各自が役割を自覚して取り組みたいものです．そして"行事をやってあげる"のではなく，子どもの意欲や自主性を尊重した，あくまでも"子どもたちが主役"ということを忘れず，大人たちもともに楽しめるようにしましょう．

(1) 行事の計画と運営のポイント

以下の項目をチェックして無理のない計画を立て，準備をすすめましょう．
- ❏ 参加する子どもたちの情報収集：年齢，性別，疾病とその程度，治療内容，行動可能な範囲（制限の有無），感染の有無，入院期間や入院回数，家族背景などを分析しましょう．
- ❏ 参加人数の確認と人員確保：子ども，病棟スタッフ（看護師・保育士・医師・看護助手など），子どもの家族，実習生，ボランティア，見学者，その他
- ❏ 日時：子どもの生活リズムを尊重し，診療や検査に支障のない日時を選びましょう．
- ❏ 場所：屋内，屋外，広さ，冷暖房や証明などの設備，危険性の有無の確認
- ❏ 必要物品の確認と予算編成
- ❏ 準備：部屋の装飾やゲームの物品，行事の案内ポスターなどの作成は，子どもたちや面会の家族などにも手伝ってもらうとよいでしょう．
- ❏ 行事の具体的計画内容や進行状況は，その都度，病棟責任者や協力者への情報提供をきちんとするようにしましょう．

(2) 小児（科）病棟での行事例

- ❏ 節分，雛祭り，お花見，子どもの日，七夕，夏祭り，お月見，ミニ運動会，収穫祭，クリスマス会，お楽しみ会，お誕生日会

7 学習

1　院内学級・訪問学習

　入院によって，子どもたちは今まで通学していた地元校での教育の場が失われます．たとえ，入院という環境の中でも，子どもたちには教育を受ける権利がありますし，病気療養中の子どもにこそ，教育は大きな意義があります（第8章参照）．

❏ **子どもが継続的に学習意欲を失わないように**援助しましょう．
  ・病気療養中であっても，学習はその子どもにとって，その子らしさを確保する手立てとなる．
  ・病状にあった学習方法を提供し，子どもが継続的に学習意欲を失わないように援助する．

❏ **家族に教育の意義について**理解を求めましょう．
  ・家族は，子どもたちにとっての教育の意義を理解しているとは限らない．「病気の時くらい勉強しなくてもよい」と思う家族も多い．しかし，両親には，入院中であっても教育を受けさせる義務があることを理解してもらう．
  ・入院中であっても，教育がその子らしくあるために必要なことを理解してもらう．

❏ **その施設で受けられる教育のシステム**を知りましょう．
  ・各施設により，受けられる教育システムは違う．主にあるのは，院内学級，訪問学級，病弱養護学校である．
  ・院内学級は，病院内に教師が常時存在する．訪問学級は，近隣の肢体不自由養護学校などから，教師が入院中の子どものために週何回か訪問する．病弱養護学校が隣接している場合は，病状によって，病棟から通学したり，ベッドサイドに教師が訪問して学習したりする．いずれの場合も，病院内で教育を受ける場合は，地元校からの転籍が必要となる．
  ・その施設で受けられる教育のシステムが明らかでない場合は，その病院の所在地にある教育委員会に相談し適切な手段を考える．

❏ **学習時間を配慮したケア計画**を立てましょう．
  ・学習時間からはずして，検査・治療・ケアの計画をする配慮の必要がある．そのためには，医師や検査部門の理解ある協力が必要となる．
  ・清潔などのケア計画も，当然配慮する．

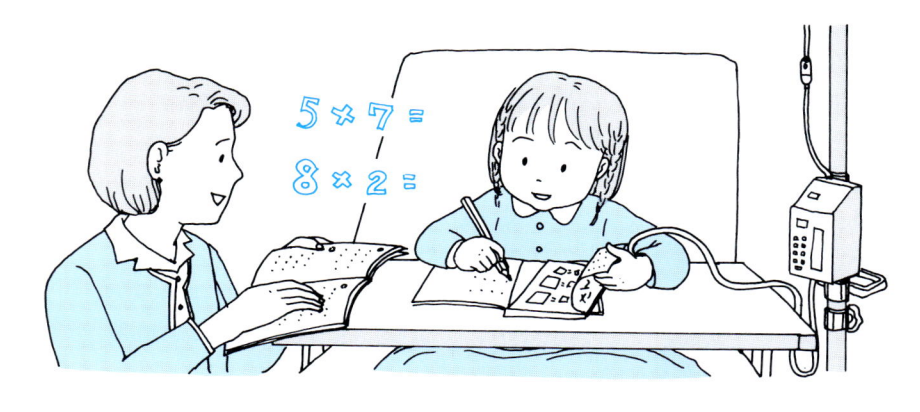

☐学習場所の確保と，勉強できる雰囲気をつくりましょう．
- できれば，病棟内に学習室を確保する．学習室が確保できなかったり，学習室に行けない場合は，幼児が騒がないなど勉強できる雰囲気をつくる．
- 学習時間の前後にチャイムを鳴らしたりするのもひとつの工夫である．

☐学習時間以外は，リラックスできるよう生活にメリハリをもたせましょう．
- 学習時間を確保すると同時に，リラックスできる場もつくるようにする．
- メリハリのある生活が，学習の意欲を引き出す．

☐教師とともに連携をとり，側面から学習できるように配慮しましょう．
- 教師に病状を伝え，その病状に適した学習方法を教師が選びやすいようにしなければならない．
- 教師が働きやすい環境（職員室の確保など）を提供する．

☐地元校とのつながりを大事にするように家族に話しましょう．

☐地元校からの便りや見舞いは，子どもたちの療養の励みとなります．子どもたちは，退院して地元校に戻ることを目ざしているからです．
- 復学した時の受入れがスムーズにいくためにも，地元校との関係は大事である．転籍しても，地元校との関係を保つように家族に話すようにする．

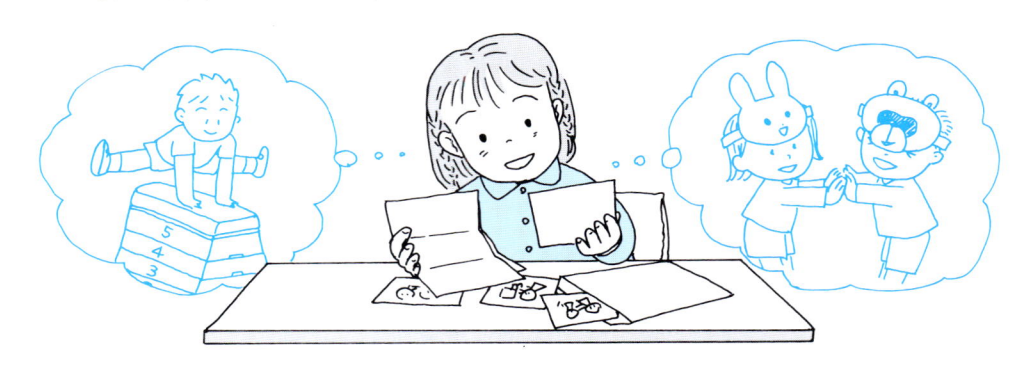

2 教育システムが受けられない場合

☐子どもの学習について，家族と相談し，その機会を確保しましょう．
- 病院内に教育を受けられるシステムが確立していない場合，または私立校などで転籍してしまうと復学ができない場合は，子ども自身の意見も尊重しながら，どう確保するか家族とよく相談する．この際に，教育の意義を家族に理解していただくように話す．
- 家族が，在籍校とうまく話合いができないときは，家族の了解をとったうえで，医療者が学校と連携をとる必要がある．

☐学習のためのボランティアに協力してもらいましょう．
- 大学生や教育経験をもつ人などに学習のためのボランティアを募集し，協力してもらうのも一つの方法である．

☐システムの導入を図りましょう．
- 看護師は学習のためのプリントを一緒にみてあげることはできても，系統的な教育はできない．教育システムの導入を家族とともに考えていく必要がある．
- 困難ではあるが，システムがなくとも，家族とともに，学習時間や学習場所を確保し，メリハリある生活を提供することで，子どもが継続的に学習意欲を失わないように援助することが重要である．

8　病室の環境（隔離含む）

　小児は，常に成長・発達し続けている存在であり，環境の影響を受けやすいものです．また小児の入院環境は，疾病の治療の場であるとともに生活の場でもあります．なんらかの原因により健康が障害され病気になり入院した場合は，健康な子ども以上に環境に配慮しストレスを最小限にし，子どもが安全で安心していられるとともに，適度の刺激があって小児の発達を促す環境であることが理想的です．

1　一般の病室内の環境

(1) 病室内の温度・湿度
- 温度 22〜23℃程度
- 湿度 50〜60％程度

　温度・湿度は上記の程度に保ちますが，季節に応じて調整が必要です．また適宜換気を行い，室内の空気を清浄に保つことが大切になります．

(2) 発達段階に応じた環境

- **乳児の環境**：乳児は自分で危険を避けることや，自分で言葉で訴えることができません．いつでも観察が十分にできるよう，できるだけナースステーションに近く，ガラス越しに看護師からも乳児からもみえる部屋で，事故防止や感染予防にも配慮された安全な環境が理想的です．

　〈事故防止〉
　・ベッド柵の高さ
　　◆つかまり立ちをする以前-30 cm程度
　　◆つかまり立ちを始めたあと-60 cm程度
　・ベッドの上や周辺
　　この時期は，何でも口の中に入れるので小物類，紐類など危険なものは取り除いておく．また皮膚を傷つけるようなものがないように，ベッドの上や周辺を常に清潔に保つ．枕や柔らかい布団類，湯たんぽなどによる事故が起きないように注意する．

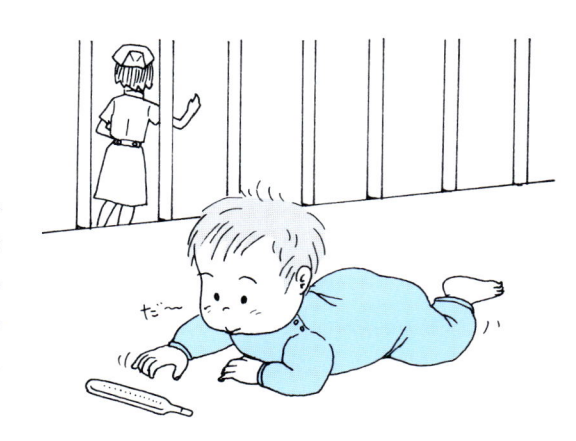

　〈感染予防〉
　・乳児は抵抗力が弱く，感染を受けやすいため，両親以外の面会はできるだけ制限し，面会人には，手洗いやガウンの着用など必要に応じて指導し，入室してもらう．

- **幼児の環境**：幼児のための病室は，乳児の次にナースステーションに近く，観察が十分にでき，安全にも配慮できる場所が望ましいでしょう．幼児期は，同じくらいの年齢の子どもと遊びながら社会性を身につける時期なので，重症でないかぎり個室を避け，仲間と一緒に過ごせるようにしましょう．

〈事故防止〉
- とくに幼児期は，運動が激しく行動範囲も広く好奇心も旺盛であり，危険な場所にも自分から近づくことも多いので，安全には十分注意をすることが重要です．物事の理解力に応じて，安全に関する指導を行います．

〈感染予防〉
- 幼児期は，抵抗力が弱く感染症も多い上に子ども同士の接触が多いため，感染予防には十分な注意が必要です．感染源を近づけないよう注意するとともに，手洗いや含嗽などを励行させ，幼児に合った日課に沿って規則なども指導しながら，基本的生活習慣が継続できるように援助します．

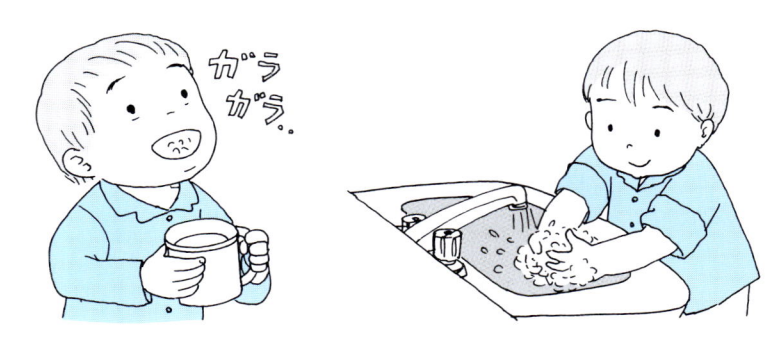

❏学童の環境：学童の病室は，重要な他者が友人であることから，個室は避け大部屋で低学年であっても男女別の部屋がよいでしょう．
- 入院当初は，治療を優先し安静が必要な場合が多いが，苦痛が軽減し生理的欲求が満たされると，学業の遅れや友人のことなどを気にするようになる．病状が安定してきたら，日課に学習時間を組み入れ，ほかの子どもと一緒に学習ができるよう働きかけ，学習をしたいという意欲をもち続けられるように動機づけをします．
- 学童では床頭台や戸棚などの整理・整頓など，自分のことは自分でできるようになるので習慣が継続できるように見守ります．そして思春期前後にある児では必要時にはカーテンなどでプライバシーが守れるよう配慮します．

❏思春期の環境：
　思春期は，学童期以上に性別を意識する時期であるので，必ず男女別の部屋にして同年齢くらいの子どもと同室であることが理想的です．
- 静かな環境でプライバシーが守れるように配慮した部屋にします．
- 日課も学童期以下の子どもたちとは異なった思春期の子どもの病状と生活に応じた日課を立て，規則的な生活が送れるように一緒に環境を整えることが大切です．

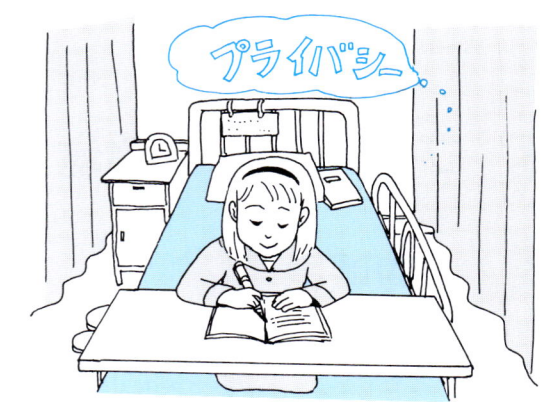

2 隔離を必要とする小児の環境

小児の隔離には，2つの種類があります．

- ひとつは伝染性疾患に罹患している子どもを隔離して，周囲のほかの子どもの安全を守る場合（感染隔離）と，感染することが致命的な侵襲になるような疾患の子どもをほかの子どもから隔離して子ども本人を守る場合（感染隔離・清潔隔離）があります．
- 子どもの発達段階の理解度に応じて，隔離を必要とする理由や目的，隔離の期間，隔離操作隔離中の生活などをよく説明し，安心感をもてるようにしましょう．
- 隔離室は，家族とくに母親からの分離や人との接触が減少することなどから，ガラスばりで周囲がみえるようにして，閉鎖や孤立からくる不安やさみしい思いをできるだけ少なくするように心がけましょう．両親（とくに母親）の面会は，ガウンテクニックを指導して積極的に勧めましょう．兄弟は，窓越しの面会を勧めます．最小限の玩具をもち込めるように配慮します．
- 看護師や医療スタッフは，治療やケアのほかに，コミュニケーションやスキンシップを図るための意図的なかかわりをもつように心がけます．

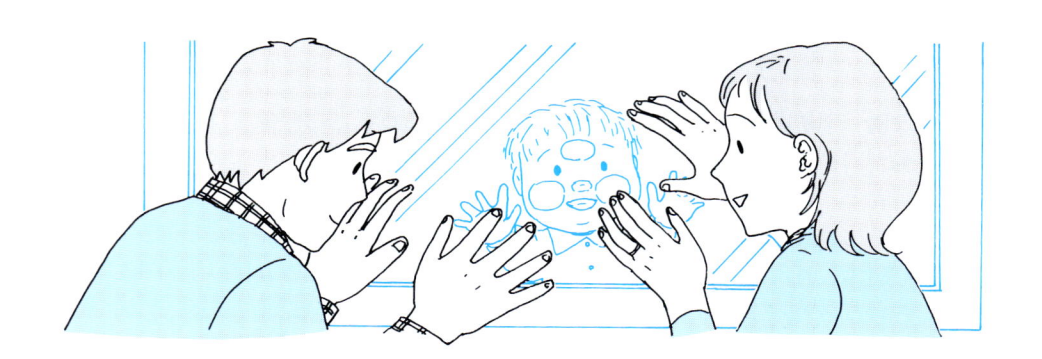

3 プレイルームの環境 p. 227 参照

4 人的環境

　人的環境として看護者は，個々の子どもと家族1人ひとりを尊重し，子どもの発達段階と病状に応じた受容的なかかわりができる人間であること．そして豊かな感性と鋭い観察力，熟練された技術をもち，子どもを愛する気持ちと同時に厳しさをもち，人間として誠実で信頼に値する人物であること．そのためには，常に自己をみつめ自己研鑽につとめ向上し続ける姿勢をもっていることが望まれます．また他職種の職員とのチーム・ワークがよく，親しみのあり温かい雰囲気の環境が必要です．

9 安全

　入院中の小児に事故がないようにするには，病棟の構造・管理上（病院内の環境，院内感染）のすべての面について，十分な配慮がなされなければなりません．しかし，事故は思わぬところで発生するものです．例えば小児の病棟からの脱棟，ベッドからの転落，与薬に伴う事故，刃物や針による事故，保温用具による熱傷などから医療過誤による事故に至るまで，常に細心の注意を払って，安全対策に努めなければなりません．個々の子どもの特性をよく把握して，安全を守ることを心がけます．医療事故は絶対にあってはならないものです．事故を未然に防ぐことが大切です．万一事故が発生した場合は，一刻を争う対応が必要なこともあります．

1 院内で起きやすい事故

　院内で起きやすい事故には，ベッドからの転落，与薬に伴う事故（注射・輸液・内服），罨法（冷・温）による事故，医療機器・看護用具の誤操作，取り扱いの誤りなどがあります．

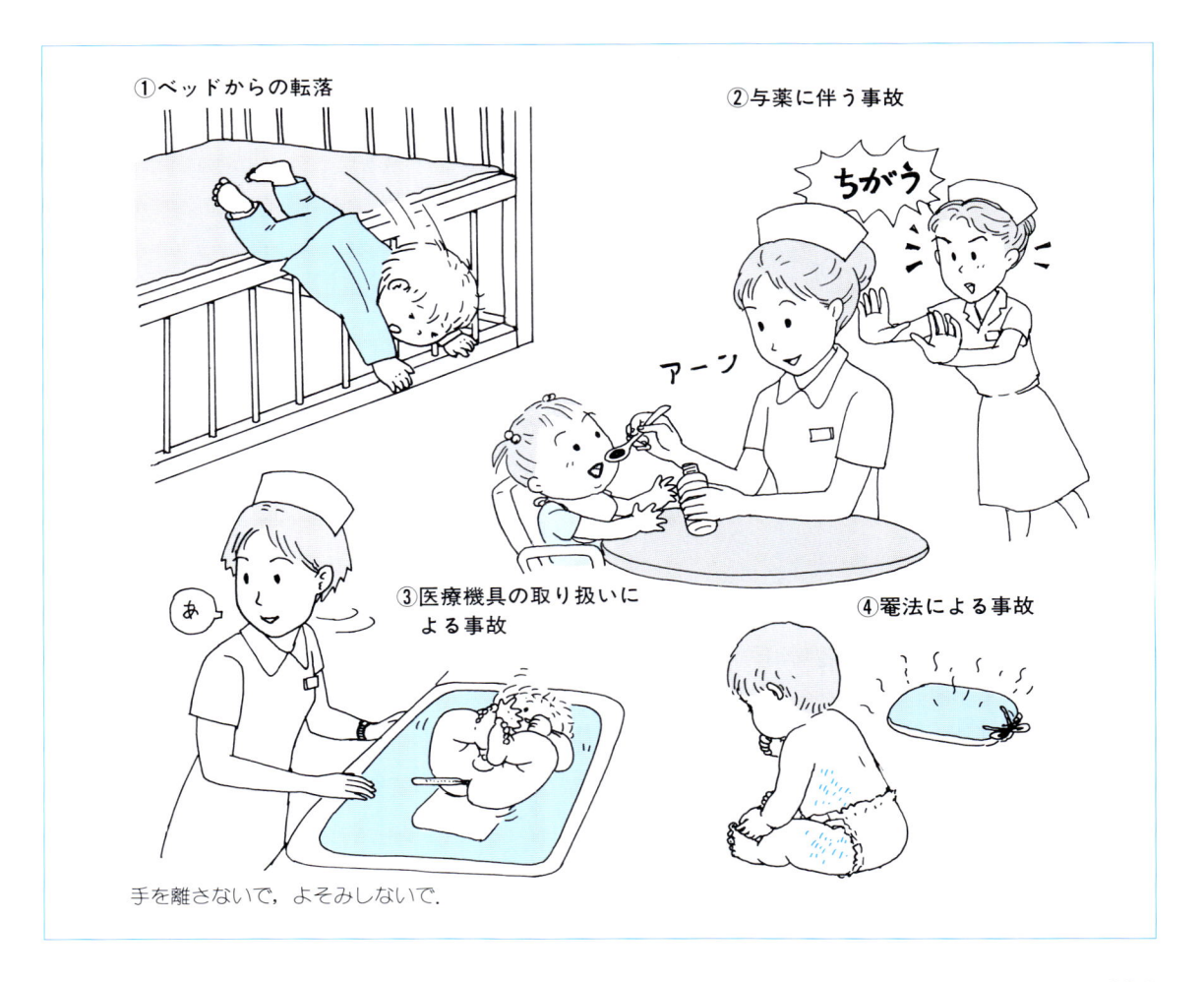

①ベッドからの転落

②与薬に伴う事故

③医療機具の取り扱いによる事故

手を離さないで，よそみしないで．

④罨法による事故

(1) 転落
　❏ベッド・診察台・沐浴台・計測台，トッターからの転落が多く起こります．
　❏患児がベッドの上にいる時は，必ず柵を上げ，固定（ロック）をきちんとすることを習慣にすることが大切です．
　❏柵を越えて転落の危険が予想される場合は，抑制を行います．
　❏診察台，処置台，沐浴台，計測台の上，年少児，姿勢の不安定な子どもからは絶対に目と手を離さないようにします．
　❏台の上では，決してふざけないように教えます．
　❏子どもが危険なことをしている時は，きちんと注意します．
　❏面会者にも十分注意するよう指導します．
　❏ベッドその他の台は定期的に点検し，故障がないように整備しておきます．

(2) 転倒，打撲，外傷
　❏床に段差や凹凸がないようにします．
　❏床は常に乾燥状態を保ちましょう（水こぼれは禁物，すぐ拭きましょう）．
　❏廊下に物を置かないようにします．
　❏滑りにくい履物を使わせます．
　❏病棟内を走らないように指導します．
　❏ギャッチベッドのハンドルは，使用しないときは必ず収納しておきます．
　　小脳失調，歩行障害，痙攣のある子どもの場合は，動きを見守るようにします．
　❏浴室内では，必要に応じてつきそいます．床が滑らないかどうか確認します．
　❏検査室に行くときは，必ずつきそいます（睡眠剤使用時は，年長児でも歩かせない）．
　❏子ども同士のけんかは，けがの危険がないかどうか，注意しながら見守ります．

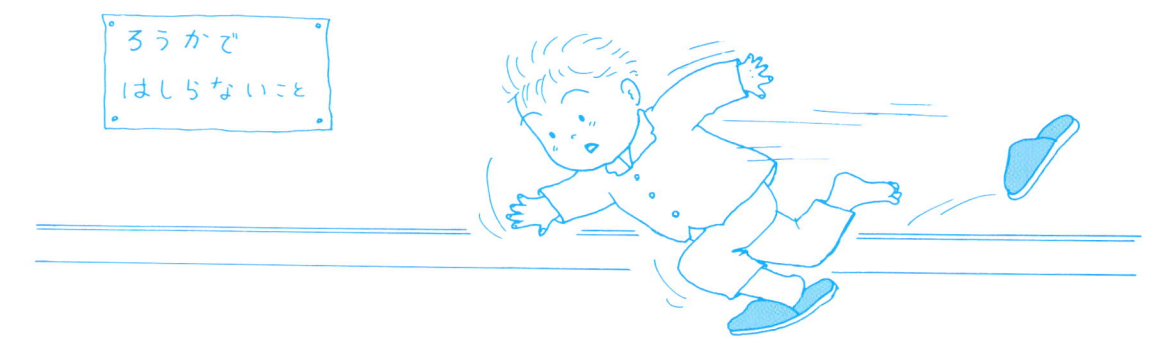

(3) 熱傷，凍傷
　❏湯たんぽ，清拭用，温湿布用の湯の温度は，必ず確認します（低温熱傷に注意）．
　❏湯たんぽは必ずカバーをして，直接体に触れないようにします．
　❏発熱中の冷罨法では，冷やしすぎに注意し，熱型の変化に応じて調節します．
　❏罨法用の機器は使用前に，破損と不備の有無を点検確認します（口金，パッキング本体など）．
　❏清拭，罨法中は，局所の皮膚の観察を常に行います．
　❏浴槽のお湯は，38〜40℃であることを確認してから入れます．
　❏発熱時の氷枕・氷のうなどでの冷しすぎに注意します．

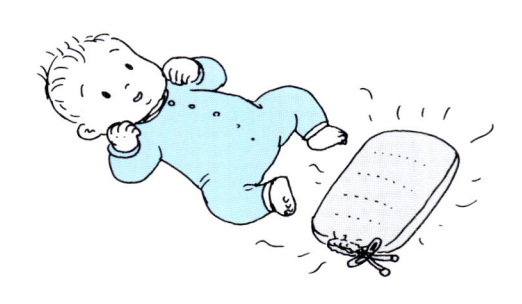

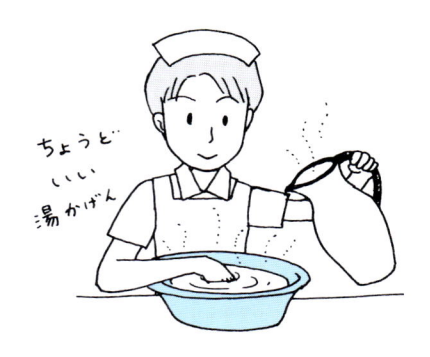

⑷　窒息，溺水
　　❏授乳後は必ず排気をし，顔を横に向けた側臥位にします．
　　❏分泌物が多く，吸引が必要な子どもには，授乳前に吸引してから授乳します．
　　❏布団，タオルなどが，顔にかかっていないか確認します．
　　❏誤嚥しやすいものや，ビニール布を子どもの周囲に置かないようにします．
　　❏ベッドの上に，注射針や輸液セットのキャップ，その他診療材料を置き忘れないようにします．
　　❏もち込み玩具に，危険なものはないかチェックします．
　　❏年少児の入浴中，浴槽内の出入りに注意し溺れないよう観察します．入浴後は浴槽の湯は必ず排水しておきます．
　　❏浴室への子どもの出入りを監視し，入浴中の子どもにかかわる責任者（看護師）を明確にしておきます．空室のときは施錠しておきます．
　　❏病院構内の水槽，池は，高い網を張るなど，接近できない状況にしておきます．

⑸　誤薬
　　❏使用する医薬品は，表示（レッテル）を3回確認します．
　　❏実施前に，人，内容，時間，量，方法を指示表をもとに，2人で互いに確認します．
　　❏医師からの口頭だけの指示は，絶対に受けないことです．
　　❏不明瞭，疑問のことは，必ず指示の内容を確認し，「…だろう」という実施は絶対にしないことです．
　　❏医薬品の保管場所は一定にし，移動した時はほかの看護師への周知徹底を図ります．
　　❏新薬剤に関する案内は，早期に徹底させます．

⑹　輸液管理の過誤
　　❏輸液ポンプの使用方法を熟知し，指示量の設定は事前に行います．
　　❏輸液ボトルには注入予定量，時間を明示し，時間ごとに注入薬剤量を確認します．輸液ポンプを過信しないで，自分の目で確かめることを励行します．
　　❏使用後の輸液ポンプは，正しく作動することを確認してから，保管します．
　　❏輸液内容や量の変更は，指示表をもとに迅速に行います．
　　❏輸液ルートは，とくに接続部分の固定を確実・強固にしておきます．
　　❏激しい体動があるとき，または予想されるときは，子どもを抑制します．
　　❏針の刺入部位の観察を励行し，固定のやり直しは，必ず2人で行います．
　　❏輸液ポンプの使用できない場合は注入前，その他の観察を十分に行います．

(7) 異型輸血（不適合輸血），輸血管理過誤
- ❏輸血手順を厳守します．
- ❏実施前に患児氏名（同姓に注意），血液型，交叉試験結果，血液成分，血液番号，有効期限を2人以上で声を出して確認します（できるだけ医師と看護師で行います）．
- ❏輸血開始後は，子どもの状態観察します．（とくに開始後15分間）
- ❏子どもの病状によっては，バイタルサインをチェックします．
- ❏時間ごとに，輸血量を確認します．

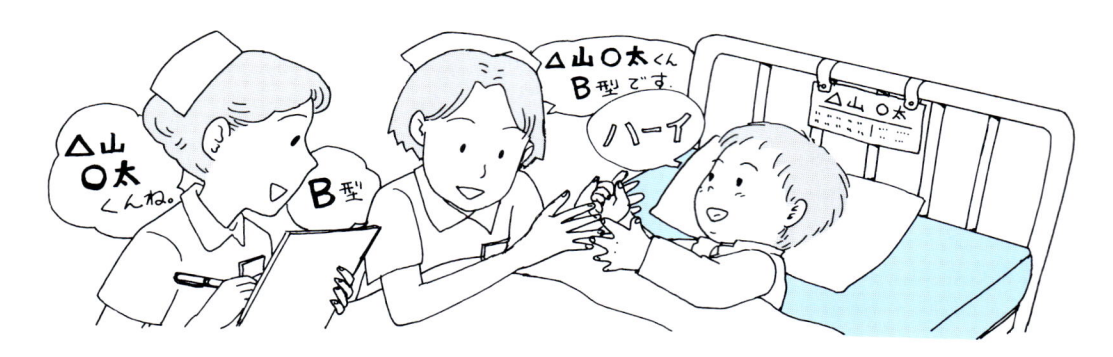

(8) 抑制過誤
- ❏抑制帯，抑制チョッキは使用前に確認し，破れかかっていたり，ボタンがゆるいものは使いません．
- ❏破損しているものは，必ず修理に出し，使用可能な状態で保管して置きます．
- ❏きつすぎる抑制は避けます．ゆるすぎず，きつすぎずが理想です．
- ❏抑制中は紐のゆるみ，ボタンのはずれ，切れかけの有無を確認し，不備があればすぐに交換します．
- ❏抑制によって，循環や呼吸障害を起こしていないかを，常に観察します．
- ❏おかしな泣きかたや苦痛を訴える場合は，必ずよく観察して調べます．
- ❏糸屑，糸のほつれが，指や亀頭にからみついていないか注意しましょう．抑制に使用するものは専用に縫製された物を使用し，糸のほつれやすいガーゼ，包帯は使用してはいけません．
- ❏シーネ固定による抑制は良肢位で行い，部位に適したシーネを選びます．
- ❏絆創膏固定をする時は，末梢が観察できるように行い，絆創膏による皮膚の障害の有無を確認します．

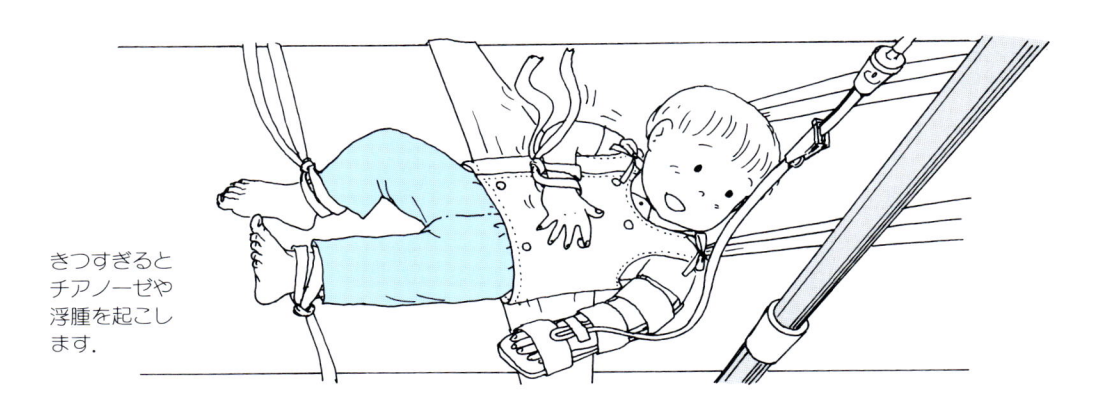

きつすぎるとチアノーゼや浮腫を起こします．

(9) 医療機器・看護用具の誤操作，取り扱いの誤り
- ☐ 使用前の点検，使用後の整備を励行します．
- ☐ 使用方法，操作方法，注意事項は，わかりやすく表示または図示します．病棟内で定期的に学習し，再確認しておきます．
- ☐ 故障は放置しないで，早急に修理し使用できるようにしておきます．
- ☐ ME機器使用中は，コード，回路の接続に注意し，はずれのないことを確認します．
- ☐ 使用中の機器が確実に作動しているか，警報ブザーがセットされているか，点検を励行します．
- ☐ 肛門用体温計は，測定中は手を放さないようにします．ガラス製の体温計を，子どもの近くへ放置しないようにします．

(10) 医療ガスの供給過誤
- ☐ 医療ガスの種別を必ず確認します．
- ☐ 供給量の確認を流量計上で定時的に行い，記録します．
- ☐ 酸素使用中は定期的に濃度測定を行います．
- ☐ アウトレットの点検を定期的に行います．
- ☐ 使用中は子どもの観察を十分に行います．
- ☐ 必要ならバイタルサインを測定します．

(11) 脱棟，離院
- ☐ 定期的に病棟内を見回り，子どもを確認します．
- ☐ 病棟の出入リロのドアは，閉鎖時は必ずロックしておきます．
- ☐ 入院後の数日間は子どもの言動に注意し，元気がなく，無口な状態にある時は，注意して見守る必要があります．

(12) 自殺企図，自傷行為
- ☐ 子どもの言動や精神状態を把握し，観察します．
- ☐ 元気がなく，無口な状態や，攻撃的な態度の強い場合は，注意して観察します．
- ☐ 子どもとよい人間関係が保てるよう，働きかけをします．

2　事故防止対策

　　事故を防止する鍵は看護師一人一人が看護業務の責任の重さ，事故の責任について認識し，日々の業務に細心の注意を払って行うことが最も大切な事です．
　　看護師は安全・安楽な看護を提供する責任と義務があります．

(1) リスクマネージメント
　　近年多発する医療・看護その他の事故に対して国のレベルで対策が実施方向にあり，平成12年8月22日には医療事故の発生予防及び医療事故発生時の対応方法に関して「リスクマネージメントマニュアル作成指針」が報告されています．この指針に基づいて各施設が，医療事故防止体制を確立し，適切かつ安全な医療の提供の推進を図ることが求められています．今後各施設は医療事故防止対策規定を作成し，具体的方策の推進を図ることになりますが，医療施設それぞれ事故発生の予防対策としては

- 病院内全体としての組織的な事故防止対策と事故発生時の対策が協議され明確にされていること
- 看護部独自の事故防止対策と事故発生時の対策が明確にされていること
- 各セクションごとの事故防止対策と事故発生時の対策が明確にされていること
  小児に起きやすい事故と対策については，それぞれの項に述べてありますが，看護師一人一人が自分自身の課題と認識して事故発生予防対策を考慮していることが大切です
- 専門的知識不足，注意力不足，配慮不足による事故を起こさないことです
- 子どもの生活上の安全性，看護業務・診療補助業務の安全性，両側面の看護の安全性の保持には，看護師一人一人が同レベルでさらにチーム全体のレベルが向上するための努力をすることにある
- 子どもの安全性が保持され，継続的に一貫した看護展開が行われてこそ，子どものための真の安全な生活環境づくりともなり，事故防止の重要なポイントとして，対策につながります

⑵ 自己の事故防止対策
- 確認する習慣をつけること
- 医療水準に対応する生涯学習に努めること
- 一人で看護を行うのではなくチームで実践することを認識して明確な記録と十分な申し送りをすること

看護業務の法的範囲
　　看護業務上の事故を起こすと3つの法的責任が発生します
刑事責任：看護業務上の過失による事故（患児を死亡，または傷害）は，刑事上は殺人罪や，傷害罪などになり，刑事上の刑罰をうける
民事責任：民法上は不法行為（故意か過失によって他人の権利を侵害すること）と債務不履行（業務上必要な注意を怠った仕事をすること）が問題となる過失によって患児が死亡または傷害を負った事により生じた損害を賠償する責任となります
行政上の責任：①免許取消し　②業務の一時停止があります

3　事故発生時の対応

①事故発生時には，規定にしたがって迅速に処理しなければなりません．人命救助を最優先に考えて行動することが最も重要です．
　医師，看護師の連携の下に救急処置を行います．

②**事故の報告**
　施設内における報告の手順と対応は日勤で発生した場合，夜勤で発生した場合それぞれ報告ルートを明確にしておきます．
　必要に応じ家族に連絡を取ります．

③**事故の報告方法**
　事故の報告は，規定の用紙「医療事故報告書」により報告します．
　事故の報告は，起こりかけて未然に防ぎえたものも含め，大小を問わず報告します（ヒヤリ・ハット報告として報告書を別にする）．

緊急を要する場合は，ただちに口頭で報告し，文書による報告を速やかに行います．
④**家族への対応**
　家族への対応はきめ細かく，丁寧に，ふだんからの信頼関係があることが大切です．
　重大な事故の説明，原則として，病院の幹部職員が対応し，状況に応じ，事故を起した担当医又は看護師等が同席して対応します．
⑤**事故の記録**
　子どもの状況，処置の方法，子どもおよび家族への説明内容等の事実経過を看護記録に詳細に記載します．
※記録にあたっての具体的留意点
　・初期対応が終了次第，速やかに記載する．
　・事故の種類，子どもの状況に応じ，できる限り経時的に記載する．
　・事実を客観的かつ正確に記載すること（想像や憶測に基づく記載はしないこと）
⑥**事後の対応**
　・同様の事故を二度と起こさないために，全員で反省会をもち，事故の原因の分析，評価検討を行い，その後の事故防止対策を考えるようにします．
　・事故防止に最大の注意を払う必要がありますが，起こしてしまったら，決して事故を隠さないこと，発展的な方向へ進めるよう，努力することが大切です．
〈子どもが行方不明になったとき〉
　・各施設のマニュアルにしたがって連絡をとりますが，まず病棟内をさがす，病院内をさがします
　　不明に気づいた時間，状況，子どもの特徴，衣服，などを把握して行動します．

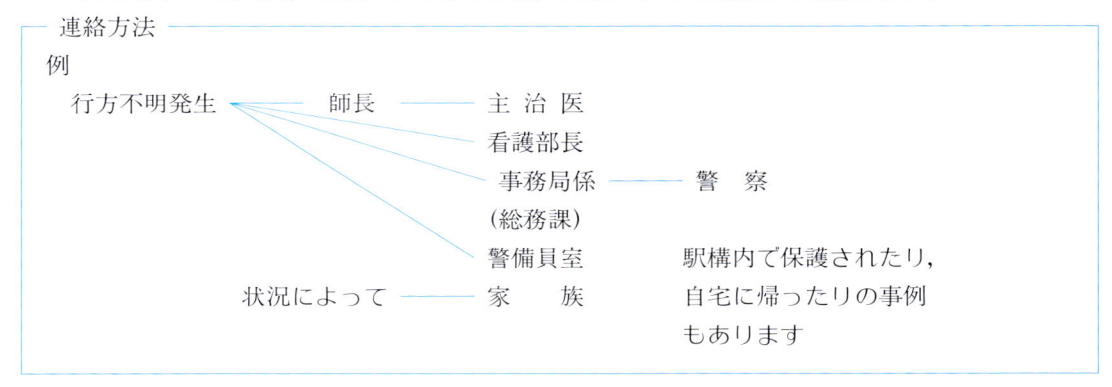

```
連絡方法
例
 行方不明発生 ──── 師長 ──── 主治医
              　　　 看護部長
              　　　 事務局係 ──── 警察
              　　　（総務課）
              　　　 警備員室        駅構内で保護されたり，
              状況によって ──── 家族  自宅に帰ったりの事例
                                     もあります
```

4　院内感染

　病院内では感染の機会が多いものです．院内における感染は，古くから手術や分娩の際に問題とされていましたが，小児病棟，外来においても同様であり，予防対策と感染発生時の取り扱いについては看護管理上重要な問題です．感染源は麻疹，水痘，流行性耳下腺炎などの潜伏期間内に入院した患者によるもの，職員によるもの，飲食物によるもの，その他ブドウ球菌，緑膿菌，HB（B型肝炎）抗原，メチシリン耐性黄色ブドウ球菌（MRSA），最近ではセラチア菌などがあります．

❏**感染予防**
　・外来受付で，発疹，発熱がある場合は申し出てもらう．感染症の疑わしい場合は，別室で診察する．

- 入院する子どもは，入院診察を受け感染症のチェックを行う．チェックの対象は，麻疹，水痘，ヘルペス，風疹，流行性耳下腺炎，HB抗原陽性，また3日以内にさかのぼり，疑わしいと考えられる場合は，潜伏期の日数と感染期間を決定し，隔離期間を決め，管理する．
- 入院している子どもが，熱性疾患，呼吸器疾患，消化器疾患などで，感染の疑いの強いものは，個室管理をして，ほかの子どもとの接触を避ける．
- 看護師（その他の職員も）は石けんと流水で頻回に手洗いを行う．正しい手洗いの方法を習慣化することが必要です．
  〈手洗いが必要なとき〉
    ◆ 勤務のはじめと終わり
    ◆ 患児とくに易感染患児に触れる前（一人の患児から次の患児に触れる前）
    ◆ 隔離処置をしている患児と接触の前後
    ◆ 感受性部位（例えば採血部位）に触れる前
    ◆ 何らかの無菌処置ないし侵襲的処置の前後
    ◆ 体液や排泄物を扱ったあと
    ◆ 汚染器具，廃棄物，洗濯物を扱ったあと
    ◆ 飲食物の配膳の前後
    ◆ トイレの使用後

☐ 感染症発生時の取り扱い（各施設のマニュアルにしたがいます）
  ◆ 隔離期間の決定・管理方法
    ・個室に移し，管理する
    ・未罹患児のチェックをします．二次発生防止の処置を行う．
    ・手洗い，消毒，ガウンテクニック，食器のディスポーザブル使用，汚物の処理，リネン類の別処理．また，隔離解除後の部屋，ベッドなどの消毒も，基準にしたがって行います．
  ◆ マニュアル例
    ① 担当の医師，看護師（師長）に連絡する
    ② 医師は感染症の診断を行う
    ③ 師長は，院内感染症患児発生（入院）報告書を作成し，看護部長に報告する
    ④ 医師は，医長，部長，感染委員会長に報告する
      医師，病棟師長，看護部長，院内感染症発生（入院）の報告に従って対応を決定する（隔離期間の決定・管理方法の明示）
    ⑤ 夜間，休日については，当直の医師と当直師長に報告する
    ⑥ 個室に移し管理する（手洗い・ガウンテクニック・マスク着用・面会など）
      ・隔離期間の明示
      ・未罹患児のチェックをし，二次感染発生防止の処置を行う
      ・各種物品の処理，消毒方法，食器のディスポ使用，汚物の処理，リネン類の別処理の要・不要などマニュアルに従う
    ⑦ 隔離解除後の部屋，ベッドなどの消毒も，マニュアルに従う

●隔離方法の表示例

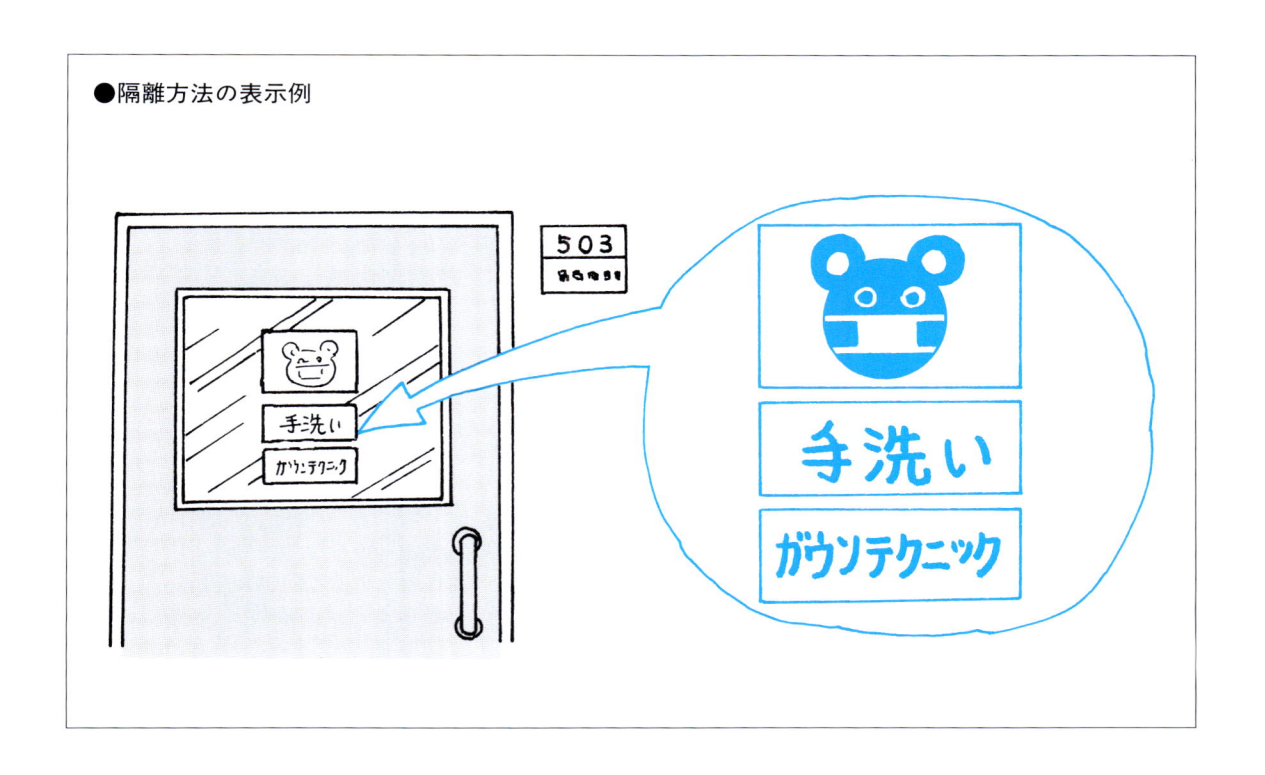

表 6-6　疾患別隔離期間

疾患名	感染経路	潜伏期	感染期間	隔離期間
麻疹	飛沫	10～14日	接触7日から発疹出現後5日まで	発疹出現後　5日まで
水痘（帯状疱疹）	飛沫接触（接触）	11～21日	発疹出現1日前より，すべての発疹が痂皮形成するまで	すべての発疹が痂皮形成するまで（注：免疫不全状態では遷延経過をとるので注意する）
風疹	飛沫	14～21日	発疹出現前7日から発症後5日	発疹出現後　5日まで
流行性耳下腺炎（ムンプス）	飛沫	14～24日	発症7日前から発症後10日	耳下腺の腫脹が消失するまで
百日咳	飛沫	7～14日	カタル期 発症後4週まで	定型的な咳嗽が消失するまで

表 6-7 主な疾患に対する消毒基準 (例)

疾 患 名	水痘，麻疹，風疹，百日咳，流行性耳下腺炎	HBs抗原性者，HIV抗体陽性者，ATL抗体陽性者，治療終了が明らかでない梅毒血清反応陽性者	緑 膿 菌
ガウンテクニック	要	否（血液・体液で汚染の恐れのある処置をする際は要）	否
手 洗 い	(1) 流水と石けん (2) 0.1%ヒビテンアルコールガーゼで清拭	(1) 流水と石けん	(1) 流水と石けん (2) イソジン液
衛 生 材 料	(1) 0.1%ヒビテンアルコール噴霧 (2) 2%ステリハイド液清拭または噴霧	(1) ディスポ製品使用専用袋に入れて焼却用ゴミへ (2) 2%ステリハイド噴霧および清拭	(1) ディスポ製品使用 (2) ビニール袋に「ミドリ」と明記して焼却ゴミへ
器 具 材 料	(1) 室内専用とする (2) 0.1%ヒビテンアルコール清拭 (3) 注射器，その他ディスポ製品使用	(1) 2%ステリハイド清拭 (2) 2%ステリハイド液30分以上浸漬，洗浄，ビニール袋に入れオレンジ色のラベルを貼って洗濯に出す	(1) 2%ステリハイド液清拭 (2) 2%ステリハイド液30分以上浸漬，洗浄，ビニール袋に入れ「ミドリ」と明記し中材へ
食 器 類	(1) ディスポ製品使用（ただし，水痘，麻疹のみ） (2) 箸，スプーン，薬杯，哺乳瓶，乳首は本人専用とする1%ミルトン消毒	(1) 状況により箸，スプーン，薬杯，乳首は本人専用とする（1%ミルトンにて一次消毒後返却する）	(1) 他児との区別不要
生 ゴ ミ	・専用のポリバケツにビニール袋を敷き，まとめてしばり焼却ゴミへ	・専用廃棄袋に入れ焼却ゴミへ	
排 泄 物	・便，尿は汚物流へ ・便器・尿器は流水洗浄後蒸気消毒 ・紙オムツはまとめて焼却ゴミへ	・便，尿は汚物流へ ・便器，尿器は専用とする ・歩行可能者は直接トイレ可	
基準寝具リネン	・専用ビニール袋にまとめて入れ「……の感染」と明記し洗濯へ ① オムツ，オムツカバー ② その他リネンの2袋に分別する	・専用ビニール袋に入れオレンジ色のラベルを貼って洗濯に出す ・オムツ，オムツカバーとその他のリネンは分別して袋に入れる	・専用ビニール袋にまとめて入れ「ミドリ」と明記し洗濯へ ① オムツ，オムツカバー ② その他リネンの2袋に分別する
病 室・床（使用期間中）	・専用モップを使用し2%ステリハイド液で清拭	・専用モップを使用して2%ステリハイド液で清拭 ※ HBs抗体（+）で個室に収容した場合	・専用モップを使用して2%ステリハイド液で清拭
病室・ベッド流行終焉時・退院後	(1) 2%ステリハイド噴霧（30 ml/m²）目ばり2時間以上放置し2回行う (2) 2%ステリハイド液清拭 (3) (1)，(2)を併せて行う	(1) 2%ステリハイド噴霧（30 ml/m²）目ばり4時間以上放置 (2) 2%ステリハイド液清拭 (3) (1)，(2)を併せて行う ※ HBs抗体（+）で個室に収容した場合	(1) 2%ステリハイド液清拭

※使用する薬剤については各施設の感染委員会で選定される

10 症状の緩和

1 機嫌

　小児の機嫌は体調の表現であり，機嫌のよし悪し，笑顔のあるなし，で病児の状態を観察することができます．
　機嫌がよく，顔つきもよい→苦痛がないことです
　不機嫌→気分不快，不安，発熱，疼痛などあり病状の悪化が考えられる不機嫌→顔の表情にあらわれます
　次のような状態は危険のサインです．
❏あやしても笑わない，泣いてばかりいる．
❏目に活気がなく，トロンとしている．
❏目が窪み，うつら，うつら眠ってばかりいる．
❏元気がなく，首を左右に振る．
❏顔をしかめ苦悶の表情をする．
❏周囲の人，物，音に関心を示さない．
　一般の状態（体温，脈拍，呼吸，血圧）および全身の詳しい観察が必要です．

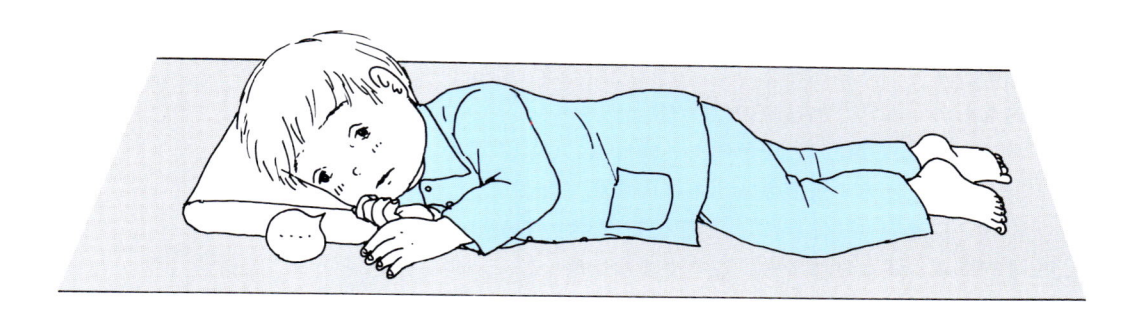

2 泣き・啼泣

　小児の泣き・啼泣に対しては敏感に反応しましょう．泣き・啼泣は乳児や年少児にとって意思表示の重要な手段です．啼泣は一般には不快の表現ですが泣き方によっては身体的・精神的状態を知ることができます．
❏**泣き（啼泣）の原因は何か観察します．**
　・生理的なものか，病的なものかを鑑別する．
　・泣き声，泣き方の様子を把握する．
　・生理的欲求の際の，泣き方を把握しておく．
❏**空腹時の泣き方**：乳首を求めるように，口を動かしながら泣きます．口に物を触れさせると，吸いつこうとします．

●泣き方のいろいろ

空腹時　　　　　　　　　　　　　　　　　　　甘え

おむつの汚れ

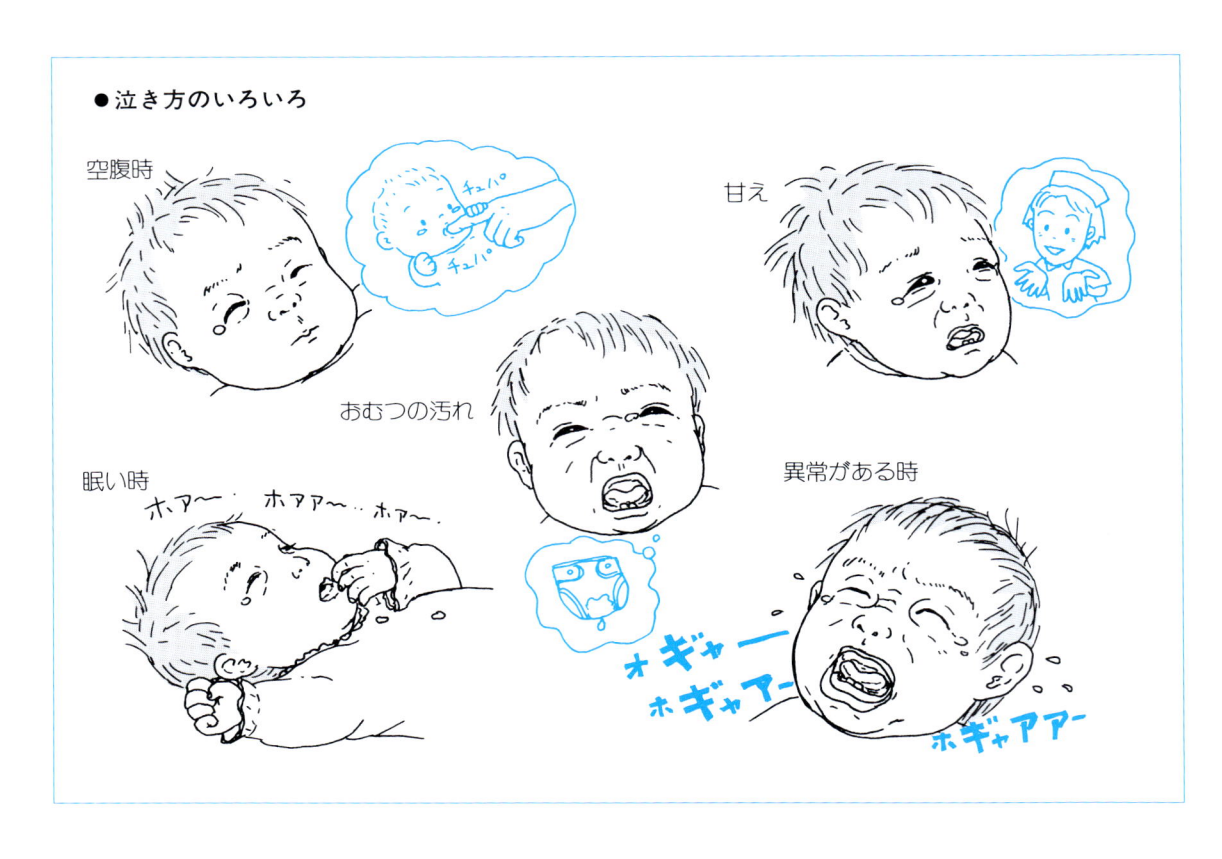

眠い時　　　　　　　　　　　　　　　　異常がある時
ホァ〜　ホァァ〜．ホァ〜．

オギャー
ホギャアー
ホギャアアー

❏眠い時の泣き方：目を細くして，眠そうな様子をし，間欠的に泣き声をあげます．
❏おむつの汚れ，暑い時などの泣き方：不機嫌，不愉快そうに泣きます．
❏甘えの泣き方：感情のこもった，起伏のある泣き方をします．
❏病的なもの（異常がある時の泣き方）
　・号泣：痛み，かゆみ，発熱のある時は激しい泣き方をする．
　・弱々しい泣き方：重症症状（重症の疾患，衰弱）
　・甲高い泣き方（脳性号泣）：脳圧の亢進や中枢神経障害，核黄疸
❏生理的欲求が満たされても，泣きやまない時
　・バイタルサインをみる．
　・顔色．泣く時の姿勢．吐き気．特別な部位を触れると泣く．排泄（尿量．便性）など，全身状態を観察する．

ケアのポイント

❏泣き声や泣き方の意味を理解し，生理的なものと思われるときはそれぞれに対応します．
❏空腹やおむつ，環境が原因でない場合，まず抱きあげて充足感を与えるようにします．
❏話しかけたり，おもちゃであやします．
❏3歳くらいから，感情的に泣いたり，自分の要求を通すために泣くことができます．幼児の心理状態を考慮し，訴えを受けとめる姿勢をとります．意のままに甘やかすのはよくありませんが，無関心でいてはいけません．
❏病的な状態が考えられる場合は，それぞれの症状に対応するケアとともに緊急疾患が考えられる場合は，すぐ医師に連絡，対処します．

泣き入りひきつけ（噴怒痙攣）

- 乳児・幼児が，激しく泣き続けて呼吸を止めることにより，息ができなくなる状態をいいます．
- 失神状態に陥り，チアノーゼを呈し，全身を硬直させることもあります．10〜30秒程度で発作は終わります．
- 原因は，激しい啼泣により，血液の炭酸ガス不足となり，脳血流量が減少することです．呼吸停止による低酸素状態，心拍出量低下を起こし，幼若なための脳の未熟性なども考えられています．
- ケアとしては，特別な治療の必要はありません．具体的には，うつぶせ（または横向き）にして，背中を軽く叩いたり，転ばないための注意をします．呼吸停止が長く続く時は，タッピングなどして，自発呼吸を促します．

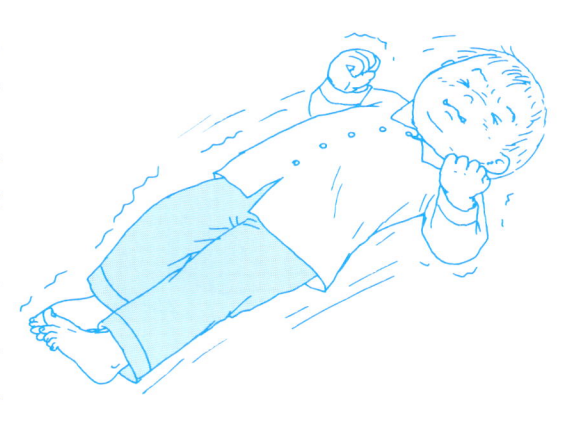

夜泣き

- 入院による環境の変化，疾患症状による睡眠周期の変化などで深い眠りが得られなくて，覚醒し泣くことがあります．
- ケアとしては，入院環境に慣れさせ，睡眠の環境（照明，静けさの確保，おむつの交換，その他）を整えることです．

3 安楽

　安楽とは小児が訴える症状（発熱，痛い，かゆい，だるい……）を一時も早く楽にするために適切なケアを提供し苦痛をとり除くことです（発熱があれば解熱を図る．疼痛があれば疼痛をとり除く）．身体的苦痛の緩和には体位・姿勢を工夫してあげましょう．

- 喘息発作や胸痛のある場合は起坐位にしましょう．
- 小顎症やピエール・ロバン症候群で舌根沈下の予防には腹臥位（仰臥位は肩枕を使用）にしましょう．
- 四肢，体幹の突っ張りがあり仰臥位がとれない場合は反射抑制の姿勢を時々しましょう．
- 未熟児や乳児では上体挙上，腹臥位は安楽の体位ですがモニターをつけた状態のときにのみにするほうがよいでしょう．
- 浮腫のあるとき，腹部膨満のあるとき（ガス抜き）など，それぞれの症状のケアを行い安楽への援助を行いましょう．
- 検査後や術後の安静での同一体位の保持は最小限度の時間内にとどめましょう．学童以上の年齢になると，検査後や手術後の安静には緊張が強く，全身硬直状態で臥床していることもあるので，手指先や足底・足指先に刺激を与える軽度のマッサージ，状態によっては背部に4つ折リタオルを挿入，などいろいろと試みて，緊張を緩和できるようにします．

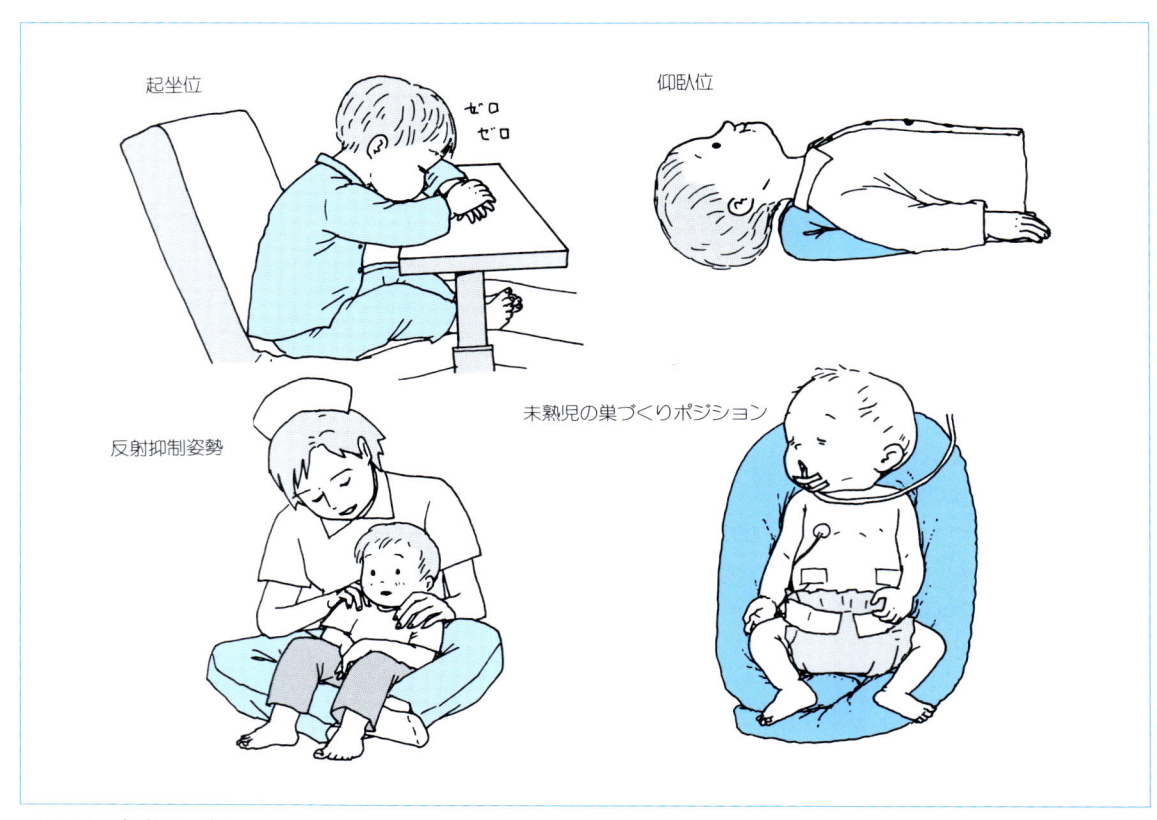

図 6-30 安楽な姿勢

4 かゆい（掻痒感）

皮膚疾患の一つの症状として"かゆみ"があります．患児が"かゆみ"を訴える皮膚症状には尋麻疹，小児ストロフルス，アトピー性皮膚炎，汗疹，薬疹，絆創膏その他による皮膚炎などいろいろな状態があります．

(1) かゆい状態の観察

☐発疹状か湿疹状かチェックしましょう．
☐かゆい部分はどこか．全身性か，局所性かチェックしましょう．
　・例えば　尋麻疹や薬疹は全身性であり小児ストロフルスは四肢に多い，アトピー性皮膚炎は関節，ことに肘や膝の関節の屈側面，項部，殿部，大腿後面などに強く現れる．
☐かゆい症状を訴える程度と時間帯，状態をチェックしましょう
　・かゆみが激しい，それほどでもない，脂漏の有無．
　・就寝時暖まると"かゆみ"が強くなる．
　・乳児では首を振って着物の襟でこするか，爪でひっかいた痕があるか確める．幼児では，かゆみの部分をはっきり示せない．
　　※幼児以上では自分のかゆみを訴えることができます．
　　※糖尿病，黄疸，蟯虫症などの患児では随伴症状として"かゆみ"を訴えることがあります．

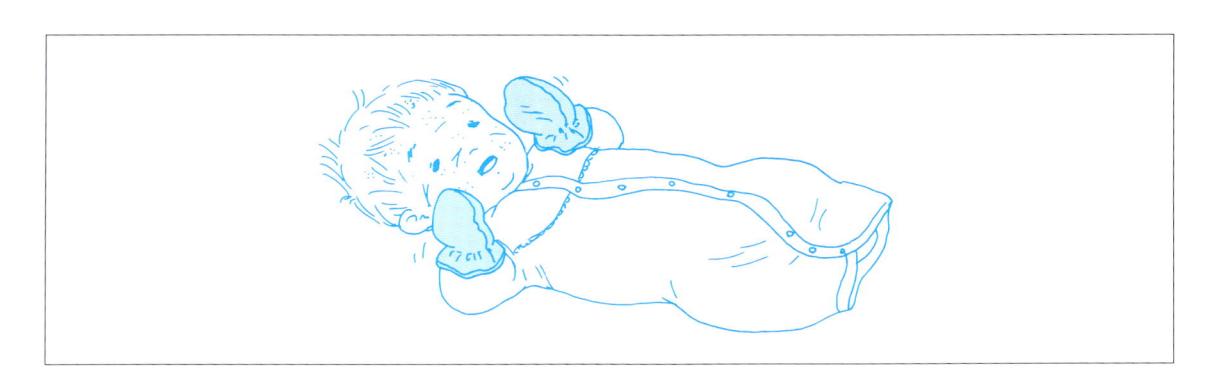

(2) ケアのポイント
- ❏皮膚を清潔にするのは治療上大切なことです．ひっかき傷からの感染予防にもなります．
- ❏石けんは両手掌で十分泡たててから使用し，丁寧に洗い流します．
- ❏肌の水分はこすらないで拭きとります．
- ❏かゆみ止めの薬を塗布します－抗ヒスタミン剤，場合によってはステロイド軟膏が使われます．
- ❏皮膚の乾燥を防ぎます．
- ❏抗ヒスタミン剤，鎮静剤の与薬をすることがあります．
- ❏爪などでひっかかないように年齢によっては手袋をします．
- ❏冷罨法が"かゆみ"を軽減します．冷やすのが不快でなければ行います．
  - ＊虫刺されて"かゆみ"が生じた場合には，消毒用エタノール湿布が効果的です．

5 発熱

- ❏小児の発熱の特徴を理解しましょう．
  - ・小児は年少なほど体温調節機能が不十分で体温が変動しやすい．
  - ・発熱を症状とする疾患が多い（疾患によっては特徴的熱型を示す）．
  - ・抵抗力が弱いため，細菌やウイルスの感染を受けやすく，発熱しやすい．
  - ・乳幼児の高熱は熱性痙攣を起こしやすい．
  - ・伝染性疾患によるものが多い（伝染性疾患には発疹を伴うものが多い）．
  - ・感染の程度や疾患の重症度は必ずしも比例しない．
  - ・発熱すると容易に脱水状態に陥りやすい．
- ❏発熱の状態を観察しましょう．
  - ・発熱が突然か，前駆症状（不機嫌，元気がない，食欲がない，悪寒がするなど）の有無
  - ・発熱の経過（熱型），発熱の持続日数はどうか．
- ❏一般の状態を観察しましょう．
  - ・体温：発熱時は発汗を伴うことが多いので，腋窩検温の際は汗をよく拭き，皮膚に密着させて確実に測定する．
  - ・脈拍・呼吸：体温が上昇すると脈拍数・呼吸数は上昇する．通常体温が1℃上昇すると脈拍数は10～15増加する．
  - ・機嫌：よし悪し，笑顔の有無，周囲への関心，苦しそうな顔つきの有無
  - ・活気：顔色，紅潮，蒼白，チアノーゼのこともある．
  - ・啼泣，食欲，哺乳の様子

表 6-8　小児の正常体温と呼吸・脈拍数

年齢区分	正常体温（腋下温）	呼吸数（1分間）	脈拍数（1分間）
新生児	36.7～37.5℃	40～45	140～120
乳児	36.8～37.3℃	30～40	130～120
幼児	36.6～37.3℃	20～30	100～110
学童	36.7～37.0℃	20	80～90

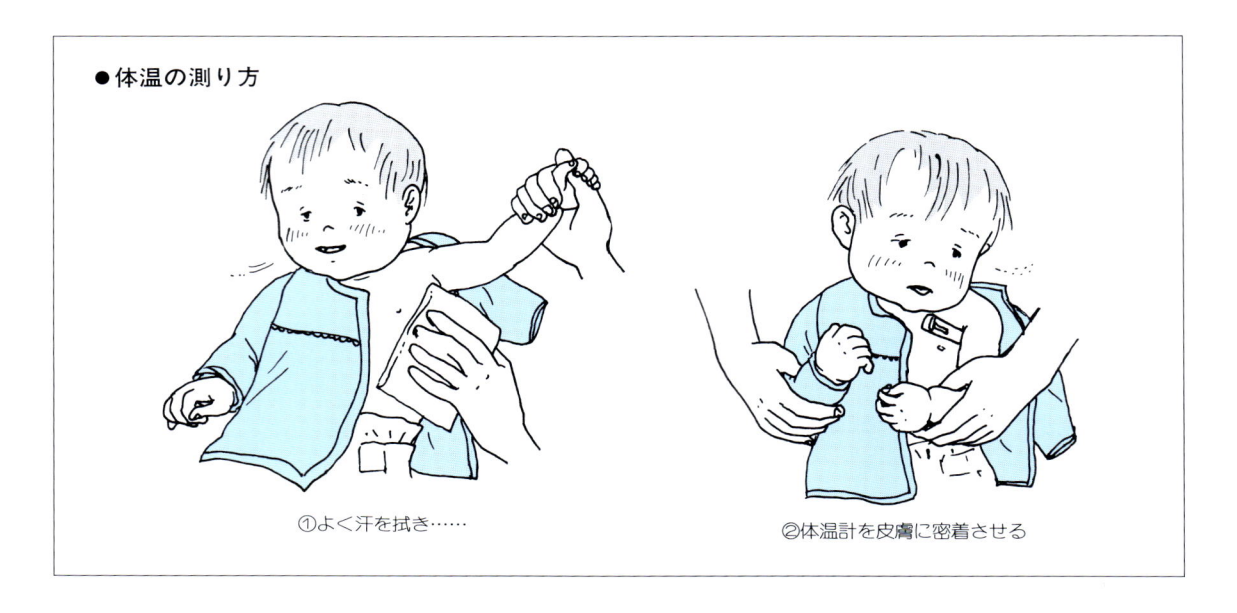

●体温の測り方

①よく汗を拭き……　　②体温計を皮膚に密着させる

❏その他：状態を観察しましょう
  ・発熱に伴ってあらわれた状態か，発熱の原因疾患による状態かについて注意深く観察する．
  ・発疹の有無
  ・脱水症状の有無；水分摂取の状況，口渇，舌や口唇の乾燥，皮膚の状態（乾燥・弾力性），眼の窪み，尿量減少など．
  ・皮膚：出血斑，発赤，浮腫，腫脹
  ・頸部の腫脹
  ・眼：結膜の充血，眼脂，羞明
  ・耳：耳痛，耳漏．
  ・口腔内；アフタ，コプリック斑，イチゴ舌．
  ・食欲減退，乳幼児では嘔吐，下痢（便性に注意）
  ・咳嗽，鼻汁，咽頭発赤，呼吸困難
  ・チアノーゼ，四肢の冷感
  ・痙攣，意識障害
  ・疼痛；腹痛，全身の筋肉痛，関節痛，その他
  ・排尿回数，排尿量，排尿痛，頻尿，尿混濁

●解熱

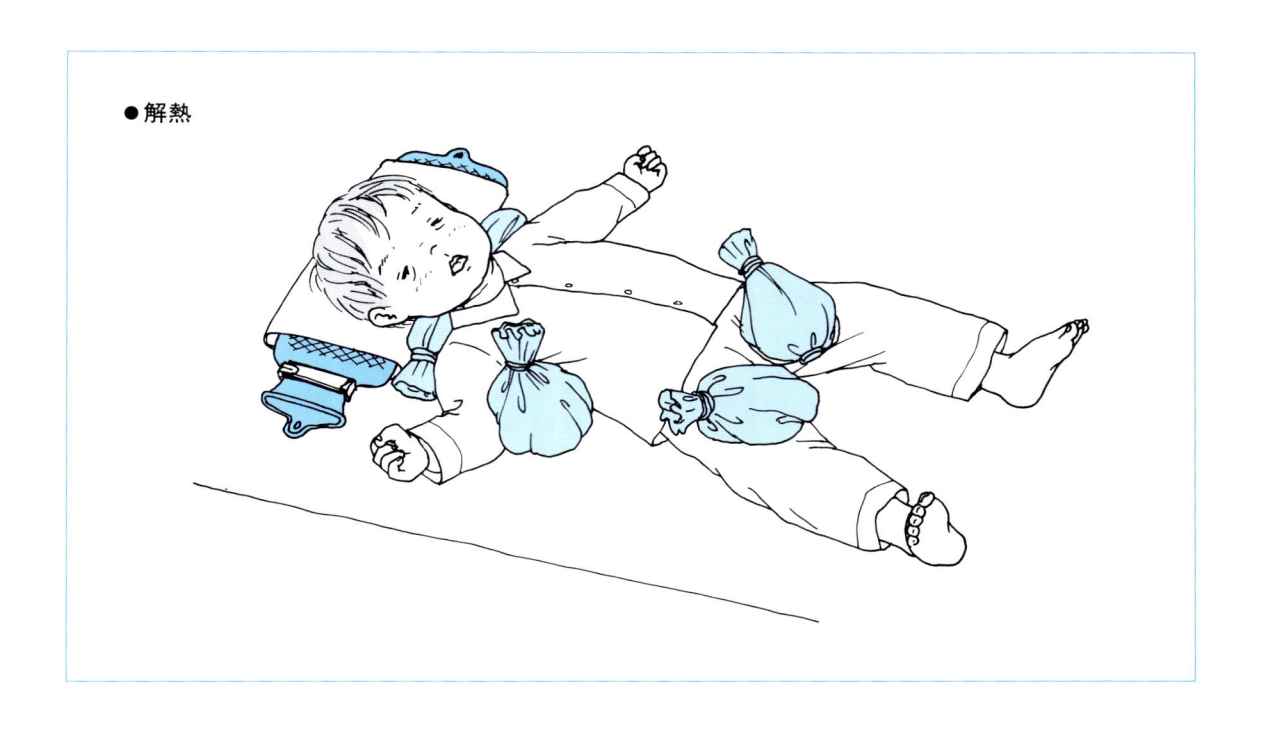

❑生活環境について観察しましょう．
　・伝染性疾患との関係；近所，保育園，幼稚園で麻疹，風疹など伝染性疾患の流行はないか．
　・最近，発熱のある人，風邪症状のある人との接触の有無
　・気温との関係，病室の室温・湿度
　・衣服は適切か．
　・予防接種の有無（麻疹の予防接種はほぼ一定の時期に発熱する）

ケアのポイント

❑体温測定
❑環境の調整と小児の安静：病室を至適環境に保ち，衣服の調節をしましょう．安静が保てる環境をつくりましょう．
❑解熱をはかる：氷枕，氷囊を使用する．
　　　　　　　高熱時は頸部・腋下・鼠径部に氷囊を使用する．年少児ではディスポーサブルの手袋に氷を入れて使用すると効果的です．
❑保温する：悪寒，四肢冷感のある場合は保温しましょう．
❑水分の補給：小児の体重1kgあたり水分必要量を目安にしますが，発熱時の呼吸数の増加，発汗などによる水分喪失を考慮して水分を必要量より多く与えます．
❑栄養の補給：食欲に応じ食事処方を変更し食べることを促しましょう．
❑二次感染の予防：口腔の清潔と口内炎の予防，身体の清潔を保ちましょう．
❑解熱剤の使用：坐薬が多い．使用後は体温測定を頻回に行いましょう．
❑検査（原因疾患の診断のため）の援助
❑原因疾患治療の介助
　隔離消毒：伝染性疾患の疑い・原因不明の高熱・発疹の時は隔離する．看護者は隔離手順を守る．

6 痛み（頭痛・腹痛・その他）

　小児は痛みに対する感覚が十分発達していないため，痛みに対する反応が鈍く，年齢が低ければ低いほどその傾向は強くみらます．また，小児は痛みを正確に表現することができません．痛みとして訴えられるようになるのは年長児からで，乳幼児では痛みを正しく表現することができず，痛みの判断は動作・表情を見て推測しなければなりません．

❏ **痛みの状態を観察します．**

- 乳児の痛みの表現を顔貌，機嫌のよし悪し，睡眠の良否，食欲の有無，啼泣の姿勢，さらに裸にして全身状態の観察を行う．
- 3歳ごろになると自分で痛みを訴えるようになる．しかし，正しく痛みの部位を訴えることは不可能である．小児の曖昧な訴えにふり回されることなく，痛みの部位や程度の正確な把握に努める．
- 痛みの表現の把握
    - ◆口内痛：授乳を嫌い，よだれが多くなる
    - ◆頭　痛：髪をひっぱる．顔をひっかく
    - ◆耳　痛：耳介を軽くひっぱると泣く
    - ◆腹　痛：腹部に触れると下肢を緊張させる
    - ◆四肢・関節痛：手足を動かすと激しく泣く
    - ◆顔　貌：痛そうな表情，額にしわを寄せる，泣きだしそうな顔つき，ゆがんだ表情，唇を固く結ぶ，歯を食いしばる，下唇をかむ
    - ◆啼泣，発声：うなる，叫ぶ，悲鳴をあげる，あえぐなど
    - ◆体動，動作：まったく動かない，または体動が激しい，痛い部分を手などでおおう
    - ◆どこかに触れると：啼泣，発声，表情，動作が変わる（圧痛の有無の確認）
    - ◆言葉による訴え：二語文が話せる幼児では，痛みの訴えが正確でない．幼児後期では，ある程度部位を言えるが，処置を予測して痛みを隠すことがある．学童では，痛みの訴えがだんだん正確になってくる

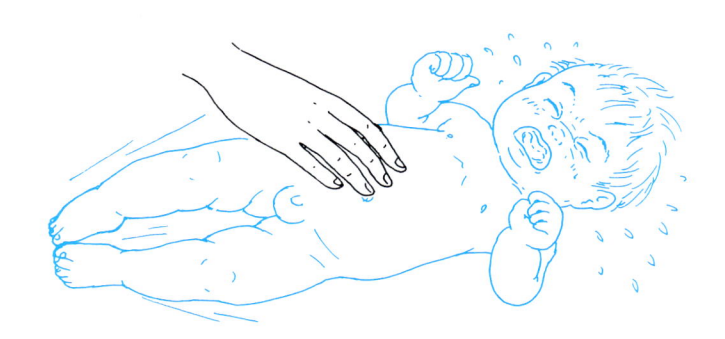

❏ **ケアのポイント**

- 痛みの訴えについては，種類にも，感じ方にも，個人差があるが，決してないがしろにすることはできない．「大袈裟だ」と考えられる場合もあるが，まず，原因の追及と痛みの緩和に努力する．
    - ◆痛みの表現の把握
    - ◆痛みの訴えの把握

◆安静，安楽
◆原因の除去：原因の検査，治療の援助
◆睡眠の援助
◆食欲不振の援助

(1) 頭痛

　小児が頭痛を訴える原因疾患としては，血管性頭痛あるいは片頭痛，熱性感染症に伴うものが頻度としては多く，その他，起立性調節障害（OD），自律神経性てんかん，心因性頭痛などもあります．脳腫瘍その他頭蓋内圧亢進を起こす疾患は頻度としては少ないようです．

❏頭痛の状態を観察します
・頭痛の表現様相
・痛みの性質：
◆頭のどこが痛いのか
◆急性か，慢性か，反復性か
◆頭痛の持続時間
◆ずきん，ずきんと拍動性か，割れるような感じか，圧迫感か，頭重感か

❏前駆症状の有無について
・耳鳴り，眩暈，難聴

❏その他の症状について
・熱性感染症状－発熱：鼻汁，鼻閉，咽頭痛
・歯痛，肩凝り，首凝りその他異常の状態をチェック

ケアのポイント

❏痛みの表現，訴えを正確に把握します．
❏両こめかみ部位の指圧・マッサージ，項部の指圧・マッサージを試みます．
❏温罨法または冷罨法を患児の好む方法で行います．
❏環境を整えます（換気，音，光など）．
❏頭を平らに安静臥床とします．
❏原因疾患の治療のための援助を行います．

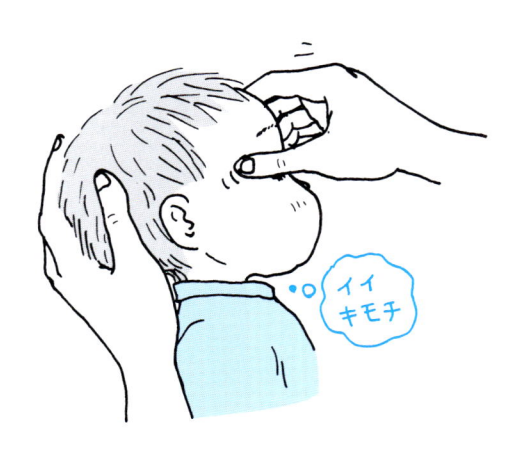

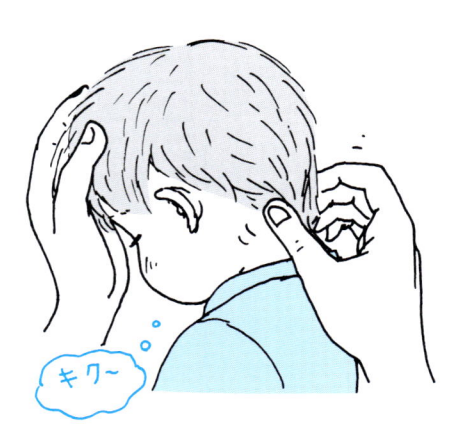

❏薬物治療の援助（鎮痛剤の与薬）を行います．
❏脳圧亢進症状がある場合の援助を行います．
　・脳圧降下剤（マンニトール，グリセオール）の使用
　・ステロイド剤の使用
　・髄液採取――などの治療が行われる．

(2) 腹痛

　腹痛は小児の痛みの中でも最も頻度の多いものです．原因疾患には器質的・機能的いずれの疾患もあります．腹痛を自分で訴えられるようになるのは，3歳ごろからで，それ以下の乳幼児では機嫌が悪い，泣くなどの症状から腹痛を疑うことが多く，とくに腸重積症時の乳児の甲高く間欠的な泣き方は特徴的です．

　年齢からみた腹痛を起こす主な疾患を以下に示します．

新生児――――臍炎，臍帯ヘルニア，臍の血栓性静脈炎・静脈周囲炎，先天性消化管閉塞症
乳児――――便秘，腸重積症，鼠径ヘルニア嵌頓，上気道炎，消化不良症，牛乳アレルギー，アレルギー性紫斑病，ヒルシュスプルング病，先天性消化管狭窄症
幼児・学童――アレルギー性紫斑病，上気道炎，急性胃腸炎，虫垂炎，腹性てんかん，外傷神経性腹痛

　ケアのポイント

❏腹痛の状態を観察します．
　・腹痛の表現様相，痛みの性質，訴えを正確に把握する．
　・腹部のどの部分が痛いのか．
　・腹痛の起こり方（食事との関係），痛みの程度（仙痛か鈍痛か，表在性か深在性か）と性質では発作性か，持続性か，周期性かおよび経過のチェック
❏一般状態：顔貌，機嫌（よい，悪い），便秘，発熱（有無），脈拍の観察をします．
❏その他の症状について：腹部膨満（鼓腸），嘔吐，下痢，皮下出血，黄疸など
❏部位：いきなり痛い部位には触れず，痛くなさそうな周囲より触れて，痛がる部位の観察は最後にします．
❏体位：患児の好む体位をとらせる．一般には前屈させて腹部の緊張をとく体位が望ましいです．
❏温罨法：急性炎症の場合はタブーなので施行前には必ず医師の指示を受けます．
❏腹部マッサージ：便秘以外の腹痛でも，軽くマッサージをすると痛みが軽減されることがありま

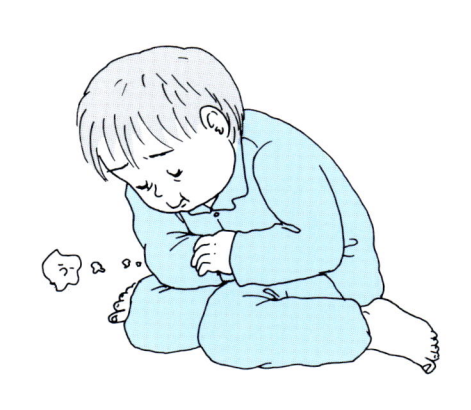

す．とくに便秘，鼓腸のある場合は腹部マッサージにより排ガスを促すことが痛みの軽減に有効です．
☐浣腸：排便を促す目的と便の性状観察の目的で行います．便性の確認は医師とともに行います．
☐原因の検査，治療の援助：状態により緊急検査，鎮痛剤が使用されます．

7 だるい（浮腫・倦怠感）

　小児が自分から，からだが"だるい・疲れた・疲れやすい"と訴えることができるのは学童期ごろからです．
　乳幼児は"だるそうだ，疲れているらしい"という他覚的な観察により，推測します．
　小児に，だるさを感じさせる代表的な症状として浮腫や倦怠感があります．

(1) 浮腫

　浮腫は全身性浮腫（心臓性，腎性，肝性，栄養障害性），局所性浮腫（炎症性，血管神経性）として発生します．新生児や未熟児の一過性浮腫もあります．

☐浮腫の状態を観察します．
- 部位と程度
   - ◆全身性か局所性か，身体のどの部分に顕著であるか．
   - ◆心臓性の浮腫：下肢に著明で，寝ている子どもでは下になっている部分に著明
   - ◆腎性浮腫：眼瞼から出始める．
   - ◆肝性浮腫：腹腔内に体液がたまる．
   - ◆潜在性浮腫か顕著性浮腫か．
   - ◆眼瞼浮腫の有無
   - ◆衣服のしわあと，下肢の圧痕の有無
   - ◆硬性浮腫の有無（圧痕はできない）
   - ◆皮膚の状態：色調（浮腫のある皮膚は，光沢があって蒼白・薄弱），弾力性，乾燥度，感覚異常の有無

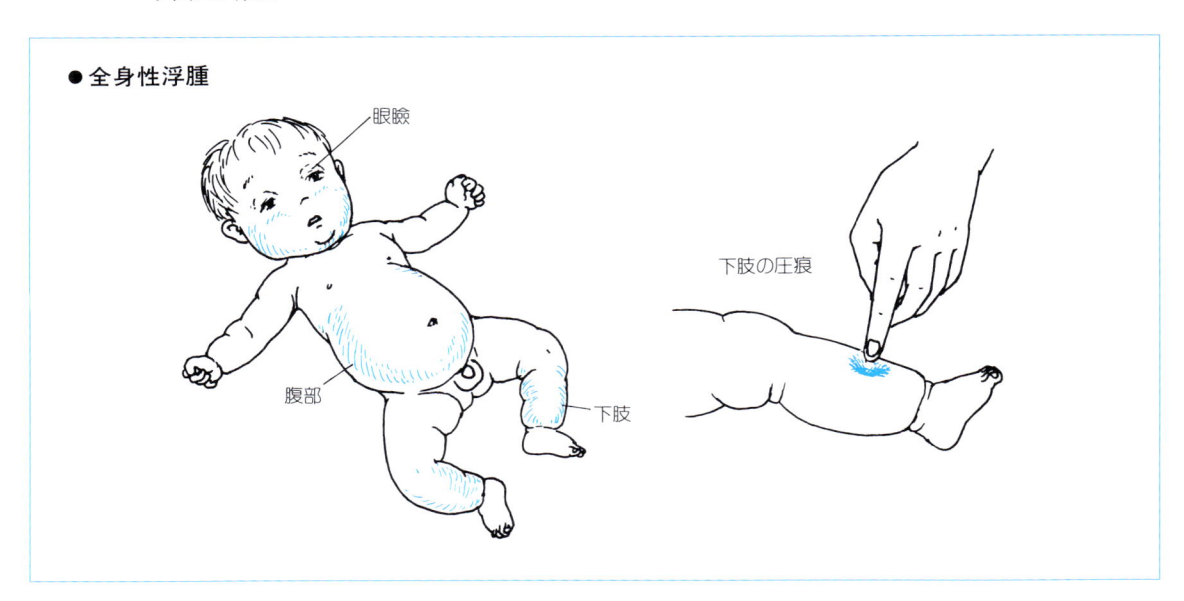

●全身性浮腫

- 一般状態について
    - ◆機嫌：強度の浮腫は不活発，不機嫌，臥床が多くなる．
    - ◆体温，脈拍，呼吸，食欲，利尿剤使用中は血圧の変化に注意
- 全身性浮腫がある場合
    - ◆倦怠感，貧血の有無，食欲不振，悪心・嘔吐，頭痛，下痢，便秘
    - ◆尿毒症の前駆症状（意識障害，悪心，頭痛）
- 局所性浮腫がある場合
    - ◆肺：呼吸困難，チアノーゼ，喘鳴など
    - ◆脳：痙攣，頭痛，嘔吐など
    - ◆腹部（腹水）：呼吸困難，食欲不振，悪心・嘔吐の増悪

表 6-9　小児の尿量

年　齢	1　日　量
第 1 日	17 ml
第 2 日	40～50
第 8 日	250
6 か月	500～600
5～7 年	800
8～14 年	900～1,000

表 6-10　小児の血圧

年齢 (歳)	収縮期圧（mmHg）		拡張期圧（mmHg）	
	範　囲	平均値と棄却限界	範　囲	平均値と棄却限界
2	118～96	105±17	78～56	68±15
3	116～92	103±16	78～56	68±16
4	118～94	106±22	88～56	70±23
5	120～92	108±15	88～48	67±22
6	124～94	111±15	86～46	70±18
7	128～98	112±16	82～54	67±14
8	124～94	112±16	88～56	70±17
9	132～97	111±18	86～48	66±17
10	134～90	112±22	82～43	64±20
11	132～92	115±22	86～44	69±20
12	132～98	115±16	84～40	63±17

（岡本による）

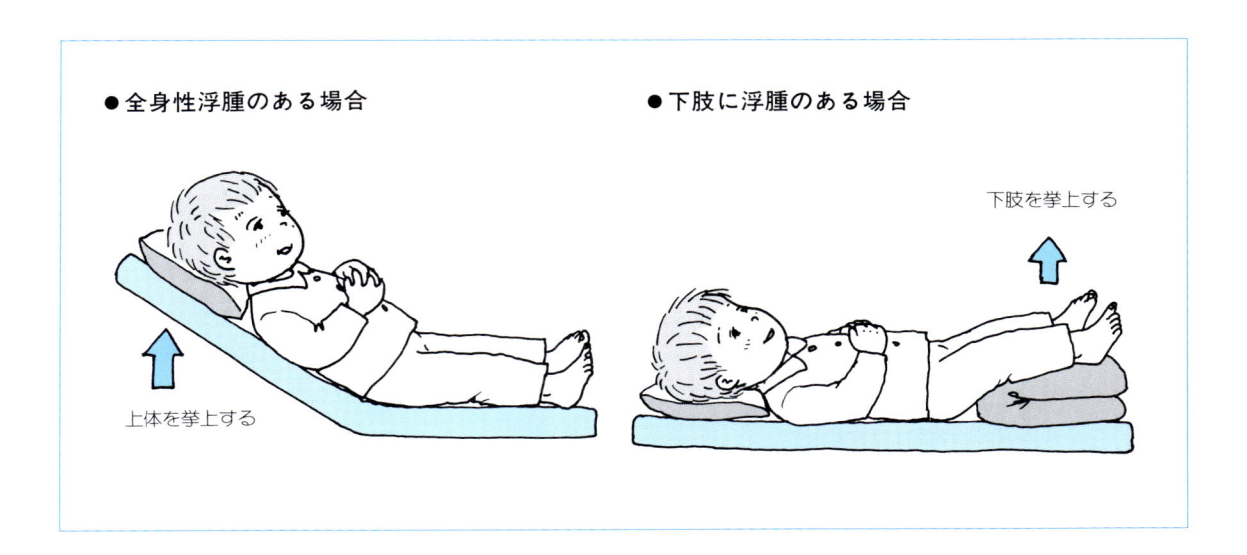

● 全身性浮腫のある場合　　　　　●下肢に浮腫のある場合

下肢を挙上する

上体を挙上する

□ ケアのポイント
- 次の測定を定期的に行い，浮腫の状態を把握する．
    - ◆尿量，体重，腹囲（腹水のある場合），血圧
    - ◆水分出納
    - ◆尿検査（尿比重，尿蛋白など）
    - ◆腹囲測定：巻尺（布製）を用いて測定する．巻尺を臍上部に通し一周させて測定する．腹部腫瘍や腹水のある場合は最も腹囲の大きいところで測定するか，正確にするため測定部位にマジック，皮膚鉛筆などで印をつけておくとよい．浮腫のある場合には測定した初日をもとに増減をみていきます．
- 安静・保温
    - ◆安静を保ち，保温に心がける．不安・興奮を避けて精神的な安静に努める．
    - ◆年長児に対しては安静の必要性が納得できるように説明をする．
    - ◆年少児に対してはベッド上で楽しめる音楽や絵本，ブロック遊びなどを考える．
    - ◆体位の工夫，体位交換
    - ◆全身性浮腫，心臓性浮腫，腹水などのある場合は，上体をやや挙上させる．
    - ◆下肢に浮腫がある場合は下肢を挙上させると浮腫が分散される．
    - ◆自力で体位の変換ができない子どもには2～3時間ごとに（時間を決めて）体位変換を行う．
    - ◆膝枕，背部の支えになるものなどを適宜使用する．とくに褥瘡の予防には保温・吸湿性に富み軽い物がよい．マットレスが硬い場合には，敷布団，エアーマット，スポンジマットなどを使用する．
    - ◆衣類は柔らかくて吸湿性のよい，ゆったりとしたもの，腰回りや袖口の皮膚がゴムで圧迫されないように調節する．

- 浮腫の軽減
  - ◆ Na の制限，食事制限，水分制限：疾患により，Na 制限食，高蛋白食，蛋白制限食が指示される．浮腫の原因，程度により無塩食から開始される．食欲不振となることがあるが許可された範囲の量はきちんと摂取できるよう配慮する．水分は一般的には制限される．食事内水分量と食事外水分量とに分け，食時外水分では口渇や服薬のための分量などが効果的に摂取できるようにする．
- 医師の指示による利尿剤の使用
  - ◆ 正しく与薬する：与薬回数は1日1回，2回，3回などの別があるが，通常早朝に排尿と体重測定を行ったあと，朝食後に与薬する．1日2回の場合では，夕食後の午後6時までに与薬し，夜中の利尿とならないようにする．1日3回の場合は，なるべく8時間ごとに与薬するのが効果的である．
  - ◆ 利尿剤使用中は効果と副作用の観察が重要である．
  - ◆ 効果は尿量，水分摂取量，体重，腹囲，浮腫の状態などで判断する．
  - ◆ 副作用の主なものは電解質バランスの異常，代謝異常，好酸球減少，胃腸障害などがある．とくに注意しなければならないのは利尿が著明で低カリウム血症（筋力低下，食欲不振，悪心・嘔吐，不整脈），低ナトリウム血症（脱力感，全身倦怠，無力様顔貌，悪心・嘔吐，口渇，食欲不振，筋力低下，知覚障害，不穏，痙攣）である．
  - ◆ 副作用の発現をみたら早急に医師に報告する．
- 感染予防
  - ◆ 皮膚および粘膜の清潔：とくに頸部，腋窩，股間，陰部，の清潔，口腔内を清潔に保つ．注射，採血時の穿刺部位の清潔，絆創膏による皮膚のかぶれ損傷に注意する．気温の寒暖の変化に注意し，上気道感染を防ぐ．
- 検査・処置の援助

⑵ 倦怠感

患児が倦怠感を表出する状態はさまざまですが，代表的な疾患には次のものがあります．
- 貧血
- 肝臓疾患（肝炎，肝硬変）
- 甲状腺機能亢進症，低下症
- 心身症
- 循環器疾患（先天性心疾患，原発性肺高血圧症）
- 呼吸器疾患（慢性肺疾患，アデノイド）
- うつ熱（代謝内分泌疾患）

☐観察：症状の観察をします．
- 年長児では訴えをよく聞くこと：だるさの程度，全身性か，手足だけか，頭が重い，目が疲れる，あくびが出る，いらいらする，気が散る，活気がないなど
- 乳児・幼児では，他覚的症状とくに顔の表情に注意します：表情が乏しい，活気がなくあやしても笑わない，食欲がない，ごろごろ寝ていることが多い，食欲がない
- その他の状態：バイタルサインのチェック，浮腫，感冒症状，発汗，下痢，便秘の有無

☐ケアのポイント：原因を考えそれに合ったケアをします．
- 疾患に応じた対症ケア：例えば肝炎では肝炎の治療がスムーズに行えるようケアをすることが重要です．

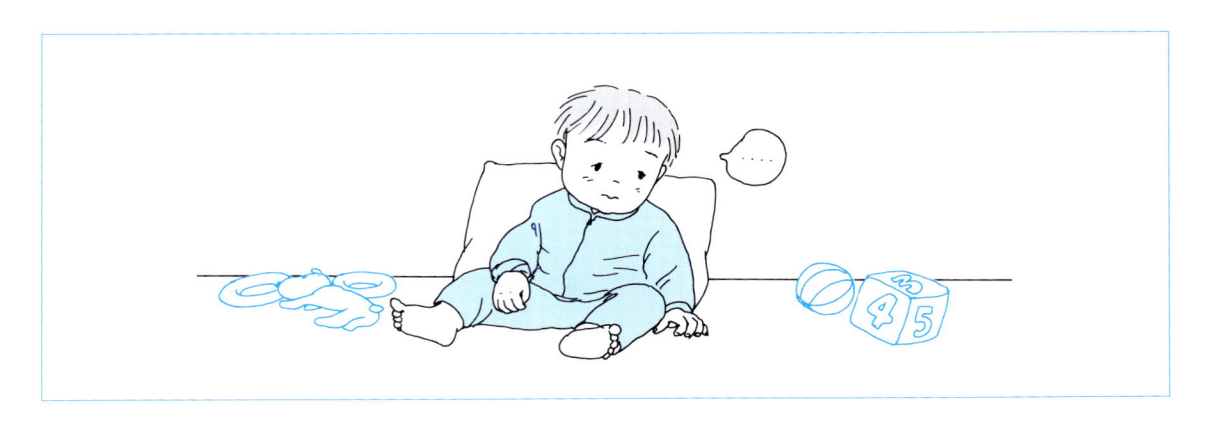

8 　気持ち悪い（悪心・嘔吐）

　年少児では気持ちが悪く嘔吐しそうな時に使う言葉に"ゲー"が出る"ゲボ"したいなどと表現することがあります．
　年少児では単に過食で嘔吐することもありますが，嘔吐を主症状とする疾患もあります．
　　※原因は反射性嘔吐，中枢性嘔吐，心因性嘔吐に大別されます
☐乳児では呑気や啼泣のこともあります．
☐年長児では心因性嘔吐や神経性食思不振症があります．
☐消化器性疾患では先天性の消化管閉塞症・狭窄，後天性では消化管の炎症性疾患，例えば胃腸炎，虫垂炎，肝炎，嵌頓ヘルニアなどがあります．
☐消化管以外の疾患では中枢神経系：髄膜炎，頭蓋内出血，脳腫瘍，脳浮腫，脳炎など
　　　　　　　　　　　　　呼吸器系：呼吸器感染症，咳嗽
☐その他薬物の副作用，抗癌剤，ジギタリスなどいろいろあります．
　　※悪心嘔気・嘔吐吐物の状態を観察しましょう．

ケアのポイント

☐悪心・嘔気
　・乳児や年少児では悪心・嘔気を訴えることができないので一般状態から判断します（発汗，流涎，顔面蒼白，不安表情，今にも吐きそうに身をかがめるなど）
☐悪心・嘔吐
　・嘔吐のきっかけは何か：吐気，頭痛，不快感，咳嗽はどうかなど
　・食事や授乳時間との関係：食事や乳汁の品質，量，与え方の時間的関係はどうか
　　　　　　　　　　　　　　（乳児では吐乳と溢乳を混同しないように）
　・痙攣性か弛緩性か（だらだらと吐くか，噴水状に吐くか）
☐吐物について
　・吐物の量，回数：量と回数の多少は全身状態に与える影響が大きい
　・吐物の性状：血液，胆汁，食物残渣の混入，臭気の有無（とくに便臭）
　　＊その他の脱水症状の有無，一般状態と随伴症状を観察しましょう．
☐吐物の誤嚥，窒息の予防
☐吐物の処理
☐口腔の清潔

❏経口摂取可能な場合は，水または刺激の少ない物を少量ずつ与える．
❏嘔吐が繰り返される場合は経口摂取が禁じられる．
　◆胃カテーテルの留置，胃内容の吸引，胃洗浄などが行われる．場合によってはカテーテル先端を解放し胃液の吸引量を一定時間ごとに計測する．
❏制吐剤，または鎮静剤を与薬することがある．
❏嘔吐の誘発を避ける．
　◆乳児では授乳後の排気を十分にし，上体を高位で顔を横に向ける：授乳時の呑気に注意し途中で排気させるとよい．
　◆年長児では胃部を暖める，または氷嚢を当てて冷やすと静まることがある．
　◆心因性嘔吐では暗示が効くこともある．
❏原因の鑑別と治療への援助

●嘔吐の誘発を避ける

排気
顔を上に向ける

温める，または冷やす

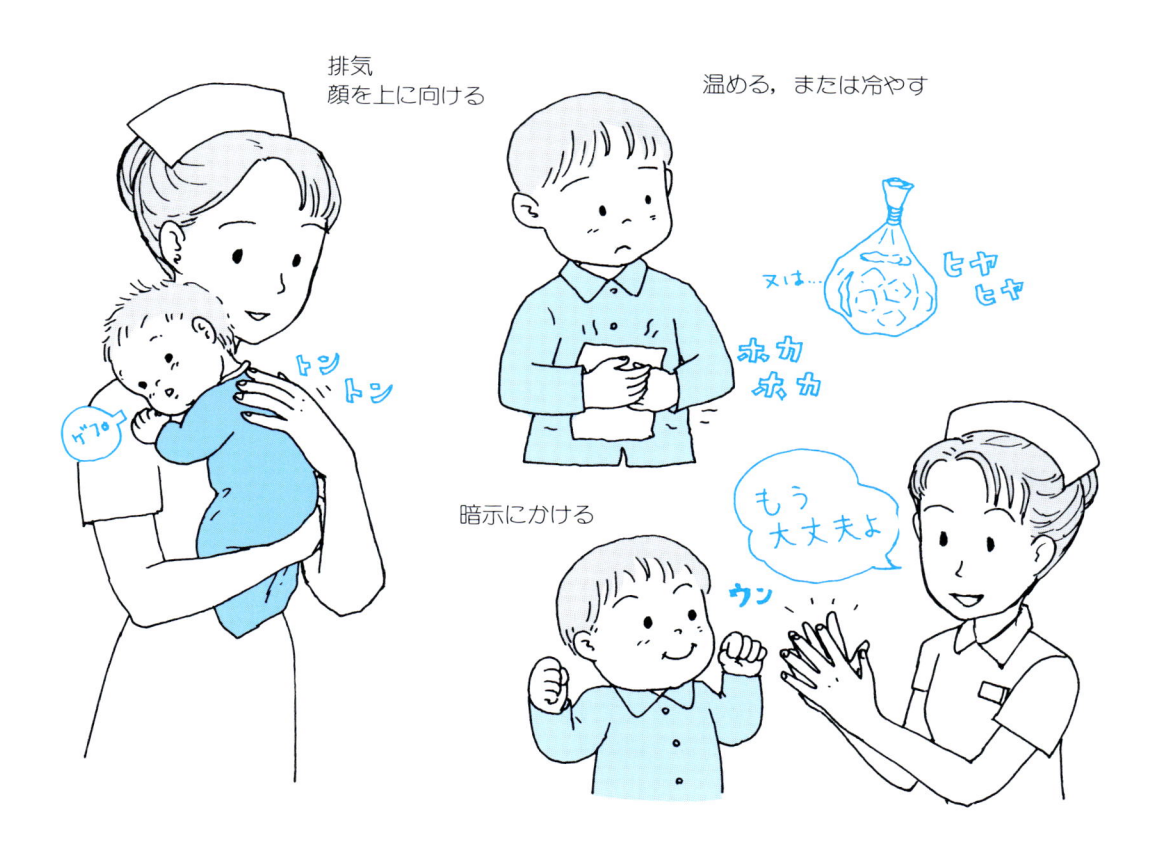

暗示にかける

9 息苦しい（呼吸不全）

　息苦しいと感じる時は呼吸が正常にできない状態です．言葉で訴えることのできない乳幼児では他覚的にみて判断することになりますが呼吸のチェックは体温，脈拍と同様バイタルサインの大切な項目です．

ケアのポイント

(1) 呼吸状態の観察
　❏数と深さ：多呼吸，徐呼吸，過呼吸，浅表性呼吸，無呼吸発作
　❏型（図6-31）
　　・陥没呼吸（咽頭部，心窩部，季肋部，肋間部），肩呼吸，鼻翼呼吸，下顎呼吸，呻吟呼吸（喉から出る低く短いうめき声），起坐呼吸，シーソー呼吸
　　・チェーンストークス型呼吸（10～30秒の無呼吸のあと，次第に呼吸数と深さを増し，次で，次第に減じて無呼吸となるもの，これが繰り返し現れる．循環不全や尿毒症，脳圧の亢進時にみられる）
　　・ビオー型呼吸（浅い，深い，の呼吸と，10～30秒の無呼吸が不規則に起こるもの，髄膜炎の時みられる）
　　・クスマウル大呼吸（深く，ゆっくりした呼吸で，尿毒症性昏睡，糖尿病性昏睡など，代謝性アシドーシスの時にみられる）
　❏呼吸音，肺雑音，喘鳴，鼻閉，咳嗽，喀痰の有無を確かめます．

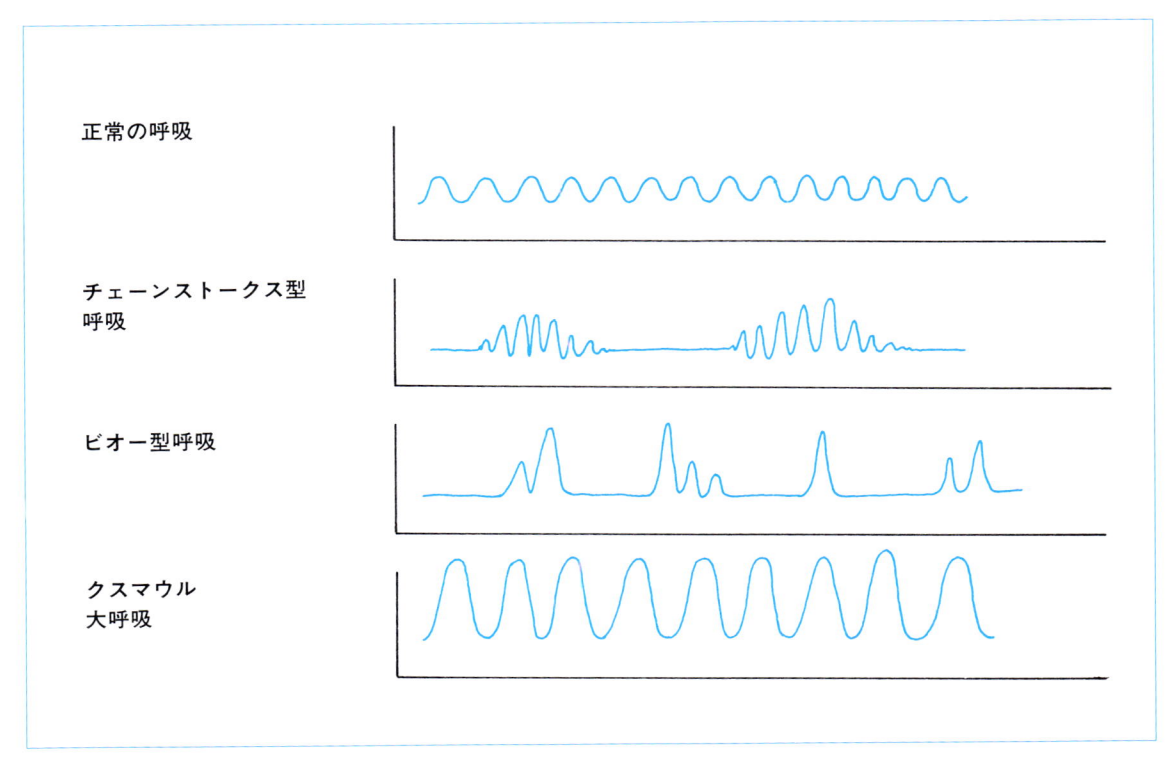

図6-31　呼吸の型

⑵ 一般状態と随伴症状の観察
　❏発熱，脈拍の異常（頻脈，徐脈，不整脈），チアノーゼの有無
　❏不機嫌ではないか
　❏嘔吐，腹部膨満の有無
　❏睡眠障害はないか（不眠，浅眠）
　❏意識障害はないか
　❏血液ガス分析，胸部Ｘ線写真など，検査結果を把握しましょう

⑶ 呼吸方法の練習
　❏深呼吸：背すじを伸ばし左右の両手を上げながらお腹をふくらませるようにして鼻からいっぱい息を吸う，ゆっくり両手を下ろしながら息を吐きます．
　❏腹式呼吸：仰臥位をとり，お腹をいっぱいふくらませるように鼻から息を吸い込みます．息を吐く時は思い切りお腹をへこませるように口から息を吐きます．慣れてきたらお腹に電話帳か厚手の本などをのせて上下に動くかを確認しながら行います．
　❏風船をふくらませる，ハーモニカ，ピアニカ，ラッパなどの吹く楽器で練習するのもよい方法です．
　❏呼吸訓練器具（トリフローⅡ®，インスピレックス®）：本体を垂直にもってマウスピースをくわえ，ボールが浮き上がるまで吸気を行う．
　・トリフローⅡ：1秒間の吸気量により，600 ml，900 ml，1,200 ml と3段階あり，3個のボールが順に浮き上がる．
　・インスピレックス：1秒間の吸気量により，ダイヤル45〜1,800 ml，7段階あり，ダイヤルを徐々にあげ調節していく．

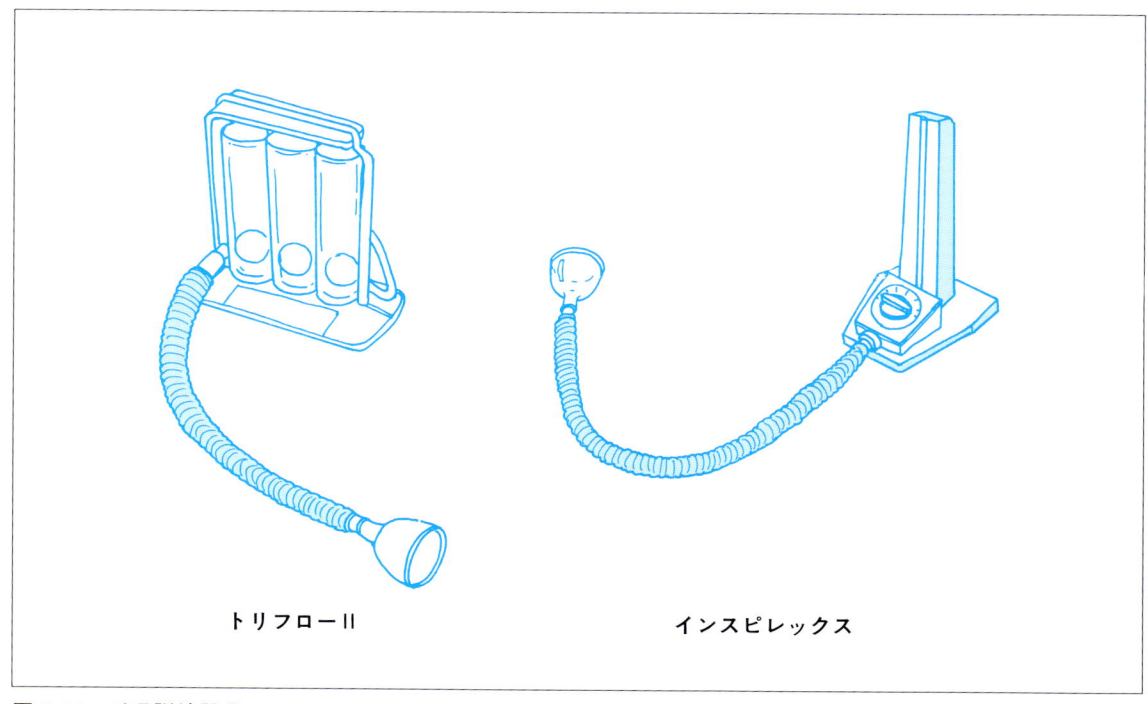

図 6-32　呼吸訓練器具

(4) 呼吸困難の緩和
- ❏ 安静にします．
- ❏ 衣服をゆるめ，寝具の重みを避けます．
- ❏ 体位工夫をします．
    - ・喘息，左心不全，腹水のための呼吸困難のあるときは起坐位をとらせる．
    - ・肩枕をする．肩から頭部にかけて枕をおき，反り身になるようにする．
    - ・乳幼児では，タオルとバスタオルを折り畳んで，肩枕にするとよい．
- ❏ 気道の確保をします．
    - ・分泌物の喀出を行う（加湿，吸引）．
        - ◆痰の上手な出し方：冷水を飲ませる，含嗽，鼻をかませる（図6-33）．
        - ◆口鼻腔内吸引：加湿（超音波ネブライザー），タッピング～体位ドレナージの態勢にして，両手（手の平に卵をのせるようなかたちにする）で上部から下部へ向かって，小刻みに強くたたき，分泌物を気管分岐部に集中させる．バイブレーター～体格に対応してS，M，Lのバイブレーターを用いて振動を与える．
    - ・肩枕をする．
    - ・状態によってはエアウエイを挿入する（舌根沈下の予防）．
- ❏ 酸素吸入
    - ・状態によって，マスク，経鼻カテーテル，ボックス，テントなどを選択する．
- ❏ 補助呼吸
    - ・気管内挿管
    - ・人工呼吸（ジャクソンリース，アンビュー・バッグなどを使用）
    - ・レスピレーターの準備を行う．

★冷水を飲ませるのもよい

背すじを伸ばし，胸を下から上に軽く叩く

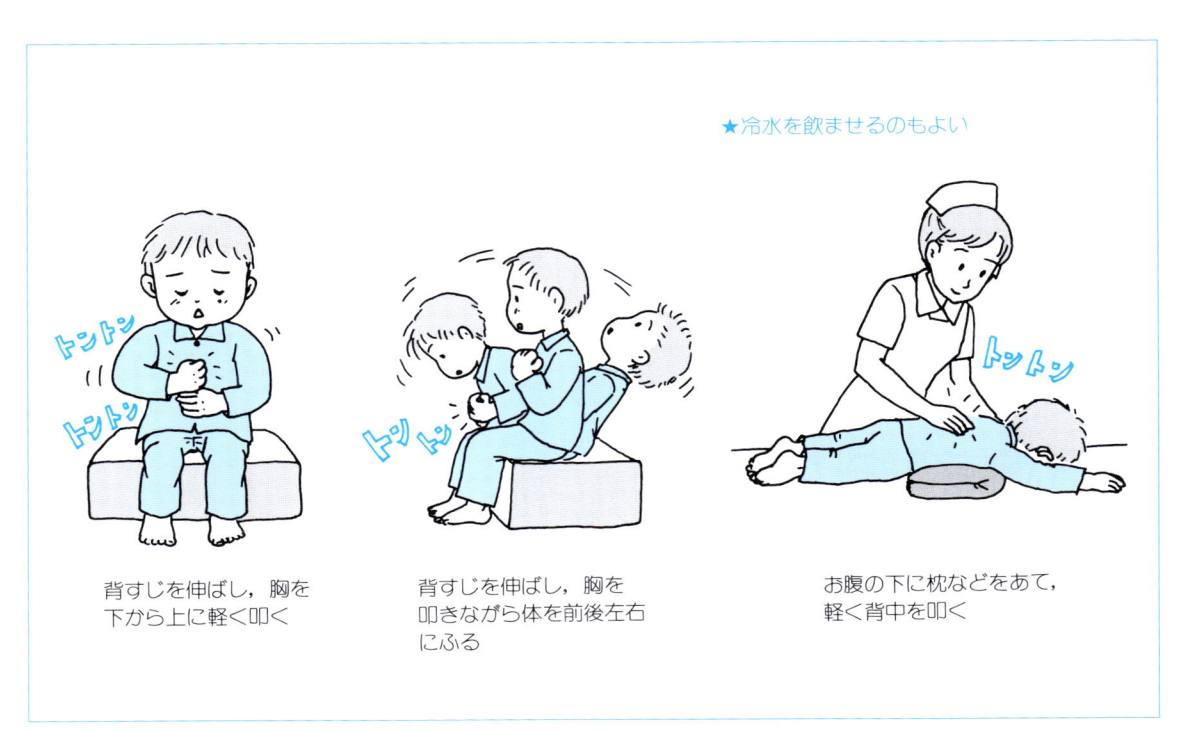

背すじを伸ばし，胸を叩きながら体を前後左右にふる

お腹の下に枕などをあて，軽く背中を叩く

図6-33 痰の上手な出し方

11 救急蘇生法（心肺蘇生法）

救急蘇生法とは，呼吸および心臓の機能が停止した時に，換気と循環を回復させる方法です．

1 救急ケアの基本

日常の心構えとして救急時に必要な物品，薬品は救急カートに準備しておき，いつでも使用できるよう毎日補充，点検します．入院中の患児に，状態の急変が起きた場合を常に想定しておきます．

❏救急場面に出合ったら
❏落ちつく．大声で人を集めます．
❏状態をつかみます．
  ・時刻の確認
  ・どこで何が起こったか．
❏子どもの状態を把握しましょう（生命の危険の有無）
  ・呼吸をしているか
  ・脈拍は触れるか（頸動脈，大腿動脈または心拍が聴取できるか）．
  ・意識はあるか．
❏蘇生の第一段階にとりかかります．
❏チームで行動します．
  ・スタッフが集合したら，それぞれの役割を分担し（第一発見者またはリーダーが指示を出す），有効に，むだな動きがないように行動する．
  ・蘇生に参加する（第一発見者は，子どものそばを離れないこと）．
  ・救急カート，機器の準備，静脈確保の準備を手早く行う．
  ・連絡をとる（医師に，検査部に，家族に）．
  ・記録をとる．
  ・転室の準備をする（状態に応じて．個室，ICUなど）．
  ・蘇生処置の間，ほかの入院患者のことがおろそかにならないように手配する．
❏家族・ほかの子どもへの配慮もします．
  ・家族にショックを与えないように説明する．
  ・ほかの年長児には，衝立をする．転室させるなどして，よけいな不安を与えないようにする．

2 心肺蘇生のABC

❏A（air way）つまり，気道の確保（図6-34）
  ・頭部後屈，下顎挙上
  ・口鼻腔吸引
  ・咽喉頭異物除去
  ・エアウェイ
  ・気管内挿管

●体位

舌根沈下による気道閉塞

頭部後屈法

下顎挙上法

●エアウェイ挿入法

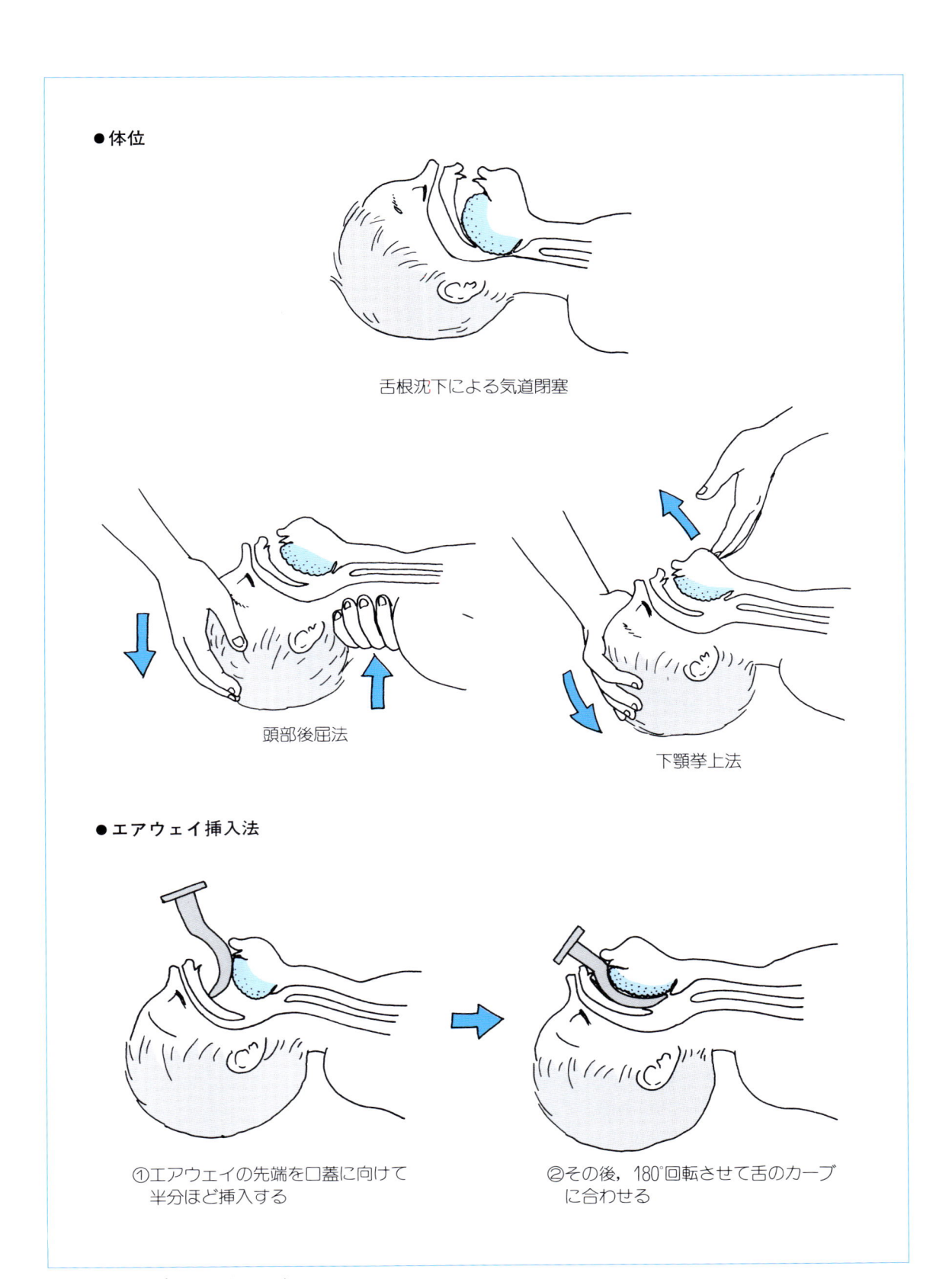

①エアウェイの先端を口蓋に向けて半分ほど挿入する

②その後，180°回転させて舌のカーブに合わせる

図 6-34　気道確保のテクニック

- ❏ B（breathing）つまり，人工呼吸
  - mouth to mouth 法
  - bag to mask 法（アンビューバッグ，ジャクソンリース）
  - レスピレーター
- ❏ C（circulation）つまり，循環確保
  - 心マッサージ
- ❏ D（drug）つまり，薬剤投与
  - 静脈確保
  - 薬剤投与
- ❏ E（ECG）つまり，心電図
  - モニターの監視
- ❏ F（fiburillation therapy）つまり，徐細動
  - カンウンターショック
- ❏ G（gaging）つまり，全身状態の評価と転帰の判定
- ❏ H（hypothermia or human mentation）つまり，低体温もしくは脳蘇生
- ❏ I（intensive care）つまり，集中ケア

3　人工呼吸

呼吸停止から 3〜4 分で心臓停止がおこり，救命の可能性が低くなります．

(1) mouth-to-mouth 法（呼気吹き込み法）

- 手もとに何もなくても，応急処置として，ただちに開始できる方法です．
- 心マッサージが必要な場合，1 人で人工呼吸と心マッサージが両立できる利点があります．
- ❏ mouth-to-mouth 法のテクニック

①気道を確保する
- 口腔内，気道内に吐物，分泌物の有無を確認し，ある場合には，すばやくとり除く
- あお向けに寝かせ，まくらを首の下に入れ，片方の手を子どもの前額に置いて頭を後屈させ，もう一方の手で顎の先を持ち上げて気道をまっすぐにし，口を開く

②前額に置いた手の親指と人差し指で，子どもの鼻をつまむ

③術者は大きく息を吸い込んで，子どもの口をぴったりと覆い，強く息を吹き込む
（この場合，O_2 濃度は 16%）3 歳頃までは，鼻と口を術者の口で覆って吹き込む

④胸部の動きを確認する
息を吹き込んだら口を離し，胸を見て，息を吐き出すことを確認する

⑤最初の数回は速く強く反復し，以後新生児では 40 回／分ぐらい，乳児では 30 回／分ぐらい，年長児 20 回／分ぐらいの割合で自発呼吸がでるまで繰り返す

⑥脈拍がなければ心臓マッサージを併用する
脈拍（頸動脈，撓骨動脈）心拍動を触れてみて，拍動があれば人工呼吸だけでよいが，心停止の疑いがあれば，人工呼吸を続けるとともに非開胸式心臓マッサージを開始する

- 子どもの口にガーゼや，薄手のハンカチなどを載せると，直接の接触を防ぐことができる．
- 人工呼吸は，誰でもできる必要のある救急処置なので，ときどき機会を設けてグループでシミュレーションを行うとよい．

● mouth-to-mouth 法

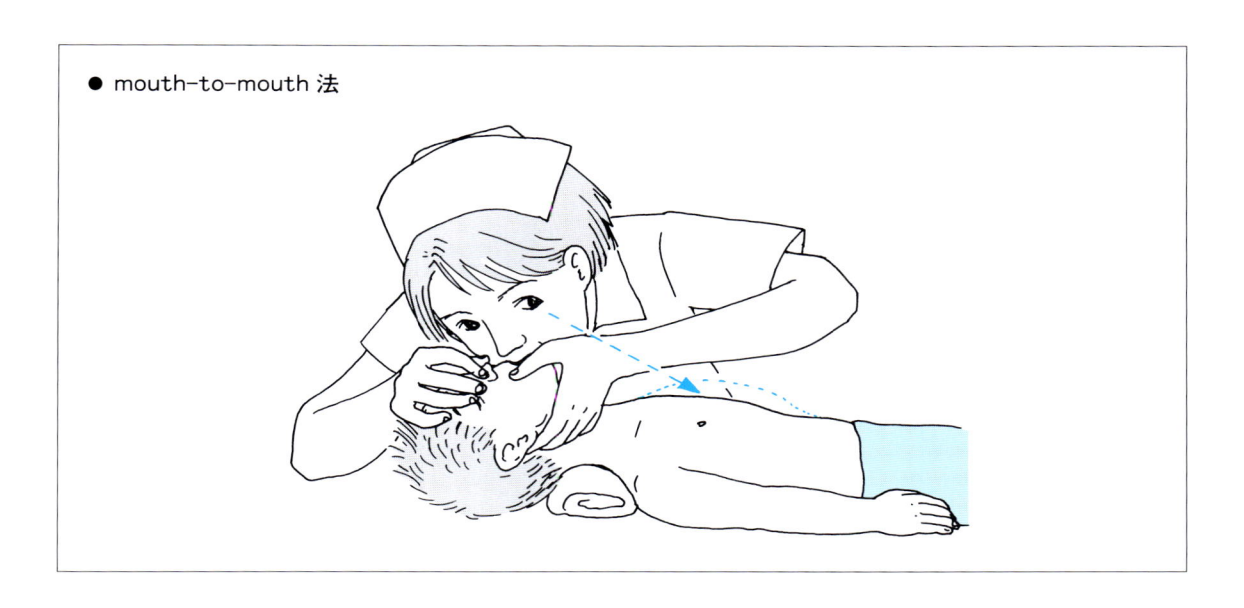

表 6-11 人工呼吸法の長所と短所

方　　法		長　　所	短　　所	
mouth-to-mouth		器具が不要 迅速である	FIO_2 は16％しかない 感染の危険性あり	長時間はできない
bag-to-mask 法	ジャクソン・リース回路	・軽く自在性に富む ・気道抵抗や肺の硬さが触感できる ・呼気ガスの再吸入を防止できる	大量の酸素が必要 多少技術が必要	
	アンビュー	酸素源がなくてもできる	気道抵抗や肺の硬さがわかりにくい	
人工呼吸器		長時間できる FIO_2 を100％まで自由に調節できる 一定の条件を持続できる	準備に手間どる 高価	

⑵ bag-to-mask 法

ジャクソン・リースバッグ，アンビュー・バッグなどバッグを用いて行う方法です．

・mouth-to-mouth 法に比較して，より高濃度の酸素を提供することができる（21％以上）．
・術者の疲労が少なくてすむ．
・子どもとの，直接の接触を避けることができる．

❏bag-to-mask 法のテクニック
・左手の中指，薬指，小指で下顎を前方に挙上し，気道を確保しながら示指，母指でマスクをしっかり固定する．
・右手でマスクをしっかりつかんで，うしろから一気に，絞り出すようにして圧縮する．
・疲労がはなはだしい時には，肘をつけると疲労が少なくなる．

❏bag-to-mask 法のポイント
・左手で，しっかりと下顎を挙上し，気道を十分に開く．
・マスクの大きさは，子どもに合ったものを選ぶ．

● bag-to-mask 法

ジャクソン・リース回路　　　　　　　アンビューバッグ

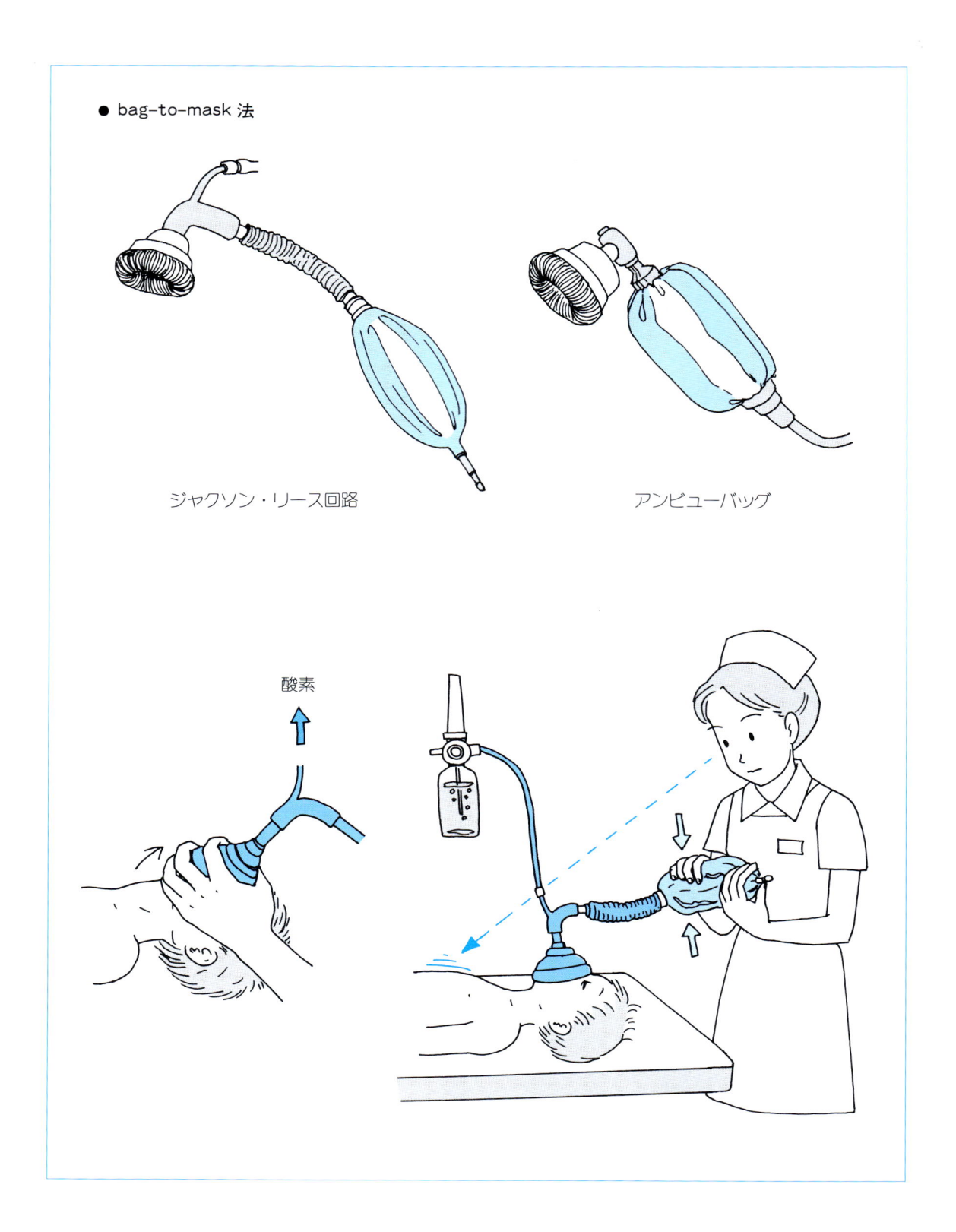

酸素

・十分な人手があれば，マスクを固定するのに1人，バッグを圧縮するのに1人，というように2人で行うことが望ましい．

4 心臓マッサージ

心臓が停止した場合，心臓を圧迫して血液を送り出す心臓マッサージを行い，血液の循環をはかります．

❏心臓マッサージの方法

① まず頸動脈（撓骨動脈，心拍）で心臓停止を確認する
② 背部に厚い板をおくかまたは硬い床の上に寝かせる
③ 心停止直後で，刺激に対する反応が期待できる場合は，叩打で心拍の再開をみることもある
　（胸骨下部を脊椎に向けて叩打する）
④ 心臓マッサージでは胸骨下部を脊椎に向けて垂直に圧迫する
⑤ 乳児は，片手あるいは両手の母指と他指の間で胸壁を前後からはさんで圧迫するか，片手の中指の2本で胸骨を圧迫する．1分間に100～120回の見当で圧迫する
　幼児の場合は手掌で胸骨中央部を1分間に80～100回の見当で圧迫する
　年長児は，片手，あるいは両手を重ね，胸骨下部1／3に手根部を当て，肘をのばし体重をかけ真下に向かって1分間に60～80回の見当でリズミカルに圧迫する
⑥ 単独で人工呼吸と心臓マッサージを行う場合は，乳幼児以降は3～5回の心マッサージに対し（新生児は2回），それぞれ1回の人工換気を行う
⑦ 2人組で行う場合は1人は人工呼吸（mouth-to-mouth法，またはバッグによる）を行う
　もう1人は心臓マッサージを行う
　＊胸骨下部の圧迫の程度は肋骨には力を加えない．
　＊心臓マッサージによって得られる循環血液量は，正常時の20～40％であり循環が回復するには，リズミカルな心マッサージを中断しないことが大切である．

心臓停止を確認する

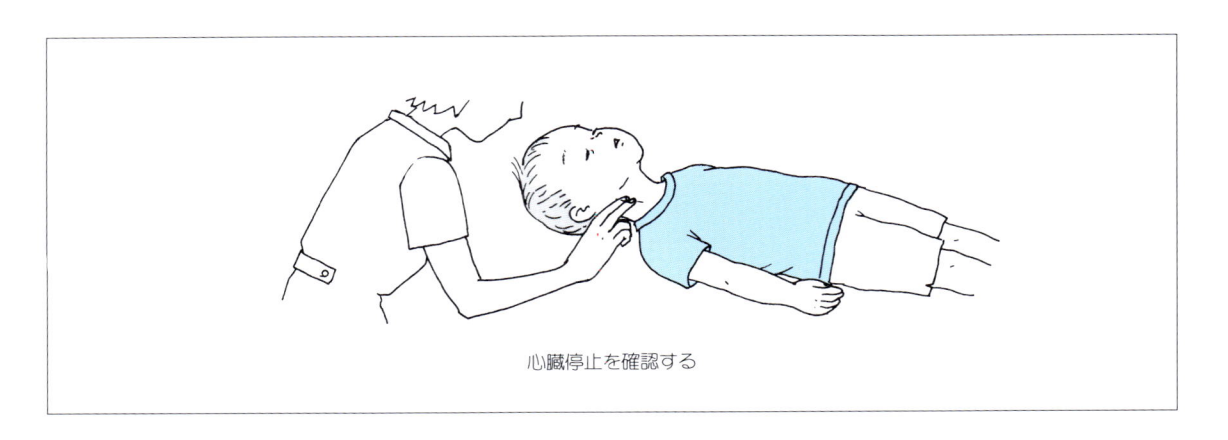

表6-12　心マッサージ時の圧迫の程度と回数

① 胸骨の圧迫	② 回　数
新生児	新生児　100回以上/分
乳　児　約2 cm	乳　児　100回/分
幼　児　3～4 cm	幼　児　80回/分
大　人　4～5 cm	大　人　60回/分

● 乳幼児

● 年長児

上昇時
下降時
力点・作用点（背部）
ピストン運動
支点（股関節）
圧迫位置
（胸膜下1/3）
厚板

● 2人組で行う場合

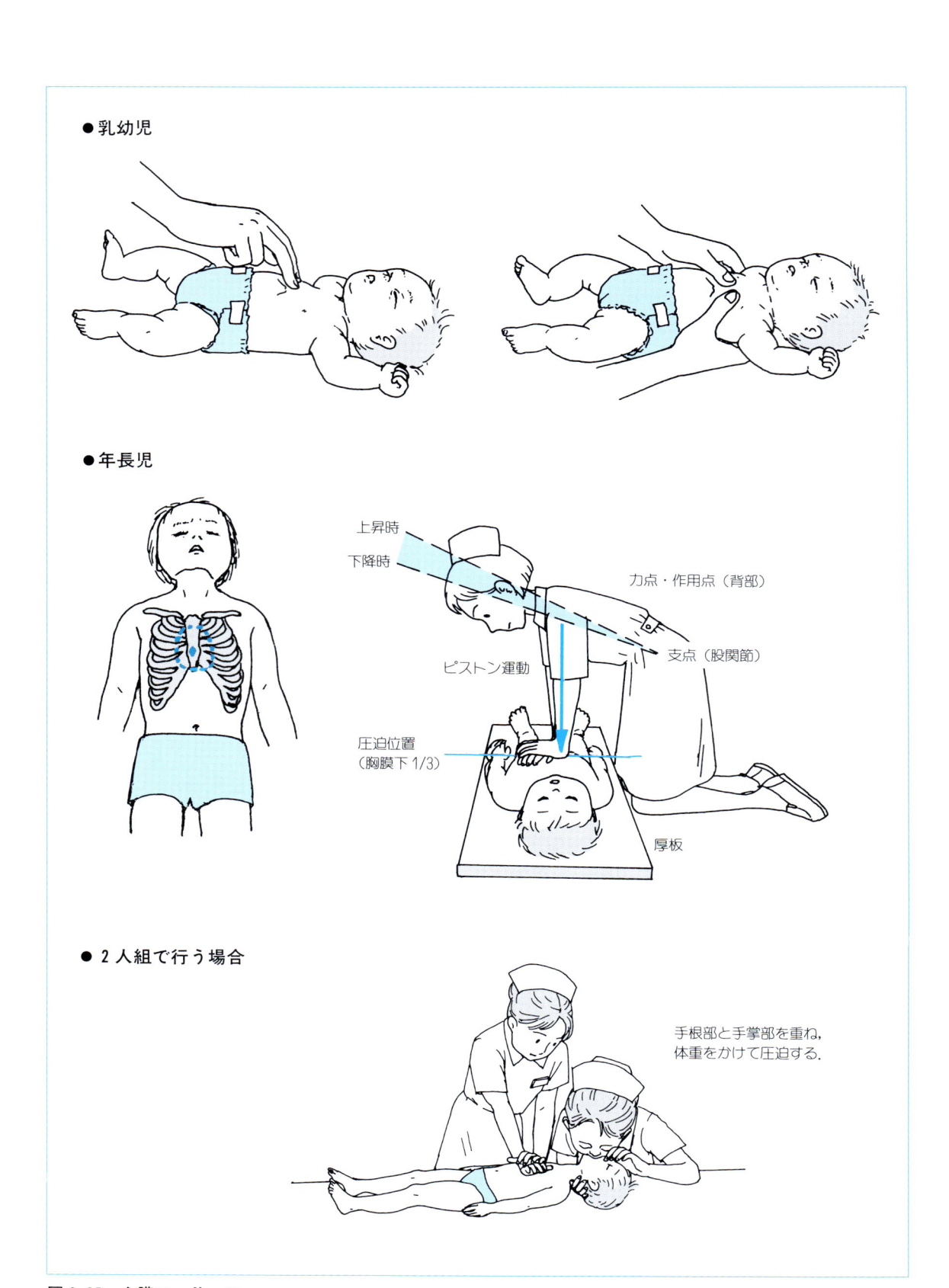

手根部と手掌部を重ね，体重をかけて圧迫する．

図6-35　心臓マッサージ

5 気管内挿管

気道確保の最も確実な方法で，気管内への吐物の流入防止，吸引，人工呼吸の容易さなどの利点があります．
- 経口挿管と経鼻挿管がある
- 必要物品　図6-36参照
  * チューブ類：気管内・吸引チューブともに数種類あるが，気管内チューブではportex社のチューブが適しているとして使用される．またカフのないチューブを使用することが多い
  気管内チューブのサイズは患児の小指の太さを目安とし，上下各1種類のサイズで計3種類のサイズを準備する

❑経口挿管
- 気管内挿管を行う事前処置として鼻腔・口腔内吸引，胃内吸引を行う
- 両側肺の呼吸音を聴取する
- 必要に応じて筋弛緩剤が使用される
- 患児の体位は sniffing position（においをかぐ時の姿勢）にする．円座または枕を用い，頸部は前屈させた上で頭部を後屈させる．肩枕は入れない．
- 術者（医師）は患児の頭の方に立ち，介助者は術者の右側に立って肩を押さえ，頭部を軽く保持する
- 術者により気管内チューブが挿入されたら両側肺のair入りを聴診し確認する（医師）．
- 挿入されたチューブの長さ，外に出ている長さを測りチューブにマジックで印をつける
- チューブを固定する（必要に応じてバイトブロックをいれる）．気管内チューブの深さが重要でありチューブの固定を確実に行わなくてはならない
- 気管と口腔内を十分に吸引する
- ジャクソンリース回路で加圧し，酸素を十分に与える
- 挿管後チューブ先端の位置確認のためX線撮影が必ず行われる

表6-13　気道内チューブの太さ

年　齢	チューブサイズ（内径：mm）
0 ～1か月	2.5～3.0
1か月～6か月	3.0～3.5
6か月～1 歳	3.0～3.5～4.0
1 歳	3.5～4.0～4.5
2 歳	4.0～4.5
3 歳	4.0～4.5～5.0
4 歳	4.5～5.0
5 歳	5.0～5.5
6 歳	5.0～5.5
7 歳	5.5～6.0
8歳以上	5.5～6.0～6.5

＊目安としては子どもの小指の太さ±0.5mmのものがよいでしょう

表6-14　チューブの固定位置

| サイズ（内径：mm） | チューブ固定位置（先端からの長さ：cm） ||
	経　口	経　鼻
2.5	9	10
3.0	10	11～12
3.5	11	12～13
4.0	12	15
4.5	13	16
5.0	15	18
5.5	16	19
6.0	17	20
6.5	19	22
7.0	20	23

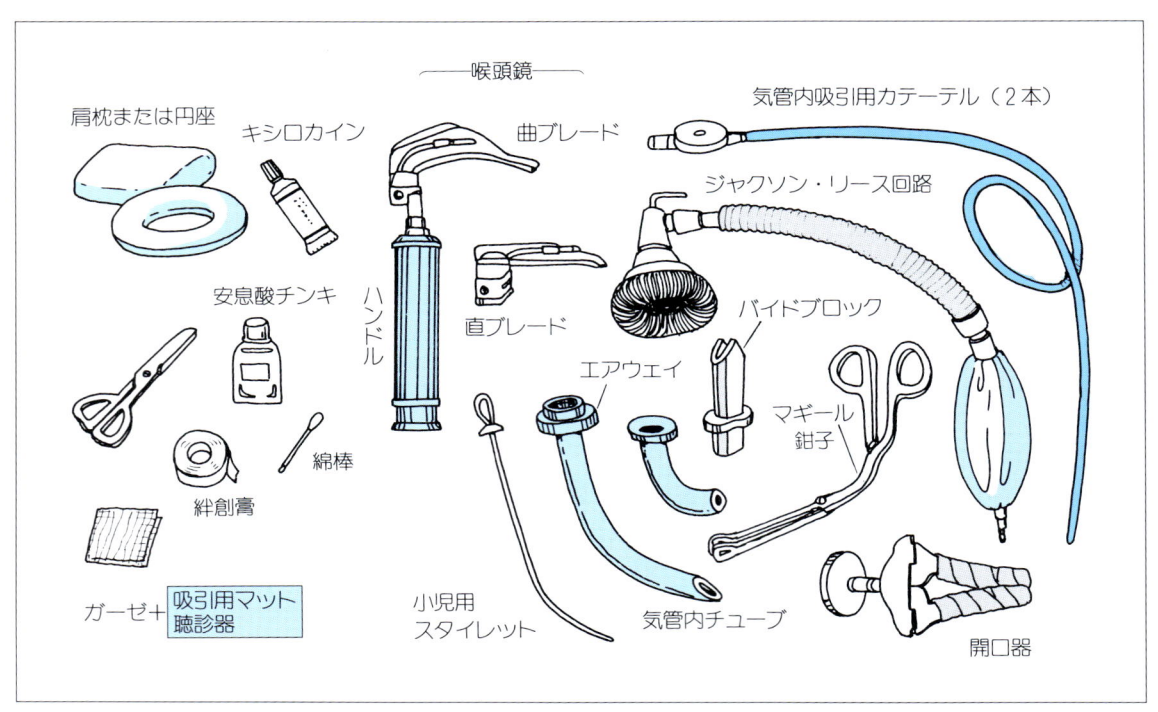

図6-36 気管内挿管の必要物品

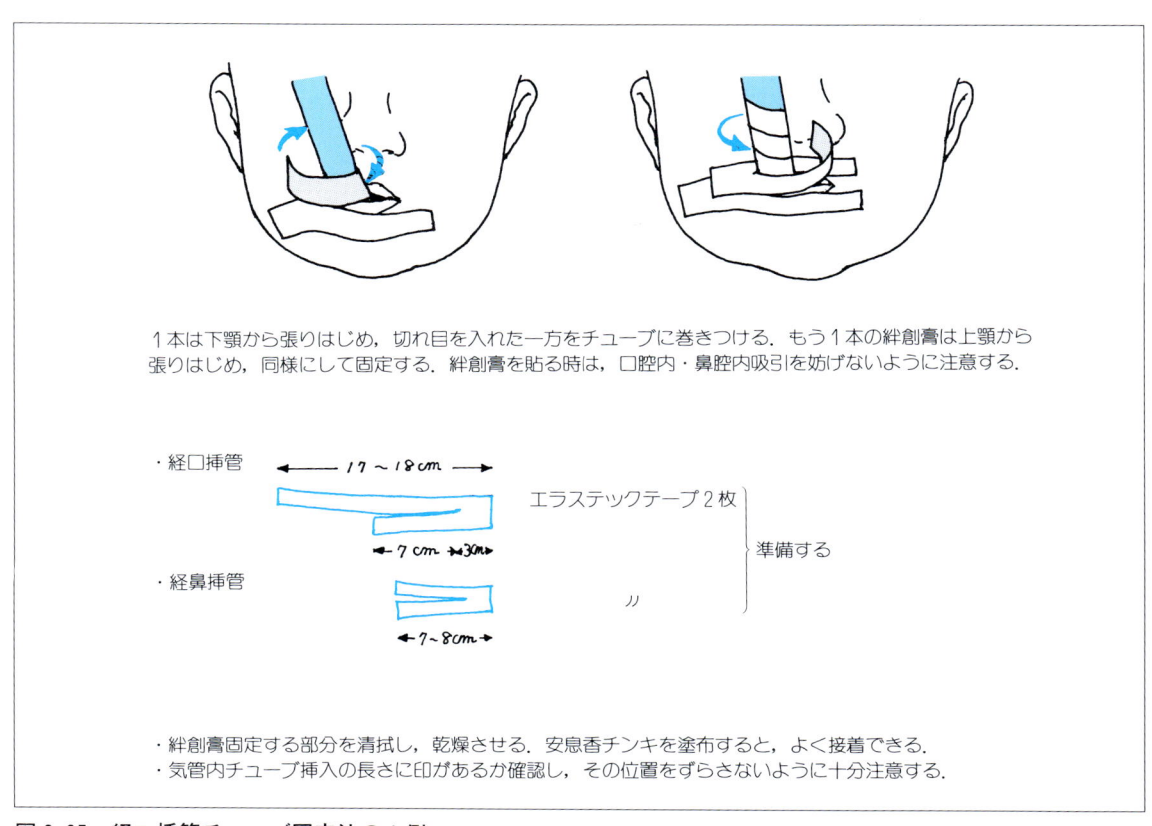

1本は下顎から張りはじめ、切れ目を入れた一方をチューブに巻きつける。もう1本の絆創膏は上顎から張りはじめ、同様にして固定する。絆創膏を貼る時は、口腔内・鼻腔内吸引を妨げないように注意する。

・経口挿管　17～18cm　エラステックテープ2枚
　　　　　　7cm　3cm
・経鼻挿管
　　　　　　7～8cm
　　　　　　　　　　　　　　　　　　　〃　　　準備する

・絆創膏固定する部分を清拭し、乾燥させる。安息香チンキを塗布すると、よく接着できる。
・気管内チューブ挿入の長さに印があるか確認し、その位置をずらさないように十分注意する。

図6-37 経口挿管チューブ固定法の1例

❏経鼻挿管
・気管内挿管チューブを経鼻的に挿入するので術者のテクニックとチューブの固定が少し異なるが他は経口挿管に準ずる

6 気管内吸引

気管内吸引が一般的にルーチンとして行われるようになってきましたが，過剰な吸引による合併症，吸引操作が不十分なために生じる合併症などを考慮して，効果的な吸引を行うには十分なトレーニングが必要です。

❏必要物品
滅菌気管内吸引カテーテル（気管内チューブのサイズに合ったもの），鼻口腔吸引カテーテル，滅菌蒸留水，0.02％ヒビテングルコネート液，ジャクソンリース，8％キシロカインスプレー，タッピング用マスク，バイブレータ，聴診器

❏方法
・手洗いをする．
・吸引者と介助者を速やかに決める．
・患児の胸部音を聴診器で確認し肺雑の部位，程度を聴取する．
・体位変換，タッピングを施行する．
・吸引圧を確認する（200〜250 mmHg の陰圧）
　右手に滅菌手袋をつけ，吸引カテーテルを清潔に保持し，実際の吸引の具合を知るために滅菌水を吸引する．
・気管への垂れ込み防止のため，鼻口腔内の分泌物を吸引する．
・気管内チューブのサイズにより挿管の先端までの長さを知り，その深さまで吸引カテーテルに陰圧をかけないですばやく挿入する．
・気管分岐部に達するまで注意深くカテーテルを進め，当たったところで少し引き戻しながら吸引を始める．この際，滑りが悪い時は，8％のキシロカインスプレーを使用する．
・吸引物が吸引される部位ではゆっくり吸引する．しかし，分泌物の少ない場合は，回転させながらすばやくカテーテルを引き抜く．
・1回に吸引時間は 15 秒とする．
・吸引者は気管内チューブを左手で固定し，チューブが抜けないように注意する．
・介助者はタッピング，バイブレータをかけて吸引をしやすくする．
・吸引者は経皮モニターをみながら，ジャクソンリースによる換気を行う．
・聴診器にて肺雑の状態を確認し，次の吸引を行う．
・吸引物のない場合は加湿が十分にされているかどうか確認する．また，温生食を用いて気管洗浄を行う（医師の指示による）．温生食を挿管チューブ内に注入する際に注射器と針がはずれないように，針と注射器を絆創膏で固定する．

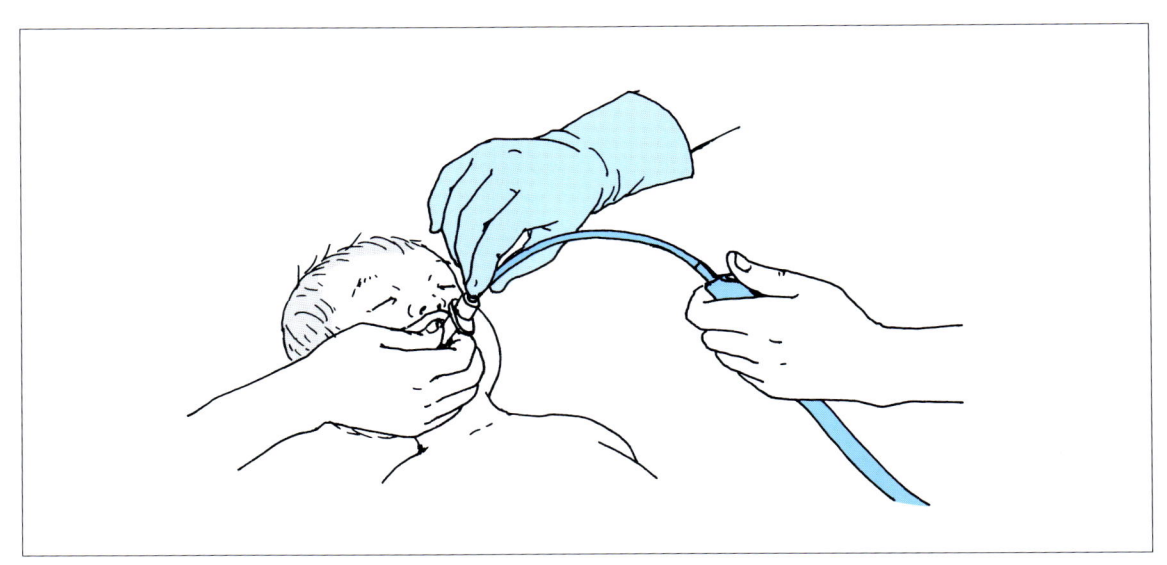

図 6-38 気管内吸引

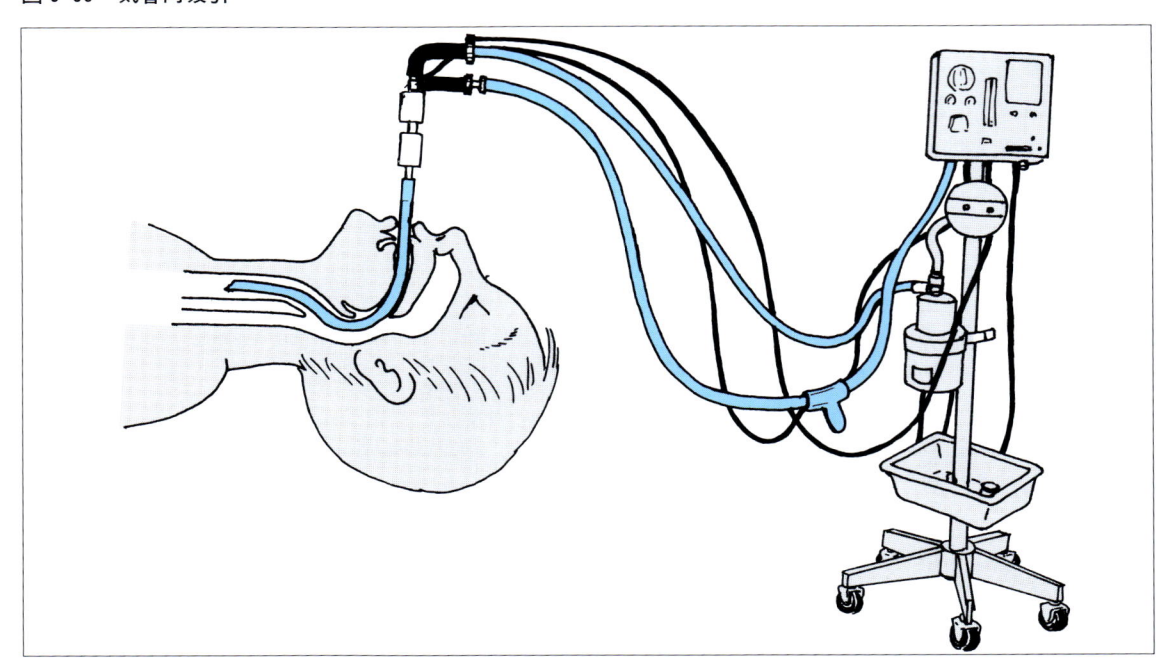

図 6-39 レスピレーター

7 レスピレーターの装着

　無呼吸を繰り返す時および自発呼吸が微弱で換気障害があり長期にわたって人工呼吸が必要とされる場合に装着します．

　レスピレーターの装着の際には，あらかじめ経口または経鼻気管内挿管が行われ呼吸が確保された上で行われるので，レスピレーターの準備が十分整ったところで装着します．

　レスピレーターの種類には大別して従圧式と従量式があるが対応年齢で異なるので個々の患児に装着されるレスピレーターの機能と特徴を把握していることが重要です．

第7章

在宅療養に対する支援

第 7 章のチェックポイント

- 1 在宅療養に向けて
- 2 在宅療養と入院治療との違い
- 3 入院中の日常生活支援から，在宅療養に向けてのアセスメント
  - 1 子どもの条件
  - 2 家族の在宅療養を支える力
  - 3 医療者側の在宅療養を支援する体制
- 4 入院中の計画と実施
  - 1 在宅療養の動機づけ
  - 2 在宅療養に必要な知識・技術の範囲の決定
  - 3 学習計画の立案
  - 4 学習計画（知識教育と技能訓練）の実施
  - 5 退院後の日常生活に適応する支援
  - 6 退院前に行う在宅療養のシミュレーション
  - 7 地域での在宅療養を支援する方法の検討
  - 8 医療器材の供給体制
  - 9 緊急時対応の確認
- 5 退院後の計画と実施
  - 1 退院 1 週間以内の訪問看護または電話訪問
  - 2 子どもの状態安定のための支援
  - 3 子どもの成長発達に伴う自己管理のための支援
  - 4 在宅療養支援のモニターと評価
- 6 社会資源の活用

1 在宅療養に向けて

　子どもは成長発達の著しい時期にあるからこそ，入院期間を短縮化して，家庭で過ごせる期間を長くしたほうがよいと，以前より，考えられていました．子どもの権利条約には第9条で，「締約国は，児童がその父母の意思に反してその父母から分離されないことを確保する．」ことがいわれています．この子どもの権利について，イギリスで1984年に発表された「入院している子どもの権利に関する憲章」には，もっと具体的に，「子どもの入院は，必要なケアが家庭で行えない場合のみとするか，外来で行う．」としています（第8章参照）．子どもの権利という視点からも，入院により父母と分離されることから見直さなければなりません．厳しい面会制限の緩和，つきそい手続きの簡便化，つきそい時の宿泊施設の充実など，入院中の規制の見直しが求められています．また，病状に配慮しながら，在宅療養を積極的に図っていくことも求められています．

　今日，医療費の増大から平均在院日数の短縮化を図る傾向があり，子どもの医療も，入院治療の短縮と，外来通院への移行が加速度的に変わってきました．しかし，子どもの在宅療養は老人医療ほどに在宅支援のシステムが明らかでないのが現状です（図7-1）．子どもと家族の気持ちや意思

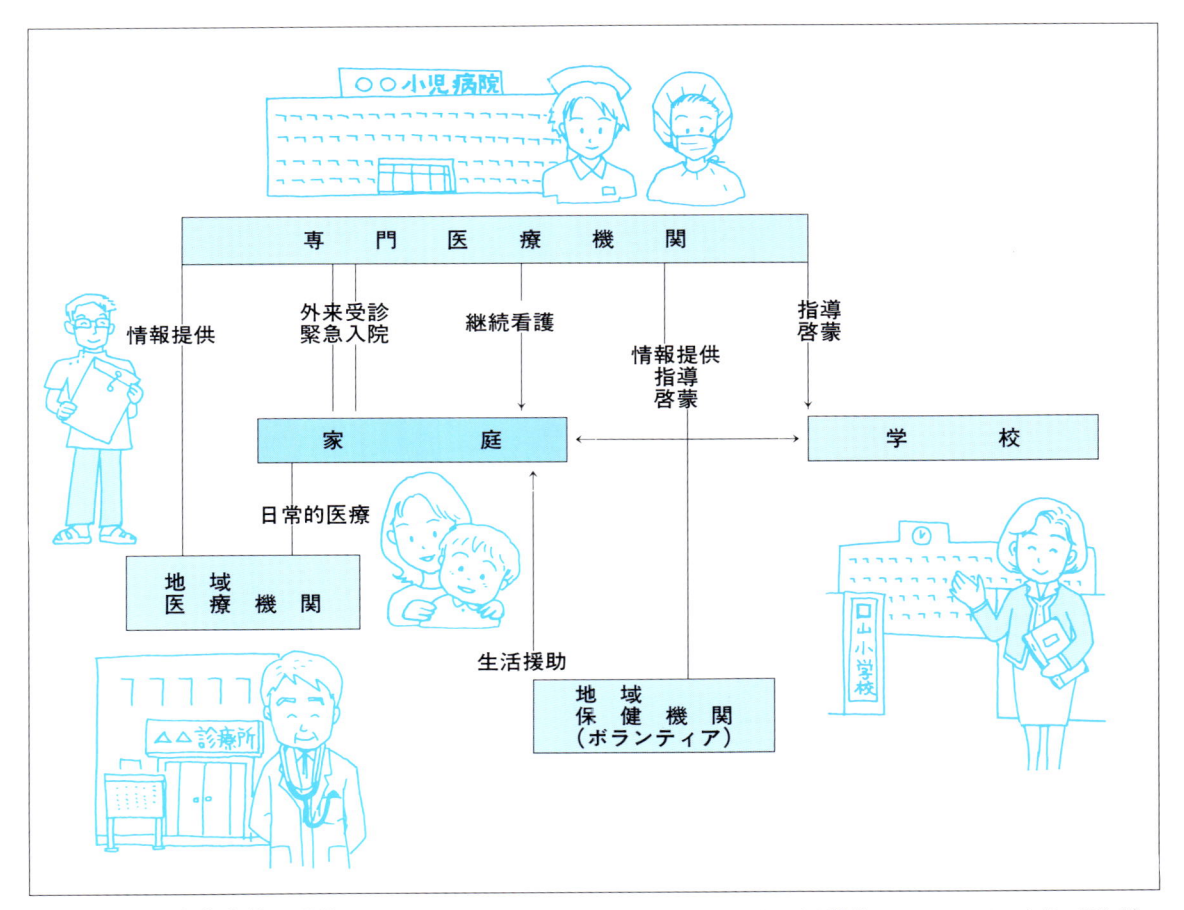

図7-1　小児在宅療養の現状（赤司俊二：増加する小児在宅ケアの現状，さいたま小児保健 36：33-35, 1994 より一部改変）

の確認，地域で受けられる支援等を十分に検討しなければ，家族の負担が大きくなってしまいます．在宅療養を継続させていくために，また，療養生活のQOLの向上のために，入院時から退院後のフォローまで看護師の占める役割は大きく，ことに，その子どもにかかわる他職種との連携や，福祉や教育などの地域機関とのコーディネーターとしての役割が重要です．

　図7-2に示したように，ペダルを踏んで在宅療養という自転車を進ませるのは，子どもや家族自身なのです．看護師は在宅療養の体制が有効に動くような軸となり，家族とハンドルを取り合いながら，子どもが社会に自立した成人として巣立っていくまで調整していく役割があるのです．

　ところで在宅療養とは何を指すのでしょうか．高度な医療的ケアを必要とする子どもの退院後の家庭療養だけではありません．筆者は，慢性疾患を持つ子どもで日常生活になんらかの制限がある場合すべてを在宅療養と考えています．ふだんの生活に制限がなくても，定期受診が必要ならば，それは生活の一部に制限があることになります．たとえ子どもに毎日内服させることでも，家族によっては負担である場合があります．病気の子どもがいることは，その家族も病気であるとさえいいます．ここでは，定期受診で様子観察中の子どもから高度な医療ケアを必要とする子どものケアまで念頭において述べていきたいと思います．

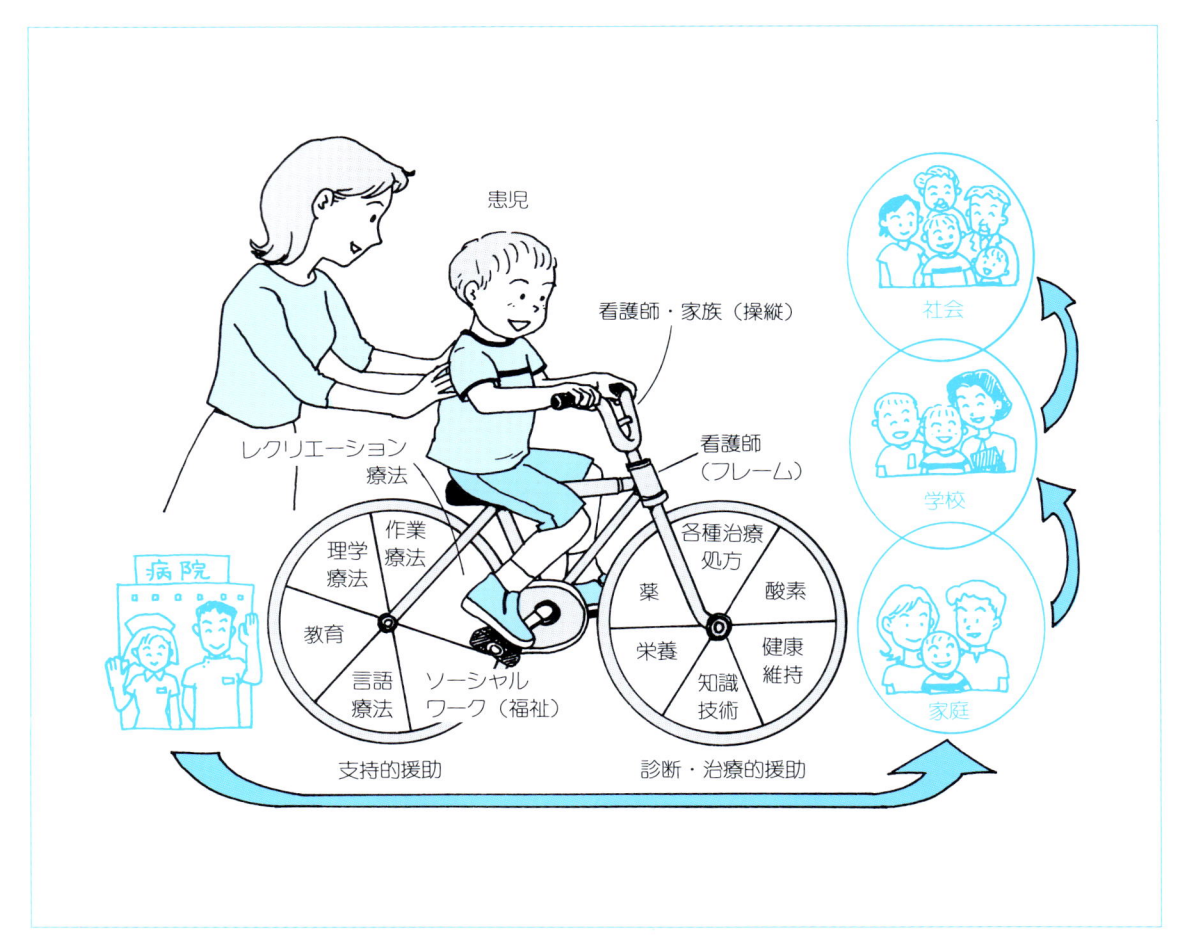

図7-2　在宅ケアシステムの要素間の概念モデル（Jacksonn. D.B. 他：Child health Nursing, 1994より引用，一部改変）

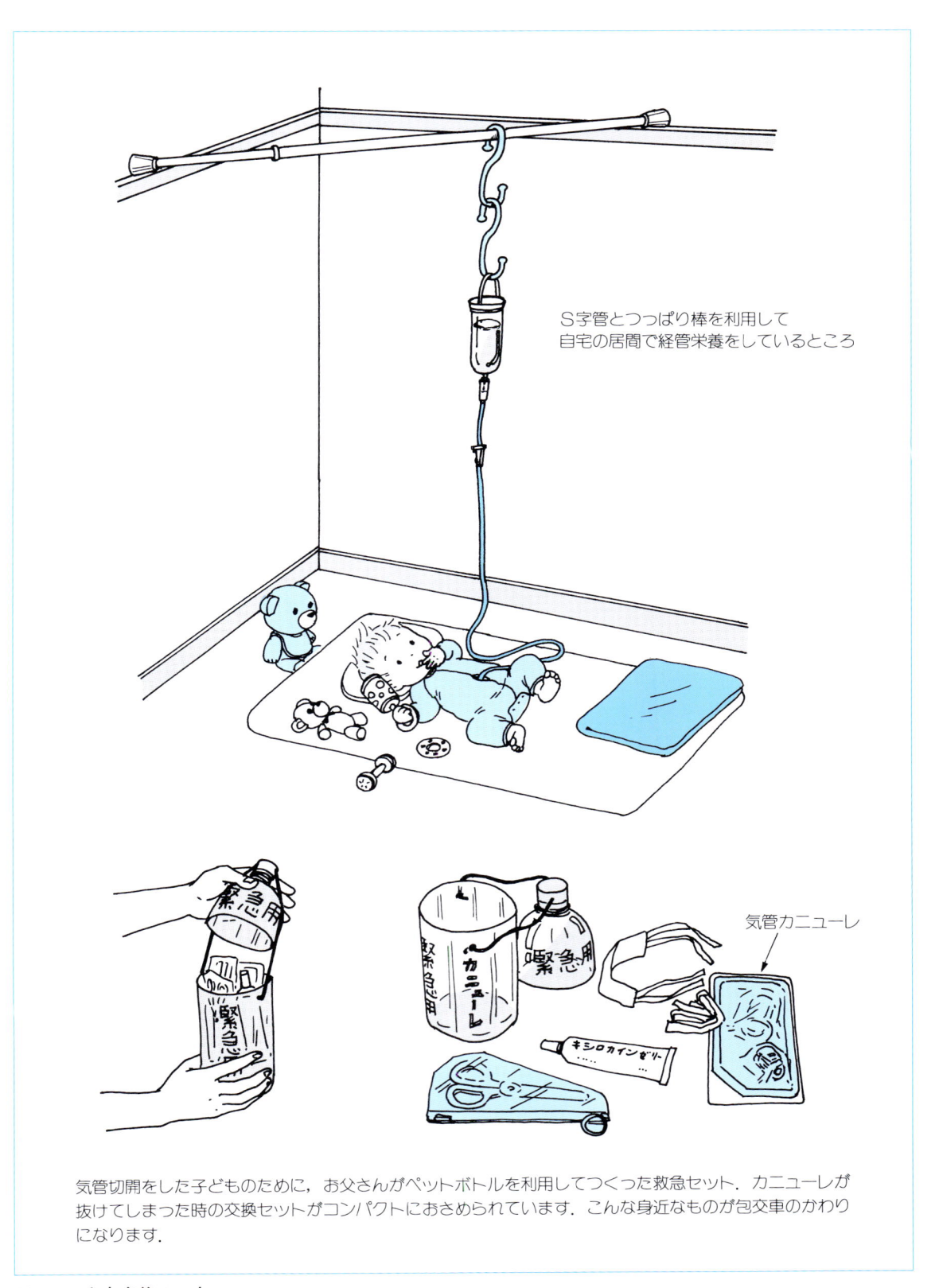

S字管とつっぱり棒を利用して
自宅の居間で経管栄養をしているところ

気管カニューレ

気管切開をした子どものために，お父さんがペットボトルを利用してつくった救急セット．カニューレが抜けてしまった時の交換セットがコンパクトにおさめられています．こんな身近なものが包交車のかわりになります．

図7-3　在宅療養の工夫

2 在宅療養と入院治療との違い

　入院治療と在宅療養では，さまざまな違いがあります（表7-1）．その差があることを認識した上で，どんな知識・技術が必要になるのかを選ばなければなりません．経済性を考慮した衛生材料などの確保，社会資源による経済的援助も検討が必要となります．一方で，各家庭の特性を生かして，在宅療養に必要な知識・技術をその家族の日常生活に適用させる援助を行わなければなりません．

　入院すれば，「場」は専用の病室となり，隔絶した区域で生活することになります．「人」は医療者や病気の子ども達とその家族に囲まれ，人間関係は一時的ですが，介護力は24時間看護師がいるので安定しています．「医療」は24時間体制で提供され，医療処置は医療者により確保されており，緊急時は安心です．衛生材料は容易に確保されます．「生活」は安定していて，規則的ですが，非日常的です．

表7-1　医療施設と在宅における療養環境の違い

		入　院	在　宅
「場」の違い	根本的な違い	医療に専念する場	生活のなかに療養を取り込む場
	構　造	医療専用につくられている	健康人の生活を前提につくられている
	病　室	専用であり，治療に適した設備が整っている	専用とは限らない．個々の環境の差が大きい
	病　床	医療用ベッド	小児用または家庭用ベッド，和式布団
	周　辺	段差がない．エレベーター，手すりの設置	段差あり．昇降手段がない場合もある．狭い
	その他	隔絶された区域	地域の中
「人」の違い	根本的な違い	医療者，病気の子どもなど，他人の中	家族の中
	介護・看護	基本的に医療者：専門職，一部家族	家族（主に母親）：非専門職
	人間関係	一時的	連続的
	介護力	一定であり，安定している	差が大きい
「医療」に関する違い	根本的な違い	24時間体制	断続的，もしくは医療不在
	主治医	特定している．専門医がいる	必ずしもあるとは限らない
	往　診	ない	必ずしもあるとは限らない
	医療処置	確保されている	すべての医師が対応するとは限らない
	指示関係	容易	処置内容に限界がある
	衛生材料・器材	いつでも容易，予備力あり，保険対象	個別的で困難が多い．ほとんど自前である．設備の未整備，有料
	消毒・滅菌		
	医療内容	医療者による管理	家族（主に母親）による管理
	検討・協議	容易（医療機関内の関係者間）	職種の異なる他職種間の理解と調整を必要とする
	緊急時	安心	不安
「生活」の違い		規則的 非日常性 安定した療養生活	各家庭の生活様式により異なる 家族との日常性が保てる 介護力や経済力により受ける影響が大きい 他人による介護・介護や家事の援助が必要 目にみえない経済的負担が大きい

（高橋泉：在宅ケアに必要な看護技術，小児看護20：204-209，1997より）

在宅療養は，生活の中に療養を取り込み，健康な人々を前提として造られている家の中で営まれます．家庭は地域の中にあり，在宅における部屋は，専用ではなく，個々の環境の差は大きいのです．また，ベッドは医療用ではなく，家庭用のベッドかまたは和式ふとんです．家族に囲まれ，人間関係は継続的ですが，介護力の差が大きいです．また，各家庭の生活様式で異なりますが，家族との日常性は保たれます．介護力や経済力により影響を受けやすく，他人による介護や家事の援助が必要になったり，目にみえない負担も家族にかかります．一方，医療は断続的で，時には不在となる危険もあります．また，処置内容に限界があり，緊急時には不安が伴います．衛生材料は，個別的でほとんど自前となり，確保が困難となります．

　このような「場」や「生活」の違いにより，在宅療養のあり方は，家族全体の生活の仕方の影響を受け，家族の暮らし方に合わせて調整され，変形しやすいです．また，「人」や「医療」の違いにより，入院時の様に，常時医療関係者がまわりにいて，常に対応できる環境ではなく，問題の対応や解決は家族に委ねられることが多くなります．

　入院中に問題解決し実施していくのは，医療者や看護職の役割です．在宅療養では，その担い手は子どもと家族です．家族に任せきりにするということではありません．医療者や看護職は，子どもと家族自身の問題に対応する力，または問題解決能力を高める助言者です．家族が支援を求めている時期に，適切な助言や支援をすることが在宅療養を継続させていきます．

　在宅療養の目的は，子ども自身が援助を受けながら，セルフケアを獲得していくことにあります．

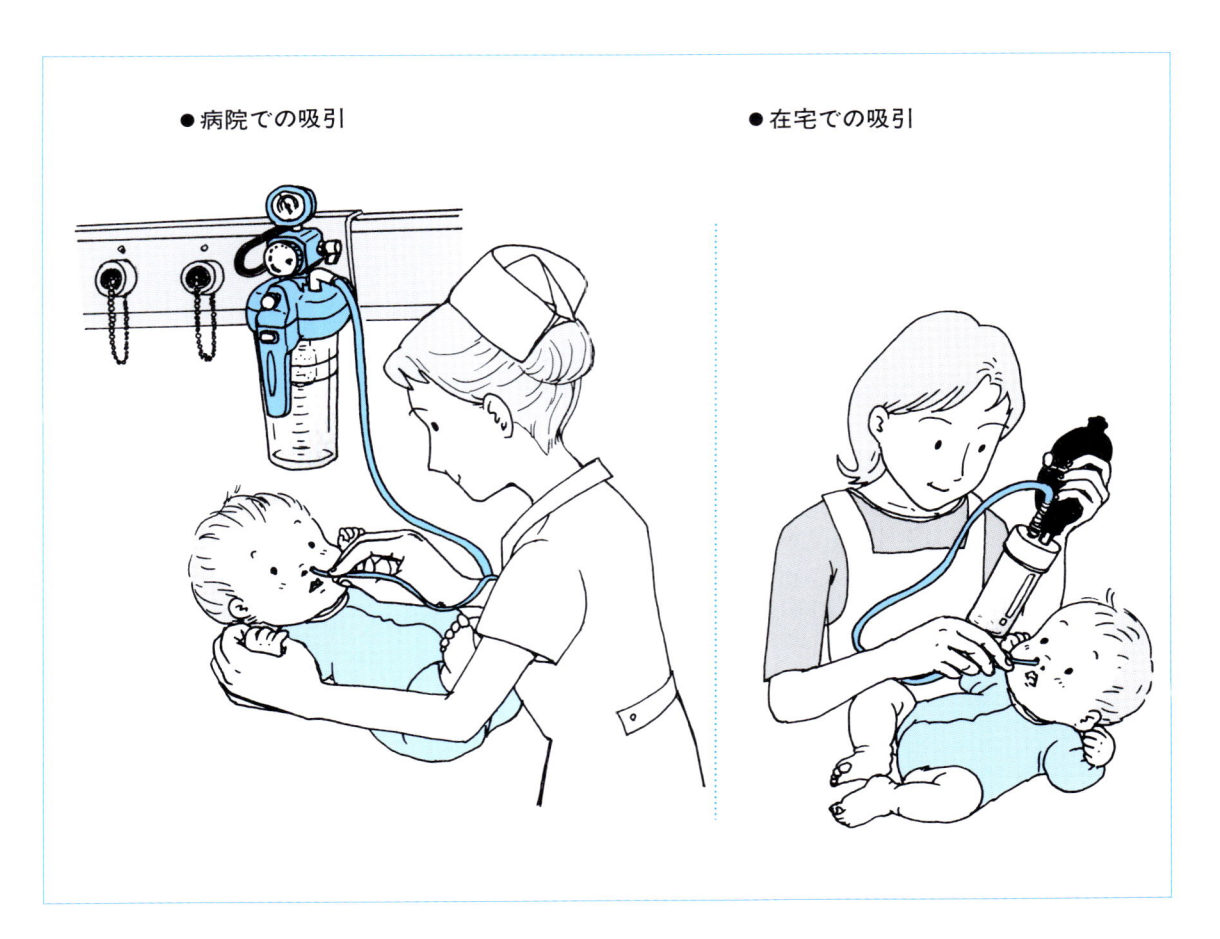

●病院での吸引　　　　　　●在宅での吸引

3 入院中の日常生活支援から，在宅療養に向けてのアセスメント

　退院指導とは，退院する直前や当日に行う指導のことを指してきました．しかし，退院後，在宅療養をはじめるには，この時期の指導だけでは十分ではありません．慢性疾患で退院後も日常生活に規制があったり，後遺症のため障害が残ったり，医療ニーズが高くなくとも長期入院のために家族が保育の方法に自信がなかったり，その子どもが家庭で暮らすために，子どもと家族とともにさまざまなことを整えて準備しなければなりません．退院の時期が決まってからでは，これらの退院準備は時間が足りない時があります．退院準備は，入院当初からはじまるといっても過言ではありません．入院した時から，退院後の在宅療養を意識した関わりをもち，支援していかなければなりません．

1　子どもの条件

　まず，在宅療養が可能なのか，子どもの条件をアセスメントする必要があります．
☐ 退院時の健康のレベルが，治癒，軽快，不変，ハイリスク状態，ターミナル期なのかを予測した上で，在宅で必要な医療やケアニーズが何かをアセスメントします．年齢や発達状態，家族内でその子どもの占める位置や，家族との関係を把握しておくことも大切です．
☐ 子ども自身のセルフケア能力について日常生活で何が自分でできるか，病状の理解度，本人の意欲などを，セルフケアの観点から検討し判断します．

2　家族の在宅療養を支える力

　子どもの在宅療養を支える地域のシステムは整備されていない面が多く，家族に頼っているのが現状です．ですから，家族の在宅療養を支える力をアセスメントする必要があります．その家族に，在宅療養を支えるための子どもをケアする能力，生活維持力，家族機能と耐性能力などについて，情報収集し，検討します．
☐ 病気の子どものケア能力についてアセスメントします．病気の子どものケア能力とは，病状や治療の理解，必要なケアの判断，その知識や技術，実践力，経験などの総合力です．
・家族のケア能力は，在宅療養への家族の希望や意思，主たる家庭看護者は誰か，協力者がいるか，その家庭看護者の健康や体力とケアに使える時間などを把握した上で判断する．
・最初の時点ではその能力がなくても，学習すれば可能なのかを，おおよそ判断しておくとよい．
☐ 家族の生活維持力についてアセスメントします．生活維持力は，家族の身体的・心理社会的ニードが充足しているか，健康管理や安全管理ができているか，教育や養育に対してどう取り組んできたか，今後の方向性をもっているか，スムーズな家事管理ができているか，さらに社会的な役割やつき合いがあるか，経済的基盤がしっかりしているか，親の職業が継続できるのかなどを総合的に考慮して判断します．在宅療養を継続させるには，この家族の生活維持力がなければならないからです．この能力が不足する場合は，社会資源の導入を十分に検討しなければなりません．

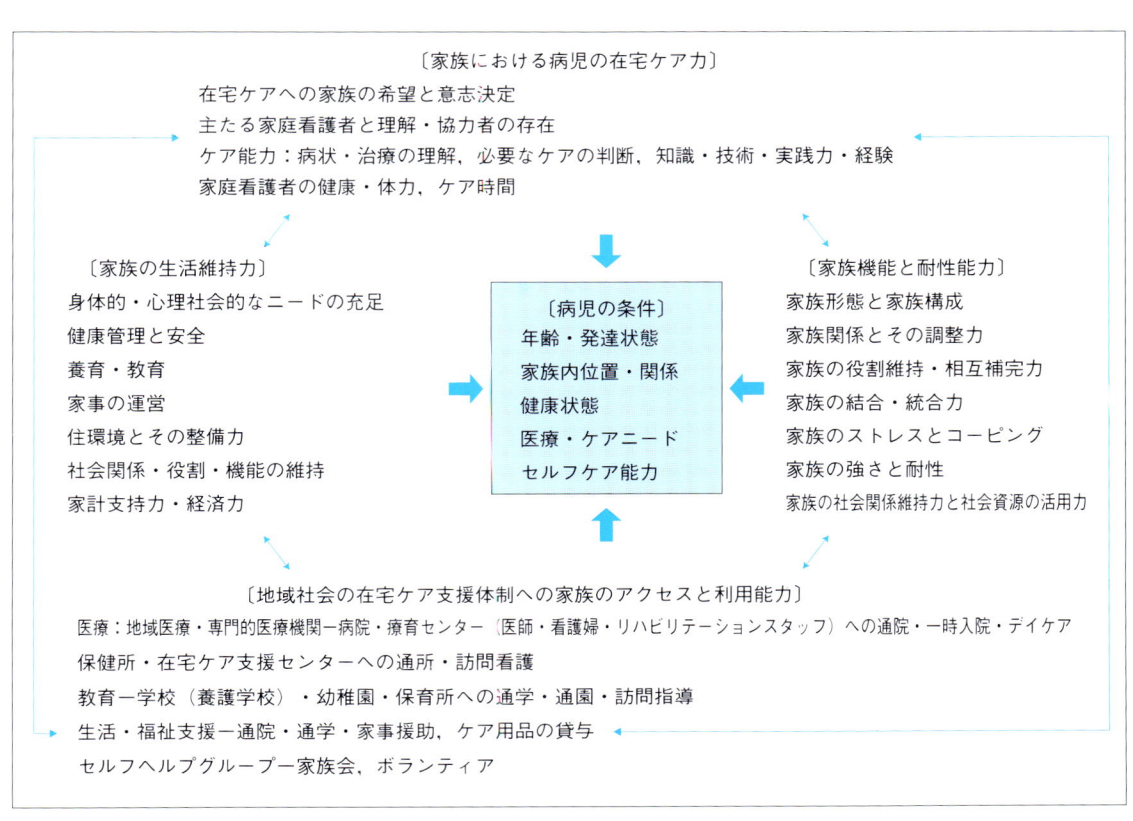

```
〔家族における病児の在宅ケア力〕
 在宅ケアへの家族の希望と意志決定
 主たる家庭看護者と理解・協力者の存在
 ケア能力：病状・治療の理解，必要なケアの判断，知識・技術・実践力・経験
 家庭看護者の健康・体力，ケア時間

〔家族の生活維持力〕                  〔病児の条件〕               〔家族機能と耐性能力〕
 身体的・心理社会的なニードの充足      年齢・発達状態               家族形態と家族構成
 健康管理と安全                        家族内位置・関係             家族関係とその調整力
 養育・教育                            健康状態                     家族の役割維持・相互補完力
 家事の運営                            医療・ケアニード             家族の結合・統合力
 住環境とその整備力                    セルフケア能力               家族のストレスとコーピング
 社会関係・役割・機能の維持                                         家族の強さと耐性
 家計支持力・経済力                                                 家族の社会関係維持力と社会資源の活用力

〔地域社会の在宅ケア支援体制への家族のアクセスと利用能力〕
 医療：地域医療・専門的医療機関ー病院・療育センター（医師・看護婦・リハビリテーションスタッフ）への通院・一時入院・デイケア
       保健所・在宅ケア支援センターへの通所・訪問看護
 教育ー学校（養護学校）・幼稚園・保育所への通学・通園・訪問指導
 生活・福祉支援ー通院・通学・家事援助，ケア用品の貸与
 セルフヘルプグループー家族会，ボランティア
```

図 7-4　小児の在宅ケアにおける家族側の成立条件

（村田恵子：在宅ケアの成立条件；家族側の成立条件，小児看護 20，1997 より）

- ❏ 家族機能についてアセスメントします．家族機能は家族形態や構成を把握した上で，家族関係がよい人間関係なのか，適切な役割分担があるのか，その役割が維持できているか，家族相互の理解と協力がされているか，家族のきずなの強さはどうかなどにより，家族機能が健全に営まれているのか判断します．家族機能が健全でなく，夫婦仲が悪かったり，両親の育児に対する方針が著しく異なっていたりすれば，在宅療養ははじめられません．
- ❏ 耐性能力についてアセスメントします．耐性能力は，在宅療養に対しての負担度はどれくらいか，そのストレスコーピングがどうなのか，「子どもの病気」という家族危機を乗り越える強さがあるか，家族機能が健全に営まれているか，親戚や友人などの非公式な支援が受けられるのかについて，今までの家族の社会的つき合いや相互補完力などで判断します．それまでは夫婦間に問題がなくても耐性能力がないと，母親に負担がかかって，父親に「何もしてくれない」と責めて，在宅療養をきっかけに家庭崩壊するケースもあります．中枢性呼吸障害があり，睡眠時にBiPAP療法をする子どものケースで，退院日が決まったあとに離婚となり，退院が伸びたケースもありました．
- ❏ 家族の在宅療養を支える力は，面会や医師からの説明の時などに，家族の様子を観察して，判断しましょう．

3　医療者側の在宅療養を支援する体制

　　医療者側の在宅療養を支援する体制がどれだけ整っているか，その能力も判断しなければなりません．

❑医療者側の在宅療養を支援する体制とは，外来に在宅療養を支援する専門看護師がいるのか，在宅ケアについて相談する窓口があるのか，訪問看護ができるのか，家族のフォロー体制，医療器材の供給体制，緊急時の受け入れ体制などを明確にし，整備しておく必要があります．

❑出産，家族の病気，主な在宅療養の担い手の疲労などにより，在宅療養が一時的に困難となり，緊急避難としてショートステイが必要となる時があります．在宅療養を行っていてもショートステイを受け入れてくれる施設は徐々に増えてきていますが，高度在宅療養の場合は，受け入れ施設がほとんどありません．在宅療養を進めていく医療機関でショートステイができるか検討しておく必要があります．

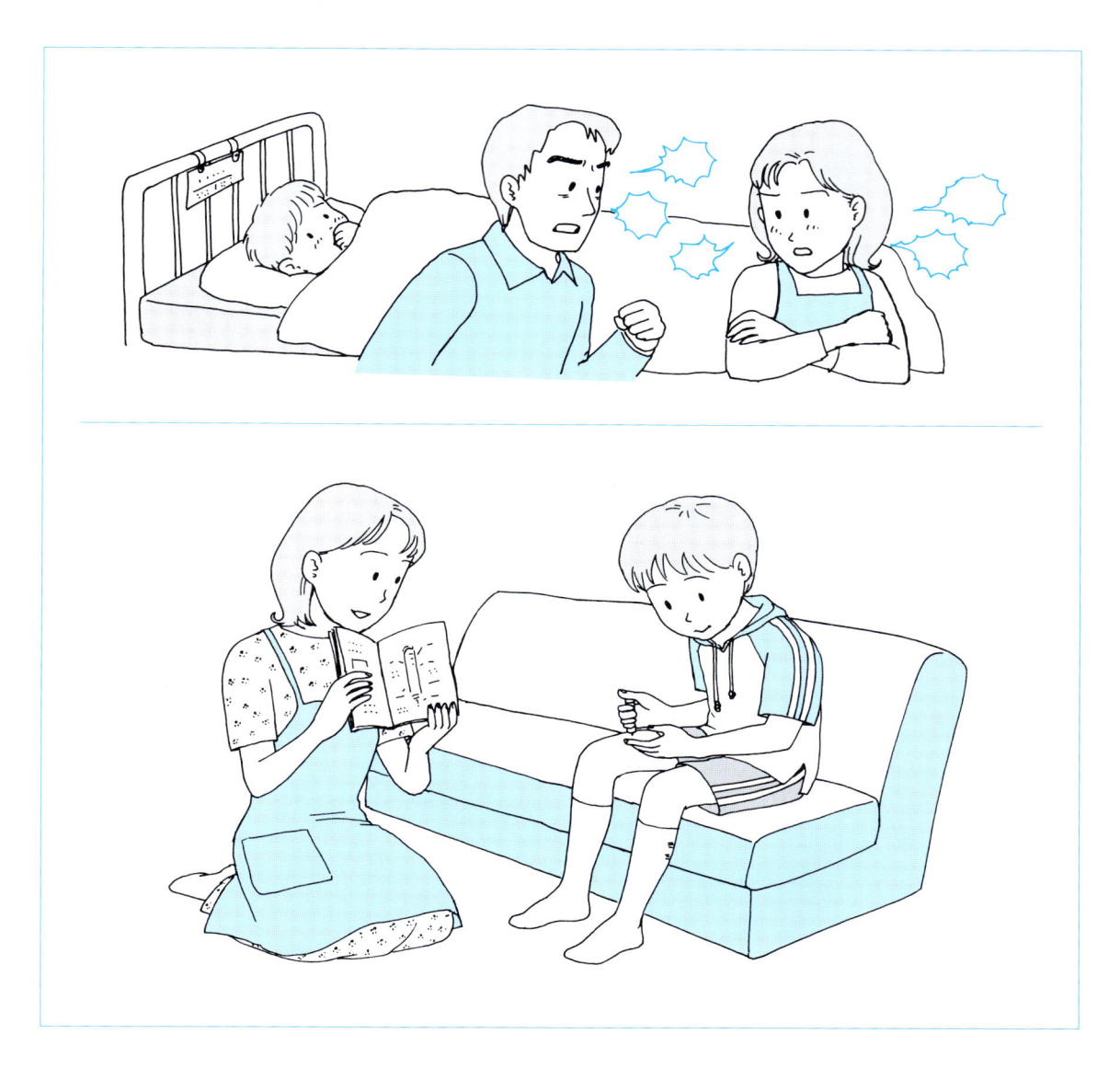

4　入院中の計画と実施

1　在宅療養の動機づけ

❏生活上の制限が多いほど，子どもと家族は退院することに不安を覚えます．子どもと家族の意向や意思を確認し，在宅療養に向けて，子どもと家族が希望がもてるようにしていくことが必要です．この動機づけの結果を見極めてから指導をはじめないと，指導を受けることに対して消極的だったり，すべての指導が終わっても家族が退院を拒んだりする事態が起きます．

❏「家に帰りたい」という強い希望が子どもと家族にあれば，指導はスムーズに進むことが多いです．在宅療養に向けて，子どもと家族に希望を持たせ，意思決定していく過程での動機づけは重要です．

❏ただし，入院が長期化する可能性が高い場合には，退院が見込まれなくても，子どもの療養生活を支える目的で家族指導を始める時があります．家族が在宅療養に必要な知識や技術を獲得しても，すぐに在宅療養が可能だというわけではありません．この場合も，子どもと家族への在宅療養の動機づけは必要です．

2　在宅療養に必要な知識・技術の範囲の決定

❏子どもの在宅療養に必要な技術には日常生活を整えるための技術と医療行為を伴う技術があります（表7-2）．どの技術が必要なのか，子どもの条件を考慮して，子どもと家族の経験や能力に合わせ，子どもと家族とともに決定します．

3　学習計画の立案

学習計画の立案は，子どもと家族とともに決めましょう．

❏学習の対象を決めるために，子どもの在宅療養を支える主な担い手は誰なのか，また誰が協力できるのかを家族に確認しなければなりません．家族の中で複数の人が協力できると，在宅療養が長続きできることを説明して，母親1人に任せ切りにならないように配慮する必要があります．

❏子どものセルフケア能力は，その家族の育児姿勢に大きくかかわっています．慢性疾患で小さいころからかわいそうだからと保護的に育てている場合もありますし，逆にハンディキャップがあるからこそ自分のことができるように育てている場合もあります．保護的に育てられた場合は，年齢より自己管理能力が育っていません．基本的生活習慣の自立ができていて，自分で選んで決められる能力のある子どもは，自己管理能力が比較的育っています．子ども自身のセルフケア能力や，病状の理解，「退院したい」または「おうちで過ごしたい」という希望などから判断し，子ども自身にも在宅療養の技術について指導するかどうかを子どもと家族とともに決めます．指導する場合は，学習計画を子どもと家族とともに決めます．CAPDは学童高学年から，自己導尿は就学前から自己管理できているという報告があります．

表 7-2 子どもの在宅療養に必要な看護技術

日常生活を整えるための基本的な看護技術	
・全身状態の観察 ・清潔への援助 　　入浴，部分浴，清拭，洗髪，口腔ケア ・ミルク，離乳食および食事療法の知識 ・下痢のケア，おむつかぶれ予防の対策 ・移動・体位交換の援助 ・関節拘縮・変形予防ケア	・睡眠への援助 ・排痰の援助 ・褥瘡予防のケア ・遊びの工夫 ・コミュニケーションの確保 ・発達促進への援助
医療行為を伴う看護技術	
・与薬 ・経管栄養法に対する管理 ・胃チューブの挿入・交換 ・胃瘻・腸瘻チューブ・ガストロボタン使用中の管理 ・胃瘻・腸瘻チューブ・ガストロボタンの交換 ・自己注射の管理 ・中心静脈栄養実施中の管理 ・浣腸 ・人工肛門増設中の管理 ・導尿 ・膀胱内留置カテーテル中の管理 ・自己導尿の管理	・吸入 ・吸引（口腔内，気管内） ・エアウェイの管理 ・在宅酸素療法に対する管理 ・気管カニューレ使用中の管理 ・気管カニューレ交換 ・人工呼吸器使用中の管理 ・CAPDの管理 ・創傷の処置 ・無菌操作 ・救急救命処置

（高橋泉：在宅ケアに必要な看護技術，小児看護20：204-209，1997を一部改変）

4 学習計画（知識教育と技能訓練）の実施

　計画の実施にあたって，気をつけなければならないのは，指導の統一性です．指導に統一性がないと，家族は混乱し，計画がスムーズに運ばなかったり，家族が医療者に不信感を抱いてしまったりします．

❏担当看護師を一人決めて，指導していくのもよいでしょう．

❏一人でやることが困難な場合は，複数の看護師が計画表の進行状況を記録して進めます．この場合は，特に緻密なマニュアルが必要です．担当看護師を決めておいて，進行状況を把握し，子どもと家族と調整したり，看護師間のこまかいマニュアルの統一を図ったほうがよいでしょう．

❏高度医療を必要とする在宅療養の場合は，あらかじめ，学習計画のタイムスケジュール，マニュアル，タイムスケジュール，チェックリスト（図7-5）を作成しておくといいでしょう．個々のケースに調整して使用できます．

|　　　　　　様退院指導計画プログラム　　　受け持ちNs　　　　　|

指導開始予定日	指導内容	見学日	サイン	実施日	サイン	最終確認日	サイン
／	・情報収集用紙を使用し，アセスメントする ・家族へパンフレットを渡す						
／	・清潔操作，吸引手技						
／	・Yガーゼ交換						
／	・カニューレテープ交換						
／	・気管カニューレ交換						
／	・沐浴・入浴指導						
／	・在宅における使用物品の取り扱い						
／	・急変時の対処法						
／	・日常生活指導						

図7-5　気管切開をした子どもへの退院指導計画プログラム
（国立小児病院：平成9・10年度国立病院・療養所治療共同研究（臨床看護研究）報告，p.8より）

5　退院後の日常生活に適応する支援

　子どもと家族が，学んだ知識・技術を自分達の日常生活に適用できるかどうかが，在宅療養がスムーズに行くかどうかの鍵となります．病院と同じ方法ができれば，在宅療養ができるわけではありません．前述したように病院と在宅では環境が大きく違います．

　神経質に病院と同じようにしようとする家族もいれば，反対にいい加減にして，基本的な線も崩してしまう時もあります．入院中の環境と同じにするために，赤ちゃんが寝ているふとんの中の温度を測っていた母親もいました．また，薬の内服時間も，入院中の看護師の都合で決められた時間と全く同じにしたほうがよいと，毎朝6時に子どもを起こして内服させ，また寝ていた家族もありました．家族の生活の時間帯に合わせて，薬の内服を忘れずにできる時を，家族が決めていけばいいのです．一方では，朝夕2回と指示が出ているにもかかわらず，夕方を忘れてしまうからと，2倍量を朝1回に飲ませてしまう家族もいます．

☐それぞれの家庭の環境に合わせて，ケアを適用するにはどうしたらいいか，ケアをどう工夫したらいいか，家族が考えられるように支援しましょう．基本的なことはどこか，アレンジしたり，工夫したりしてよいことは何かは説明することも大切です．
☐家族にどう工夫するか聞いて，基本からはずれていないか確認しましょう．
☐家族が日常生活に適応させようと考えたことを認めましょう．看護職に認められると，家族は在宅療養への自信が生まれてきます．

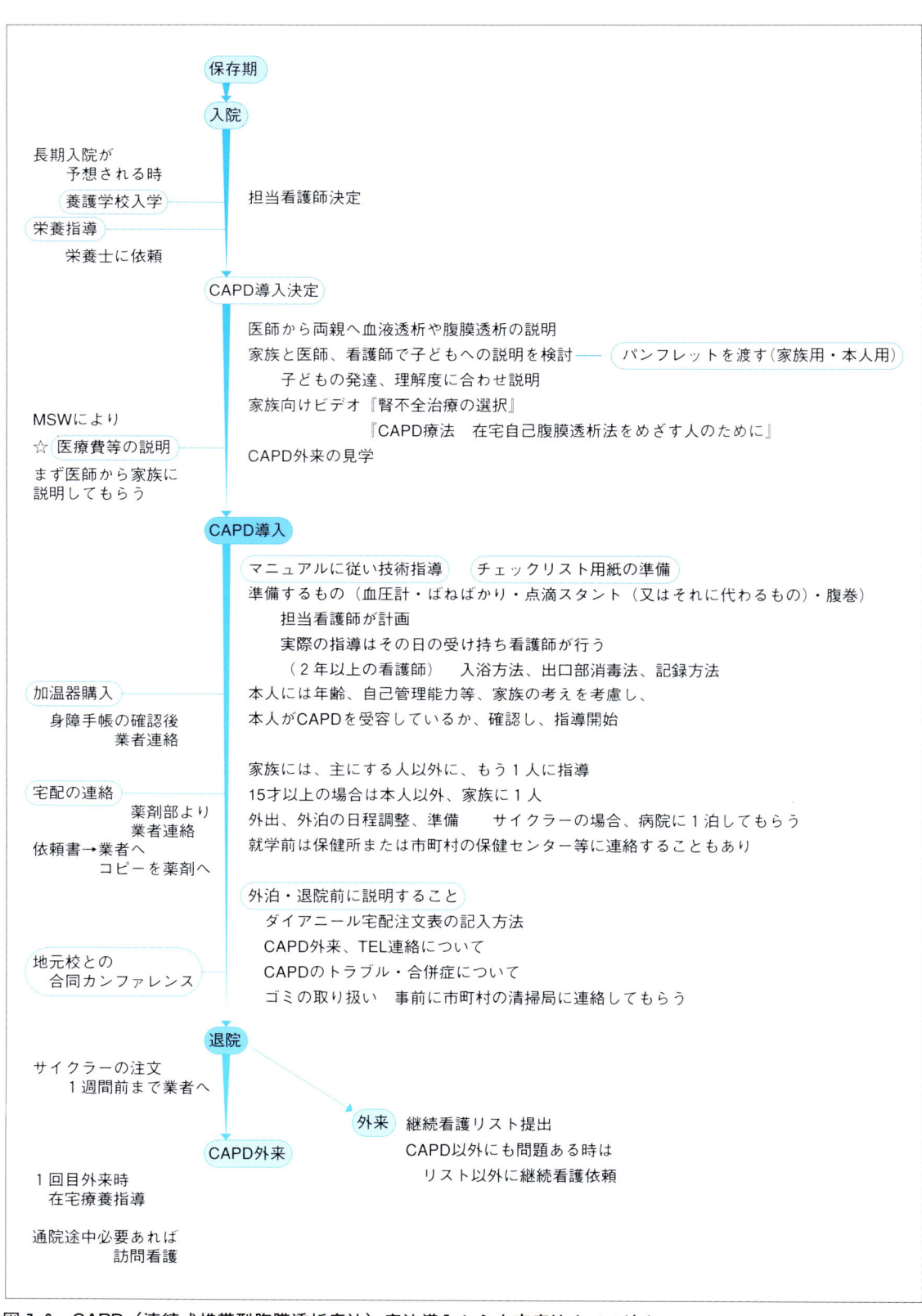

```
                        保存期
                         │
                        入院
   長期入院が              │
    予想される時           │
     養護学校入学 ────── 担当看護師決定
   栄養指導               │
     栄養士に依頼         │
                         ▼
                     CAPD導入決定
                         │
                         ├─ 医師から両親へ血液透析や腹膜透析の説明
                         ├─ 家族と医師、看護師で子どもへの説明を検討 ── パンフレットを渡す（家族用・本人用）
                         │    子どもの発達、理解度に合わせ説明
                         ├─ 家族向けビデオ『腎不全治療の選択』
   MSWにより              │         『CAPD療法 在宅自己腹膜透析法をめざす人のために』
   ☆ 医療費等の説明 ──── CAPD外来の見学
   まず医師から家族に     │
   説明してもらう         │
                         ▼
                      CAPD導入
                         │
                         ├─ マニュアルに従い技術指導    チェックリスト用紙の準備
                         ├─ 準備するもの（血圧計・ばねばかり・点滴スタント（又はそれに代わるもの）・腹巻）
                         │     担当看護師が計画
                         │     実際の指導はその日の受け持ち看護師が行う
                         │    （2年以上の看護師）  入浴方法、出口部消毒法、記録方法
   加温器購入 ──────── 本人には年齢、自己管理能力等、家族の考えを考慮し、
     身障手帳の確認後     本人がCAPDを受容しているか、確認し、指導開始
     業者連絡             │
                         ├─ 家族には、主にする人以外に、もう1人に指導
   宅配の連絡 ────────── 15才以上の場合は本人以外、家族に1人
     薬剤部より           ├─ 外出、外泊の日程調整、準備  サイクラーの場合、病院に1泊してもらう
     業者連絡             └─ 就学前は保健所または市町村の保健センター等に連絡することもあり
   依頼書→業者へ          │
     コピーを薬剤へ        ├─ 外泊・退院前に説明すること
                         │    ダイアニール宅配注文表の記入方法
                         │    CAPD外来、TEL連絡について
   地元校との ────────── CAPDのトラブル・合併症について
    合同カンファレンス    │    ゴミの取り扱い  事前に市町村の清掃局に連絡してもらう
                         ▼
                        退院
   サイクラーの注文        │
     1週間前まで業者へ    │        外来  継続看護リスト提出
                         │              CAPD以外にも問題ある時は
                         ▼                リスト以外に継続看護依頼
                      CAPD外来
   1回目外来時
     在宅療養指導
   通院途中必要あれば
     訪問看護
```

図7-6　CAPD（連続式携帯型腹膜透析療法）療法導入から在宅療法までの流れ

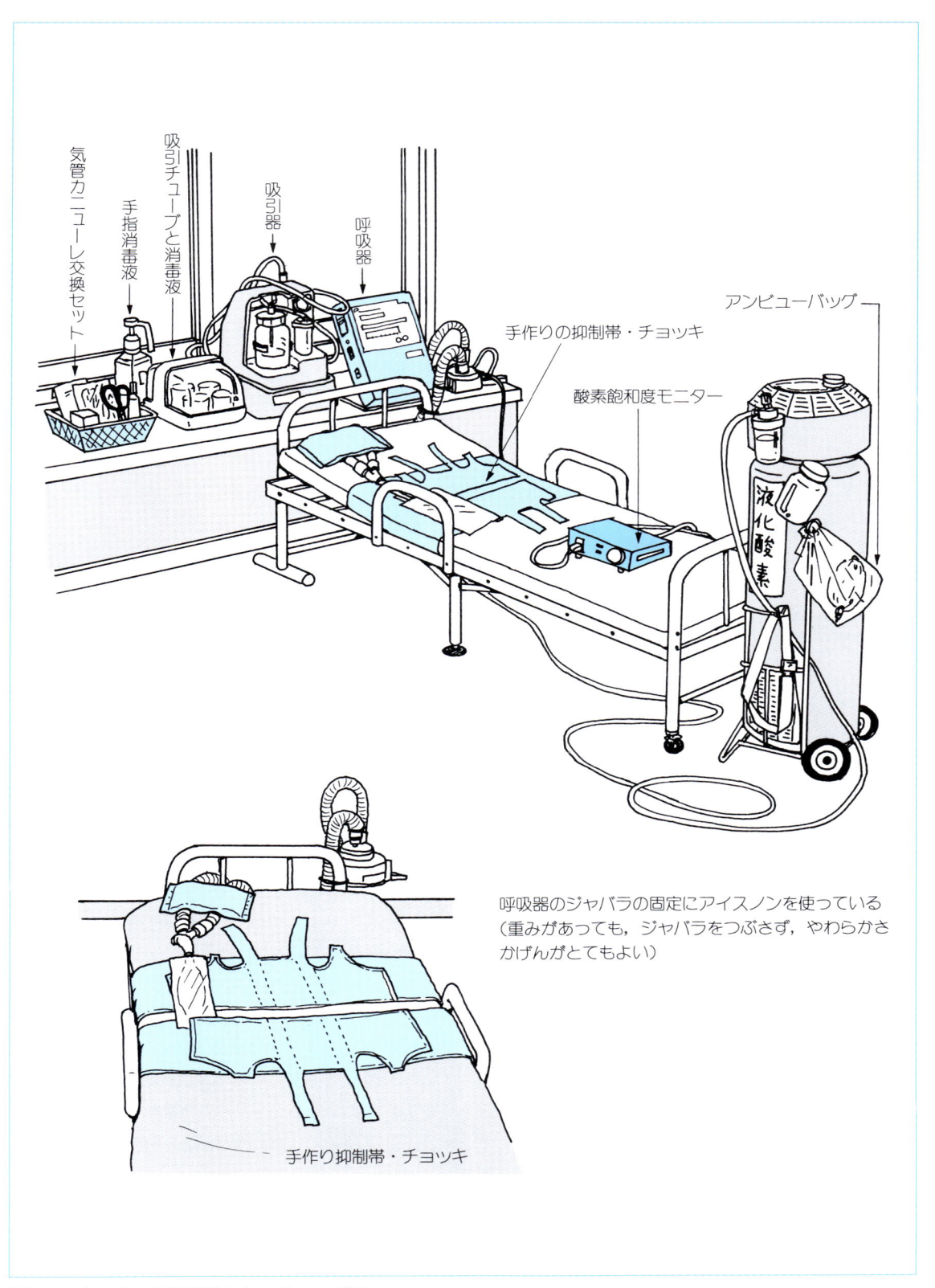

気管カニューレ交換セット
手指消毒液
吸引チューブと消毒液
吸引器
呼吸器
手作りの抑制帯・チョッキ
酸素飽和度モニター
アンビューバッグ
液化酸素

呼吸器のジャバラの固定にアイスノンを使っている（重みがあっても，ジャバラをつぶさず，やわらかさかげんがとてもよい）

手作り抑制帯・チョッキ

図 7-7　在宅人工換気療養のセッティング例

6　退院前に行う在宅療養のシミュレーション

　子どもと家族自身が在宅療養を決めても，入院環境と家庭の状況には大きな差があり，不安があります．また，見えていない問題もあるでしょう．在宅療養のシミュレーションができると家族の自信につながり，退院時の不安を軽減することができます．時には，そのシミュレーションによって問題点が明らかになり，退院が延びてしまうこともありました．こういうケースで，シミュレーションせずに在宅療養をすると，結局は再入院を早い時期にしてくることになります．退院前のシミュレーションは，前述の日常生活に適用させる支援の一つでもあります．

❑外出や外泊によって，在宅療養のシミュレーションをしましょう．

❑高度な在宅医療では，外出や外泊前に，病院内で，病棟を離れ，子どもと家族が過ごせる場所を利用して，在宅療養のシミュレーションをするのもいいでしょう．病院によっては，病院内に家庭に近い状態の部屋を用意してあるところもあります．そのための特別な部屋がなくても，病棟外の会議室等を利用するのも一つの方法でしょう．病院内なので，何かあったら，看護師や医師にすぐに相談できる状況で，子どもと家族にとって安心して在宅療養のシミュレーションができます．在宅療養に不安がある家族には，外泊前に試みるとよいでしょう．技術的には習得し問題はないが，不安が強い在宅人工換気療法を必要とする子どもの家族が，この部屋を利用してから自信がつき，退院が早くなったこともありました．

❑必要があれば，外泊時に合わせて退院前訪問をすると，家庭の状況を知ることができ，問題を解決することもできます．CAPD療法をする子どもの家族に対して，退院前訪問は効果的でした．家庭での交換場所や物品管理の確認，また量の多い廃棄物の捨て方まで，詳しく看護師がチェックします．CAPDを交換する部屋と手洗いする所が遠くて，家族とともに考え直したこともありました．また，病院ではいつも不安そうなお母さんだったのに，家庭ではいろいろな工夫をしてやっていこうとする姿にほっとしたこともあります．看護職にチェックされ，認められると，家族はCAPD療法をやっていく自信が生まれてくるようです．

7　地域での在宅療養を支援する方法の検討

　在宅療養を支えていくのは医療だけではなく，福祉や教育機関との連携も必要です．

❑地域での支援が予測される場合は，退院指導を計画する頃から，保健所や訪問看護ステーション等に依頼するかどうかを含めて早めに検討し，地域の機関と連絡を取ったほうがいいでしょう．

❑退院前には，病院内の関連職種や地域の支援システムに関連した人たちで，カンファレンスをもつとよいでしょう．カンファレンスでは，在宅療養をしていく上での問題点を明らかにし，支援体制の役割分担を確認します．また，退院後の中核的役割を担うのは病院側か，地域側か明確にし，更にそれぞれの窓口が誰になるのかを明確にしておくと連携がうまく行きます．

❑退院前に，家族に退院後の支援体制を明らかにしておくと，家族は安心できます．

❑幼児や，学童では，保育園，学校等の教育機関との連携が必要です．子どもと家族，医療者，養護学校（入院中に在籍していた学校）と地元校の四者でカンファレンスをすると，登下校の方法，体育や行事の参加その他学校生活の細かい点まで打合せができます．また，学校での緊急時の対応策も確認しておきましょう．学校と家族の連携が，子どもの学校生活にとって大きな鍵であることを家族と学校に了解してもらうことが重要です．

●在宅　　　　　●病院

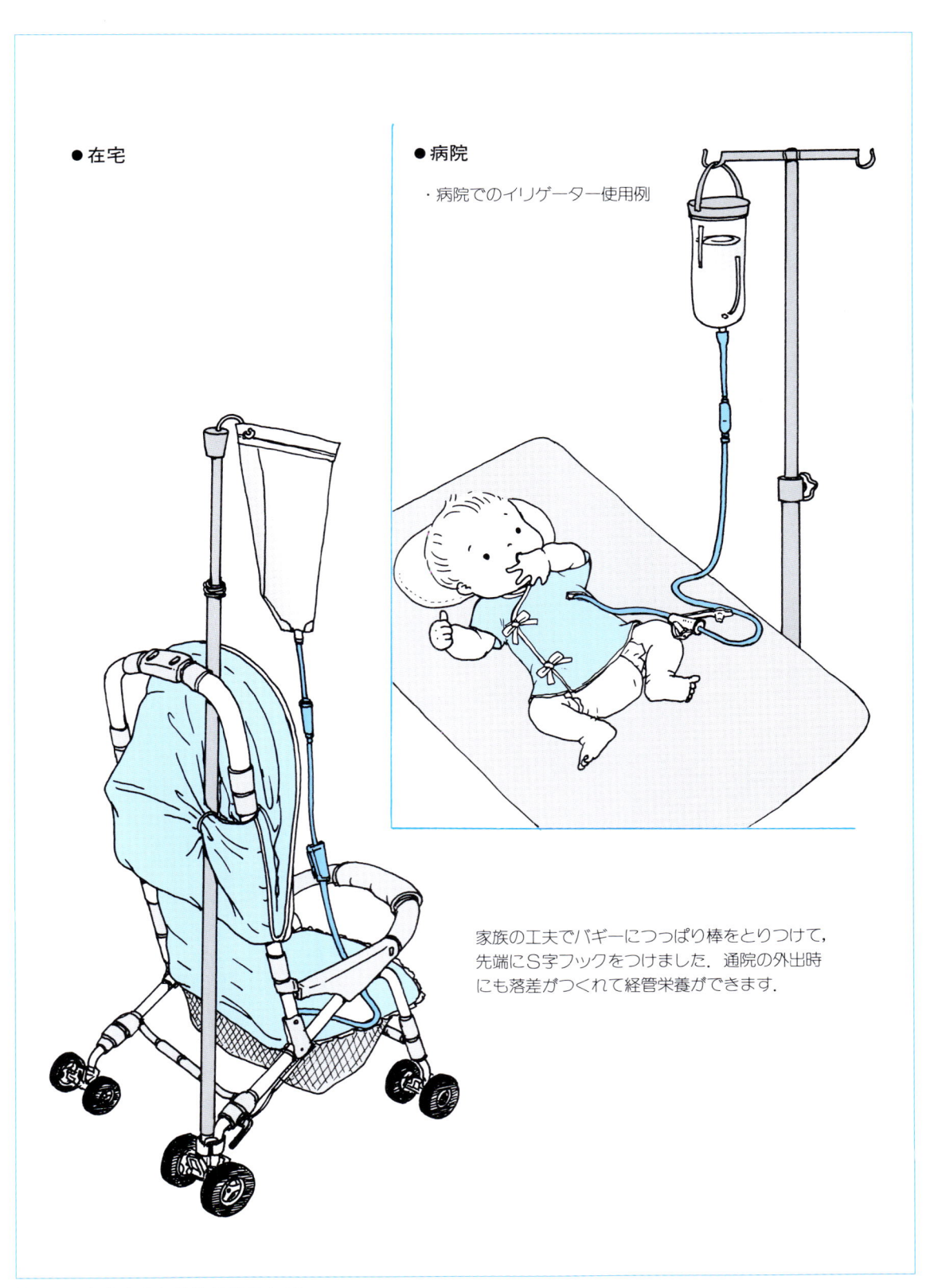

・病院でのイリゲーター使用例

家族の工夫でバギーにつっぱり棒をとりつけて，先端にS字フックをつけました．通院の外出時にも落差がつくれて経管栄養ができます．

図 7-8　在宅療養と入院治療のちがい

8　医療器材の供給体制

在宅療養に必要な器材がさまざまにあります．その供給体制を整えておきましょう．

☐ 在宅指導管理料に伴って供給される薬品や医療器材もあります．それらの物品の提供をどのようにするか，家族に指導しなければなりません．また，自己負担によって購入しなければならないものもあります．自己負担の場合，在宅療養に必要な器材が一般には購入しにくいものが多いので，病院の売店で購入できるものが何か，納入業者との窓口を明確にしておく必要があります．

☐ 病院で使用している器材と同じものを利用する必要のない器材もあります．ほかの家族の工夫などを情報収集し伝えていきましょう．

9　緊急時対応の確認

☐ 子どもの病状は急激に変化しやすいため，24時間体制の電話相談，緊急時の受け入れ体制を整えておく必要があります．この緊急時の体制の整備は子どもや家族にとっても安心できます．

☐ 専門病院より遠いところに住んでいる場合は，地域の医療機関と連携できるようにしておく必要があります．人工換気療法の場合は搬送方法もあらかじめ決めておくとよいでしょう．救急隊と連携をとったほうがいいときもあります．

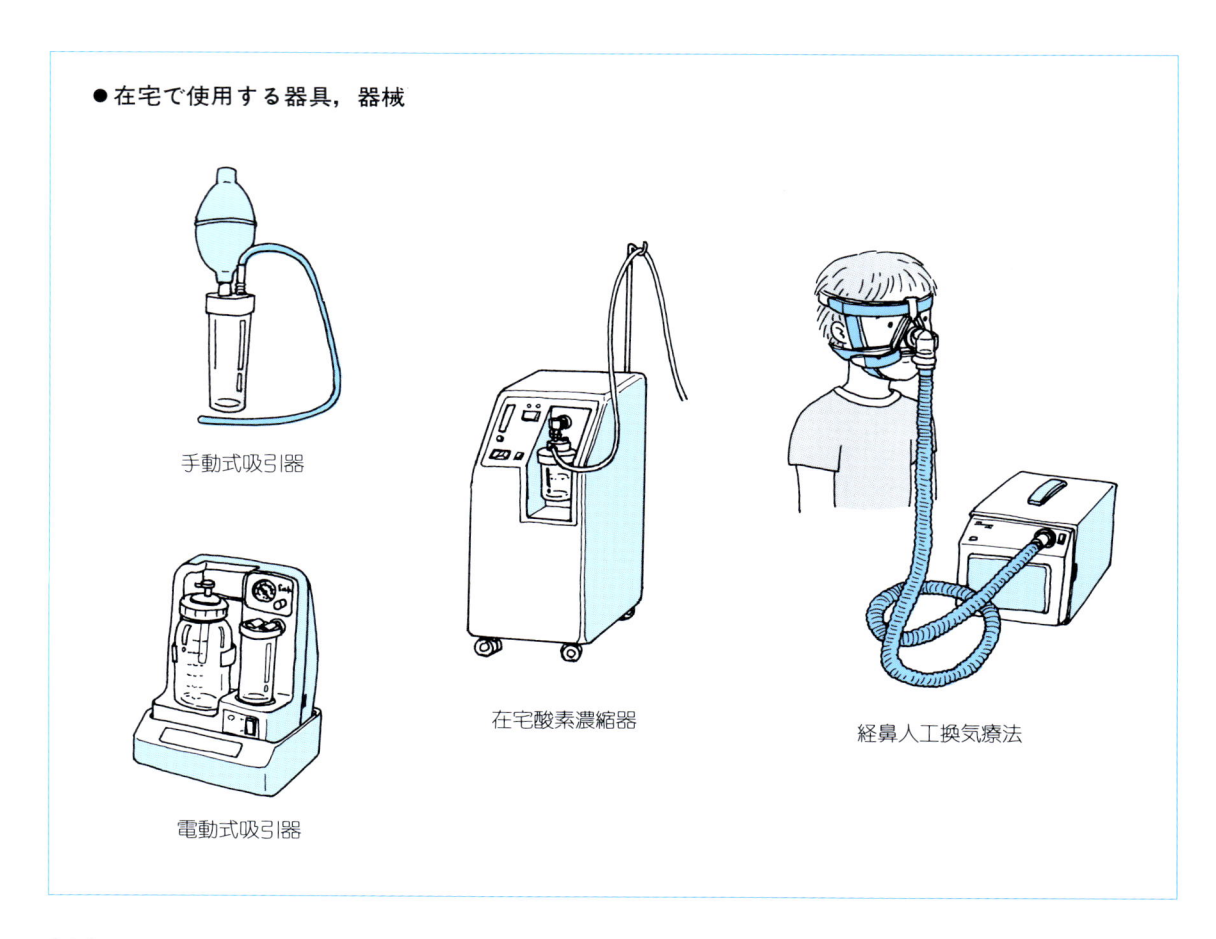

● 在宅で使用する器具，器械

手動式吸引器

電動式吸引器

在宅酸素濃縮器

経鼻人工換気療法

表 7-3　在宅療養で必要な医療器材の購入方法の一例　[CAPD療法の場合]

使用物品	購入方法	備考
◇透析液 ◇Yセットと保護（ミニ）キャップ ◇APD回路 ◇APD機械 ◇UVフラッシュまたは無菌君	◆医師に処方してもらい宅配となる	退院が決まっている外泊の場合は，事前に連絡をしておけば宅配してくれる
◇イソジン液 ◇オキシフル	◆医師に処方してもらいかかりつけ薬局で受け取る	
◇ウエルパス ◇滅菌ガーゼまたはデルマボア，シルキーポア ◇滅菌綿棒 ◇絆創膏（3Mテープ）	◆かかりつけ薬局や大きな薬局で購入する	CAPD衛生材料がすべてそろっている薬局を紹介することもある（宅配サービスもある）
◇パック加温器 ◇携帯用加温器 ◇スタンド（必要時）	◆各自治体に問い合わせた上で申請してもらいレンタルとなる	収入の多い家庭や自治体などにより実費で購入してもらう場合もある
◇ストッパー ◇排液タンク	◆バクスターより購入する	
◇はかり	◆金物屋から購入 バクスター，テルモでも購入できる	4kgまで計れる，目盛りの細かい物を購入してもらう
◇血圧計（水銀/自動） ◇聴診器	◆病棟で購入できる	マンシェットの幅に気をつける
◇入浴用カバー	◆Aパックヤング東京販売所 　TEL：03-5213-5920 ◆東京ホスピタル 　マネージメント㈱ 　TEL：0120-373-262	種類がいろいろあるので，皮膚にあった物を選ぶ
◇S字フック ◇腹巻き ◇体重計		体重計は目盛りが細かいものの方が良い ex.乳児では50g単位

［谷川睦子他：国立病院・療養所治療共同研究（臨床看護研究）報告より］

5 退院後の計画と実施

在宅療養が継続されていくには，退院してからの外来での支援体制が重要です．

1 退院1週間以内の訪問看護または電話訪問

家族が一番不安なのは，退院して1週間以内だと，家族によくいわれます．

- 退院1週間以内は，子どもも環境が変わり病状が安定しなかったり，家族も病気の子どもを受け入れて変わる生活パターンに慣れていない上に，病院と切り離されたように感じて，子どもも家族も不安が一番強くなります．入院中に予測していなかった問題が起きてくるのも，この時期です．この時期に，気軽に相談できる体制を作ることで家族は安心します．
- 退院1週間以内に訪問して，家族を励まし，新たな問題の対策を一緒に考えることが望ましいでしょう．実際に家庭を訪問できなくても，病院側から電話訪問するだけでも，家族は心強く思えるようです．

2 子どもの状態安定のための支援

子どもの心身の状態安定が，在宅療養の重要な要素となります．病状の悪化予防や，生活への影響を最小限にするために，医療・看護の専門的ケアが必要となります．

- 外来受診時，子どもの病状を医師とともに判断します．また，子どもや家族の医療的ケアの状況を確認し，医療的ケアの継続や，新たな問題に対してのケアの方法の助言をします．必要に応じては，電話相談や訪問看護で自宅の状況を，確認し助言をします．
- 治療に伴う判断や指示については，医師と連携して行っていきます．この支援は，人数の多い外来では困難です．窓口になる専門看護師がいることが望ましく，プライマリーナースを導入しているところもあります．また，病棟と連携し，支援が必要な子どもと家族をリストアップし，診療介助しながら重点的にかかわる方式を採っているところもあります．

3 子どもの成長発達に伴う自己管理のための支援

子どもが幼い時は，家族が在宅療養の管理をしています．しかし，子どもの成長発達に伴い，子ども自身の自己管理に移行していきます．この自己管理の移行は，家族だけに任せず，看護者の支援が重要です．

- 幼児期に発病し，在宅療養している子ども達は，病気であるが故に家族に依存的であることが多いものです．特に母親は自分が子どもを病気にしてしまったと罪責感を抱いている場合が多く過保護になり，子どもは依存的になってしまいます．
- 成長発達に伴い，子ども自身が自己管理できるようにするためには，当然，日常の基本的生活習慣が自立していなければなりません．長期の在宅療養が予測される時は，日常生活面で，子どもの自己管理する能力を育てるように，将来を見据えて，『自分でできることは，自分でする』子育てについて，家族と話し合う必要があります．

❑ また，子ども自身の病気や病状についての理解も必要です．小さいうちから，子どもに自分の病気や病状について，その時々の子どものわかる言葉で説明していくことが，いずれ，子ども自身が自己管理する時に役立つことを家族に伝えましょう．

---トピック---

　先天性心疾患で胸に大きな手術創のある子どもに対して，家族が「赤ちゃんの時に心臓の手術をして頑張ったあなたも，手術をしたお医者さんも，ケアをした看護師さんも，面会にいったお父さんお母さんも，お父さんお母さんが面会にいった後，お留守番していた兄弟もみんなが頑張った勲章」と説明したそうです．

　小学1年生になって体重測定で裸になった時，クラスの子ども達に「勲章」の話をしたら，好奇の視線が尊敬の眼差しに変わって自慢して帰ってきたという話を聞いたことがあります．

　子どもが手術創について質問をしてきて，どう答えたらいいかわからないし，そのことで子どもがいじめにあったらどうしようかと，戸惑って相談してきた家族に，私はこの話を伝えました．「そんな風なら私にも説明できそうだ」と家族の顔が晴れやかになったことを経験しました．

❑ 学童の高学年になると，子どもによっては，自己管理能力が育ってきます．家族とともに自己管理へと移行する方法を考えていきましょう．依存的になっている子ども達には，同じくらいの年齢の子ども同士の集団教育やキャンプが有効です．病院が主催する時もありますが，親の会等で運営されるキャンプなどを紹介してもいいでしょう．

4　在宅療養のモニターと評価

　退院後，在宅療養の状況は一定ではありません．子どもの病状の変化，成長発達に伴う変化，家族の状況の変化があり，その子どもと家族の状況に合わせて支援体制を検討する必要があります．

❑ 在宅療養支援は他機関と連絡を取って任せておいても，在宅療養の支援はうまくいかない場合もあります．在宅中に入園入学を迎えた場合は，子どもの生活の大半が保育園や学校などで営まれますから，教育機関と新たに連携が必要となります．

❑ 退院後，在宅療養の支援状況をモニターし，評価し，フォローアップしていくケアコーディネーターの役割をとる人が必要です．支援状況を評価するには生活全般についてのチェック表があるとよいでしょう（図7-9）．

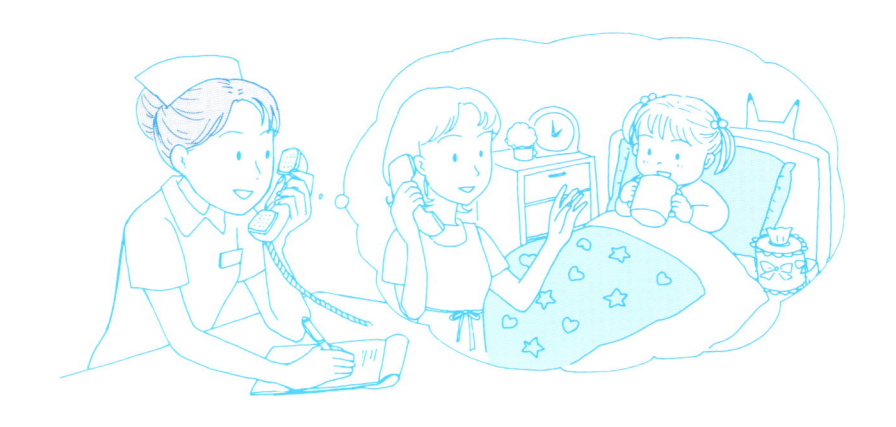

ケア効果評価表

本人と主な保育者の状況

項目	状況評価 2問題がない（ひとりでできる） 1問題がある（ひとりではできない） 0意欲がない （本人は○、主な保育者は×で記入）	0	1	2	詳細	ケアニーズ なし	ケアニーズ あり	援助方法 指導・教育	資源の紹介	資源の導入	経過観察	連携職種 主治医	看護師	SW	PT OT ST	薬剤師	栄養士	歯科医	保健師	教諭・保育士	ボランティア	その他	具体的援助方法	解決状況 解決	改善	不変	悪化	評価 アセスメント
基本的動作	呼吸ができる		○	×	気管カニューレ		○				○															○		日常的生活には、今のところ問題ない
	食事がとれる			⊗		○																				○		
	排泄に問題がない			⊗	オムツ	○																				○		
	睡眠に問題がない		○	×	人工呼吸器		○				○															○		
	清潔を保つことができる		○	×		○																				○		
身体的状況	発育をしている			⊗		○																				○		言語面での理解力が低い
	発達をしている		⊗		言語面遅れ		○			○					○								STにコンタクト				○	
	移動に問題がない			⊗		○																				○		
精神的状況	精神的な安定が図れる		⊗				○	○					○														○	母の言語に対する不安が大きい
社会的状況	教育を受けることができる		⊗			○					○															○		
	対人関係に問題がない			⊗		○																				○		
療養状況	病状が安定している		○	×		○																				○		通院の問題は解決した
	家庭での療養に意欲がある			⊗		○																				○		
	受診することに問題がない		⊗		通院		○			○											○		通院ボランティア		○			
	援助が必要である		⊗			○																				○		
医療（1）	主治医と問題がない			⊗		○																				○		取り扱っている機器が多く、MEの再導入が必要
	他科との連携に問題がない			⊗		○																				○		
	ホームドクターがいる			⊗		○																				○		
	緊急時の体制がとれている			⊗		○																				○		
	在宅医療に問題がない		⊗		機器扱い		○	○														ME	MEによる教育			○		
医療（2）	闘病意欲がある	○		×			○	○					○													○		上記を定期的に施行する
	疾患の知識を持っている	○	×				○	○				○															○	
	状態の判断力がある	○	×		悪化早い		○	○					○										家族に				○	
	技術を習得している	○		×			○	○					○									○	定期的に			○		
福祉	介入が必要である		⊗				○			○											○		遊び				○	遊びのボランティアの導入必要
家族環境	みんな健康である			×		○																				○		
	家族の人間関係がよい			×		○																				○		
	患児との人間関係がよい			×		○																				○		
生活状況	経済的に安定している			×		○																				○		
	住宅に問題がない			×		○																				○		
	患児の療養に問題がない			×		○																				○		
	家族の援助がある			×		○																				○		

ＩＤＮＯ：○－○○○○－○
ＮＡＭＥ：Ｍ・Ｋちゃん
生年月日：H4.11.11

評価日：７年10月26日　サイン：○○

―― 本人
---- 保育者

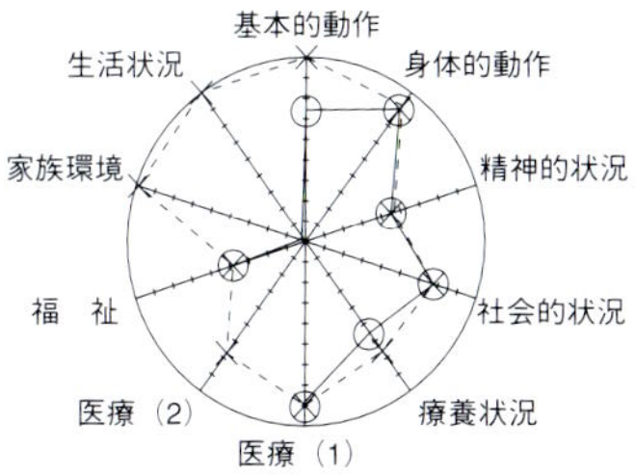

総合評価

就学年齢に近づくにつれ、母親の不安も増大傾向にある。精神的バックアップをはかる必要性がある

今後の方針

・児の言語面でのコンサルタント
・母親の精神面のフォロー
・家族に、児の状態の判断力をつける

次回評価の必要性
無　・　㊒　（M8/1／　）

図 7-9　ケア効果評価表の実際の評価例（酒巻恵美子他：在宅療養患児のケアマネージメント―小児ケア効果評価表の作成とその実施―，第 27 回日本看護学会集録―小児看護―，p. 82, 1996 より）

6　社会資源の活用

　子どもの在宅療養を支援するシステムは，介護保険が導入され徐々にサービスが整備されている老人医療ほどに整備されていないのが現状です．社会的側面として，子どもの在宅療養に対する無理解，知識不足，マンパワーの不足，経済的裏付けの不足などがあります．また，少子社会で子どもの人口が少ない上に，対象の子どもに多様性があり，絶対数が少なく，点在している状況がシステムの構築を困難にしています．家族側の問題としては，家族が若いことから家族自身の経済的基盤が薄く，家族への非公式な支援も少ないのが現状です．このため，家族の負担は大きく，ことに育児の大半をする母親に負担がかかります．また，学校での生活にもいじめなどの問題があります（表7-4）．

　このように在宅療養の家族への負担は大きいので，少しでも負担を軽減するために，社会資源を活用していかなければなりません．看護師にも求められているのは，子どもの日常生活を支える専門職種として医療機関や地域の機関のケースワーカー，児童相談所，学校等と連携して，社会資源を活用できるケア・コーディネーターとなることです（図7-10，表7-5）．

表7-4　小児在宅療養の問題点

家庭での問題点	
1．核家族化	5．家族の経済的負担
2．家族（母親）の精神的負担	6．スペース
3．家族（母親）の肉体的負担	7．家族の医療機関志向
4．家族（母親）の時間的負担	8．家庭の閉鎖性

学校での問題点	
1．小児在宅療養への知識不足	6．施　設
2．日常生活への不安	7．学校での医療行為（責任問題）
3．体育授業への参加	8．健常児との関連（阻害，いじめ）
4．宿泊授業への参加	9．プライバシー
5．給　食	10．緊急時の対応

社会人としての問題点	
1．小児在宅療養に対する無理解	在化している
2．小児在宅療養に対する知識不足	7．サービス窓口の問題
3．人口の老齢化	8．医療費の問題
4．小児在宅療養に対するマンパワーの不足	9．専門医療機関スタッフおよび経済的負担
5．小児在宅療養に対する経済的裏づけの不足	10．医療機材の供給体制
6．対象患児に多様性があり，絶対数が少なく，点	11．医療器材廃棄物

（赤司俊二：増加する小児在宅ケアの現状，さいたま小児保健，36：35，1994．より引用）

表7-5 社会資源と利用方法

社会資源	資源	利用方法
医療・看護に関する資源	(1) 医療機関 (2) 開業医 (3) 訪問看護 　① 医療機関の訪問看護 　② 訪問看護ステーション 　③ 都道府県保健所 　④ 市町村保健センター (4) 患者の移送サービス	家族(本人)からの依頼,医師からの医師への連絡 同上 家族(本人)・看護師からの依頼 都道府県看護協会から近隣の情報 家族(本人)からの申し込み,主治医の依頼 家族(本人)・看護師からの依頼 同上 個人的な情報収集 家族(本人)からの申し込み
日常生活に関する資源	(1) ホームヘルパーの派遣 　　(公的・民間) (2) 日常生活用具の給付貸与 (3) 心身障害児デイサービス (4) 心身障害児ショートステイ (5) 児童福祉施設 (6) 「患児・家族の会」の親ボランティア	市町村社会福祉協議会 家族(本人) 市町村福祉担当課 民間レンタルサービス 福祉機器展示場 家族(本人)の申請,看護師の依頼 市町村福祉担当課 家族(本人)の申請 市町村福祉担当課 児童相談所 保健所 家族(本人)の申請 児童相談所 市町村福祉担当課 家族(本人)の申請 個人的な情報収集 こどもの難病電話相談室・市町村社会福祉協議会 全国心身障害児福祉財団などからの情報
相談機関に関する資源	(1) 医療機関の医療相談室 (2) 児童相談所 (3) 都道府県の保健所 (4) 市町村の保健センター (5) 福祉事務所 (6) 教育相談所 (7) 患児・家族会	家族(本人)からの相談 必要時,看護師・保健師・ケースワーカーからの依頼
経済保障に関する資源	(1) 障害福祉手当 (2) 特別児童手当 (3) 児童扶養手当 (4) 心身障害児手当 (5) 育成医療 (6) 小児慢性特定疾患 (7) 高額療養費 (8) 未熟児養育医療給付 (9) 乳幼児医療費支給制度 (10) 児童手当	市町村福祉担当課に申請 同上 同上 同上 保健所に申請 同上 税務署に申請 保健所に申請 市町村福祉担当課に申請 同上 窓口に家族(本人)が申請,必要書類あり
教育に関する資源	(1) 特殊学校 (2) 特殊学級	市町村教育委員会 在籍する学校 家族(本人)が相談 医師・看護師などが連携

(酒巻恵美子他:退院時の家庭療養に対する援助;社会資源の活用を中心に,小児看護20:1512-1519,1997より)

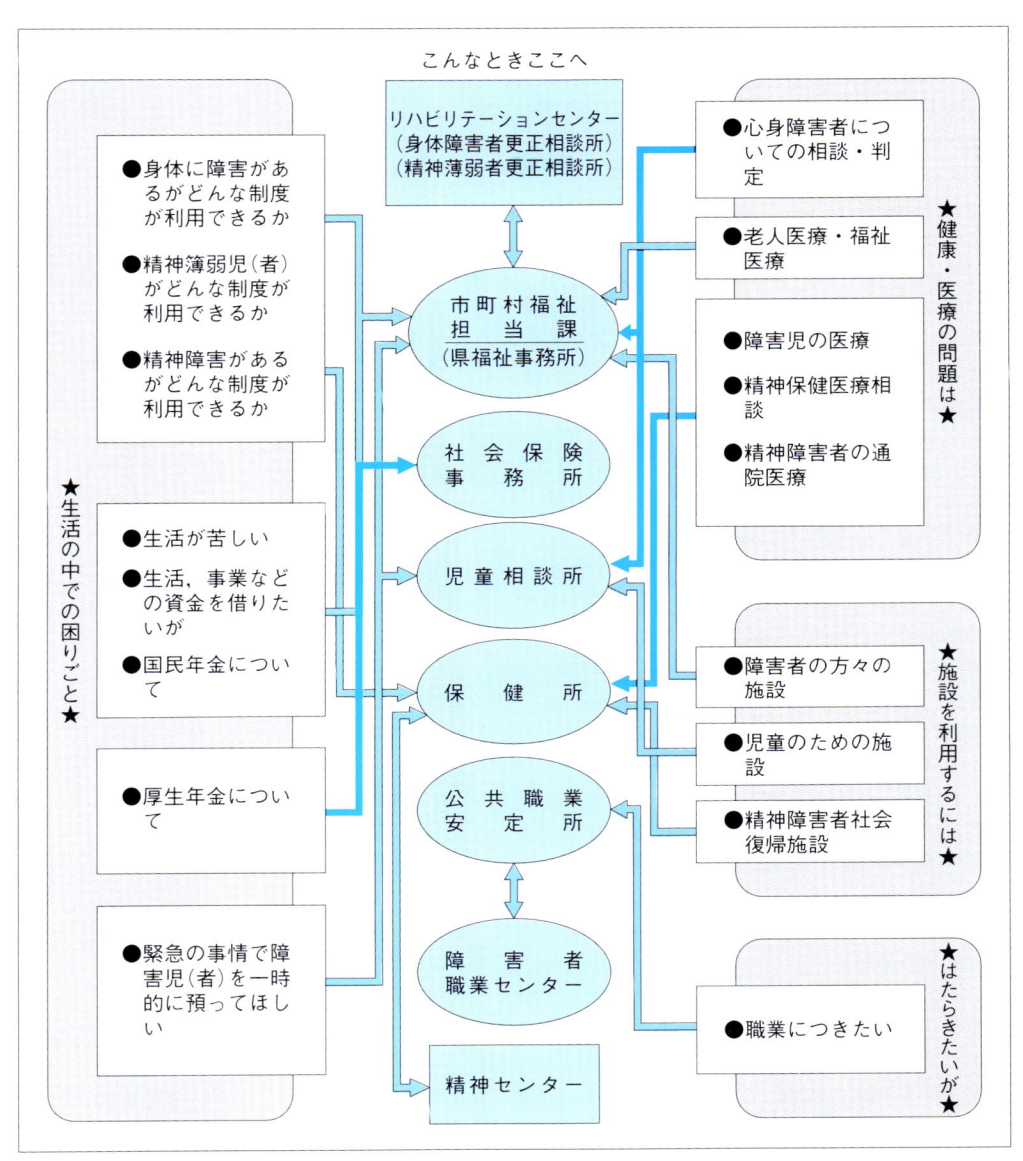

図 7-10 社会資源の窓口
(酒巻恵美子他:退院時の家庭療養に対する援助;社会資源の活用を中心に,小児看護 20:1512-1519,1997 より)

引用・参考文献

1) 児童の権利に関する条約，外務省国際社会協力部人権難民課，ユニセフ駐日代表事務所発行，1994.
2) 鈴木敦子：在宅ケアの将来展望，小児看護 20：228-232，1997.
3) 及川郁子：在宅ケアの成立条件；医療側の成立条件，小児看護 20：191-194，1997.
4) 赤司俊二：増加する小児在宅ケアの現状，さいたま小児保健 36：33-35，1994.
5) Jacksonn, D.B. and Saunders, R.B：Child Health Nursing, J.B. Lippincott, Co. p.554, 1993.
6) 高橋泉：在宅ケアに必要な看護技術，小児看護 20：204-209，1997.
7) 村田恵子：在宅ケアの成立条件；家族側の成立条件，小児看護 20：195-198，1997.
8) 成嶋澄子：家族への精神的サポート，小児看護 20：222-227，1997.
9) Barbara Klug Redman，武山満智子訳：患者教育のプロセス，医学書院，1971.
10) 藤原千恵子：日常生活における指導のポイント，小児看護 20：1520-1525，1997.
11) 斉藤禮子：退院の基準と退院指導計画のポイント，小児看護 20：1501-1506，1997.
12) 溝上裕子，自己導尿施行時の学校生活における問題と対応，病気の子どもと医療・教育，12〜13合併号，p.55-57，1999.
13) 鈴木泰子，田代弘子：思春期CAPD女児の自己管理能力を高めた行動変容への援助，第30回日本看護学会論文集—小児看護—，p.59〜61，1999.
14) 田代弘子：CAPD導入から在宅までの看護（小児），第4回埼玉CAPD研究会初級ナースカレッジ資料，1994.
15) 谷川睦子ほか：国立病院・療養所治療共同研究（臨床看護研究）報告「小児における在宅管理移行教育と看護婦の関わりに関する調査」，平成9年度・10年度.
16) 横浜「難病児の在宅療育」を考える会編：在宅療育の手引き／いのちの輝き＝Quality of Life—障害の重い子の健康と楽しい家庭生活のために—，日本小児医事出版社，1995.
17) 大国真彦編：小児メディカルチェックと運動指導の実際，第1版，文光堂，1989.
18) 森本俊子：外来の役割とフォローアップ，小児看護 20：199-203，1997.
19) 勝田仁美：退院後のフォローアップのすすめ方，小児看護 20：1507-1511，1997.
20) 品川美保他：継続看護に対する看護婦の認識について—退院後の電話訪問を行って—，第33回日本小児循環器学会看護セッション，p.84，1997.
21) 及川郁子他：慢性疾患の子どもの在宅療養に向けた看護コーディネーターへの期待，第45回日本小児保健学会講演集，p.458-459，1998.
22) デイビッドP．マクスリー：ケースマネージメント入門，中央法規出版，1994.
23) 酒巻恵美子他：在宅療養患児のケアマネージメント—小児ケア効果評価表の作成とその実施—，第27回日本看護学会集録—小児看護—，p.81-83，1996.
24) 酒巻恵美子他：退院時の家庭療養に対する援助；社会資源の活用を中心に，小児看護 20：1512-1519，1997.

第8章

クオリティ・オブ・ライフの向上をめざして―小児看護師の役割―

第8章のチェックポイント

- 1 子どもを取り巻く環境の急激な変化
- 2 子どもの最善の利益を考えて
- 3 日常生活を支援する看護
  - 1 その子にあった日常生活に整える
  - 2 遊びの要素を取り入れる
  - 3 子どもの気持ちや意思をくみ取る
  - 4 子どもに十分な説明をし，できれば納得してもらう
  - 5 家族を支援する
  - 6 他職種やボランティアと連携する
  - 7 楽しみの空間と時間を提供する
  - 8 退院後の生活に向けて援助する
- 4 小児専門看護師の導入について
- 5 最後に

1 子どもを取り巻く環境の急激な変化

　20世紀後半は，子どもを取り巻く環境が急激に変化しました．子ども人口が減少しました．家族や学校・地域社会等の養育環境が変化しました．子どもの権利をめぐる条約や法律が改正されました．小児医療は高度化し，医療構造も変化しました．それらに伴い，子どもの看護のニードも複雑になり，多様化してきています．そして，子どもにかかわる看護職のあり方も変化してきています．

　21世紀に向けて，私たち子どもに携わる看護師は，何を目標として行けばいいのでしょうか．子どもの権利条約にあるように「子どもの最善の利益」を実現するために看護職にできることは何でしょうか．どんな健康状態にあっても，その子らしく生きて行けるように，看護職は，子どもとその家族にどんな支援をしたらいいのでしょうか．

　どんなに時代が変わろうとも，病気の子どもの生活のもっとも身近なところにいる看護職の立場は変わらないと思います．いままで，病院の中で，子どもの生活24時間を支援するために培ってきた技術や知識を生かして，子どもの権利を保障していく看護の役割は何かを考えてみたいと思います．

　わが国では出生率が低下し，平成11年の合計特殊出生率（1人の女性が一生の間に生むとした時の子どもの数）が1.34と少子化が進んでおり，また急速な高齢化に伴い，少子高齢社会となっています．

　高学歴化，女性の社会進出により，核家族化が進み，家族の機能が変わってきています．また，自然環境の破壊が進み，都市化の一途をたどっています．その都市化に伴い，地域社会の基盤が薄くなってきています．隣の家族と行き来があるのは世論調査[1]で半分しかありません．若い世代ほどその必要性を認めていません．今までは，家族がうまく機能しない時，地域社会がそうした家族を支えてきたのです．家族機能が十分に機能せず，一方でその家族を支える地域社会の軟弱化が輪をかけ，子育てはますます難しくなってきています．日本の親たちは他の諸国に比べると子育てを楽しんでいる率が低いといわれています．（表8-1，図8-1参照）．子育てを楽しめず，難しいと感じている親たちは多いのでしょう．

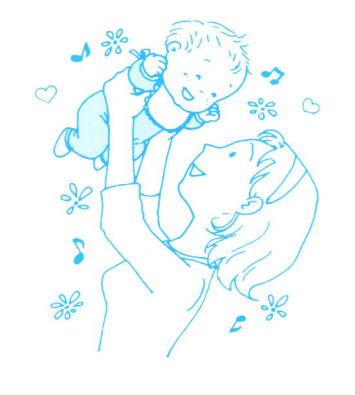

表8-1　あなたは子育てを楽しんでいますか？

%

	日　本	フランス
はい，いつも楽しんでいます	26.1	55.2
はい，いつも楽しんでいますが，自分の時間がないのでいらいらします	59.8	42.7
いいえ，自分のしたいことができないから，あまり楽しくありません	1.2	0.3
子育てはつらいと思う	4.7	0.3
その他	8.2	1.5

日仏女性資料センター　1990年

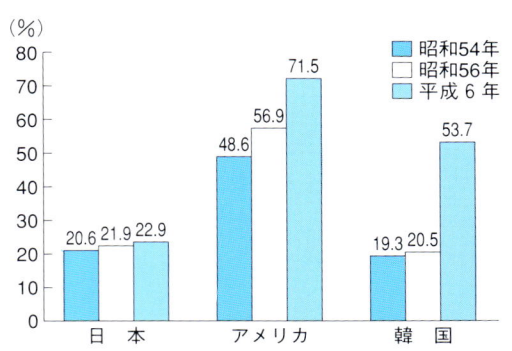

図8-1 子育てが楽しいと感じている母親の割合の国際比較および年次比較

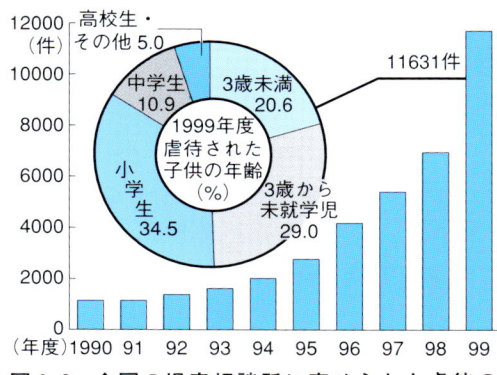

図8-2 全国の児童相談所に寄せられた虐待の相談件数

> コラム1：
> 家族の機能と虐待防止―筆者の体験から―
> 　筆者自身の約20年前の体験ですが、経済的な事情で、当時既にあった育児休業制度を使わずに、産後休暇だけで子どもが生後2ヵ月から働き始めました。ようやく紙おむつが出始めてきた頃のことです。その頃、保育園では布おむつを使用するよう指導されていました。当時は、紙おむつを使用するのは育児の手抜きだといわれ、小児保健研究の巻頭言にも載っていたような時代だったのです。しかし、もともと洗濯が苦手だったため、下水設備のない貸家で布おむつを洗うのに神経を使い、非常にイライラして家族にあたってしまいました。父親は排尿時はおむつ交換しますが、排便時は嫌がり、便のついたおむつの洗濯はしてくれませんでした。そんな父親でしたが、「自分は協力できないけれど、保育園では布おむつにし、家では紙おむつを使えば母親がイライラしなくなるなら、少々お金はかかってもいい」と提案してくれました。実際の洗濯の負担が軽くなっただけでなく、精神的にも余裕が出てきたのを鮮明に覚えています。後に虐待をしていた母親の体験談で、「育児が辛い」と言った時に、父親に「子育ては母親が普通するものだろ」と言われて逃げ場がなくなり、わが子を虐待するのが止められなくなってしまったことを淡々と話していたのを聞きました。あの時、父親が「布おむつの洗濯如きでイライラするのは普通の女の人ではない」と言っていたら、自分も虐待を始めていたかもしれない、自分は虐待予備軍の一人だったと気がつきました。父親が母親の苦痛に気づき、支えるという家族の機能が発揮され、虐待せずにすんだのです。これは、小さな体験ですが、子育てしていく時の家族の機能は重要です。

　子育てしていく時の家族の機能は重要です。しかし、現在、親と子どもの関係がすれ違ってきている事例が多くみられます。親が何でも転ばぬ先の杖と手を出してしまい、子どもは成人しても自立できない事例や、親が求める「いい子」そしてその「いい親」を演じて家族でありながらリラックスできない事例、子どもにそれぞれ個室が与えられて家族が話し合えない事例と、子どもにとって家庭で自分の感情を表現できなくなったりしています。家庭で家族が集い、リラックスして話し、感情を表現し、子どもが巣立っていくという家族機能を保てない家族がでています。

　虐待に関して第4章でも述べたように、子どもの権利が認められ、平成12年度には法制化されました。児童相談所に寄せられた虐待の相談件数は明らかに増加しています（図8-2）。以前より

表面に上がってくるようになってきたのも事実ですが，子育ての困難さから虐待が増えてきているのも否めません．

　地域社会の一つとして学校環境も変化しています．不登校，いじめの増加，犯罪の低年齢化も社会現象となっています．

　厚生省は子育て支援の施策として，エンゼルプランを打ち出しています．労働省も働く女性の支援のために，子育てサポーターの養成と言った事業も行っています．また，各自治体や民間団体等により，地域における新しい試みが模索されています．このような家族を支える新しい試みが，どれだけ地域に根づくのか，地域社会の基盤が厚くなるのか，家族が機能していくのか，今後の10年で大きく変わるのではないでしょうか．

　こうした社会情勢は病院の中に縮図として現れてきます．健康な子どもでさえ子育ての困難性が言われている中で，家族の一員が，まして子どもが病気になるということは家族自体も病んでしまうということを念頭におく必要があります．

　小児医療の高度化に伴い，かつては救命できなかった子ども達の命が助かるようになってきました．重い心臓病の子ども達が，人工心肺の発達，新しい術式の開発，麻酔の低年齢化等の医療技術の開発で延命できるようになってきました．また，白血病の子ども達も化学療法の進歩と骨髄移植等の治療により延命率が高くなっています．高度な治療に対応し，重症化する一方，後遺症や慢性状態が続く子ども達も増えています．医療費の削減を図って入院日数を短縮してきていますので，慢性状態の子ども達は，外来通院と，入院を反復するという状況です．従って，在宅療養をする子どもが増え，地域での看護のニードが高まっています．

　現在の診療報酬制度では，小児医療は，不採算部門です．最近は政策的に診療報酬が見直され，乳幼児加算や幼児加算等が引き上げられ，小児医療の評価が再検討され始めました．それでも，小児専門病院では，看護職員配置１：１以上のところが大半であるにもかかわらず，入院基本料は看護職員配置２：１が一番高く，それ以上はどんなに看護師の数が多くても不採算となり，実態に合っていません．少子化とあいまって，小児病棟や小児病院の閉鎖が相次いでいます．小児医療は様変わりしています．

　また，インフォームド・コンセントが医療者でない人々にも理解され，患者の権利が尊重されています．ことに子どもは，子どもの権利条約が批准され浸透してきて，患者の権利とあいまって，親たちの権利意識が強くなってきています．さらに，子どもの権利を保障するために，入院中であっても，教育や保育の保障が求められるようになってきています．保育の保障が，診療報酬に組み込まれる可能性も出ています．

　今後10年間で小児医療はどう変わるのでしょうか，先が読めない時代です．

2　子どもの最善の利益を考えて

　わが国は，1989年に国連で採択された子どもの権利条約を1994年に批准しました．その後徐々に子どもの権利について議論が高まっています．子どもの権利条約についてはすでに第1章に書かれていますが，第3条にあるように「子どもの最善の利益が主として考慮される」のは，病院の中も同様です．

　イギリスでは，1984年に「入院している子どもの権利に関する憲章」（表8-2）がNAWCH（National Association for the Welfare of Children in Hospital；入院している子どもの福祉を守る全国協議会）により発表されています．この憲章には，子どもの権利条約で保障されている権利が具体的に表現されています．

　日本では，1999年に日本看護協会が作成した小児看護領域の看護業務基準の中で，「小児看護領域で特に留意すべき子どもの権利と必要な看護行為」（巻末資料参照）を述べています．これは，大きな前進であると思います．しかし，子どもの入院生活の規制が今も多くあることから，小児医療界全体の中で子どもの権利についての共通認識はまだできていないと考えます．

　現在の小児病棟にはさまざまな規制があります．その上，小児専門病院であれば，面会やつきそいの規制，衣服や持ち物の規制があります．一般病院より，小児専門病院のほうが規制が厳しいところが多いようです．「おもちゃの数」さえ制限し，「病棟の決まり」を子どもや家族に強制しているところも多いでしょう．多くは，何故そうするのかということには触れずに，一方的に病院側の都合で決めた規則が書かれてあるのではないでしょうか．小児専門病院ができた時には，それらの規制が必要だった背景がありました．しかし，子どもの権利条約を批准した日本で，子どもの日常生活の規制を見直す必要があると思います．

　子ども達の入院にはまず病状による日常生活の規制があります．そして，集団生活を過ごす上での規制もあります．病状による日常生活の規制とは，ぐったりしていなくても安静にしていなけれ

表8-2　「入院している子どもの権利に関する憲章」NAWCH（National Association for the Welfare of Children in Hospital；入院している子どもの福祉を守る全国協議会；イギリス）

①子どもの入院は必要なケアが家庭で行えない場合のみとするか，外来で行う．
②入院中の子どもはいつも親と一緒にいる権利をもっている．
③子どもとその親は，年齢，理解力に応じた適切な情報を得る権利をもっている．
④子どもとその親，またはそのいずれかは，子どものヘルスケアに関する決定のすべてに事実を知った上で参加する権利をもっている．
⑤子どもは思いやりと理解をもって対処され，そのプライバシーはいつも尊重されなくてはいけない．
⑥子どもは，適切な教育を受け，発達段階に応じて，それぞれの子どもの身体的・精神的ニーズを理解しているスタッフからのケアを受けなくてはならない．
⑦子どもは自分の衣服を着用し，私物を持ち込んでもよい．
⑧子どもは必要な品の整った環境でケアされなくてはならない．その環境は安全かつ大人の目が届いたものでなくてはならない．
⑨子どもは年齢と病状に応じて，遊び，レクリェーション，教育の機会が保障されなくてはならない．

（鈴木敦子：小児看護 20：228-232，1997より）

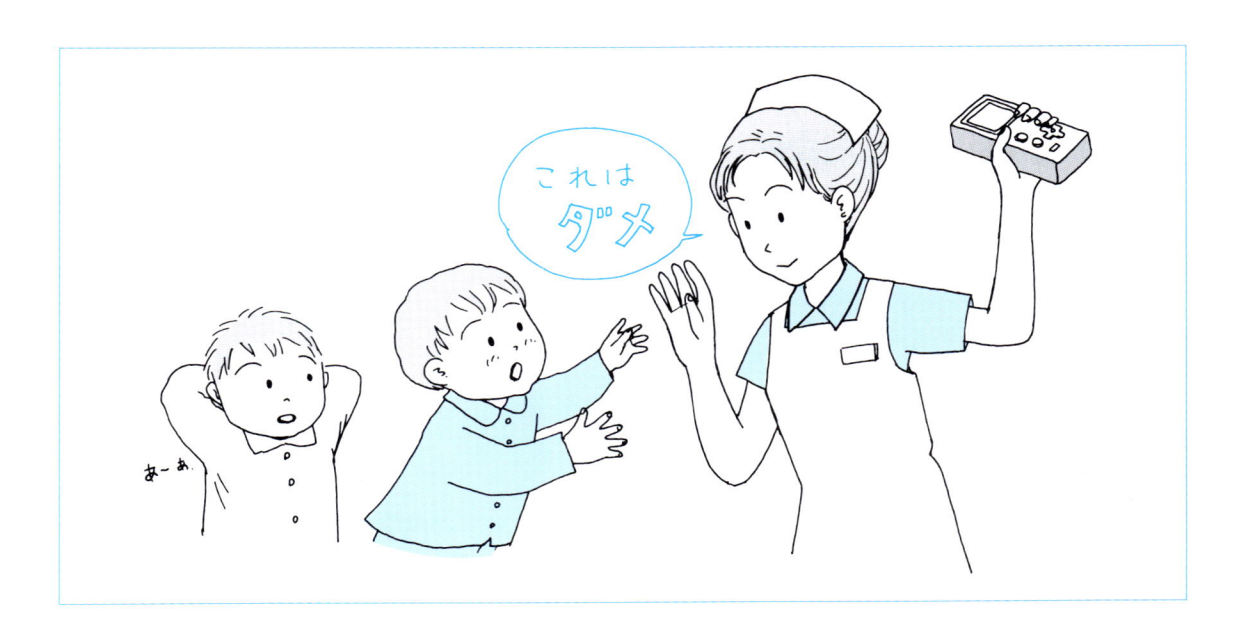

ばならなかったり，喉が乾くのに，水分制限をしたりということです．これらの規制は，医療の技術上見直されているものも多くあります．また，後でも述べますが，子どもの権利が保障されると発揮する子ども自身の能力によって克服できるときもあります．しかし，集団生活を過ごす上での規制は何の説明もなしに強制されていると，多くの子どもや家族が感じているようです．例えば，兄弟は本人はもとより他の子ども達に感染症をうつさないように面会を禁じられています．また，両親の面会も病棟側の都合で決められていることが多いのです．一般病院ではつきそいを強要するところもあります．本人にとっては親がつきそっていた方がいいように見えますが，小さい兄弟がいる時はその兄弟への影響も出てきます．家族の一部が切り取られて病院の中で生活するのは，その家族に大きな負担を強いることになります．つきそいの強要は核家族化が進む中，家族が崩壊する原因になることもあるのです．日本の病院の多くの規則や規制は，子どもを保護する目的で作られたのですが，子どもの権利を保障してはいないのです．

　しかし，今，それらの規制は子どもの権利という視点から見直され始めています．面会については，つきそいの強制でもなく，本人や家族の選択によって規制を緩和しようという試みが始まっています．他に，外来や入院生活で，子どもの権利を保障する試みについて述べたいと思います．

　前述した「入院している子どもの権利に関する憲章」の4条の「決定に参加する権利」は，治療方針のように大きなことには限りません．例えば，外来で採血をする時の対応を紹介します．多くの病院では家族に外で待っていただくことが多いのですが，筆者は3歳以上の子どもには家族と一緒に頑張るか，一人で頑張るか，子どもに選んでもらっています．時には2歳でも家族と一緒に頑張るか聞いてうなずく子どもには，家族に抱かれて腕だけ押さえて採血します．また，処置室に入ってきた時点で，これから何をするか分からない様子の子どもには，まず，家族に採血等の処置について説明してもらいます．家族が説明，説得できない時は看護婦が援助します．アメリカで活躍しているチャイルドライフスペシャリストがしているように，採血について，どんな道具を使ってどんな順序でするのか，腕を動かさない，採血する手はぐっと握る等の協力をすると採血がうまくできることを説明します．チャイルドライフスペシャリストはこの説明をプリパレーションといい，時には人形を用いて子どもに心の準備をさせるそうです．いずれにせよ，本人が納得して採血をする時は，泣いていても腕を動かさない等の協力が得られます．納得できずにずっと「イヤダ」

と泣いて暴れる子どもも，時にはいます．そうした子どもは，前に押えつけられて採血をされた体験をしていることが多いのです．それでも，説明に十分に時間をかければ，処置台にのせられ，激しく抵抗し泣いていても，いざ針を刺す時だけは腕を動かさずに協力してくれるのです．「すごく怖かったのに頑張ったね」と褒めます．家族にも褒めるように伝えます．その子どもが次に来た時に自分から処置台に上がり，「泣いてもいい？」と聞いてくるようになればしめたものです．

　本人が納得したり，その子どもなりの理解ができると，こんなに頑張れるんだと，家族は初めて知ったのです．今までは，かわいそうだからとか，理解できる年齢ではないからという理由で，説明してこなかったのです．

コラム２：
インフォームド・アセントの一例
　手術を受ける4才のAちゃんは採血を嫌がりました．お父さんがAちゃんを膝にのせ，手術の必要性を話してくれました．でもAちゃんは「いやいや」と半泣きしています．お母さんに呼ばれて看護師が採血の説明に行きました．Aちゃんの腕をめくり，正肘に太い血管があることを確認して，協力してくれれば痛いのは1回で終わることを話しました．Aちゃんはようやくうなずき，お父さんと一緒に処置室に来ました．いざ針を刺すと，手を動かさないどころか，泣きもしません．処置室のドアの陰に立って恐る恐る見ていたお母さんは，「ヒェー」と声をあげてAちゃんの側に来ました．「嫌なことにも立ち向かう能力が育ってきているんですね」と看護師がいうと，お母さんは大きくうなずきました．

　これは子どもの権利条約にある子ども自身が決定に参加する権利，知る権利を保障する第1歩であると考えます．そして，権利を認められた子どもは困難なことにも立ち向かう力を発揮します．家族はその力を知らないことが多いので，家族にその力について説明したり，実際に示したりすることは私たち看護者の仕事だと思っています．

　入院中は，時間に制約があったり，集団生活による規制があって，いつでも子どもが選べる環境ではありません．しかし，今日のパジャマを選んだり，お母さんとお風呂に入るかどうかを自分で決めたり，選ぶ機会はあります．

　子どもは，説明されても同意するための判断力や，自分で決定する能力，そしてその決定に対して責任をとる能力が未熟です．そのため，本当の意味において子どもにはインフォームド・コンセントは成立できないのではないかと私は考えています．特に責任能力については，その法的立場からしても最終的には親あるいは養護責任者の決定が必要となります．

　だからといって，子どもに説明が不要な訳ではありません．アメリカでは生命倫理委員会[5]が，インフォームド・アセントという言葉で，子どもへ十分に理解しうる説明を行い，了解を得ることを推奨しています[6]．

　入院中の教育の権利についても，権利が保障されたことで，子どもが困難なことに立ち向かう力を発揮することはよく知られています．骨髄移植中やターミナル期に，教育を受けることにより，苦痛に立ち向かっていった子ども達に何人も出会ってきました．そして，子どもの権利を保障することの大切さを教えられました．多くの親たちは子ども達が権利を保障されることで能力を発揮したり，伸ばしていったりすることを知りません．家族に子ども自身の持っている能力を伝えたり，実際に示したりすることは私たち看護職の重要な役割ではないでしょうか．

コラム3：
教育の権利を保障された子どもの一例

　若年性関節リウマチで小学校高学年のYちゃんは歩けませんでした．東南アジアのある国で育ち，発症しても医療が受けられず，家の中をいざって這うなどお母さんの介助を受けなければ生活できないところまで病状が進行してから，S小児専門病院に入院してきました．その病院には病弱養護学校が隣接されていたのですが，外国籍であるため学籍を取得する手続きに時間がかかりました．夏休みに入り，Yちゃんの治療もリハビリテーションも進み，車椅子での生活はできるようになっていました．その頃，担当の理学療法士は「Yちゃんは筋力も関節の可動域も歩ける状態なのに」と言っていたのですが，彼女は歩こうとはしませんでした．学籍の取得は2学期の始業式に間に合いませんでした．それまで，Yちゃんは学校のことに触れようとせず，むしろ無関心を装っていたのですが，あすから登校できると決まった日に，Yちゃんは初めて自分の足で立ち，1歩を歩き出したのです．良くなってきたとはいえ，通常より関節の動きは悪いですから，本当にぎこちなかったのですが，自分から歩く練習を始めたのです．初めての登校日には，Yちゃんは看護師に支えられながら学校に歩いていく程になりました．教育を受ける権利が保障されたことがきっかけとなり，Yちゃんは困難なことに立ち向かう力を発揮したのです．Yちゃんの両親は，子どもに教育を受けさせたいと必死でしたが，これほどの力を子どもに与えることまでは知りませんでした．

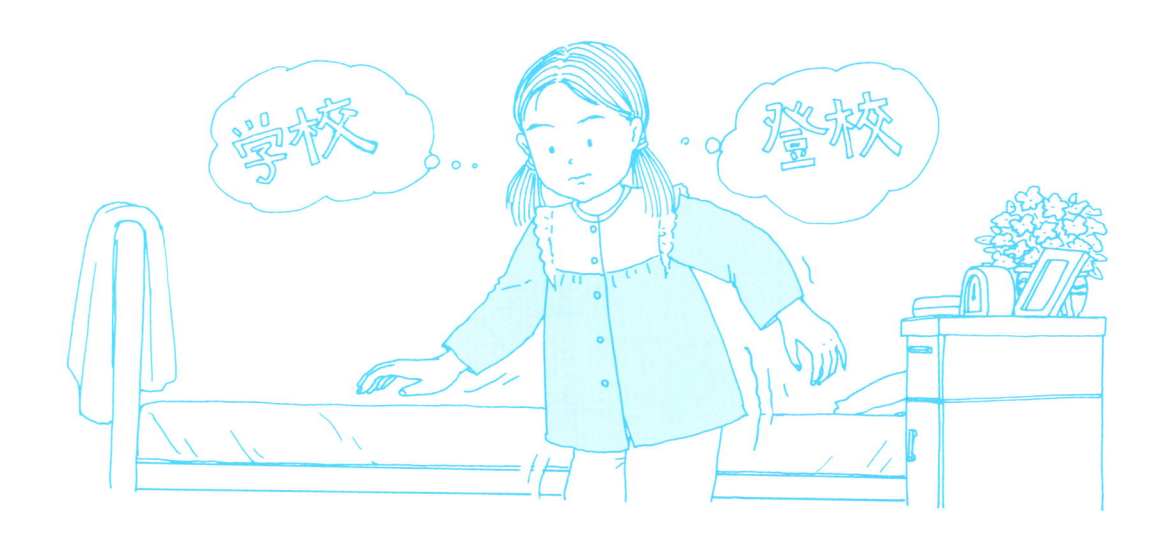

3　日常生活を支援する看護

　1999年に「小児看護領域の看護業務基準」が日本看護協会で作成されました．その中で看護実践の内容として，大きく5項目をあげています[7]．
　1．看護を必要とする人に身体的，精神的社会的側面からの手助けを行う．
　2．看護を必要とする人が変化によりよく適応できるように支援する．
　3．看護を必要とする人を継続的に観察し，判断して問題を予知し，対処する．
　4．緊急事態に対する効果的な対応を行う．
　5．医師の指示に基づき，医療行為を行い，その反応を観察する．
　項目4と5については子どもの命の安全を守る上で特に重要なことです．水際で，医療事故を防ぐのも看護師の大切な役割です．言語的な発達をしていない子どもに，採血等の処置を素早く行い，苦痛の時間を短くする様に私たちの手の技術を磨くことを忘れてはなりません．しかし，今回は，上述の看護実践の内容の項目1〜3を中心にして，筆者が小児看護で大切にしていることについて述べたいと思います．

1　その子にあった日常生活に整える

　保健師助産師看護師法によれば，療養上の世話が看護師の仕事であるとしています．日常生活支援は看護師の役割です．食事の提供，排泄の援助等々を，病状からくる規制や集団生活の規制の中でも，その子らしい生活に近づけ，日常生活を整える役割が，看護師にあります．
　新人看護師と面談すると「自分は処置や業務に追われ看護していない」という悩みをよく聞きます．確かに，学生時代の実習でやっていたように子どもの遊びにもつきあえません．家族の話をじっくり聞き，不安の緩和をしているという実感も持てません．新人にそれでは処置や業務と思っていることは何かと聞くと，吸引や吸入も処置としてあげることがあります．しかし，吸引や吸入は呼吸不全に対して呼吸という生理的ニーズを満たす看護であることを話すと，新人達の顔は急に明るくなり，自分が看護をしている実感をもちます．生理的ニーズも含めて，その子の日常生活をその子らしく支えることこそ，看護職の一番大事な役割だと思います．

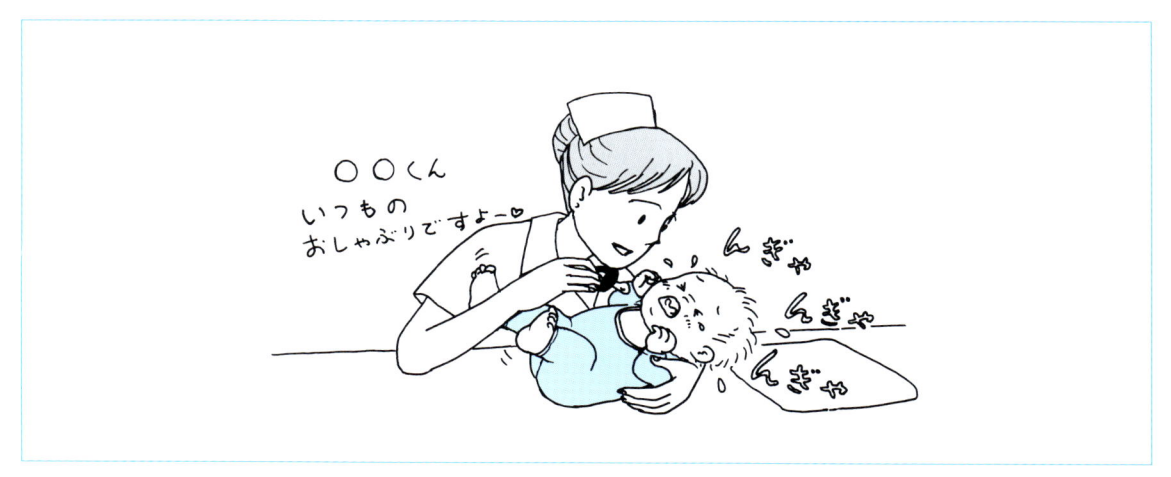

ミルクにしても，熱めが好きな子と，温めが好きな子がいます．心不全で一時にミルクを飲めない子に，何度かに分けながら飲ませたり，眠りかけた時にミルクをよく飲む子等，個別性があります．

　また，心不全でぐずる子に対しては，薬による鎮静が必要なときもありますが，薬にすぐ頼るわけではありません．子どもによっては，おしゃぶりがいい子もいます．シャンシャンと体内音が出るおもちゃがいい子もいます．ずっと手でトントンとたたいてあげるのがいい子もいます．おしゃぶりでもその子によって，形の好みがあります．看護師達は，ぐずる子ども達にいろいろな手を試みます．そして，一番その子にあった方法を見つけたら，看護計画に取り入れ，その子らしいぐずり対策の方法を統一させていきます．その方法は，母親にも伝えていきます．病気の子どもの日常生活支援には，看護師のたくさんの知恵があります．一方，その子どもを育ててきて，その子どもらしさを知っているのは，家族です．看護師と家族は協働して，その子どもの日常生活を支えなければなりません．

　たとえ赤ちゃんでも個性があり，それにあった方法を提供するために，看護師は家族の協力を得ながら見つけていきます．赤ちゃんだけでなく，食事，清潔，排泄，睡眠等々の日常生活においてその子にあった支援をしていくことが大切です．日々，その子らしい日常生活の支援をしていくことが，入院生活の質の向上につながっていきます．

2　遊びの要素を取り入れる

　子どもの生活は，遊びの生活であるともいえます．遊びが勉強や仕事から分離していくのは小学校の高学年頃からですが，それまでは，生活そのものが遊びです．ですから，遊びの要素を取り入れることが大切です．

　Bolig は入院生活において，遊びの機能は，次の点であると述べています[8]．
①気分を転換させる．子ども達の気持ちを周囲で起こっていることから引き離す．
②遊びを通して問題や不安を表出する．
③生活の日常的な側面を取り戻す．
④遊びを通して，理解力が高められ，病院で行われていることを知り，恐れを人に伝えることができる．

遊びこそ，その子をその子らしくするポイントなのでしょう．

　プレイタイムとして時間を設けることも必要です．医療保育士を配置して，遊びそのものを保証することが重要です．また，それだけでなく強調したいのは，外来や入院生活に，どれだけ遊びの要素を取り入れていくかということです．

　小児病棟や小児病院に医療保育士を配置しているところがあります．（1996年の帆足等の調査[9]で全国に123施設が保育士を導入しています．）しかし，たとえ医療保育士がいても，保育士に任せっきりにするわけではありません．また，保育士が導入されても，病院の収入にならない現状では，保育士が，24時間子どもの側にいる体制は不可能です．24時間子どもの側にいるのは看護師です．その看護師が，日常生活支援に遊びの要素を取り入れていく方法を身につけ，子どもの生活を豊かにする必要があります．

　日常生活の中にも，検査や治療の時にも，遊びの要素が入ってきます．食欲の落ちている子どもに，ラップでおにぎりを目の前で握ってあげることも，遊びを取り入れる一つです．採血の時に，大好きなキャラクター人形を持たせ，そのキャラクターが助けてくれるから頑張ろうというのもそうです．子どもの日常生活支援に遊びの要素は不可欠です．

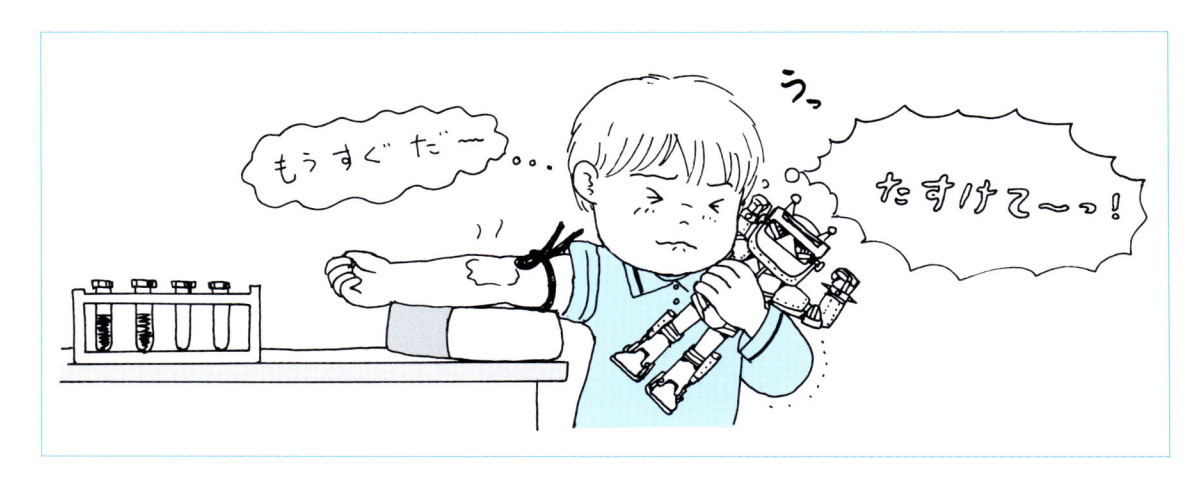

おもちゃや遊びによって，子ども達は辛い場面を乗り越えていきます．看護師は24時間どんな場面でも遊びの要素を取り入れる役割があります．

3　子どもの気持ちや意思をくみ取る

赤ちゃんのように言語的コミュニケーションがまだできない時期もありますし，しゃべるようになっても子ども達の言語的コミュニケーションは未熟です．よく泣き声で，その子がおむつがぬれていて泣いているのか，ミルクがほしくて泣いているのか，甘えたくて泣いているのか，機嫌が悪くて泣いているのか聞き分けられれば，母親として1人前だというようなことを申します．小児病棟の看護師ならば，赤ちゃんの泣き声を聞き分けられるようになります．また，しゃべるようになっても，十分に表現できない子ども達の本音をくみ取ります．

そして，子ども達の本音をくみ取ろうとすることは，その子ども達の気持ちや意思を尊重することにつながります．

4　子どもに十分な説明をし，できれば納得してもらう

前にも述べたように，子どもにも，その子どもなりの理解力があります．子ども自身に十分に処置や治療等の説明を，その子に理解できるように話し，時には家族が話せる様に支援すると，子ども達は，処置や入院などの困難なことに立ち向かう力を発揮します．

5　家族を支援する

家族は，わが子の日常生活支援については，たとえ，病院の中であっても責任があり，看護婦は家族の支援者でなければならない一方，家族は看護の対象でもあります．家族支援は子どもの精神衛生にも必要なことは前にも述べましたが，家族自身が病院の中にあっても，自信をもって子育てができるようにすることが目標です．多くの家族は，病院の中で，子育てに対して自信をなくしていることを忘れてはなりません．子どもの権利条約第18条によれば，「父母（中略）は，児童の養育及び発達についての第一義的な責任を有する．」とあります．子育ての主役は家族なのです．子どもが入院すると，子育ての主役になれない家族が多くいます．看護婦はこうした家族に対して，指導でなく，主役になれるような支援をしなければなりません．

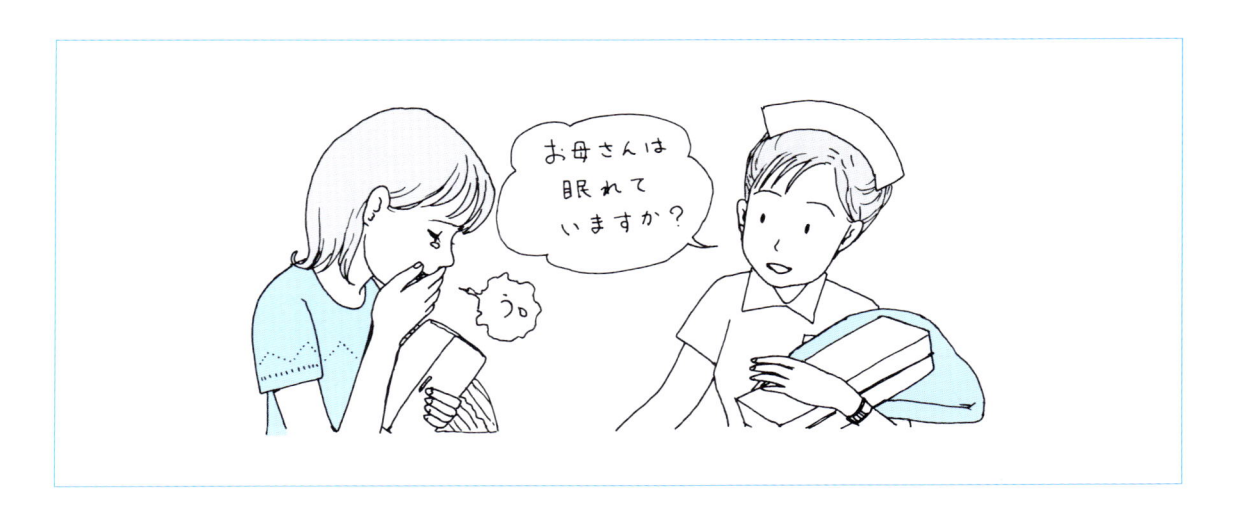

家族の健康にも配慮する必要があります．お母さん達に「眠れていますか」という質問をしてみましょう．この質問は，子どもの病状に対する不安と，母親の分離不安を表出させるきっかけになります．「眠れなくても，横になって体を休めてくださいね．本人も頑張っていますが，お母さん達も大変ですから」と伝えると，いつも泣かれてしまいます．

　次に兄弟の問題があります．1人が病気になり，入院すれば，その子どもに家族の関心がいってしまいます．兄弟は仕方がないと受け止めながらも悲しい思いをしています．兄弟に，ふだんはお父さんもお母さんも病気の子どものことで頭がいっぱいだけれど，「今日は僕が主役」だという場面作りが必要です．施設にいる看護師には，その場面作りはできませんが，家族に兄弟に目を向ける必要性は話せます．それを話せるのも，こうした病気の子ども達を多く見てきた看護師ならではないでしょうか．

コラム4；
長期入院中でもお母さんが子育ての主役になっていた一例
　長期入院のネフローゼ症候群のSちゃんが，トイレットトレーニングの時期になった時，看護師は，お母さんにどうするか質問しました．お母さんは，「先生に伺ったら，この夏になる前には退院できると言われました．だから，この夏に，私がこの子と1日中いられる時におむつをはずそうと思っています．」お母さんはきちんと子育ての長期計画を立てていたのです．夏が過ぎ，また，入院してきた時には，その子はもう排泄が自立していました．このお母さんは，長期入院中であっても，子育ての主役をしていたのです．

6 他職種やボランティアと連携する

①他職種やボランティアを導入する．
　私たち看護師は今まで，日常生活支援のすべてが自分たち看護師の責任だと考えていました．だから，医療処置に追われ，子どもと遊ぶ余裕がないと自分達を責めていました．ですが，看護師がすべてを担うことはありません．子どもの生活の質を上げるためには，積極的に他の職種やボランティアを導入すべきだと考えています．

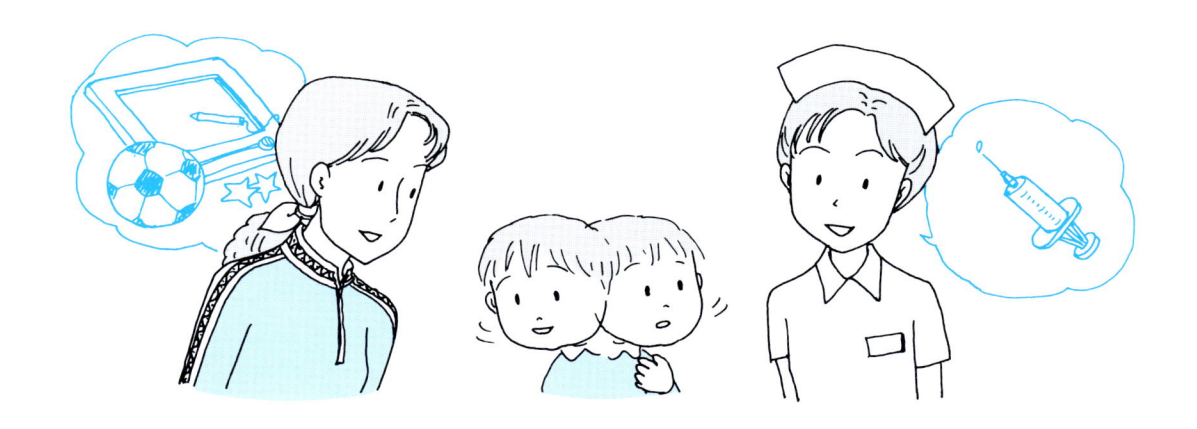

院内保育については，医療保育士の導入を考えていかなくてはなりません．保育士が子どもの発達の保障には欠かせない職種であることは，院内保育が入院中の生活の質を実際に上げている実践を知れば，明白なことです．1週間に1回2時間の院内保育でも，子どもに笑顔が生まれ，言葉の発達が促されます．子どもが変われば，お母さんも変わります．子どもを仲介としてほかの家族と話せるようになるときもあります．専門職である保育士だからこそできることだと思っています．

保育士が導入できなくても，ボランティアが活躍しているところもあります．痛いことをしない，楽しいことだけを提供してくれる人が，入院している子どもには必要なのです．

院内学級や病弱養護学校，訪問学級等いろいろな形式がありますが，教師を導入することは子どもの教育の保障として重要なことです．入院療養中だからこそ，子ども達にとって教育は保障されねばなりません．入院療養中の子ども達の教育の意義について，清水は次の点をあげています[11]．

・学習を理解し，新たな知識を獲得していくことは，子ども達にとって大きな喜びである．
・各教科の学習内容を理解し，身につける．
・主として芸術教科や特別活動などの学習時を楽しく過ごす．
・学習を通して趣味や生きがいにつながるものを見つけていく．
・子ども自身が積極的に生きようとする意欲を育て，闘病生活のための精神的支えとなる．
・学習することが生きる希望，あすへの喜びへとつながり，闘病意欲や回復力をもたらす．
・学習の遅れへの不安や焦りを減らし，入院はしていても友達と同様に学習しているという安心感をもつ．
・医療者，患者，親など限られた人との毎日の中で，学校という学習の場ができ，社会との窓口となる．
・治療，病状の悪化によって精神的に落ち込んだときの話し相手，遊び相手，相談相手である．
・生活にリズムを与え，入院生活にメリハリがつく．
・自分の病気について正しく理解させ，治療の必要性を納得させる．
・病気とのつき合い方や病状に応じた生き方を身につけ，進路を決める手がかりとする．

子ども達はたとえ，病気であっても，たとえ入院していても，授業を受ける，勉強ができる，学校に通っているという部分は，普通の子どもと同じであると，あたり前の自分達自身を取り戻すのです．

他にも看護師だけでは不十分な領域において，OT，PTや心理療法士などを導入し，その専門性を生かした支援を依頼し，子どもに最善の利益をもたらすようにする役割が看護師にあると考えます．

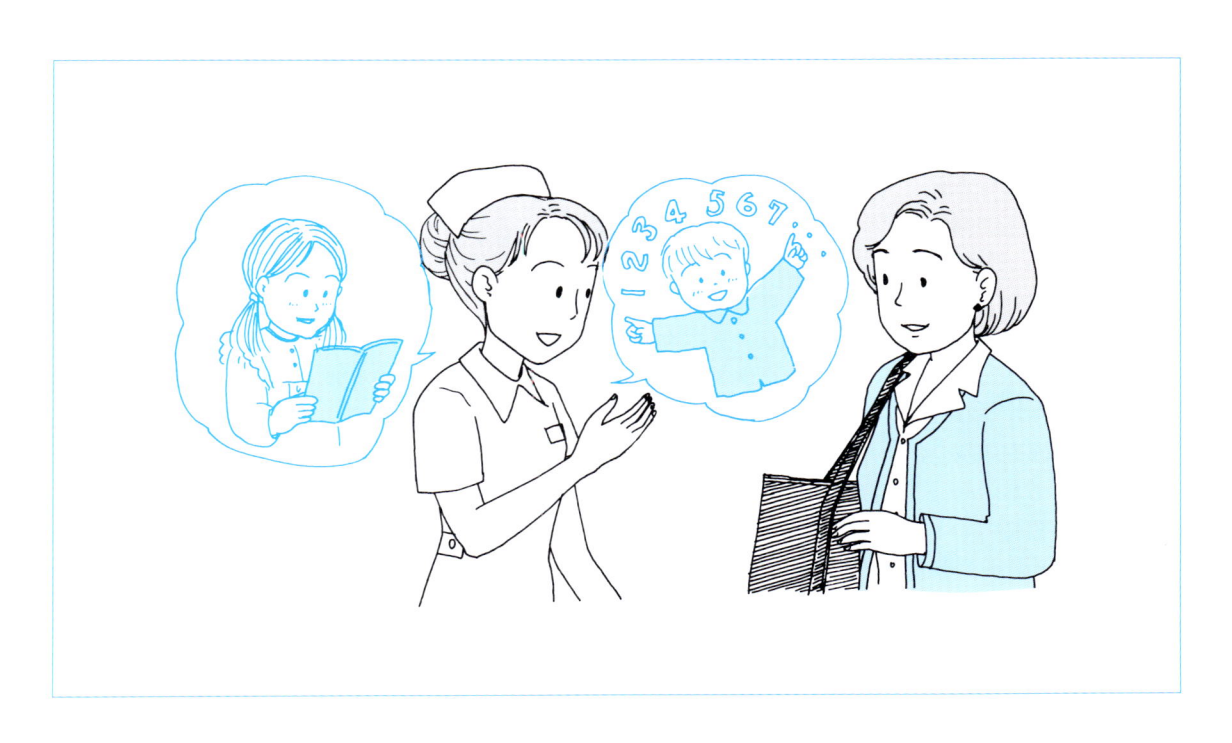

②他職種やボランティアが働きやすい環境を整える．

　次に，導入しただけでは無責任です．導入した他職種の方達の専門分野を尊重して，私たち看護師がなにをする人かも伝えていくことが必要です．

　例えば，化学療法をしている子どもが，ベッドサイドで授業を受けている時に吐いてしまいました．教師は吐いたことを看護師に伝えます．看護師は吐物によって，また吐気が誘発されないように，吐物を素早く片づけます．教師は看護師に伝えた後，そのまま，ベットサイドに残り，国語の本を読み続けます．結果的に，吐き気の気分転換を果たすのです．

　看護師は，病気がどうその子どもの日常生活に影響するかを，分析判断した上で，日常生活の支援をする人であると考えています．教師とは，役割が違うので，行動も違いますが，それぞれの専門職としての働きをして，子どもによい環境を提供することが大切です．それぞれの専門性をきちんとわかりあった上で，その子どもに協同して支援ができるのだと思います．

　また，導入して任せきりにするのではなく，導入されていない時間での教育やリハビリは，やはり看護師の役割です．

③導入の結果，どう子どもが生き生きしたかを他職種やボランティアに還元する．

　教師は，授業をしている時の子どもの顔しか知りません．ですが，私たち看護師は，その45分しかない授業が24時間の生活にどう響くかを見ています．授業が始まる前に，昨日までは，「ヒマだ，退屈だ．遊んで．」と言っていた子どもが，授業のための勉強道具一式を持って，廊下で先生が来るのをじっと待っていることもあります．その授業の45分のために，子ども達の生活にどれだけメリハリができることでしょう．ふだんはいたずらの多いやんちゃ坊主が，新1年生になり，緊張してベッドサイドで授業を受ける顔が，ふだんと全く違うのを知っているのは，看護師です．先程のYちゃんがよちよち歩いて登校する姿しか教師は見られません．子どもがどう変わったのか，どう生き生きしてきたのか，看護師は他職種に伝えられるのです．

　教師・保育士等の他職種やボランティアを導入し，働きやすい環境を提供し，その影響を還元していくことが，連携していくには必要です．それが，看護師に求められている役割です．

7　楽しみの空間と時間を提供する

①病棟で提供する．

　前項で遊びの要素を取り入れることを中心に述べましたが，やはり，楽しみの空間と時間を提供する役割が看護師にはあります．

　病棟内のプレイルームの設置は当然のことですが，電話やビデオ，テレビ，スーパーファミコン等の設置，おもちゃも用意しましょう．また，壁飾りや食堂等のアメニティの工夫も大切です．物をそろえるだけでなく，遊びを提供することも重要で，看護師がプレイタイムを設けたり，病棟行事を企画することも必要です．医療保育士の配置や遊びボランティアの導入も考えてみましょう．

②看護部や病院全体で提供する．

　それぞれの病院で，今，さまざまな試みがなされています．埼玉県立小児医療センターのユニークな活動について報告しましょう．10年前に，単調になりがちな子どもの入院生活に潤いをもたらすために，活動を始めました．約1ヵ月に1回の割で，人形劇や，埼玉県警察音楽隊のコンサート等をしています．また，1学期に1回の割で，自分たちで作る企画で，紙飛行機や凧作り，クリスマスツリーの飾りつけをしています．ボランティアが活躍してくれますが，材料費等の費用がかり，年1回，職員の協力でバザーをし，資金作りをしています．また，家族でやっている日本で一番小さいサーカスを呼んだり，クリスマスの頃に，中庭の木々にイルミネーションを飾ったりしています．

　この活動で，医療者は，子ども達に楽しい時間は必要だということ，そして，親たちにも必要だということを学びました．「色で遊ぼう」という企画をした時に，親が「病院で，子どもの病気以外のことを考えられる時間が作れた」と大変喜んでくださったのが印象的でした．

　これらの楽しい時間を提供することも看護師の大切な役割だと考えています．看護師だけでなく，ボランティアと協力すると，楽しいイベントに広がりが出ます．

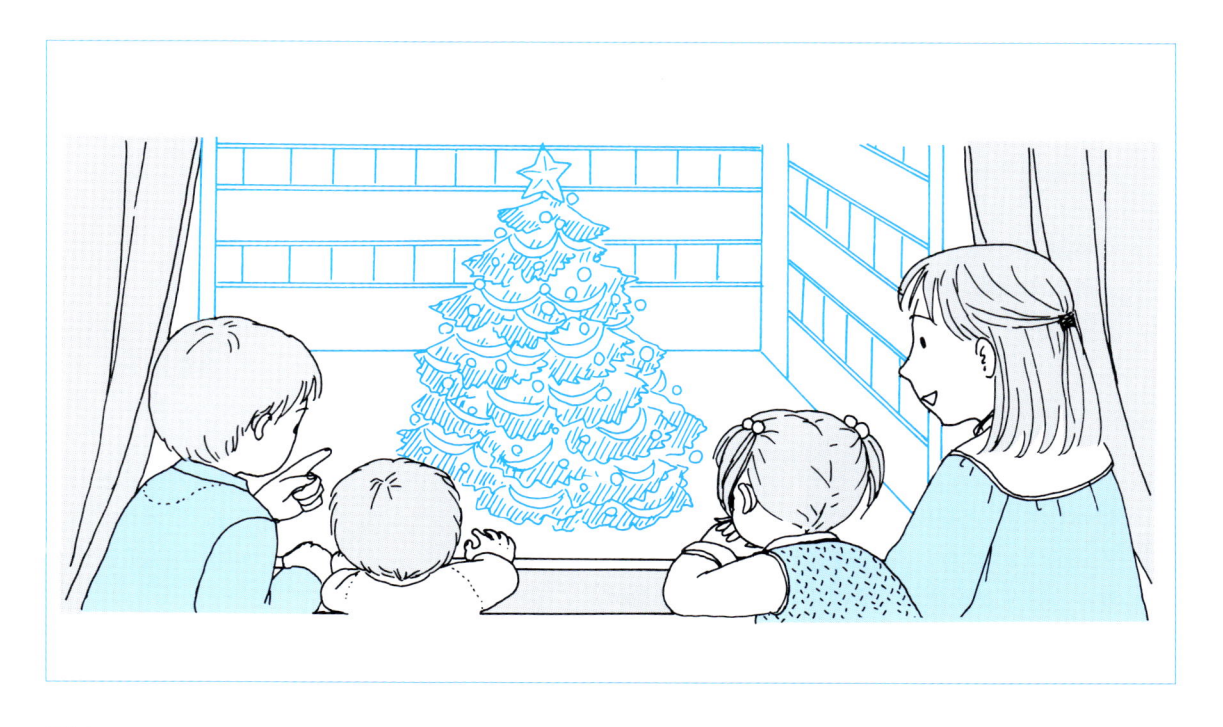

8 退院後の生活に向けて援助する

　地域で，家族と共に暮らす生活が，一番，その子にとって，その子らしくあたり前の生活であることを忘れてはなりません．たとえ，医療依存度が高くても，在宅を模索する必要があります．在宅化することがすべて良いわけではありません．地域の支援体制が整っていない中では，家族の負担が大きすぎて，結局その子らしい生活ができなくなる場合もあるでしょう．でも，在宅化をめざすことで，入院の目的が明確になり，入院中の質も向上していくのです．

　医療依存度が高い子だけではありません．慢性疾患の子ども達の在宅療養を支援することは，看護師の大事な役割です．病院の中で看護師がしていることを，そっくり家族に指導することではありません．家族の日常生活に適応させていく力を家族が持てるように支援することが大切です．入院中とは健康のレベルも違うのです．薬を1日2回内服させるのに，病院で看護師がしているように時間を決める必要はないのです．例えば，朝の内服は，家族にとって父親が出勤する前の方が忘れないでいいのか，出勤後のほうがゆったりとして内服させやすいのか家族が選べればいいのです．

　学童では，退院前に，保護者と，医療者と養護学校の教師と，地元校の教師の四者で学校生活について話し合うことも必要です．退院する前に，地域や家庭での生活を配慮して，地域の連携をとり，ケアコーディネートしていくことは看護師の重要な役割といえます．

　また，必要であれば，訪問看護もしましょう．訪問看護を病棟から出すのは，大変なことです．簡単にできるのは，電話訪問です．家族が一番不安であるという退院後1週間の頃に，こちらから電話をかけます．電話で，不安なことを聞いたり，改めて説明したり，母親を励ましたりします．退院しても，自分達だけではないという気持ちが家族を安心させるようです．

　看護師は，これらの役割を通して，他の職種とともに協力して，入院中の子どもたちにいい環境を提供していく役割があると考えています．

　他にも重要な看護師の役割があるでしょう．前に述べた「小児看護領域の看護業務基準」には，「小児看護領域で特に留意すべき子どもの権利と必要な看護行為」で次の9つの看護行為を挙げています．

・説明と同意
・最小限の侵襲
・プライバシーの保護
・抑制と拘束
・意志の伝達
・家族からの分離の禁止
・教育・遊びの機会の保証
・保護者の責任
・平等な医療を受ける

　今回は，プライバシーの保護，抑制と拘束，平等な医療を受けるについては詳しく述べていませんが，日常生活支援を考える上では，重要なことであると考えています．また，ターミナルケアについても述べていませんが，ターミナル期ではあっても，今まで述べてきたような日常生活支援が基本となると思っています．

4　小児専門看護師の導入について

　日本看護協会では，小児専門看護師の認定制度を設けています．現在，認定を受けて現場で働いている人はいません．村田[11]は小児専門看護師の具体的な支援の内容として，次の5点をあげています．
　①看護師の困難への解決あるいは進展の糸口を見つけケア計画の補助に努める．
　②小児のケアについて遭遇する親との対応についての相談に乗る．
　③ケア上，必要となる知識や技術について，資源を紹介する．
　④小児を看護するための看護体制・ケア環境の改善について提言する．
　⑤小児の看護に際して生ずる問題・悩みの精神的サポートをする．
　政策的に小児医療の評価がされてはいても，その不採算性から，各総合病院の中の小児病棟が閉鎖されています．子ども達は大人との混合病棟に，入院を余儀なくされています．一方，小児専門病院は全国に25施設（2000年現在）と徐々に増加しています．小児専門看護師も勤務先によってその働きが異なることが予測されます．混合病棟にいる子ども達を対象にする場合は，村田のいう①が最も重要な役割となるでしょう．次に②〜④が重要でしょう．しかし，小児専門病院で勤務する場合は，⑤が最も重要な役割となるでしょう．
　子どもの権利を保障するという視点からいえば，③とも関連しますが，子どもの権利を保障する看護技術の開発と普及が，小児専門看護師の役割になると思います．例えば，先に述べた日本看護協会の「小児看護領域で特に留意すべき子どもの権利と必要な看護行為」には，抑制と拘束があげられています．子どもの権利を保障する最小限の抑制と拘束とはどんな方法を用いればよいのかを，小児専門看護師に実際にしてほしいのです．今までは処置・検査が有効に行われることを主眼において，抑制や拘束の方法が考案されてきました．必要以上に抑制や拘束をしてきた時もあったでしょう．今でも，6歳までの子どもを対象とする採血用抑制帯が開発されています．しかし，前にも述べましたが，私の経験でいえば，時には2歳でも，家族の膝に座り，家族がしっかり抱きしめれば，看護師は腕だけ押さえて採血できるのです．また，あるベテラン看護師から，通常は抑制帯を使用する精神発達遅滞がある全盲の子どもに，採血の前に駆血帯や注射器を触らせ説明したら，怖がらずに一人で座ったまま腕を押さえるだけで採血ができたことを聞きました．そのベテラン看護師と一緒に働いていたパートの看護師は，わずか3ヵ月で同じように子どもに採血のオリエンテーションができるようになりました．私は，そのベテラン看護師は，腕を押さえるという子どもにとって最小限の抑制を実際に行い，周りもそれを見習っていったのだと思います．小児専門看護師には，このベテラン看護師のように，子どもの権利に留意した看護技術の開発の担い手となり，その技術を普及させることによって，子どもの権利を保障してほしいと期待しています．
　21世紀はますます医療が高度化・複雑化することが予測されます．私達は，小児看護の質を向上させ，子ども達やその家族に質の高いサービスを提供することが課題となってきます．今後，子どもの最善の利益を考えて，小児専門看護師の役割を明確にし，さらに小児看護の質を向上させられるように連携していきたいものです．

5 最後に

　日本では子どもが少なくなっています．それでも，子どもは未来を担っていきます．より良い社会に向け，子どもの限りない可能性を信じて，その力を最大限に伸ばしていくことこそ，私達子どもに関わる職種としての看護師の役割であり，ひいては大人全体の役割でしょう．価値観が多様化してきて，子どもに対しても今までの医療機関の中だけで対応していては解決できないことも多くあります．社会に生きる子ども達を社会全体で育てていくために，親，家族，保育士，教師，看護職，医師など子どもに関わる人々が，子どもの最善の利益を考えて連携していかなければならないと考えてます．

　子どもの権利条約第3条「子どもの最善の利益を保証される権利」を，日本の中学生が次のように訳しています．

第3条　子どもに一番の幸せを，ね．
　　法律をつくるとき，
　　法律に合わせて何かするとき，
　　何が"いい"か"わるい"か決めるとき，
　　そのほかいろいろあるけど，
　　ぼくら子どもについて
　　大人がなにかするときは，
　　ぼくたち子どもにいちばんいいように，
　　ということをまず考えてほしい．

「子どもにいちばんいいように」，その子どもの最善の利益を保障して，子どもと家族のケアをすることを，子どもの日常生活を支援する職種として考えていきたいと思います．

引用文献

1) 「人付き合い」読売新聞社全国世論調査,読売新聞,2000年8月9日版.
2) 山口修一:耳をすましてごらん,小さな寝息がかすかにきこえるよ,埼玉県小児医療センター医学誌 16:91, 1999.
3) 日本子ども家庭総合研究所編:日本子ども資料年鑑,第6巻,1999, p.93.
4) 鈴木敦子:在宅ケアの将来展望,小児看護,20:228-232, 1997.
5) Committee Bioethics : Informed Consent, Parental Permission, and Assent in Pediatrics, Pediatrics, 95:314-317, 1995.
6) 片田範子,インフォームドコンセント,小児看護22:531, 1999.
7) D. J. ミュラー他,病める子どもの心と看護,医学書院,1988, p.155.
8) 帆足栄一他:全国調査から見た病棟保母の業務内容と課題その1:保母の役割と保育環境,第42回日本小児保健学会講演集,1995, p.662.
9) 清水順子:入院児の教育の意義,第14回こどもの難病シンポジウム報告書,日本児童家庭文化協会,1994, p.32.
10) 村田恵子:これからの小児看護に向けていくつかの提言,看護学雑誌61:554-558, 1997.

資料

1．小児看護領域で特に留意すべき子どもの権利と必要な看護行為
（日本看護協会：小児看護領域の看護業務基準）

〔説明と同意〕
①子どもは，その成長・発達の状況によって，自らの健康状態や行われている医療を理解することが難しい場合がある．しかし，子どもたちは，常に子どもの理解しうる言葉や方法を用いて，治療や看護に対する具体的な説明を受ける権利がある．
②子どもが受ける治療や看護は，基本的に親の責任においてなされる．しかし，子ども自身が理解・納得することが可能な年齢や発達状態であれば，治療や看護について判断する過程に子どもは参加する権利がある．

〔最小限の侵襲〕
①子どもが受ける治療や看護は，子どもにとって侵襲的な行為となることが多い．必要なことと認められたとしても子どもの心身にかかる侵襲を最小限にする努力をしなければならない．

〔プライバシーの保護〕
①いかなる子どもも，恣意的にプライバシーが干渉され又は名誉及び信用を脅かされない権利がある．
②子どもが医療行為を必要になった原因に対して，本人あるいは保護者の同意なしに，そのことを他者に知らせない．特に，保育園や学校など子どもが集団生活を営んでいるような場合は，本人や家族の意志を十分に配慮する必要がある．
③看護行為においてもおとなの場合と同様に，身体の露出を最低限にするなどの配慮が必要である．

〔抑制と拘束〕
①子どもは抑制や拘束をされることなく，安全に治療や看護を受ける権利がある．
②子どもの安全のために，一時的にやむを得ず身体の抑制などの拘束を行う場合は，子どもの理解の程度に応じて十分に説明する．あるいは，保護者に対しても十分に説明を行う．その拘束は，必要最小限にとどめ，子どもの状態に応じて抑制を取り除くよう努力をしなければならない．

〔意志の伝達〕
①子どもは，自分に関わりのあることについての意見の表明，表現の自由について権利がある．
②子どもが自らの意志を表現する自由を妨げない．子ども自身がそのもてる能力を発揮して，自己の意志を表現する場合，看護師はそれを注意深く聞き取り，観察し，可能な限りその要求に応えなければならない．

〔家族からの分離の禁止〕
①子どもは，いつでも家族と一緒にいる権利をもっている．看護師は，可能な限りそれを保証しなければならない．
②面会人，面会時間の制限，家族の付き添いについては，子どもと親の希望に応じて考慮されなければならない．

〔教育・遊びの機会の保証〕
①子どもは，その能力に応じて教育を受ける機会が保証される．
②幼い子どもは，遊びによってその能力を開発し，学習に繋げる機会が保証される．また，学童期にある子どもは，病状に応じた学習の機会が準備され活用されなければならない．
③子どもは多様な情報（テレビ，ラジオ，新聞，映画，図書など）に接する機会が保証される．

〔保護者の責任〕
①子どもは保護者からの適切な保護と援助を受ける権利がある．
②保護者がその子どもの状況に応じて適切な援助ができるように，看護師は支援しなければならない．

〔平等な医療を受ける〕
①子どもは，国民のひとりとして，平等な医療を受ける権利を持つ．親の経済状態，社会的身分などによって医療の内容が異なることがあってはならない．
②その子にとって必要な医療や看護が継続して受けられ，育成医療などの公的扶助が受けられるよう配慮されなければならない．

2．児童の権利に関する条約

〔前文〕

この条約の締約国は，国際連合において宣明された原則によれば，人類社会のすべての構成員の固有の尊厳及び平等のかつ奪い得ない権利を認めることが世界における自由，正義及び平和の基礎をなすものであることを考慮し，国際連合加盟国の国民が，国際連合憲章において，基本的人権及び人間の尊厳及び価値に関する信念をあらためて確認し，かつ，一層大きな自由の中で社会的進歩及び生活水準の向上を促進することを決意したことに留意し，国際連合が，世界人権宣言及び人権に関する国際規約において，すべての人は人種，皮膚の色，性，言語，宗教，政治的意見その他の意見，国民的あるいは社会的出身，財産，出生又は他の地位等によるいかなる差別もなしに同宣言及び同規約に掲げるすべての権利および自由を享有することができることを宣明し及び合意したことを認め，国際連合が，世界人権宣言において，児童は特別な保護及び援助についての権利を享有することができることを宣明したことを想起し，家族が，社会の基礎的な集団として，並びに家族のすべての構成員特に児童の成長及び福祉のための自然な環境として，社会においてその責任を十分に引き受けることができるよう必要な保護及び援助を与えられるべきであることを確信し，児童が，その人格の完全かつ調和のとれた発達のため，家庭環境の下で幸福，愛情及び理解のある雰囲気の中で成長すべきであることを認め，児童が，社会において個人として生活するため十分な準備が整えられるべきであり，かつ，国際連合憲章において宣明された理想の精神並びに特に平和，尊厳，寛容，自由，平等，及び連帯の精神に従って育てられるべきであることを考慮し，児童に対して特別な保護を与えることの必要性が，1924年の児童の権利に関するジュネーヴ宣言及び1959年11月20日に国際連合総会で採択された児童の権利に関する宣言において述べられており，また，世界人権宣言，市民的及び政治的権利に関する国際規約（特に第23条および第24条），経済的，社会的及び文化的権利に関する国際規約（特に第10条）並びに児童の福祉に関係する専門機関及び国際機関の規程及び関係文書において認められていることに留意し，児童の権利に関する宣言において示されているとおり「児童は，身体的及び精神的に未熟であるため，その出生の前後において，適当な法的保護を含む特別な保護及び世話を必要とする．」ことに留意し，国内の又は国際的な里親委託及び養子縁組を特に考慮した児童の保護及び福祉についての社会的及び法的な原則に関する宣言，少年司法の運用のための国際連合最低基準規則（北京規則）及び緊急事態及び武力紛争における女子及び児童の保護に関する宣言の規程を想起し，極めて困難な条件の下で生活している児童が世界のすべての国に存在すること，また，このような児童が特別の配慮を必要としていることを認め，児童の保護及び調和のとれた発達のために各人民の伝統及び文化的価値が有する重要性を十分に考慮し，あらゆる国特に開発途上国における児童の生活条件を改善するために国際協力が重要であることを認めて，次のとおり協定した．

〔第一部〕

第1条

この条約の運用上，児童とは，18歳未満のすべてのものをいう．ただし，当該児童でその者に運用される法律によりより早く成年に達したものを除く．

第2条
1. 締約国は，その管轄の下にある児童に対し，児童又はその父母若しくは法定保護者の人種，皮膚の色，性，言語，宗教，政治的意見その他の意見，国民的，種族的若しくは社会的出身，財産，心身障害，出生または他の地位にかかわらず，いかなる差別もなしにこの条約に定める権利を尊重し，および確保する．
2. 締約国は，児童がその父母，法定保護者又は家族の構成員の地位，活動，表明した意見又は信念によるあらゆる形態の差別又は処罰から保護されることを確保するためのすべての適当な措置をとる．

第3条
1. 児童に関するすべての措置をとるに当たっては，公的若しくは私的な社会福祉施設，裁判所，行政当局又は立法機関のいずれかによって行われるものであっても，児童の最善の利益が主として考慮されるものとする．
2. 締約国は，児童の父母，法定保護者又は児童について法的に責任を有する他の者の権利および義務を考慮に入れて，児童の福祉に必要な保護及び養護を確保することを約束し，このため，すべての適当な立法上及び行政上の措置をとる．
3. 締約国は，児童の養護又は保護のための施設，役務の提供及び設備が，特に安全及び健康の分野に関し並びにこれらの職員の数及び適格性並びに適正な監督に関し権限のある当局の設定した基準に適合することを確保する．

第4条
締約国は，この条約において認められる権利の実現のため，すべての適当な立法措置，行政措置その他の措置を講ずる．締約国は，経済的，社会的及び文化的権利に関しては，自国における利用可能な手段の最大限の範囲内で，また，必要な場合には国際協力の枠内で，これらの措置を講ずる．

第5条
締約国は，児童がこの条約において認められる権利を行使するに当たり，父母若しくは場合により地方の慣習により定められている大家族若しくは共同体の構成員，法定保護者又は児童の発達しつつある能力に適合する方法で適当な指示及び指導を与える責任，権利及び義務を尊重する．

第6条
1. 締約国は，すべての児童が生命に対する固有の権利を有することを認める．
2. 締約国は，児童の生存及び発達を可能な最大限の範囲において確保する．

第7条
1. 児童は，出生の後直ちに登録される．児童は，出生の時から氏名を有する権利及び国籍を取得する権利を有するものとし，また，できる限りその父母を知りかつその父母によって養育される権利を有する．
2. 締約国は，特に児童が無国籍となる場合を含めて，国内法及びこの分野における関連する国際文書に基づく自国の義務に従い，1の権利の実現を確保する．

第 8 条
1．締約国は，児童が法律によって認められた国籍，氏名及び家族関係を含むその身元関係事項について不法に干渉されることなく保持する権利を尊重することを約束する．
2．締約国は，児童がその身元関係事項の一部又は全部を不法に奪われた場合には，その身元関係事項を速やかに回復するため，適当な援助及び保護を与える．

第 9 条
1．締約国は，児童がその父母の意志に反してその父母から分離されないことを確保する．ただし，権限のある当局が司法の審査に従うことを条件として適用のある法律及び手続きに従いその分離が児童の最善の利益のために必要であると決定する場合は，この限りではない．このような決定は，父母が児童を虐待し若しくは放置する場合又は父母が別居しており児童の居住地を決定しなければならない場合のような特定の場合において必要になることがある．
2．すべての関係当事者は，1の規定に基づくいかなる手続きにおいても，その手続きに参加しかつ自己の意見を述べる機会を有する．
3．締約国は，児童の最善の利益に反する場合を除くほか，父母の一方又は双方から分離されている児童が定期的に父母のいずれとも人的な関係および直接の接触を維持する権利を尊重する．
4．3の分離が，締約国が取った父母の一方若しくは双方又は児童の抑留，拘禁，追放，退去強制，死亡（その者が当該締約国により身体を拘束されている間に何らかの理由により生じた死亡を含む．）等のいずれかの措置に基づく場合には，当該締約国は，要請に応じ，父母，児童又は適当な場合には家族の他の構成員に対し，家族のうち不在となっている者の所在に関する重要な情報を提供する．ただし，その情報の提供が児童の福祉を害する場合には，この限りではない．締約国は，更に，その要請の提出自体が関係者に悪影響を及ぼさないことを確保する．

第 10 条
1．前条1の規定に基づく締約国の義務に従い，家族の再統合を目的とする児童又はその父母による締約国への入国又は締約国からの出国の申請については，締約国が積極的，人道的かつ迅速な方法で取り扱う．締約国は，更に，その申請の提出が申請者およびその家族の構成員に悪影響を及ぼさないことを確保する．
2．父母と異なる国に居住する児童は，例外的な事情がある場合を除くほか定期的に父母との人的な関係および直接の接触を維持する権利を有する．このため，前条1の規定に基づく締約国の義務に従い，締約国は，児童及びその父母がいずれの国（自国を含む．）からも出国し，かつ，自国に入国する権利を尊重する．出国する権利は，法律で定められ，国の安全，公の秩序，公衆の健康若しくは道徳又は他の者の権利および自由を保護するために必要であり，かつ，この条約において認められる他の権利と両立する制限にのみ従う．

第 11 条
1．締約国は，児童が不法に国外に移送されることを防止し及び国外から帰還することができない事態を除去するための措置を講じる．
2．このため，締約国は，二国間若しくは多数国間の協定の締結又は現行の協定への加入を促進する．

第 12 条
1. 締約国は，自己の意見を形成する能力のある児童がその児童に影響を及ぼすすべての事項について自由に自己の意見を表明する権利を確保する．この場合において，児童の意見は，その児童の年齢及び成熟度に従って相応に考慮されるものとする．
2. このため，児童は，特に，自己に影響を及ぼすあらゆる司法上及び行政上の手続において，国内法の手続規則に合致する方法により直接に又は代理人若しくは適当な団体を通じて聴取される機会を与えられる．

第 13 条
1. 児童は，表現の自由についての権利を有する．この権利には，口頭，手書き若しくは印刷，芸術の形態又は自ら選択する他の方法により，国境とのかかわりなく，あらゆる種類の情報及び考えを求め，受け及び伝える自由を含む．
2. 1の権利の行使については，一定の制限を課すことができる．ただし，その制限は，法律によって定められ，かつ，次の目的のために必要とされるものに限る．
    a．他の者の権利又は信用の尊重
    b．国の安全，公の秩序又は公衆の健康若しくは道徳の保護

第 14 条
1. 締約国は，思想，良心及び宗教の自由についての児童の権利を尊重する．
2. 締約国は，児童が1の権利を行使するに当たり，父母及び場合により法定保護者が児童に対しその発達しつつある能力に適合する方法で指示を与える権利及び義務を尊重する．
3. 宗教または信念を表明する自由については，法律で定める制限であって公共の安全，公の秩序，公衆の健康若しくは道徳又は他の者の基本的な権利及び自由を保護するために必要なもののみを課すことができる．

第 15 条
1. 締約国は，結社の自由及び平和的な集会の自由についての児童の権利を認める．
2. 1の権利の行使については，法律で定める制限であって国の安全若しくは公共の安全，公の秩序，公衆の健康若しくは道徳の保護又は他の者の権利及び自由の保護のために民主的社会において必要なもの以外のいかなる制限も課すことができない．

第 16 条
1. いかなる児童も，その私生活，家族，住居若しくは通信に対して恣意的に若しくは不法に干渉されまたは名誉及び信用を不法に攻撃されない．
2. 児童は，1の干渉または攻撃に対する法律の保護を受ける権利を有する．

第 17 条
1. 締約国は，大衆媒体（マス・メディア）の果たす重要な機能を認め，児童が国の内外の多様な情報源からの情報及び資料，特に児童の社会面，精神面及び道徳面の福祉並びに心身の健康面の促進を目的とした情報及び資料を利用することができることを確保する．このため，締約国は，
    a．児童にとって社会面及び文化面において有益であり，かつ，第29条の精神に沿う情報及び資料を大衆媒体（マス・メディア）が普及させるよう奨励する．

b．国内外の多様な情報源（文化的にも多様な情報源を含む．）からの情報及び資料の作成，交換及び普及にかける国際協力を奨励する．
　　c．児童用書籍の作成及び普及を奨励する．
　　d．少数集団に属し又は原住民である児童の言語上の必要性について大衆媒体（マス・メディア）が特に考慮するよう奨励する．
　　e．第13条及び次条の規定に留意して，児童の福祉に有害な情報及び資料から児童を保護するための適当な指針を発展させることを奨励する．

第18条
　1．締約国は，児童の養育及び発達について父母が共同の責任を有するという原則についての認識を確保するために最善の努力を払う．父母または場合により法定保護者は，児童の養育及び発達についての第一義的な責任を有する．児童の最善の利益は，これらの者の基本的な関心事項となるものとする．
　2．締約国は，この条約に定める権利を保障し及び促進するため，父母及び法定保護者が児童の養育についての責任を遂行するに当たりこれらの者に対して適当な援助を与えるものとし，また，児童の養護のための施設，設備及び役務の提供の発展を確保する．
　3．締約国は，父母が働いている児童が利用する資格を有する児童の養護のための役務の提供及び設備からその児童が便益を受ける権利を有することを確保するためのすべての適当な措置をとる．

第19条
　1．締約国は，児童が父母，法定保護者または児童を監護する他の者による監護を受けている間において，あらゆる形態の身体的若しくは精神的な暴力，障害若しくは虐待，放置若しくは怠慢な扱い，不当な取扱いまたは搾取（性的虐待を含む．）からその児童を保護するためのすべての適当な立法上，行政上，社会上及び教育上の措置をとる．
　2．1の保護措置には，適当な場合には，児童及び児童を監護する者のために必要な援助を与える社会的計画の作成その他の形態による防止のための効果的な手続き並びに1に定める児童の不当な取扱いの事件の発見，報告，付託，調査，措置及び事後措置並びに適当な場合には司法の関与に関する効果的な手続きを含めるものとする．

第20条
　1．一時期若しくは恒久的にその家庭環境を奪われた児童又は児童自身の最善の利益にかんがみその家庭環境にとどまることが認められない児童は，国が与える特別の保護及び援助を受ける権利を有する．
　2．締約国は，自国の国内法に従い，1の児童のための代替え的な監護を確保する．
　3．2の監護には，特に，里親委託，イスラム法のカファーラ，養子縁組又は必要な場合には児童の監護のための適当な施設への収容を含むことができる．解決策の検討に当たっては，児童の養育において継続性が望ましいこと並びに児童の種族的，宗教的，文化的及び言語的な背景について，十分な考慮を払うものとする．

第21条
　養子縁組の制度を認め又は許容している締約国は，児童の最善の利益について最大の考慮が払われることを確保するものとし，また，

a．児童の養子縁組が権限のある当局によってのみ認められることを確保する．この場合において，当該権限のある当局は，適用のある法律及び手続きに従い，かつ，信頼し得るすべての関連情報に基づき，養子縁組が父母，親族及び法定保護者に関する児童の状況にかんがみ許容されること並びに必要な場合には，関係者が所要のカウンセリングに基づき養子縁組について事情を知らされた上での同意を与えていることを認定する．
b．児童がその出身国内において里親若しくは養家に託され又は適当な方法で監護を受けることができない場合には，これに代わる児童の監護の手段として国際的な養子縁組を考慮することができることを認める．
c．国際的な養子縁組が行われる児童が国内における養子縁組の場合における保護及び基準と同等のものを享受することを確保する．
d．国際的な養子縁組において当該養子縁組が関係者に不当な金銭上の利得をもたらすことがないことを確保するためのすべての適当な措置をとる．
e．適当な場合には，二国間又は多国間の取極又は協定を締結することによりこの条の目的を促進し，及びこの枠組みの範囲内で他国における児童の養子縁組が権限のある当局又は機関によって行われることを確保するよう努める．

第22条

1．締約国は，難民の地位を求めている児童又は適用のある国際法及び国際的な手続き若しくは国内法及び国内的な手続きに基づき難民と認められている児童が，父母又は他の者に付き添われているかいなかを問わず，この条約及び自国が締約国となっている人権又は人道に関する他の国際文書に定める権利であって適用のあるものの享受に当たり，適当な保護及び人道的援助を受けることを確保するための適当な措置をとる．
2．このため，締約国は，適当と認められる場合には，1の児童を保護し及び援助するため，並びに難民の児童の家族との再統合に必要な情報を得ることを目的としてその難民の児童の父母又は家族の他の構成員を捜すため，国際連合及びこれと協力する他の権限のある政府機関又は関係非政府機関による努力に協力する．その難民の児童は，父母又は家族の他の構成員が発見されない場合には，何らかの理由により恒久的又は一時的にその家庭環境を奪われた他の児童と同様にこの条約に定める保護が与えられる．

第23条

1．締約国は，精神的又は身体的な障害を有する児童が，その尊厳を確保し，自立を促進し及び社会への積極的な参加を容易にする条件の下で十分かつ相応な生活を享受すべきであることを認める．
2．締約国は，障害を有する児童が特別の養護についての権利を有することを認めるものとし，利用可能な手段の下で，申し込みに応じた，かつ，当該児童の状況及び父母又は当該児童を養護している他の者の事情に適した援助を，これを受ける資格を有する児童及びこのような児童の養護について責任を有するものに与えることを奨励し，かつ，確認する．
3．障害を有する児童の特別な必要を認めて，2の規定に従って与えられる援助は，父母又は当該児童を養護している他の者の資力を考慮して可能な限り無償で与えられるものとし，かつ，障害を有する児童が可能な限り社会への統合及び個人の発達（文化的及び精神的な発達を含む．）を達成することに資する方法で当該児童が教育，訓練，保健サービス，リハビリテーション・サービス，雇用のための準備及びレクリエーションの機会を実質的に利用し及び享受することができる

ように行われるものとする．

4．締約国は，国際協力の精神により，予防的な保健並びに障害を有する児童の医学的，心理学的及び機能的治療の分野における適当な情報の交換（リハビリテーション，教育及び職業サービスの方法に関する情報の普及及び利用を含む．）であってこれらの分野における自国の能力及び技術を向上させ並びに自国の経験を広げることができるようにすることを目的とするものを促進する．これに関しては，特に，開発途上国の必要を考慮する．

第 24 条

1．締約国は，到達可能な最高水準の健康を享受すること並びに病気の治療及び健康の回復のための便宜を与えられることについての児童の権利を認める．締約国は，いかなる児童もこのような保健サービスを利用する権利が奪われないことを確保するために努力する．
2．締約国は，1の権利の完全な実現を追求するものとし，特に，次のことのための適当な措置を取る．
   a．幼児及び児童の死亡率を低下させること．
   b．基礎的な保健の発展に重点を置いて必要な医療及び保健をすべての児童に提供することを確保すること．
   c．環境汚染の危険を考慮に入れて，基礎的な保健の枠組みの範囲内で行われることを含めて，特に容易に利用可能な技術の適用により並びに十分に栄養のある食物及び清潔な飲料水の供給を通じて，疾病の予防及び栄養不良と戦うこと．
   d．母親のための産前産後の適当な保健を確保すること．
   e．社会のすべての構成員特に父母および児童が，児童の健康及び栄養，母乳による育児の利点，衛生（環境衛生を含む．）並びに事故の防止についての基礎的な知識に関して，情報を提供され，教育を受ける機会を有し及びその知識の使用について支援されることを確保すること．
   f．予防的な保健，父母のための指導並びに家族計画に関する教育及びサービスを発展させること．
3．締約国は，児童の健康を害するような伝統的な慣行を廃止するため，効果的かつ適当なすべての措置をとる．
4．締約国は，この条において認められる権利の完全な実現を漸進的に達成するため，国際協力を促進し及び奨励することを約束する．これに関しては，特に，開発途上国の必要を考慮する．

第 25 条

締約国は，児童の身体又は精神の養護，保護又は治療を目的として権限のある当局によって収容された児童に対する処遇及びその収容に関連する他のすべての状況に関する定期的な審査が行われることについての児童の権利を認める．

第 26 条

1．締約国は，すべての児童が社会保険その他の社会保障から給付を受ける権利を認めるものとし，自国の国内法に従い，この権利の完全な実現を達成するための必要な措置をとる．
2．1の給付は，適当な場合には，児童およびその扶養について責任を有する者の資力及び事情並びに児童によって又は児童に代わって行われる給付の申請に関する他のすべての事項を考慮して，与えられるものとする．

第 27 条
1．締約国は，児童の身体的，精神的，道徳的及び社会的な発達のための相当な生活水準についてのすべての児童の権利を認める．
2．父母又は児童についての責任を有する他の者は，自己の能力及び資力の範囲内で，児童の発達に必要な生活条件を確保することについての第一義的な責任を有する．
3．締約国は，国内事情に従い，かつ，その能力の範囲内で，1 の権利の実現のため，父母及び児童についての責任を有する他の者を援助するための適当な措置をとるものとし，また，必要な場合には，特に栄養，衣類及び住居に関して，物的援助及び支援計画を提供する．
4．締約国は，父母又は児童について金銭上の責任を有する他の者から，児童の扶養料を自国内で及び外国から，回収することを確保するためのすべての適当な措置をとる．特に，児童について金銭上の責任を有する者が児童と異なる国に居住している場合には，締約国は，国際協定への加入又は国際協定の締結及び他の適当な取り決めの作成を促進する．

第 28 条
1．締約国は，教育についての児童の権利を認めるものとし，この権利を漸進的にかつ機会の平等を基礎として達成するため，特に，
    a．初等教育を義務的なものとし，すべての者に対して無償のものとする．
    b．種々の形態の中等教育（一般教育及び職業教育を含む．）の発展を奨励し，すべての児童に対し，これらの中等教育が利用可能であり，かつ，これらを利用する機会が与えられるものとし，例えば，無償教育の導入，必要な場合における財政的援助の提供のような適当な措置をとる．
    c．すべての適当な方法により，能力に応じ，すべての者に対して高等教育を利用する機会が与えられるものとする．
    d．すべての児童に対し，教育及び職業に関する情報及び指導が利用可能であり，かつ，これらを利用する機会が与えられるものとする．
    e．定期的な登校及び中途退学率の減少を奨励するための措置をとる．
2．締約国は，学校の規律が児童の人間の尊厳に適合する方法で及びこの条約に従って運用されることを確保するためのすべての適当な措置をとる．
3．締約国は，特に全世界における無知及び非識字の廃絶に寄与し並びに科学上及び技術上の知識並びに最新の教育方法の利用を容易にするため，教育に関する事項についての国際協力を促進し，及び奨励する．これに関しては，特に，開発途上国の必要を考慮する．

第 29 条
1．締約国は，児童の教育が次のことを指向すべきことに同意する．
    a．児童に人格，才能並びに精神的及び身体的な能力をその可能な最大限度まで発達させること．
    b．人格及び基本的自由並びに国際連合憲章にうたう原則の尊重を育成すること．
    c．児童の父母，児童の文化的の同一性，言語及び価値観，児童の居住国及び出身国の国民的価値観並びに自己の文明と異なる文明に対する尊重を育成すること．
    d．すべての人民の間の，種族的，国民的及び宗教的集団の間の並びに原住民である者の間の理解，平和，寛容，両性の平等及び有効の精神に従い，自由な社会における責任ある生活のために児童に準備させること．

e．自然環境の尊重を育成すること．
2．この条又は前条のいかなる規定も，個人及び団体が教育機関を設置し及び管理する自由を妨げるものと解してはならない．ただし，常に，1に定める原則が遵守されること及び当該教育機関において行われる教育が国によって定められる最低限度の基準に適合することを条件とする．

第 30 条
種族的，宗教的若しくは言語的少数民族又は原住民である者が存在する国において，当該少数民族に属し又は原住民である児童は，その集団の他の構成員と共に自己の文化を享有し，自己の宗教を信仰しかつ実践し又は自己の言語を使用する権利を否定されない．

第 31 条
1．締約国は，休息及び余暇についての児童の権利並びに児童がその年齢に適した遊び及びレクリエーションの活動を行い並びに文化的な生活及び芸術に自由に参加する権利を認める．
2．締約国は，児童が文化的及び芸術的な生活に十分に参加する権利を尊重しかつ促進するものとし，文化的及び芸術的な活動並びにレクリエーションおよび余暇の活動のための適当かつ平等な機会の提供を奨励する．

第 32 条
1．締約国は，児童が経済的な搾取から保護され及び危険となり若しくは児童の教育の妨げとなり又は児童の健康若しくは身体的，精神的，道徳的若しくは社会的な発達に有害となる恐れのある労働への従事から保護される権利を認める．
2．締約国は，この条の規定の実施を確保するための立法上，行政上，社会上及び教育上の措置をとる．このため，締約国は，他の国際文書の関連規定を考慮して，特に，
　　a．雇用が認められるための一又は二以上の最低年齢を定める．
　　b．労働時間及び労働条件についての適当な規則を定める．
　　c．この条の規定の効果的な実施を確保するための適当な罰則その他の制裁を定める．

第 33 条
締約国は，関連する国際条約に定義された麻薬及び向精神薬の不正な使用から児童を保護し並びにこれらの物資の不正な生産及び取引における児童の使用を防止するための立法上，行政上，社会上及び教育上の措置を含むすべての適当な措置をとる．

第 34 条
締約国は，あらゆる形態の性的搾取及び性的虐待から児童を保護することを約束する．このため，締約国は，特に，次のことを防止するためのすべての適当な国内，二国間及び多数国間の措置をとる．
　　a．不法な性的な行為を行うことを児童に対して勧誘し又は強制すること．
　　b．売春又は他の不法な性的な業務において児童を搾取的に使用すること．
　　c．わいせつな演技及び物において児童を搾取的に使用すること．

第 35 条
締約国は，あらゆる目的のための又はあらゆる形態の児童の誘拐，売買又は取引を防止するためのすべての適当な国内，二国間及び多数国間の措置をとる．

第 36 条

締約国は，いずれかの面において児童の福祉を害する他のすべての形態の搾取から児童を保護する．

第 37 条

締約国は，次のことを確保する．
- a．いかなる児童も，拷問又は他の残虐な，非人道的な若しくは品位を傷つける取扱い若しくは刑罰を受けないこと．死刑又は釈放の可能性がない終身刑は，18才未満の者が行った犯罪については科さないこと．
- b．いかなる児童も，不法に又は恣意的にその自由を奪われないこと．児童の逮捕，拘留又は拘禁は，法律に従って行うものとし，最後の解決手段として最も短い適当な期間のみ用いること．
- c．自由を奪われたすべての児童は，人道的に，人間固有の尊厳を尊重して，かつ，その年齢の者の必要を考慮した方法で取り扱われること．特に，自由を奪われたすべての児童は，成人とは分離されないことがその最善の利益であると認められない限り成人とは分離されるものとし，例外的な事情がある場合を除くほか，通信及び訪問を通じてその家族との接触を維持する権利を有すること．
- d．自由を奪われたすべての児童は，弁護人その他適当な援助を行うものと速やかに接触する権利を有し，裁判所その他の権限のある，独立の，かつ，公平な当局においてその自由の剥奪の合法性を争い並びにこれについての決定を速やかに受ける権利を有すること．

第 38 条

1．締約国は，武力紛争において自国に適用される国際人道法の規定で児童に関係を有するものを尊重し及びこれらの規定の尊重を確保することを約束する．
2．締約国は，15才未満の者が敵対行為に直接参加しないことを確保するためのすべての実行可能な措置をとる．
3．締約国は，15才未満の者を自国の軍隊に採用することを差し控えるものとし，また，15才以上18才未満の者の中から採用するに当たっては，最年長者を優先させるよう努める．
4．締約国は，武力紛争において文民を保護するための国際人道法に基づく自国の義務に従い，武力紛争の影響を受ける児童の保護及び養護を確保するためのすべての実行可能な措置をとる．

第 39 条

締約国は，あらゆる形態の放置，搾取若しくは虐待，拷問若しくは他のあらゆる形態の残虐な，非人道的な若しくは品位を傷つける取扱い若しくは刑罰又は武力紛争による被害者である児童の身体的及び心理的な回復及び社会復帰を促進するためのすべての適当な措置をとる．このような回復及び復帰は，児童の健康，自尊心及び尊厳を育成する環境において行われる．

第 40 条

1．締約国は，刑法を犯したと申し立てられ，訴追され又は認定されたすべての児童が尊厳及び価値についての当該児童の意識を促進させるような方法であって，当該児童が他の者の人権及び基本的自由を尊重することを強化し，かつ，当該児童の年齢を考慮し，更に，当該児童が社会に復帰し及び社会において建設的な役割を担うことがなるべく促進されることを配慮した方法により取り扱われる権利を認める．
2．このため，締約国は，国際文書の関連する規定を考慮して，特に次のことを確保する．

- a．いかなる児童も，実行の時に国内法又は国際法に禁じられていなかった作為又は不作為を理由として刑法を犯したと申し立てられ，訴追され又は認定されないこと．
- b．刑法を犯したと申し立てられ又は訴追されたすべての児童は，少なくとも次の保証を受けること．
  - i．法律に基づいて有罪とされるまでは無罪と推定されること．
  - ii．速やかにかつ直接に，また，適当な場合には当該児童の父母又は法定保護者を通じてその罪を告げられること並びに防御の準備及び申立てにおいて弁護人その他適当な援助を行う者を持つこと．
  - iii．事案が権限のある，独立の，かつ，公平な当局又は司法機関により法律に基づく公正な審理において，弁護人その他適当な援助を行う者の立会い及び，特に当該児童の年齢又は境遇を考慮して児童の最善の利益にならないと認められる場合を除くほか，当該児童の父母又は法定保護者の立会いの下に遅滞なく決定されること．
  - iv．供述又は有罪の自白を強要されないこと．不利な証人を尋問し又はこれに対し尋問させること並びに対等の条件で自己のための証人の出席及びこれに対する尋問を求めること．
  - v．刑法を犯したと認められた場合には，その認定及びその結果科せられた措置について，法律に基づき，上級の，権限のある，独立の，かつ，公平な当局又は司法機関によって再審理されること．
  - vi．使用される言語を理解すること又は話すことができない場合には，無料で通訳の援助を受けること．
  - vii．手続きのすべての段階において当該児童の私生活が十分に尊重されること．
3．締約国は，刑法を犯したと申し立てられ，訴追され又は認定された児童に特別に適用される法律及び手続きの制定並びに当局及び施設の設置を促進するよう努めるものとし，特に，次のことを行う．
  - a．その年齢未満の児童は刑法を犯す能力を有しないと推定される最低年齢を設定すること．
  - b．適当なかつ望ましい場合には，人権及び法的保護が十分に尊重されていることを条件として，司法上の手続きに訴えることなく当該児童を取り扱う措置をとること．
4．児童がその福祉に適合し，かつ，その事情及び犯罪の双方に応じた方法で取り扱われることを確保するため，保護，指導，及び監督命令，カウンセリング，保護観察，里親委託，教育及び職業訓練計画，施設における養護に代わる他の措置等の種々の処置が利用し得るものとする．

第 41 条

この条約のいかなる規定も，次のものに含まれる規定であって児童の権利の実現に一層貢献するものに影響を及ぼすものではない．
- a．締約国の法律
- b．締約国について効力を有する国際法

〔第二部〕
第 42 条

締約国は，適当かつ積極的な方法でこの条約の原則及び規定を成人及び児童のいずれにも広く知らせることを約束する．

第 43 条
1. この条約において負う義務の履行の達成に関する締約国による進捗の状況を審査するため，児童の権利に関する委員会（以下「委員会」という．）を設置する．委員会は，この部に定める任務を行う．
2. 委員会は，徳望が高く，かつ，この条約が対象とする分野において能力を認められた 10 人の専門家で構成する．委員会の委員は，締約国の国民の中から締約国により選出されるものとし，個人の資格で職務を遂行する．その選出に当たっては，衡平な地理的配分及び主要な法体系を考慮に入れる．
3. 委員会の委員は，締約国により指名された者の名簿の中から秘密投票により選出される．各締約国は，自国民の中から一人を指名することができる．
4. 委員会の委員の最初の選挙は，この条約の効力発生の日の後 6 箇月以内に行うものとし，その後の選挙は，二年ごとに行う．国際連合事務総長は，委員会の委員の選挙の日の遅くとも 4 箇月前までに，締約国に対し，自国が指名する者の氏名を 2 箇月以内に提出するよう書簡で要請する．その後，同事務総長は，指名された者のアルファベット順による名簿（これらの者を指名した締約国名を表示した名簿とする．）を作成し，この条約の締約国に送付する．
5. 委員会の委員の選挙は，国際連合事務総長により国際連合本部に招集される締約国の会合において行う．これらの会合は，締約国の三分の二をもって定足数とする．これらの会合においては，出席しかつ投票する締約国の代表によって投じられた票の最多数で，かつ，過半数の票を得た者をもって委員会に選出された委員とする．
6. 委員会の委員は，4 年の任期で選出される．委員は，再指名された場合には，再選される資格を有する．最初の選挙において選出された委員のうち 5 人の委員の任期は，2 年で終了するものとし，これらの 5 人の委員は，最初の選挙の後直ちに，最初の選挙が行われた締約国の会合の議長によりくじ引で選ばれる．
7. 委員会の委員が死亡し，辞任し又は他の理由のため委員会の職務を遂行することができなくなったことを宣言した場合には，当該委員を指名した締約国は，委員会の承認を条件として自国民の中から残余の期間職務を遂行する他の専門家を任命する．
8. 委員会は，手続規則を定める．
9. 委員会は，役員を 2 年の任期で選出する．
10. 委員会の会合は，原則として国際連合本部又は委員会が決定する他の適当な場所において開催する．委員会は，原則として毎年一回会合する．委員会の会合の期間は，国際連合総会の昇任を条件をしてこの条約の締約国の会合において決定し，必要な場合には，再検討する．
11. 国際連合事務総長は，委員会がこの条約に定める任務を効果的に遂行するために必要な職員及び便益を提供する．
12. この条約に基づいて設置する委員会の委員は，国際連合総会が決定する条件に従い，同総会の承認を得て，国際連合の財源から報酬を受ける．

第 44 条
1. 締約国は，(a)当該締約国についてこの条約が効力を生ずる時から 2 年以内に，(b)その後は 5 年ごとに，この条約において認められる権利の実現のためにとった措置及びこれらの権利の享受についてもたらされた進歩に関する報告を国際連合事務総長を通じて委員会に提出することを約束する．
2. この条の規定により行われる報告には，この条約に基づく義務の履行の程度に影響を及ぼす要因

及び障害が存在する場合には，これらの要因及び障害を記載する．当該報告には，また，委員会が当該国における条約に実施について包括的に理解するために十分な情報を含める．

3．委員会に対して包括的な最初の報告を提出した締約国は，1(b)の規定に従って提出するその後の報告においては，すでに提供した基本的な情報を繰り返す必要はない．
4．委員会は，この条約の実施に関連する追加の情報を締約国に要請することができる．
5．委員会は，その活動に関する報告を経済社会理事会を通じて2年ごとに国際連合総会に提出する．
6．締約国は，1の報告を自国において公衆が広く利用できるようにする．

第45条

この条約の効果的な実施を促進し及びこの条約が対象とする分野における国際協力を奨励するため，

a．専門機関及び国際連合児童基金その他の国際連合の機関は，その任務の範囲内にある事項に関するこの条約の規定の実施についての検討に際し，代表を出す権利を有する．委員会は，適当と認める場合には，専門機関及び国際連合児童基金その他権限のある機関に対し，これらの機関の任務の範囲内にある事項に関するこの条約の実施について専門家の助言を提供するよう要請することができる．委員会は，専門機関及び国際連合児童基金その他の国際連合の機関に対し，これらの機関の任務の範囲内にある事項に関するこの条約の実施について報告を提出するよう要請することができる．
b．委員会は，適当と認める場合には，技術的な助言若しくは援助の要請を含んでおり又はこれらの必要性を記載している締約国からの報告を，これらの要請又は必要性の記載に関する委員会の見解及び提案がある場合は当該見解及び提案とともに，専門機関及び国際連合児童基金その他の権限のある機関に送付する．
c．委員会は，国際連合総会に対し，国際連合事務総長が委員会のために児童の権利に関連する特定の事項に関する研究を行うよう同事務総長に要請することを勧告することができる．
d．委員会は，前条及びこの条の規定により得た情報に基づく提案及び一般的な性格を有する勧告を行うことができる．これらの提案及び一般的な性格を有する勧告は，関係締約国に送付し，締約国から意見がある場合にはその意見とともに国際連合総会に報告する．

〔第三部〕

第46条

この条約は，すべての国による署名のために開放しておく．

第47条

この条約は，批准されなければならない．批准書は，国際連合事務総長に寄託する．

第48条

この条約は，すべての国による加入のために開放しておく．加入書は，国際連合事務総長に寄託する．

第49条

1．この条約は，20番目の批准書又は加入書が国際連合事務総長に寄託された日の後30日目の日に効力を生ずる．

2．この条約は，20番目の批准書又は加入書が寄託された後に批准し又は加入する国については，その批准書又は加入書が寄託された日の後30日目の日に効力を生ずる．

第50条

1．いずれの締約国も，改正を提案し及び改正案を国際連合事務総長に提出することができる．同事務総長は，直ちに，締約国に対し，その改正案を送付するものとし，締約国による改正案の審議及び投票のための締約国の会議の開催についての賛否を示すよう要請する．その送付の日から4箇月以内に締約国の三分の一以上が会議の開催に賛成する場合には，同事務総長は，国際連合の主催の下に会議を招集する．会議において出席しかつ投票する締約国の過半数によって採択された改正案は，承認のため，国際連合総会に提出する．
2．1の規定により採択された改正は，国際連合総会が承認し，かつ，締約国の三分の二以上の多数が受諾した時に，効力を生ずる．
3．改正は，効力を生じたときは，改正を受諾した締約国を拘束するものとし，他の締約国は，改正前のこの条約の規定（受諾した従前の改正を含む．）により引き続き拘束される．

第51条

1．国際連合事務総長は，批准又は加入の際に行われた留保の書面を受領し，かつ，すべての国に送付する．
2．この条約の趣旨及び目的と両立しない留保は，認められない．
3．留保は，国際連合事務総長にあてた通告によりいつでも撤回することができるものとし，同事務総長は，その撤回をすべての国に通報する．このようにして通報された通告は，同事務総長により受領された日に効力を生ずる．

第52条

締約国は，国際連合事務総長に対して書面による通告を行うことにより，この条約を廃棄することができる．廃棄は，同事務総長がその通告を受領した日の後1年で効力を生じる．

第53条

国際連合事務総長は，この条約の寄託者として指名される．

第54条

アラビア語，中国語，英語，フランス語，ロシア語及びスペイン語をひとしく正文とするこの条約の原本は，国際連合事務総長に寄託する．以上の証拠として，下名の全権委員は，各自の政府から正当に委任を受けてこの条約に署名した．

（外務大臣　柿澤　弘治，内閣総理大臣　羽田　孜）

索　引

あ

attachment　22
early childhood　14
IgG　47
愛着　22,30
アイデンティティ　16
赤ちゃん体操　96,97
アセスメント　282
遊び　37-41,114-119,226-229
　　――いろいろな遊び　114
　　――運動機能の発達と遊び　38
　　――感覚機能の発達と遊び　37
　　――機能　311
　　――子どもとともに楽しむ　227
　　――子どもにとっての遊び　37
　　――社会性・道徳性と遊び　40
　　――情緒の欲求と遊び　39
　　――心身の発達と遊び　37
　　――知的発達と遊び　39
　　――特殊な状態にある子どもの遊び　228
　　――発達の特徴と遊び　40
　　――文化の継承と遊び　40
　　――分類と発達　41
アタッチメント　30
安静度　158,160
安全　42-51,100-113,235-244
　　――子どもの安全を守る意義　42
安全教育　46
安全チェックリスト　105-106
安全能力　46
安楽　147,247
安楽な姿勢　248

い

infancy　14
息苦しい　261
異常尿　210
異常便　210
痛み　252

衣服　85-89,218-223
　　――選び方・用い方　85
　　――乳児の衣服　85
　　――幼児の衣服　88
医療ガスの供給過誤　239
医療機器・看護用具の誤操作　239
医療事故報告書　240
医療保育士　311,314,316
飲食物のもち込み　162
院内学級　230,314
院内感染　241
院内感染予防　241
院内保育　314
インフォームド・アセント　308
インフォームド・コンセント
　　8,9,10,305,308
　　――成立に必要な条件　8

う

運動機能の発達　19,20,21

え

栄養　32-36,60-69
　　――学童・思春期の栄養　69
　　――現状と問題点　35
　　――子どもにとっての意義　32
　　――子どもの栄養の特徴　32
　　――乳児の栄養　62
　　――幼児の栄養　66
栄養所要量　32-34,66
易感染状態　157
エリクソン　24
嚥下困難　181
エンゼルプラン　52,54
延長保育　55

お

OT　314
応急手当　106-109
嘔吐　259

悪心　259
溺水　237
おむつ　77
　　――あて方　77
おむつかぶれ　79
おもちゃの片づけ　118
おもちゃのもち込み　162
おやつ　66
親の会　166

か

外気浴　96
外傷　236
外的環境　26
外泊　162
下顎挙上　182
学習　230-231
学習計画　285,286
学習習慣　145
学童期　15
隔離　234
ガス抜き　209
家族
　　――危機　283
　　――支援　312
　　――システム　165
　　――指導　285
　　――全体の問題　164
　　――の機能　27,303,304
　　――の参加　156
　　――の重要人物　166
　　――の発達段階　166
学校　297
学校給食　69
学校生活　145
学校での環境　28
活動制限のある子ども　228
家庭環境　27
かゆい　248
体の緊張をとる姿勢　183
環境　26
　　――子どもが育つ環境　26

339

——子どもが育てられる環境　27
　　——子どもにとっての意義　26
　　——子どもを取り巻く環境　303
　　——自由に遊べる安全な環境
　　　226
看護師の役割　317
間食　66
感染　47
感染経路　47
感染症　47
感染予防対策　47
浣腸　209

き

気管内吸引　273
気管内挿管　271-272
機嫌　245
危険防止　95
季節の行事　229
気道確保　263,265
機能的発達　17
基本的人権　3,4
基本的生活習慣
　　——自立　285,294
　　——自立度のチェック　148,149
気持ち悪い　259
虐待　123-139
　　——安心の提供　137
　　——安全の保障　137
　　——援助者へのサポート　139
　　——親への援助　139
　　——種類　123-126
　　——初期対応のためのフロー
　　　チャート　136
　　——早期発見のためのチェック
　　　リスト　131
　　——定義　123
　　——認識　127-133
　　——認識するためのポイント
　　　127-133
　　——ネットワーク　137-139
　　——発見から援助まで　136
　　——防止　304
ギャングエイジ　15
救急ケアの基本　264
救急蘇生法　264-274
救急箱　110
教育システム　230,231

経胃瘻カテーテル法　188
教師　230,315,317
居室の衛生　94

く

クオリティ・オブ・ライフの向上
　　301-319

け

ケア効果評価表　296
ケアコーディネーター　295,297
経管栄養法　186
経口・経鼻カテーテル法　186
　　——チューブ挿入方法　186,187
　　——ミルクの注入方法　186,188
経済的問題　164,165
形態的成長　17
ケースワーカー　297
血圧　256
欠食　35
決定に参加する権利　307
解熱　251
下痢　82
言語　31
健康と生活　3
健康の増進　96-99
検査・処置
　　——に対する援助　151-154
　　——の安全・安楽　152
　　——の説明　151
検査衣　219
倦怠感　255,258
権利保障　4,8

こ

口腔のケア　217
口唇口蓋裂
　　——口唇口蓋裂用乳首　193
　　——乳首のくわえさせ方　193
　　——哺乳方法　193
口唇のリハビリ　183,184,185
公的補助　165
高度在宅療養　284
呼吸困難の緩和　263
呼吸不全　261
呼吸方法の練習　262

誤薬　237
心の絆　30
心の発達　29
個室隔離中の子ども　228
孤食　36
子育てグループ　55
子育て支援　52-56,305
　　——意義　52
　　——施策　52,53
子育てと就労の両立支援　55
異型輸血　238
言葉の発達　30,31
子ども　5
　　——の気持ち　312
　　——のケア能力　282
　　——の権利
　　　5,7,304,305,306,307,318
　　——の権利条約
　　　6,7,8,55,123,277,303,305,
　　　306,308,312,319
　　——の権利宣言　6
　　——の最善の利益
　　　28,156,303,306,314,300
　　——の条件　282,285
　　——の生活　163,164
　　——の成人病　36
　　——の成長・発達　13
　　——のセルフケア能力　285
　　——の力　13,26
　　——の特徴　13
　　——の入院　277
　　——の反応　156
　　——の病気　163,164,283
　　——の保護　5
子ども期の発見　5
コミュニケーション　29-31,35
　　——子どもにとっての意義　29
　　——定義　29
混合栄養　65

さ

災害　111
在宅ケア支援体制　283,294,295
　　——医療者側　284
在宅支援システム　278,290
　　——の要素　278
在宅療養　277-300
　　——CAPD療法　288

──緊急時対応　292
　　──支援方法　290
　　──シミュレーション　290
　　──動機づけ　285
　　──入院中からのアセスメント
　　　282
　　──のあり方　281
　　──を支える力　282
サポートグループ　165

し

CAPD療法　288,290,293
CVラインのチェック　191
CVラインのチェックリスト　192
シーネ固定　223
自我同一性　16
シグナル行動　29
事故　42,100
　　──院内で起きやすい事故　235
　　──起きやすい場所　100-103
　　──原因の特徴　42
　　──原因の背景　45
　　──発生時の対応　240
　　──発生のメカニズム　45
　　──不慮の事故　42,43
　　──報告　240
　　──防止対策　239,240
　　──防止のポイント　104
　　──予防と安全教育　45
自己管理　285,294
自己管理能力　285,295
自己導尿　201,202,285
自己中心的　14
自己中心的思考　144
自殺企図　239
思春期　15
自傷行為　239
自然環境　303
疾患別隔離期間　243
しつけ　143
児童虐待　123
児童相談所　136,137,297
児童保育　56
社会環境　28
　　──の変化　52
社会資源　282,297-299
　　──窓口　299
　　──利用方法　298

週間・月間・年間スケジュール
　158-159
住居環境　94,95
授乳　60
　　──方法　62
症状の緩和　245-263
上体挙上　183
情緒的発達　22
情緒の分化　24
小児医療　305,306
小児看護師の役割　301-319
小児看護領域の看護業務基準
　306,310,317
小児在宅療養の現状　277
小児専門看護師　318
　　──役割　318
小児専門看護師認定制度　318
小児専門病院　306
小児の在宅ケア　283
ショートステイ　284
食事　60-69
　　──援助のポイント　62
　　──学童・思春期の食事　69
　　──食事習慣のしつけ　67
　　──自立過程　60
　　──乳児の食事　62
　　──マナー　61
　　──幼児の食事　66
食欲不振　68,194
　　──原因　194
処置に対する援助　151-154
導尿　199
寝具　73
人権保障　3
人工栄養　63
人工肛門　203
人工呼吸　266
新生児期　14
心臓マッサージ　269-270
身体的虐待　123,124
身体的苦痛　143
　　──の除去　147
身長・体重測定　151
人的・社会的資源　166
人的環境　234
心肺蘇生のABC　264
心肺蘇生法　264-274
心理・社会的発達　19
心理的虐待　124,126

心理療法士　314

す

scammonの発育型　19
school period　15
睡眠　70-74,224-225
　　──援助のポイント　71
　　──子どもの発達と睡眠　70
　　──睡眠時間の変化　70
　　──睡眠習慣のしつけ　72
頭痛　253
ストーマ　203
　　──装具の装着　204,205

せ

清潔　90-93,214-217
清潔行動
　　──援助のポイント　90
　　──自立過程　90
成長・発達
　　──一般的原理　16
　　──遺伝的因子　16
　　──影響する因子　16
　　──環境的因子　16
成長発達　277
性的虐待　124,126
性の発達　25
性被害　112
生命倫理委員会　308
世界保健機関憲章　3
セルフ・ヘルプグループ
　166,171-178,283
全身清拭　215
先天免疫　47
洗髪　216
専門看護師　284,294

そ

搔痒感　248
粗大運動　20

た

WHO憲章　3
第1反抗期　14
退院後の生活　317

341

退院指導　282
　　──計画プログラム　287
退院前訪問　290
体温の測り方　250
退行現象　84
第二次性徴　16,25
他職種との連携　313,315
脱水症状　82,83
脱棟　239
打撲　236
だるい　255
短時間保育　56
痰の出し方　263

ち

地域システム　282
地域社会　303,305
窒息　237
チャイルドライフスペシャリスト　307
着脱行動
　　──援助のポイント　85
　　──自立過程　85
　　──年齢別の自立程度　86
中心静脈栄養　188
　　──カテーテル挿入部位　190
　　──管理　189
　　──挿入時のケア　189
チューブ・カテーテル留置中の子ども　229
長期入院　313
調乳手順　63-64
治療に対する援助　151-154

つ

つきそい　161

て

啼泣　245
手かせ　222
点滴衣　218
転倒　236
転落　236
電話訪問　294

と

トイレットトレーニング　313
凍傷　236
特殊な虐待　126
徒党時代　15

な

内的環境　26
泣き　245
泣き入りひきつけ　247

に

24時間型保育　56
日常生活支援　310-317
　　──遊びの要素　311,312,316
日課　158
日課表　159
入院　143-178
　　──遊び　146
　　──オリエンテーション　146
　　──家族の不安　163
　　──家族への援助　163-166
　　──入院環境　143,290
　　──子どもと家族の思い　147
　　──情報収集のポイント　147
　　──生活環境の調整　146
　　──説明　146
　　──適応への援助　146
　　──なじんできた環境の喪失　143
　　──日常生活への援助　155-162
　　──入院生活の理解度　144
　　──入院前の生活環境　146,147
　　──入院までの経過　148
　　──初めての入院　143,151
入院児　156
入院している子どもの権利に関する憲章　306,307
入院治療　280
入院中の教育の権利　308,309
乳児期　14
入浴　214
尿の観察　76
尿量　256
認知の発達　22,23,30

ね

neonatal period　14
寝かせ方　71
　　──乳児　71
　　──幼児　72
ネグレクト　124
熱傷　236
ネフローゼ　313

は

bag-to-mask 法　267,268
バーテン　41
排気のさせ方　63
排泄　75-84,196-213
　　──援助のポイント　76
　　──しつけ　81
　　──自立過程　75
　　──排泄にかかわる問題　82
バイタルサイン　151,152,238
排尿障害　196
排便障害　203
発達段階　146
発達レベル　152
発熱　249
歯みがき　217
ハンディキャップ　285

ひ

PT　314
puberty　15
ピアジェ　22,41
微細運動　21
皮膚の鍛錬　97-99
ビューラー　41
病室の環境　232-234
　　──一般病室　232
　　──学童　233
　　──隔離を必要とする子どもの環境　234
　　──思春期　233
　　──乳児　232
　　──幼児　232
病児保育　56
病弱養護学校　230,314
病棟行事　316

病棟のきまり　158

ふ

ファミリー・ハウス　167-170
ファミリーサポートセンター　56
フォローアップ　295
服装　86
腹痛　254
腹部マッサージ　208,209
浮腫　255
不眠　224
プライバシーの保護　145,317
プライマリーナース　294
プレイルーム　146,227,316
憤怒痙攣　247
分離不安　144,313

へ

ベビースイミング　98
便・尿回数チェック　158
偏食　35
　──幼児期の偏食　68
便の観察　76
便秘　83

ほ

保育士　146,155,311,314,315
暴行　112
訪問学習　230
訪問学級　314
訪問看護　294

ボウルビィ　22
母子関係　22
母子相互作用　30
母子分離不安　146
母乳栄養　62
母乳の特徴　62
母乳不足　62
ボランティア
　155,167,168,231,313,314-316

ま

mouth-to-mouth法　266,267
慢性疾患　278,285

め

免疫グロブリン　47
面会　160
メンタ湿布　209

や

山下俊郎　41

ゆ

誘拐　112
輸液管理の過誤　237

よ

養育　27
養育環境　27,28,303

養育態度　35
養護学校　317
幼児期　14
幼児食　66
幼児と運動　99
抑制過誤　238
抑制衣　219
夜泣き　72,247
予防接種　47-51,148
予防接種法　48
夜尿　84
夜尿症　198

ら

ライフ・タスク　25

り

離院　239
理解度　146
リスクマネージメント　239
離乳食　60,65
留置カテーテル法　199,200
療養環境　280

れ

レスピレーター　274
レスポンス行動　29

著者略歴

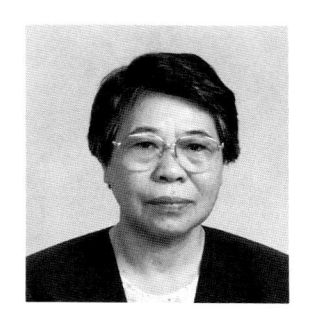

木口　チヨ（きぐち・ちよ）

国立新潟療養所附属看護学校卒業．東京大学医学部附属病院小児科，埼玉県立小児医療センターなど，長年にわたり小児看護に深く携わる．この間，豊かな臨床経験を生かし，東京大学医学部附属看護学校で15年間教官（小児看護学）を勤めるなど多くの後進の指導にあたった．平成5年からは埼玉県衛生部医療整備課看護指導係（看護教員養成講習会担当：平成11年退職），上尾市医師会上尾看護専門学校教官（小児看護学），現在に至る．

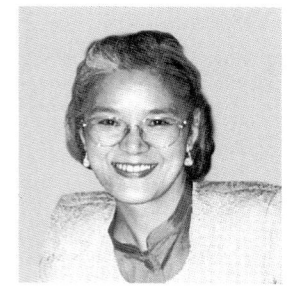

田代　弘子（たしろ・ひろこ）

1979年聖路加看護大学卒業．虎ノ門病院を経て，'81年埼玉県衛生部小児医療センター準備室に勤務．'89年の埼玉県立小児医療センター開設と同時に配属され，'98年より外来婦長，現在に至る．この間，入院している子どもたちの生活の質向上のため，院内における教育・保育に取り組み，'97年より全国医療保育研究会幹事．また在宅療養中の子どもと家族支援について，院内の継続看護や外来の相談室（現：在宅支援ステーション）運営などに携わる．

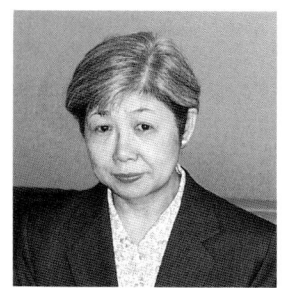

小林八代枝（こばやし・やよえ）

前橋赤十字高等看護学院卒業，前橋赤十字病院勤務（この間，日赤幹部看護婦研修所研修生），前橋赤十字看護専門学校専任教師，日本女子大学家政学部児童学科卒業，日赤幹部看護婦研修所専任教師，大宮赤十字看護専門学校専任教師，平成7年より埼玉医科大学短期大学看護学科教授，文教大学大学院人間科学研究科生涯学習学専攻修了，臨床看護および看護教育ともに小児看護に携わっている．

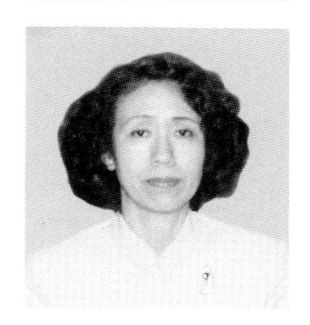

星　直子（ほし・なおこ）

東京専売病院高等看護学院卒業，専修大学大学院文学研究科社会学専攻後期博士課程修了．小児と家族をキーワードに教育活動をしている．現在，帝京平成大学・帝京大学看護研究所教授．主著：こどもの入院病棟での四季の行事と遊び，文光堂（共著），シリーズ現代社会の看護　Ⅰ．病院組織のなかの看護，中央法規（共著）他．

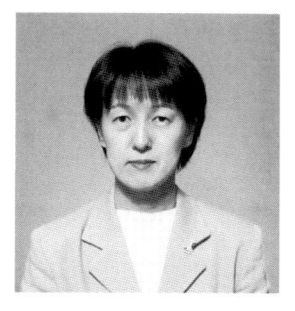

霜田　敏子（しもだ・としこ）

埼玉医科大学附属看護専門学校卒．同大学附属病院小児科病棟勤務（その間，神奈川県立看護教育大学校・小児看護過程を修了）を経て，平成4年埼玉医科大学短期大学看護学科に勤務し，小児看護を担当，現在に至る．日本女子大学家政学部児童学科卒業．

|検印省略|

イラスト小児の生活援助
―病院・家庭におけるケアの徹底図解―
子どもにかかわるすべての人に

定価（本体 3,800 円 + 税）

2001年12月21日　第1版　第1刷発行
2018年 9 月 8 日　　同　　第7刷発行

著者代表　　木口 チヨ
　　　　　　（きぐち　ちよ）
　　　　　　小林 八代枝
　　　　　　（こばやし　やよえ）
発 行 者　　浅井 麻紀
発 行 所　　株式会社 文光堂
　　　　　　〒113-0033　東京都文京区本郷7-2-7
　　　　　　TEL（03）3813-5478（営業）
　　　　　　　　（03）3813-5411（編集）

Ⓒ木口チヨ・小林八代枝, 2001　　　　　印刷・製本：公和図書

乱丁，落丁の際はお取り替えいたします．
ISBN978-4-8306-4624-9　　　　　　　　　　　　Printed in Japan

・本書の複製権，翻訳権・翻案権，上映権，譲渡権，公衆送信権（送信可能化権を含む），二次的著作物の利用に関する原著作者の権利は，株式会社文光堂が保有します．
・本書を無断で複製する行為（コピー，スキャン，デジタルデータ化など）は，私的使用のための複製など著作権法上の限られた例外を除き禁じられています．大学，病院，企業などにおいて，業務上使用する目的で上記の行為を行うことは，使用範囲が内部に限られるものであっても私的使用には該当せず，違法です．また私的使用に該当する場合であっても，代行業者等の第三者に依頼して上記の行為を行うことは違法となります．
・JCOPY〈出版者著作権管理機構　委託出版物〉
本書を複製される場合は，そのつど事前に出版者著作権管理機構（電話 03-3513-6969，FAX 03-3513-6979，e-mail：info@jcopy.or.jp）の許諾を得てください．